脊柱外科手术学

〔美〕Jason C Eck ◎ Alexander R Vaccaro ◎主编

皮国富　刘宏建　王卫东　主译

河南科学技术出版社
·郑州·

[Jason C Eck・Alexander R Vaccaro]

Surgical Atlas of Spinal Operations

ISBN 978-93-5090-326-1

Copyright © 2013 by Jaypee Brothers Medical Publishers(P)Ltd

All rights reserved.

Originally published in India by Jaypee Brothers Medical Publishers(P)Ltd

Chinese (in simplified character only) translation rights arranged with Jaypee

Brothers Medical Publishers (P) Ltd through McGraw-Hill Education(Asia)

版权所有，翻印必究

备案号：豫著许可备字-2016-A-0214

图书在版编目（CIP）数据

脊柱外科手术学/（美）埃克（Jason C Eck），（美）瓦卡罗（Alexander R Vaccaro）主编；皮国富，刘宏建，王卫东主译. —郑州：河南科学技术出版社，2017.2（2018.4重印）

ISBN 978-7-5349-8458-7

Ⅰ.①脊⋯　Ⅱ.①埃⋯　②瓦⋯　③皮⋯　④刘⋯　⑤王⋯　Ⅲ.①脊柱病–外科手术　Ⅳ.①R681.5

中国版本图书馆CIP数据核字（2016）第274058号

出版发行：河南科学技术出版社

　　　　　地址：郑州市经五路66号　邮编：450002

　　　　　电话：（0371）65737028　65788110

　　　　　网址：www.hnstp.cn

策划编辑：李　林

责任编辑：李　林

责任校对：张娇娇　龙翠华　郭晓仙

封面设计：张　伟

责任印制：朱　飞

印　　刷：河南新达彩印有限公司

经　　销：全国新华书店

幅面尺寸：215 mm×280 mm　　　印张：30.75　　　字数：794千字

版　　次：2017年2月第1版　　2018年4月第2次印刷

定　　价：586.00元

如发现印、装质量问题，影响阅读，请与出版社联系并调换。

献　给

我的妻子Laurie，女儿Katherine和Caroline。没有她们的爱和支持，我不可能完成这本书。

Jason C Eck

我生命中最重要的三个人——Lauren及我的两个孩子Alex和Juliana。她们的鼓励、支持和爱一直陪伴着我。

Alexander R Vaccaro

感谢

参与编著此书或给予帮助的人员众多。我们衷心感谢每一章节的作者，是他们所付出的时间与精力完成了一部优秀的著作。同时我们也要感谢Jaypee Brother医学出版社（印度，新德里）的工作人员，特别是Chetna Malhotra Vohra女士（高级市场经理）与Payal Bharti女士（开发编辑）为本书做出的努力。

参译人员名单

主　　译　皮国富　刘宏建　王卫东

副 主 译　韩　钰　孙建广　黄世磊

　　　　　马胜利　寇红伟　罗成汉

参译人员　（按姓氏笔画排序）

　　　　　马俊杰（河南省洛阳正骨医院）

　　　　　马胜利（郑州大学第一附属医院）

　　　　　王卫东（郑州大学第一附属医院）

　　　　　王振卿（郑州大学第一附属医院）

　　　　　皮国富（郑州大学第一附属医院）

　　　　　刘宏建（郑州大学第一附属医院）

　　　　　齐培一（郑州大学第一附属医院）

　　　　　孙若宾（郑州市骨科医院）

　　　　　孙建广（郑州大学第一附属医院）

　　　　　李立人（郑州大学附属郑州中心医院）

　　　　　李向前（复旦大学附属中山医院）

　　　　　李凯龙（郑州大学第一附属医院）

　　　　　杨贺军（河南省直第三人民医院）

　　　　　张　弛（郑州大学第一附属医院）

　　　　　张立凯（新乡市中心医院）

　　　　　尚国伟（郑州大学第一附属医院）

　　　　　罗成汉（郑州大学第一附属医院）

　　　　　赵士君（郑州市骨科医院）

　　　　　段笑宗（郑州大学第一附属医院）

　　　　　祝孟坤（郑州市骨科医院）

　　　　　郭　鑫（新乡医学院第一附属医院）

　　　　　黄世磊（郑州大学第一附属医院）

　　　　　寇红伟（郑州大学第一附属医院）

　　　　　韩　钰（北京大学人民医院）

　　　　　韩奇财（郑州大学第一附属医院）

　　　　　嵇　翔（郑州大学第一附属医院）

　　　　　鲁俊杰（郑州市骨科医院）

参编人员

Joshua H Abrams DO
Orthopedic Spine Surgeon
The CORE Institute
Phoenix, Arizona, USA

Frank Acosta MD
Associate Program Director
Director, Spinal Deformity
Department of Neurosurgery
Cedars-Sinai Medical Center
Los Angeles, California, USA

Vijay Agarwal MD
Resident
Department of Neurological Surgery
Duke University
Durham, North Carolina, USA

Faiz Ahmad MD MCh
Resident
Department of Neurosurgery
University of Miami
Miami, Florida, USA

R Todd Allen MD PhD
Assistant Clinical Professor
Department of Orthopedic Surgery
University of California, San Diego
California, USA

Peter S Amenta MD
Resident
Department of Neurosurgery
Jefferson Medical College
Philadelphia, Pennsylvania, USA

Christopher Ames MD
Associate Professor of Clinical
Neurological Surgery
Director of Spine Tumor and
Spinal Deformity Surgery
Co-director, Spinal Surgery and UCSF
Spine Center
Director, Spinal Biomechanics
Laboratory
San Francisco, California, USA

Howard S An MD
The Morton International Professor
Director of Spine Surgery and Spine
Fellowship
Department of Orthopedic Surgery
Rush University Medical Center
Chicago, Illinois, USA

Neel Anand MD
Director, Spine Trauma
Cedars-Sinai Spine Center
Los Angeles, California, USA

Vincent Arlet MD
Professor
Department of Orthopedic Surgery
University of Pennsylvania
Philadelphia, Pennsylvania, USA

Milan Bajmoczi MD PhD
Fellow
Department of Vascular Surgery
UMass Memorial Medical Center
Worcester, Massachusetts, USA

Kelley E Banagan MD
Assistant Professor
Department of Orthopedic Surgery
University of Maryland, Baltimore
Maryland, USA

Eli M Baron MD
Clinical Associate Professor of
Neurosurgery
Spine Surgeon
Cedars-Sinai Spine Center
Los Angeles, California, USA

Christopher M Bono MD
Assistant Professor
Chief, Orthopedic Spine Surgery
Brigham and Womens Hospital
Harvard Medical School
Boston, Massachusetts, USA

Kurtis Birch MD
Resident
Department of Neurosurgery
Cedars-Sinai Medical Center
Los Angeles, California, USA

Daniel D Bohl MPH
Medical Student
Yale University
New Haven, Connecticut, USA

Robert H Byers MD
Spine Surgeon
Mt Tam Spine Center
Larkspur, California, USA

Raul J Cardenas MD
Clinical Assistant Professor
Department of Neurosurgery
University of Texas Health
Medical School
Houston, Texas, USA

Fernando J Checo
Orthopedic Spine Surgeon
Central Orthopedic Group
Plainview, New York, USA

Rohan V Chitale MD
Resident
Department of Neurosurgery
Jefferson Medical College
Philadelphia, Pennsylvania, USA

Samuel K Cho MD
Assistant Professor
Leni and Peter W May Department of
Orthopaedics
Mount Sinai School of Medicine
New York, New York, USA

Justin C Clark MD
Neurosurgical Resident
Barrow Neurological Institute
St Joseph's Hospital and
Medical Center
Phoenix, Arizona, USA

Michelle J Clarke MD
Assistant Professor
Department of Neurosurgery
Mayo Clinic
Rochester, Minnesota, USA

Murray J Cohen MD FACS
Associate Professor
Department of Surgery
Thomas Jefferson University
Philadelphia, Pennsylvania, USA

Chris Cornett MD
Assistant Professor
Department of Orthopedic Surgery
University of Nebraska Medical Center
Omaha, Nebraska, USA

Quanqi Cui MD
Research Fellow
Department of Orthopedic Surgery
Mayo Clinic
Rochester, Minnesota, USA

Pietro Ivo D'Urso
Clinical Fellow
Department of Neurosurgery
King's College Hospital
London, UK

Scott D Daffner MD
Assistant Professor
Department of Orthopedics
West Virginia University School of
Medicine
Morgantown, West Virginia, USA

Bruce V Darden II MD
Ortho Carolina Spine Center
Charlotte, North Carolina, USA

ST DeBauche MS
Durango Orthopedic Associates PC /
Spine Colorado
Durango, Colorado, USA

Mark B Dekutoski MD
Associate Professor of
Orthopedic Surgery
Mayo College of Medicine
Rochester, Minnesota, USA

Vedat Deviren MD
Clinical Associate Professor
Department of Orthopedic Surgery
University of California, San Francisco
San Francisco, California, USA

Curtis A Dickman MD
Associate Chief, Spine Section
Director, Spinal Research
Division of Neurological Surgery
Barrow Neurological Institute
St Joseph's Hospital and
Medical Center
Phoenix, Arizona, USA

Christian P DiPaola MD
Assistant Professor
Department of Orthopedics and
Rehabilitation
Spine Division
UMass Memorial Medical Center
Worcester, Massachusetts, USA

James Dowdell BA
Medical Student
Jefferson Medical College
Philadelphia, Pennsylvania, USA

Michael J Dorsi MD
Spine Surgeon
Ventura County Neurosurgical
Associates
Ventura, California, USA

Doniel Drazin MD
Senior Resident
Department of Neurosurgery
Cedars-Sinai Medical Center
Los Angeles, California, USA

Robert K Eastlack MD
Co-Director
San Diego Spine Fellowship
Scripps Clinic
Division of Orthopedic Surgery
La Jolla, California, USA

Jason C Eck DO MS
Assistant Professor
Department of Orthopedic Surgery and
Rehabilitation
University of Massachusetts
Worcester, Massachusetts, USA

Mostafa H El Dafrawy MD
Department of Orthopedic Surgery
Johns Hopkins University
Baltimore, Maryland, USA

Payam Farjoodi MD
Spine Surgeon
Coastline Orthopaedic Associates
Fountain Valley, California, USA

Daniel R Fassett MD MBA
Spine Surgeon
Illinois Neurological Institute
Peoria, Illinois, USA

Jacob H Fennessy MS
Medical Student
Georgetown University School of
Medicine
Washington, District of Columbia, USA

Marco L Ferrone MD
Department of Orthopedic Surgery
Brigham and Women's Hospital
Harvard Medical School
Boston, Massachusetts, USA

Richard G Fessler MD PhD
Professor
Department of Neurological Surgery
Northwestern University
Chicago, Illinois, USA

MA Finn
Department of Neurosurgery
University of Colorado, Denver
Colorado, USA

Kevin T Foley MD
Professor
Director of Spine Fellowship Program
Department of Neurosurgery
University of Tennessee
Memphis, Tennessee, USA

Ricardo BV Fontes MD PhD
Resident
Department of Neurosurgery
Rush University Medical Center
Chicago, Illinois, USA

Daryl R Fourney MD FRCSC FACS
Professor
Director, Neurosurgery Residency
Training Program
Division of Neurosurgery, University of
Saskatchewan
Royal University Hospital
Saskatoon, Saskatchewan, Canada

Jacob Furey MD
Resident
Department of Orthopedic Surgery
University of Massachusetts
Worcester, Massachusetts, USA

Steven R Garfin MD
Distinguished Professor and Chair
Department of Orthopedic Surgery
University of California, San Diego
California, USA

Ben J Garrido MD
Orthopedic Spine Surgeon
Lake Norman Orthopedic Spine Center
Mooresville, North Carolina, USA

Christian Gonzalez MD FIPP
Director, Pain Medicine
Advance Neuro Spine Institute
Miami, Florida, USA

Jonathan N Grauer MD
Associate Professor
Department of Orthopedic Surgery
Yale University
New Haven, Connecticut, USA

Yazhini Gnanasambanthan MBBS
Illinois Neurologic Institute
Peoria, Illinois, USA

Gregory Grabowski MD
Clinical Assistant Professor
Department of Orthopedic Surgery
South Carolina School of Medicine
Columbia, South Carolina, USA

Richard Guyer MD
Orthopedic Spine Surgeon
Director of Spine Fellowship Program
Texas Back Institute
Plano, Texas, USA

Andrea Halim MD
Resident Physician
Department of Orthopedics and
Rehabilitation
Yale University School of Medicine
New Haven, Connecticut, USA

Adrian T Harvey DO
Neurosurgeon
Normal, Illinois, USA

Robert F Heary MD
Professor
Department of Neurological Surgery
UMDNJ-New Jersey Medical School
Newark, New Jersey, USA

Andrew C Hecht MD
Assistant Professor
Department of Orthopedic Surgery
Mount Sinai Hospital
New York, New York, USA

Scott D Hodges DO
Orthopedic Spine Surgeon
Center for Sports Medicine and
Orthopedics
Chattanooga, Tennessee, USA

Langston T Holly MD
Associate Professor and Co-Vice Chief
of Clinical Affairs
Department of Neurosurgery
UCLA
Los Angeles, California, USA

Brian J Hood MD
Chief Resident
Department of Neurosurgery
University of Miami
Miami, Florida, USA

Robert E Isaacs MD
Associate Professor of Neurosurgery
Director of Spine Surgery
Duke University Medical Center
Durham, North Carolina, USA

James D Kang MD
Professor and Vice Chair
Department of Orthopedic Surgery
University of Pittsburgh
Pittsburgh, Pennsylvania, USA

Rishi M Kanna MS MRCS FNB Spine
Associate Consultant Spine Surgeon
Department of Orthopedics and
Spine Surgery
Ganga Hospital
Coimbatore, Tamil Nadu, India

Mark S Kaplan MD
Clinical Associate Professor
Department of Orthopedics and
Rehabilitation
University of Massachusetts
Worcester, Massachusetts, USA

Manish K Kasliwal MD MCh
Resident
Department of Neurosurgery
RUSH University Medical Center
Chicago, Illinois, USA

Khaled Kebaish MD
Associate Professor
Department of Orthopedic Surgery
Johns Hopkins University
Baltimore, Maryland, USA

Abbey L Kennedy MD
Orthopedic Surgery Resident
University of California, San Francisco
San Francisco, California, USA

John D Koerner MD
Resident
Department of Orthopedic Surgery
New Jersey Medical School, UMDNJ
Newark, New Jersey, USA

Thomas J Kesman MD MBA
Orthopedic Spine Surgeon
Reliant Medical Group
Worcester, Massachusetts, USA

Paul D Kim MD
Orthopedic Spine Surgeon
Spine Institute of San Diego
San Diego, California, USA

William E Krauss MD
Professor
Department of Neurosurgery
Mayo Clinic
Rochester, Minnesota, USA

Giuseppe Lanzino MD
Professor
Departments of Neurologic Surgery
and Radiology
Mayo Clinic
Rochester, Minnesota, USA

Anthony S Lapinsky MD
Assistant Professor
Department of Orthopedic Surgery and
Rehabilitation
University of Massachusetts
Worcester, Massachusetts, USA

Bradley C Lega MD
Resident
Department of Neurosurgery
University of Pennsylvania
Philadelphia, Pennsylvania, USA

John YK Lee MD
Assistant Professor
Department of Neurosurgery
University of Pennsylvania
Philadelphia, Pennsylvania, USA

Joseph K Lee
Mt Tam Orthopedics and Spine Center
Larkspur, California, USA

Peter Lee MD
Clinical Instructor
Department of Neurological Surgery
Northwestern University
Chicago, Illinois, USA

Sang-Hun Lee MD PhD
Associate Professor
Department of Orthopedic Surgery
Spine Center
Kyung Hee University Hospital at
Gangdong
Seoul, Korea

Allan D Levi MD PhD FACS
Professor of Neurosurgery
University of Miami MILLER School of
Medicine
Chief of Neurosurgery
University of Miami Hospital
Miami, Florida, USA

John C Liu MD
Director, Residency Program
Vice Chair, Neurosurgery for Spine
Services
Co-Medical Director, The Spine Center
Department of Neurosurgery
Cedars-Sinai Medical Center
Los Angeles, California, USA

Steven C Ludwig MD
Associate Professor of Orthopedics
Chief of Spine Surgery, Department of
Orthopedics
Co-Director, University of Maryland
Spine Center
Baltimore, Maryland, USA

Antonios Mammis MD
Chief Resident
Department of Neurological Surgery
UMDNJ - New Jersey Medical School
Newark, New Jersey, USA

Jonathan Mason MD
Chief Resident
Department of Orthopedic Surgery
University of Virginia
Charlottesville, Virginia, USA

Payam Moazzaz MD
Minimally Invasive Spine Surgery
Spinal Deformity
Orthopedic Specialists of North County
Tri City Medical Center Orthopaedic
Spine Institute
Oceanside, California, USA

Isaac L Moss MDCM MASc FRCSC
Assistant Professor of Orthopedic
Surgery
University of Connecticut Health
Center
Comprehensive Spine Center
New England Musculoskeletal Institute
Farmington, Connecticut, USA

Ahmad Nassr MD
Assistant Professor
Department of Orthopedic Surgery
Mayo Clinic
Rochester, Minnesota, USA

David M Neils MD
Neurosurgery
Peoria, Illinois, USA

Jason G Newman MD
Assistant Professor
Department of Otorhinolaryngology
University of Pennsylvania
Philadelphia, Pennsylvania, USA

Douglas G Orndorff MD
Orthopedic Spine Surgeon
Durango Orthopedic Associates PC/
Spine Colorado
Durango, Colorado, USA

John E O'Toole MD MS
Associate Professor
Department of Neurosurgery
Rush University
Chicago, Illinois, USA

Alpesh A Patel MD
Associate Professor
Department of Orthopedic Surgery
Loyola University
Maywood, Illinois, USA

CA Patty MS CCRC
Durango Orthopedic Associates PC/
Spine Colorado
Durango, Colorado, USA

Justine Pearl MD
Resident
Division of Neurosurgery, University of
Saskatchewan
Royal University Hospital
Saskatoon, Saskatchewan, Canada

Carmen Petraglia MD
Resident
Department of Orthopedic Surgery
Union Memorial Hospital
Baltimore, Maryland, USA

Frank M Phillips MD
Professor
Department of Orthopedic Surgery
Head, Section of Minimally Invasive
Spine Surgery
Rush University Medical Center
Chicago, Illinois, USA

Thomas Phillips MD
Board Certified Orthopedic Surgeon
Fellowship Trained in Spine Surgery
and Arthroscopic Surgery
DISC Sports and Spine
Newport Beach, California, USA

Mark A Pichelmann MD
Assistant Professor
Department of Neurosurgery
Mayo Clinic
Jacksonville, Florida, USA

Ravi K Ponnappan MD
Orthopedic Spine Surgeon
Jersey Spine Associates
Marmora, New Jersey, USA

Srinivas Prasad MD
Assistant Professor
Department of Neurosurgery
Thomas Jefferson University
Philadelphia, Pennsylvania, USA

Sheeraz A Qureshi MD
Assistant Professor
Department of Orthopedic Surgery
Mount Sinai Hospital
New York, New York, USA

S Rajasekaran PhD
Chairman and Director
Department of Orthopedics and
Spine Surgery
Ganga Hospital
Coimbatore, Tamil Nadu, India

Ravi Ramachandran MD
Spine Surgery Fellow
Massachusetts General Hospital/
Brigham and Women's Hospital
Boston, Massachusetts, USA

John M Rhee MD
Associate Professor
Spinal Surgery
Emory Spine Center
Department of Orthopedic Surgery
Emory University
Atlanta, Georgia, USA

Jeffrey A Rihn MD
Associate Professor
Thomas Jefferson University Hospital
The Rothman Institute
Philadelphia, Pennsylvania, USA

Lee H Riley III MD
Associate Professor
Chief, Division of Spine Surgery
Department of Orthopedic Surgery
Johns Hopkins University
Baltimore, Maryland, USA

William P Robinson MD
Assistant Professor
Department of Vascular Surgery
University of Massachusetts
Worcester, Massachusetts, USA

Peter S Rose MD
Assistant Professor
Department of Orthopedic Surgery
Mayo Clinic
Rochester, Minnesota, USA

Rick C Sasso MD
Clinical Associate Professor
Chief of Spine Surgery
Department of Orthopedic Surgery
Indiana University
Indianapolis, Indiana, USA

Jason W Savage MD
Assistant Professor
Department of Orthopedic Surgery
Northwestern University Feinberg
School of Medicine
Chicago, Illinois, USA

Justin K Scheer
Medical Student
University of California, San Diego
School of Medicine
La Jolla, California, USA

Daniel M Sciubba MD
Assistant Professor
Departments of Neurosurgery
Oncology and Orthopedic Surgery
Johns Hopkins University School of
Medicine
Baltimore, Maryland, USA

MA Scott MS
Durango Orthopedic Associates PC /
Spine Colorado
Durango, Colorado, USA

Christopher I Shaffrey MD FACS
Harrison Distinguished Professor
Departments of Neurological and
Orthopedic Surgery
University of Virginia
Charlottesville, Virginia, USA

Ajoy P Shetty MS DNB Ortho
Consultant Spine surgeon
Department of Orthopedics and
Spine Surgery
Ganga Hospital
Coimbatore, Tamil Nadu, India

Patrick Shih MD
Clinical Instructor
Department of Neurological Surgery
Northwestern University
Chicago, Illinois, USA

Brian Shiu MD
Resident
Department of Orthopedic Surgery
University of Maryland
Baltimore, Maryland, USA

Swastik Sinha
Department of Orthopedic Surgery
Johns Hopkins University
Baltimore, Maryland, USA

Harvey Smith MD
Spine Surgeon
New England Orthopaedic and
Spine Surgery
Chestnut Hill, Massachusetts, USA

Justin S Smith MD, PhD
Associate Professor
Department of Neurosurgery
University of Virginia
Charlottesville, Virginia, USA

William Ryan Spiker MD
Fellow
Departments of Orthopedic Surgery
and Neurosurgery
Rothman Institute at Thomas Jefferson
University
Philadelphia, Pennsylvania, USA

Brian W Su MD
Director of Spine Surgery
Marin General Hospital
Mt Tam Orthopedics and Spine Center
Larkspur, California, USA

Issada Thongtrangan MD
Spine Specialist
Valley Orthopedics
Phoenix, Arizona, USA

Jeffrey Toll
Medical Student
Thomas Jefferson Medical College
Philadelphia, Pennsylvania, USA

P Justin Tortolani MD
Director of Spinal Research
Union Memorial Hospital
Baltimore, Maryland, USA

Vincent C Traynelis MD
Professor
Department of Neurosurgery
Rush University Medical Center
Chicago, Illinois, USA

Michael J Vives MD
Associate Professor
Chief, Division of Spine Surgery
Department of Orthopedic Surgery
New Jersey Medical School, UMDNJ
Newark, New Jersey, USA

Michael S Weinstein MD
Associate Professor of Surgery
Division of Acute Care Surgery
Department of Surgery
Jefferson Medical College of Thomas
Jefferson University
Philadelphia, Pennsylvania, USA

William C Welch MD FAANS,
FACS FICS
Professor and Vice Chairman (Clinical)
Department of Neurosurgery
Perelman School of Medicine
Pennsylvania Hospital
University of Pennsylvania
Health System
Philadelphia, Pennsylvania, USA

Peter G Whang MD, FACS
Associate Professor
Department of Orthopedics and
Rehabilitation
Yale University School of Medicine
New Haven, Connecticut, USA

Victor G Williams MD
Spine Surgeon
Trinity Clinic Neuroscience Institute
Tyler, Texas, USA

Michael J Yaszemski MD, PhD
Professor
Department of Orthopedic Surgery
Mayo Clinic
Rochester, Massachusetts, USA

Jim A Youssef MD
Orthopedic Spine Surgeon
Durango Orthopedic Associates PC/
Spine Colorado
Durango, Colorado, USA

Patricia Zadnik
Medical Student
Johns Hopkins University
Baltimore, Maryland, USA

Thomas A Zdeblick MD
Professor and Chairman
Department of Orthopedic Surgery
University of Wisconsin
Madison, Wisconsin, USA

James F Zucherman MD
Director St Mary's Spine Center
Director of San Francisco Orthopedic
Residency Spine Surgery Fellowship
San Francisco, California, USA

译者前言

脊柱疾病不仅可导致患者疼痛、功能受限和外观畸形，降低患者生活质量，严重者还可导致心、肺功能障碍和脊柱肢体的功能残疾。此类疾病在我国发病人数多，给社会、患者及其家庭带来了沉重的医疗和经济负担。

近20年来，我国的脊柱外科发展迅猛，开拓了许多新的诊治领域，也开展了许多创新性的技术，使得脊柱外科手术效果和安全性都大大地得以提高。当前，脊柱外科学中上颈椎疾病、脊柱畸形矫正、脊柱微创手术和脊柱肿瘤是研究最热点的领域，在国内很多医院虽然已经广泛开展，但是，由于脊柱疾病本身的复杂性以及相关理论的普及性不够，在临床实践中往往存在诸多问题。由Jason C Eck和Alexander R Vaccaro两位世界顶级脊柱外科大师编著的《脊柱外科手术学》，不仅收录了各类脊柱外科传统术式，对近几年开展的新手术也进行了详细介绍。该书共分为五部分，包括外科解剖、颈椎技术、胸椎技术、腰骶椎技术和与脊柱外科相关的其他技术等。每一部分都从解剖和生物力学、手术指征、手术步骤、手术风险和潜在并发症、术后护理和管理以及典型病例分析等方面做出了详细的介绍。全书内容翔实全面，图文并茂，层次分明，运用大量形象逼真的图片直观地展现给读者每种手术的具体步骤和操作方法，使读者可以做到"看图识术"，一目了然。

真正的"英雄"是这本书的两位直接撰稿人，他们为了保证提供尽可能全面的信息而牺牲了大量个人生活和工作时间。编撰手术图谱是漫长而且费力的过程，我们真诚地感谢为本书付出时间和劳动的撰稿人。

脊柱外科医生是一个充满挑战和风险，需要漫长的学习历程和不断积累成功经验、汲取失败教训，至今没有被大家完全理解的群体。"前事不忘，后事之师"，我们深感荣幸能够翻译这本著作，把最新的手术技术和知识信息传递给读者，丰富他们的经验和创新他们的理念；我们也真诚希望《脊柱外科手术学》能够成为脊柱外科医生的良师益友和最有价值的工具。

本书的翻译人员大多工作在临床一线，在繁忙的临床、教学和科研的缝隙中挤出时间完成了此项任务，付出了辛勤的汗水。但是，由于翻译时间紧张及翻译水平所限，书中若存在词不达意和不尽如人意之处，我们衷心地希望读者提出宝贵的意见和建议，以使再版时及时修改，使之日臻完善。

皮国富　刘宏建　王卫东

2016年中秋

前言

　　妥善地治疗脊柱疾病取决于扎实的脊柱解剖知识、实用生物力学原理与病理生理学知识。同时还要掌握保守治疗与手术治疗的适应指征。由于脊柱外科发展较快，所以掌握上述知识非常具有挑战性。

　　面对复杂的挑战，团队协作往往能够取得最佳的效果。对脊柱疾病的治疗不仅限于脊柱外科医生与神经外科医生，与其他外科团队（如普外科、血管外科、创伤外科、整形外科、耳鼻喉科、胸外科）合作常常能带来意想不到的好处。此书的编著就从这些外科领域获益匪浅，当然，同时也得到了脊柱外科领军人物的帮助。

　　为了方便读者理解复杂的专题，同时便于根据不同主题搜索详细的信息，《脊柱外科手术学》一书共分为五大部分。第一部分是外科解剖入路的综合阐述，按照常见的手术入路，逐步讲解解剖层次等知识。这一部分的章节由以下分论构成：手术入路的适应证；相关解剖结构；手术入路步骤详解；术后护理及管理；手术入路相关并发症。每章最后都会罗列出章节的关键点。本书的第二、三、四部分为手术技巧的描述，根据手术部位由枕骨至髂骨依次分章节讲述。这些章节包含了大量必须掌握的手术技巧，从常见的腰椎减压到复杂的骶骨、椎体切除术都有讲解，对于椎间盘置换、棘突间固定、微创手术都有讲述。最后一部分重点讲述其他相关技术，如取骨术、椎间盘造影、骨水泥成形术等。

　　我们希望《脊柱外科手术学》一书对于脊柱外科医生及有意愿从事此专业的实习医生是一种有价值的资源。因为在发展迅速的脊柱外科领域，能够得到最前沿的资讯是十分重要的。

Jason C Eck

Alexander R Vaccaro

目录

第二部分　颈椎技术

第三部分　胸椎技术

第五部分　其他技术

第一部分
外科解剖

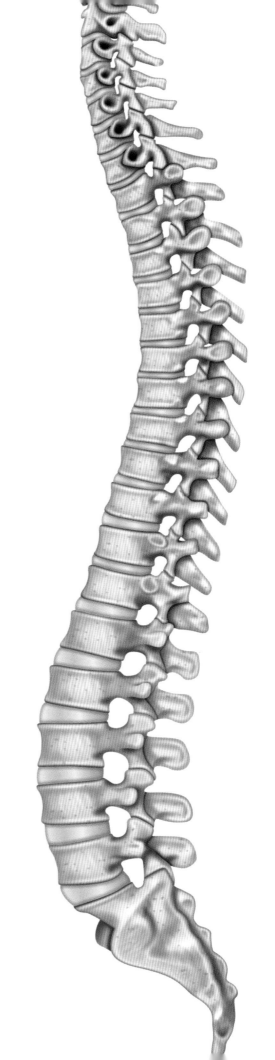

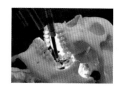

1

经口入路外科解剖

刘宏建　王振卿　译

Bradley C Lega, Jason G Newman, William C Welch, John YK Lee

■ 概述

经口腔入路是处理颅颈交界处肿瘤、先天畸形、炎症性疾病如类风湿关节炎等的有效外科手术入路[1-5]。到达颅颈交界处并对病变实施手术处理需加强光照强度和视野放大倍数。显微镜辅助系统可以同时提供光照和视野放大，内镜辅助系统可额外提供更多的可视角度。总之，受限严重的手术视野和从口到内置物尾端较长的距离所导致的手术难度增大是不可避免的，经口入路需要进一步地了解和掌握解剖位置。本章节主要讨论实施经口入路所需考虑的解剖关系、到达颅颈交界处过程中所遇到的重要解剖结构，以及最终手术中该入路可以处理的骨性结构、韧带组织及椎管内结构。

■ 手术计划需考虑的解剖关系

经口入路的手术，在不采用开放性手术的前提下，口腔开放程度是手术的一项限制因素。一项Meta分析显示，口腔最大垂直距离平均值约为40 mm[6]。若患者存在牙齿缺失，该值会增大。对于患者来说，口腔开放的最大值可在术前测得。牙关紧闭（trismus）及张

口不全、有颞下颌关节外伤史，并不是经口入路的适应证。考虑口部张开情况的同时，也需评估硬腭的长度及其与颅颈交界处的相对位置关系，以确定经口入路可以暴露的解剖结构及病变范围[7, 8]。一般来说，斜坡中上部及C2椎体水平分别是该入路可暴露的上下限度。术前行CT（计算机断层扫描术）检查，可对个体实现更加准确的手术暴露范围的评估（图1-1）。若枕骨大孔距离硬腭上方大于5 mm，则经口入路适合暴露颅颈交界处。然而经口入路往往不能实现对C2椎体基底部或C2~3椎间盘水平的暴露[7-10]。因此，经口入路是处理颅颈交界处及C2椎体之间的硬膜外病变的推荐入路。对位于中线的病变，如类风湿关节炎，术前行血管造影几乎没有必要。如果存在咽后颈动脉则会对暴露产生影响，但是这种情况并不常见。对于肿瘤破坏周围解剖结构或者需要向外侧分离的情况，术前血管造影会有帮助。

■ 经口入路咽部及咽后解剖

对于一般的经口入路，硬腭上方是上方的限制结构。腭垂和软腭往往位于硬腭下方，可以用红色橡胶管从鼻腔进入口腔，来牵拉软腭。腭垂也可采用缝线

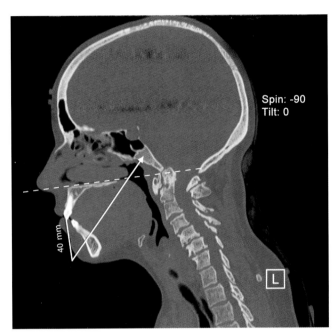

图1-1：术前CT影像。提示齿突因为类风湿关节炎而发生退变。颅颈交界处稍稍低于硬腭水平，使得经口入路较为容易。入路的上方范围可以通过以下方式确定：从上切牙向下40 mm处向硬腭后方和斜坡画线，在该患者身上，经口入路可暴露基本1/2的斜坡。

保护并将缝线从鼻腔拉出。尽管透视和手术导航系统有助于结构的辨认，但C1前弓往往可以通过咽后壁黏膜软组织看到，且轻压即可探知。C1前弓往往稍微低于软腭水平，然而病变不同常会有不同的变化，可以用一个合适角度的内镜来辅助辨认C1前弓。咽后壁黏膜上行正中线切口仅仅破坏双侧咽上缩肌的连接部，这是一个相对无血管的区域[1, 9]。迷走神经的咽喉神经丛往往存在于与咽升动脉上支伴行的肌肉组织中。很多外科医生推荐使用"U"形切口，但是应限制在黏膜层而不应深入肌层[11]。

上述结构需保证均远离中线位置，这样分离组织直到骨质才是安全的。这样的切口向上可以分离至位于头长肌内侧的C1前弓结节处，向下可到达颈长肌附着的C2椎体水平。头颈肌附着于斜坡的腹侧，并可行骨膜下分离。必须将附着于C2椎体、低于C1水平的颈长肌分开以暴露颅颈交界处。

行分离操作时必须避开咽鼓管（图1-2）。若病变破坏外科解剖标志会使操作变得困难[12]。在内镜的帮助下，有助于辨别这些重要的结构并在术中加以保护[5, 13]。咽鼓管在颅内的位置比较固定，不随咽部黏膜而动。所以它们可以作为C2水平骨膜下方向侧方分离的外侧界线，最新的尸体标本试验上测得的数据显示，左至右共22 mm[9]。

另外，C2、C3水平的椎动脉距离中线仅有12 mm，故在此水平行侧方分离时不能超过1 cm[3, 14]。在C1水平，椎动脉位于侧块前缘仅有2 mm，并且在不到10%的病例中出现向内侧弯曲的情况[15]。在行骨膜下分离时需小心保护椎动脉，因其行走于单独的筋膜层内，但是在分离C1前弓左右侧最初的1 cm后应避免激进地使用电刀（图1-3）。外科导航系统可以帮助避开咽鼓管、辨认C1前弓及避免血管源性并发症[16]。

交感神经丛及颈上神经节位于颈动脉侧后方，从正中切口进入会遇到此结构[9]。虽然它们并不在术野内，但是使用电刀、从中线牵拉颈长肌与头长肌时可能损伤该结构。在C1水平，椎动脉位于颈动脉外侧，距中线约2 cm并且稍稍靠后[14]。术中不常见舌下神经和舌咽神经出颅后位于下颌后窝，如果病变影响了它们常见的位置，是非常危险的。

是否切开软腭一直是颇有争议的。在现代可弯曲内镜的应用下，切开软腭所带来的暴露范围增大并不能抵消其带来的负面作用。在一些报道中，每切开软腭1 mm，可以带来2 mm的额外视野[8]，但是也会提高100%的死亡率[12]。位置高于硬腭的病变采用经鼻腔入路更为合适。尽管如此，从技术角度上来讲，切开软腭更加直接明了。这需要从软腭后缘避开腭垂切开，向前切至硬腭。然后骨膜下分离并将切开的组织用丝线拉向两侧妥善保护[17]。切开软腭最常见的并发症是腭咽关闭不全（VPI），患者会因为液体食物反流入鼻腔而出现吞咽困难。纵观所有病例，实行软腭切开的患者中有1/3~1/2都出现了该并发症。剖开上颚后，派

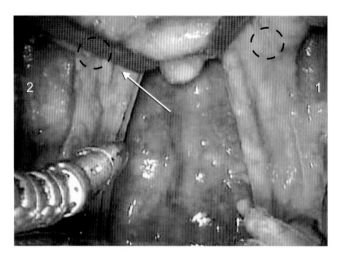

图1-2：经口暴露。提示经口切开的内镜下视野。牵开软腭暴露后方咽部黏膜，箭头提示咽鼓管的位置位于咽颚窝内，环状区域提示其位置。

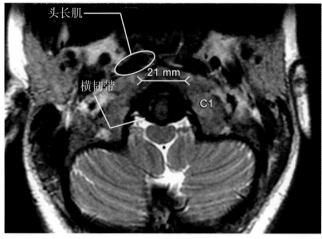

图1-3：类风湿关节炎患者术前MRI（磁共振成像）T1加权像。提示齿突被破坏，相关韧带包括横韧带和覆膜由于病情进展变得境界不清。图中标注的是中线至左侧颈动脉的距离。尽管该动脉与C1椎体间有筋膜相隔，但使用单极电凝对术野外侧的头长肌进行电凝处理时仍可能损伤该血管。

氏嵴（Passavant's Ridge）对语音功能的维持作用已经引起学术界的注意[17, 18]，但目前仍存在争议。

　　恶性肿瘤需行根治性切除时，可选择更为广泛的手术入路，如经上颌骨入路、经下颌骨-舌下-咽后联合入路（TCR）[20]。经上颌骨入路在其他章节有详细的描述。TCR入路相关并发症发生率较高，术后常需气管切开，植入鼻饲管，所以会导致慢性吞咽功能障碍及上颚功能不全。然而，该入路还是提供了较大的暴露视野，相比传统经口入路来说，不仅向上向下分别可以增大暴露范围，同时侧方也多出几厘米视野。该项具体操作不在本章节的讨论范围内，将由颅底外科医生做详尽的描述。简而言之，TCR的切口从颏部向侧方并沿着颈部向上行至耳屏前方。自颈阔肌下方牵起皮瓣，暴露颈动脉、颈静脉、舌下神经并保护。切开口腔底部并剥除唾液腺。之后在正中线位置切开下颌骨。最终，将两侧下颌骨向外侧方牵拉，将舌体及口腔组织向内侧牵拉保护，这样颅底的垂体向下到颈椎中部都可以得到很好的暴露。

颅颈交界处的解剖

　　妥善分离表层组织后，可见前纵韧带（ALL）。切除前纵韧带以暴露C1前弓。在寰枕关节处可能存在另外的一层膜性结构，自侧块和枕骨髁向内与关节突关节囊延续[9]。前纵韧带在斜坡附着点与头长肌上部附着点交汇。从此点切除C1前弓后可暴露后方的齿突。虽无须完全切除C1前弓，但为了完全切除齿突需要离断翼状韧带。该韧带连接齿突、枕骨髁和枕骨大孔前部。齿突长约14 mm[21]，如果手术目的仅仅是切除齿突达到神经减压，前期暴露可相对局限。

　　横韧带位于齿突后方、两侧块中间，去除齿突后即可暴露（图1-4）。

　　在顶韧带与覆膜之间存在自斜坡向下的纵行空间[22]。横韧带的深侧面有覆膜覆盖，向下延续为后纵韧带（图1-5）。与后纵韧带不同，覆膜走行于两侧，因此将其与后方的硬膜分离开来较为困难，切除覆膜可以暴露脊髓的腹侧，可见硬膜周围包绕致密静脉丛。

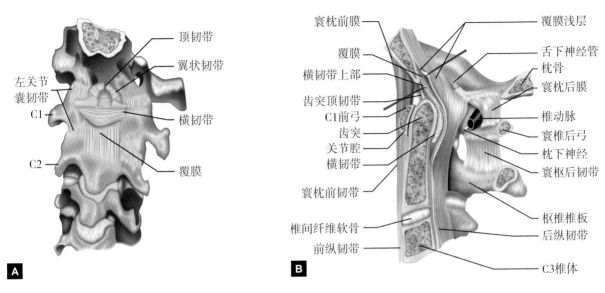

图1-4：颅颈交界处韧带冠状面与矢状面结构。（A）冠状面；（B）矢状面。
资料来源：Debernardi, et al. , 2011。

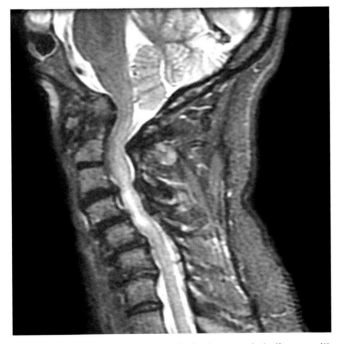

图1-5：患有类风湿关节炎的患者术后MRI T2加权像。MRI提示齿突破坏、脑干腹侧受压和韧带肥厚。致压物主要来自覆膜，其在下颈椎水平也存在肥厚。
资料来源：Bland, et al. , 1963。

经口入路可以暴露斜坡下1/3，即位于枕骨大孔和颈静脉孔水平的斜坡[9]。相对于脊柱，斜坡存在向前倾斜的角度；若不行额外操作扩大入路角度则会给暴露带来困难[5, 8, 23]。切除枕骨斜坡骨质可能造成骨质内静脉丛的出血，该静脉丛可能与脊髓腹侧硬膜下静脉丛相延续[9]。

虽然只能暴露枕骨髁前中1/3，但是经口入路使枕骨髁修补成为可能[8]。枕骨髁冠状面长度约为21 mm[24]。舌下神经管与枕骨髁长轴呈"X"形。舌下神经管在枕骨髁前方7 mm处进入枕骨髁并向颈静脉孔和下颌后窝走行，之后向下行于颈部[24]。通过经口入路，可以利用C1侧块-枕骨髁螺钉对枕颈不稳进行前方固定，但该方法并没有在临床推广[25]。切除枕骨髁骨质以暴露肿瘤组织可能导致颅骨不稳。已有关于侧方入路枕骨髁切除带来的稳定性问题的研究，但仍缺乏"内部暴露"的相关数据[26]。根据笔者的经验，术前影像往往可以探知是否需要行枕颈融合。大多数情况下，经口入路切除齿突行脑干减压往往会加重颅颈交界处的不稳。当枕骨髁向内侧移位时，附加于C1椎体上额外的生物力学效应往往需要行枕颈融合[27]。

经口入路暴露硬膜内解剖结构

经口入路最初用于处理硬膜外病变。然而，在切除一些侵犯硬膜的肿瘤（如脊索瘤）时可发现肿瘤已经累及硬膜内。脑干腹侧的病变亦可通过经口-斜坡入路处理[28]。该方式已经得到广泛应用。于C1上方即C1神经根水平切开硬膜暴露脑-脊髓交界。硬膜的切开可能伴发硬膜层血管的出血，并且止血较为困难[29]。在更上方的水平，沿舌下神经的出口可见锥体束和橄榄，第9、10对脑神经位于两侧。经该入路可见椎动脉的硬膜内部分、脊髓前动脉和脊髓静脉。即使在可弯曲内镜的辅助下，位于此处的病变采用经口入路仍十分难以暴露[7-9, 23]。

新进展

内镜工具和技术的发展使得外科医生可以采用经口入路处理较为复杂的病变，如累及硬膜下的或者波及血管神经的肿瘤等[2, 5, 30]。使用有角度弯曲的内镜可避免切开软腭，大大降低经口入路并发症的发生率[12]。无论何种微创入路，全面掌握和了解解剖知识均有助于安全、有效地进行手术。理论上讲，与经鼻腔入路相比，经口入路感染的风险更大，因为口腔唾液中存在细菌[9, 31]。然而，相关数据提示，经口入路与经鼻腔入路都有可能造成葡萄球菌的感染，并且二者均有可能发生脑脊液漏。同时，长期关于经口入路处理下颌骨骨折的经验提示，在经口入路中除了脑脊液漏之外并没有其他因素可增大感染风险[1, 33]。施行完整的硬膜修补，逐层紧密缝合咽部黏膜并控制手术时间都有助于降低感染的风险。

未来，治疗硬膜内病变的重大技术突破可能要依靠机器人技术的发展，特别是达芬奇手术系统的更新换代。目前，达芬奇手术系统已经被广泛地应用于头颈部肿瘤的治疗中，即使是切除恶性肿瘤也无须采取广泛的下颌入路[34, 36]。关于达芬奇手术系统经口腔暴露颅颈交界处的经验表明其可提供无与伦比的可视角度和灵活性，可以避免脑脊液漏的发生，机器人系统也可以提供黏膜紧密闭合，笔者已经在尸体标本上成功地实施了硬膜修补[13, 37]。但是达芬奇手术系统并不提供去除骨质的器械，如磨钻和Kerrison刮匙。其主要作用是在暴露和修补硬膜缺损时提供深部操作的灵活性（图1-6）。这是由可自由操作的关节系统提供的。然而，缺乏骨质去除工具以及硬膜内切除的器械限制了其进一步应用。这表明经口入路手术处理颅颈交界处病变仍然具有其优越性。

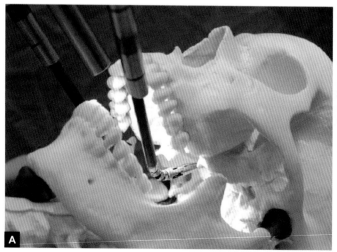
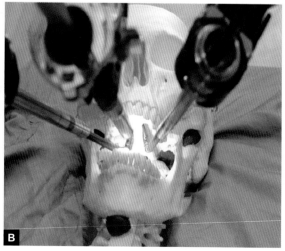

图1-6：（A）侧面观。人工Endowrist机械臂使硬腭上方的组织可见，这样自由的操作不再需要硬腭切开或者TCR入路。（B）前方视角。机械臂必须从中线两侧进入，使得鼻腔内入路变得困难。

关键点

- 经口入路可到达颅颈交界处腹侧来处理退变性疾病、肿瘤及硬膜内病变。
- 研究术前影像有助于选择经口、经鼻腔或更高水平颈椎入路，同时了解暴露范围。
- 需行严格的口腔扩张准备。
- 切开软腭极大地增加并发症的发生概率，随着影像导航技术与内镜技术的成熟，如今已很少采取这种方法。
- 病变进展可能破坏改变颅颈交界处的解剖结构。
- 机器人技术的发展为硬膜内病变的治疗带来了重大技术突破。

参考文献

[1] Hadley M, Spetzler R, Sonntag V. The transoral approach to the superior cervical spine. Neurosurg J, 1989, 71:16–23.

[2] Matsumoto M, Watanabe K, Ishii K, et al. Complicated surgical resection of malignant tumors in the upper cervical spine after failed ion–beam radiation therapy. Spine, 2010, 35:E505.

[3] Weinstein G, O'Malley B, Snyder W, et al. Transoral robotic surgery: supraglottic partial laryngectomy. Ann Otol Rhinol Laryngol, 2007, 116:19–23.

[4] Menezes A, VanGilder J. Transoral–transpharyngeal approach to the anterior craniocervical junction. Neurosurg J, 1988, 69:895–903.

[5] Perrini P, Benedetto N, Guidi E, et al. Transoral approach and its superior extensions to the craniovertebral junction malformations: surgical strategies and results. Neurosurg, 2009, 64: ONS331.

[6] Zawawi K, Al-Badawi E, Lobo S, et al. An index for the measurement of normal maximum mouth opening. J Can Dent Assoc, 2003, 69:737–741.

[7] de Almeida J, Zanation A, Snyderman C, et al. Defining the nasopalatine line: the limit for endonasal surgery of the spine. The Laryngoscope, 2009, 119:239–244.

[8] Lega B, Kramer D, Newman J, et al. Morphometric measurements of the anterior skull base for endoscopic transoral and transnasal approaches. Skull Base, 2011, 21:65–70.

[9] Seker A, Inoue K, Osawa S, et al. Comparison of endoscopic transnasal and transoral approaches to the craniovertebral junction. World Neurosurg, 2010, 74: 583–602.

[10] Welch W, Ragoowansi A, Carrau R, et al. Transoral resection of the odontoid. Operative Techniques in Orthopaedics, 1998, 8:8–12.

[11] Kassam A, Mintz A, Gardner P, et al. The expanded endonasal approach for an endoscopic transnasal clipping and aneurysmorrhaphy of a large vertebral artery aneurysm: technical case report. Neurosurg, 2006, 59(1Suppl 1):ONSE 162–165.

[12] Jones D, Hayter J, Vaughan E, et al. Oropharyngeal morbidity following transoral approaches to the upper cervical spine. Int J Oral Maxillofac Surg, 1998, 27: 295–8.

[13] Lee J, Lega B, Bhowmick D, et al. Da vinci robot-assisted transoral odontoidectomy for basilar invagination. ORLJ Otorhinolaryngol Relat Spec, 2010, 72(2):91–95.

[14] Ai F, Yin Q, Wang Z, et al. Applied anatomy of transoral atlantoaxial reduction plate internal fixation. Spine, 2006, 31:128–132.

[15] Hoh D, Maya M, Jung A, et al. Anatomical relationship of the internal carotid artery to C-1: Clinical implications for screw fixation of the atlas. J Neurosurg Spine, 2008, 8(4):335–340.

[16] Welch W, Subach B, Pollack I, et al. Frameless stereotactic guidance for surgery of the upper cervical spine. Neurosurg, 1997, 40:958–963.

[17] Youssef A, Sloan A. Extended transoral approaches: Surgical technique and analysis. Neurosurg, 2010, 66(3 Suppl):126–134.

[18] Casey D, Emrich L. Passavant's ridge in patients with soft palatectomy. Cleft Palate J, 1988, 25: 72–77.

[19] Glaser E, Skolnick M, McWilliams B, et al. The dynamics of Passavant's ridge in subjects with and without velopharyngeal insufficiency-a multi-view videofluoroscopic study. Cleft Palate J, 1979, 16:24–33.

[20] DeMonte F, Diaz E, Callender D, et al. Transmandibular, circumglossal, retropharyngeal approach for chordomas of the clivus and upper cervical spine. Neurosurg Focus, 2001, 10:1–5.

[21] Schaffler M, Alson M, Heller J, et al. Morphology of the dens: a quantitative study. Spine, 1992, 17:738–743.

［22］Dvorak J, Schneider E, Saldinger P, et al. Biomechanics of the craniocervical region: the alar and transverse ligaments. J Orthop Res, 1988, 6:452-461.

［23］Baird C, Conway J, Sciubba D, et al. Radiographic and anatomic basis of endoscopic anterior craniocervical decompression: a comparison of endonasal, transoral, and transcervical approaches. Neurosurg, 2009, 65(6 Suppl):158-163.

［24］Wen H, Rhoton A, Katsuta T, et al. Microsurgical anatomy of the transcondylar, supracondylar, and paracondylar extensions of the far-lateral approach. Neurosurg J, 1997, 87:555-585.

［25］Dvorak M, Fisher C, Boyd M, et al. Anterior occiput-to-axis screw fixation. Spine, 2003, 28: E54-E60.

［26］Vishteh A, Crawford N, Melton M, et al. Stability of the craniovertebral junction after unilateral occipital condyle resection: a biomechanical study. Neurosurg J Spine, 1999, 90:91-98.

［27］Dickman C, Crawford N, Brantley A, et al. Biomechanical effects of transoral odontoidectomy. Neurosurg, 1995, 36: 1146-1152.

［28］Reisch R, Bettag M, Perneczky A. Transoral transclival removal of anteriorly placed cavernous malformations of the brainstem. Surgical neurology, 2001, 56: 106-115.

［29］De Oliveira E, Rhoton A, Peace D. Microsurgical anatomy of the region of the foramen magnum. Surgical neurology, 1985, 24:293-352.

［30］Crockard H, Sen C. The transoral approach for the management of intradural lesions at the craniovertebral junction: review of 7 cases. Neurosurg, 1991, 28:88-97.

［31］Leng L, Anand V, Hartl R, et al. Endonasal endoscopic resection of an os odontoideum to decompress the cervicomedullary junction: a minimal access surgical technique. Spine, 2009, 34:E139.

［32］Smith A, Robertson D, Tang M, et al. Staphylococcus aureus in the oral cavity: a three-year retrospective analysis of clinical laboratory data. Br Dent J, 2002, 195:701-703.

［33］Toma V, Mathog R, Toma R, et al. Transoral versus extraoral reduction of mandible fractures: a comparison of complication rates and other factors. Otolaryngol Head Neck Surg, 2003, 128 (2):215-219.

［34］O' Malley B, Weinstein G, Snyder W, et al. Transoral robotic surgery (tors) for base of tongue neoplasms. Laryngoscope, 2006, 116:1465-1472.

［35］Weinstein G, O' Malley B, Snyder W, et al. Transoral robotic surgery: supraglottic partial laryngectomy. Ann Otol Rhinol Laryngol, 2007, 116(1):19-23.

［36］Weinstein G, O' Malley B, Snyder W, et al. Transoral robotic surgery: radical tonsillectomy. Arch Otolaryngol-Head and Neck Surg, 2007, 133 (12):1220-1226.

［37］Lee J, O' Malley B, Newman J, et al. Transoral robotic surgery of craniocervical junction and atlantoaxial spine: a cadaveric study. J Neurosurg Spine, 2010, 12(1):13-18.

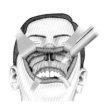

2

经上颌入路行枕骨斜坡及上颈椎手术

刘宏建　王振卿　段笑宗　译
DG Orndorff, JA Youssef, MA Finn, CA Patty, ST DeBauche, MA Scott

■ 概述

很多专家描述过暴露斜坡区域的多种入路，并同时描述了其各自的优缺点；几乎所有专家都认为经上颌入路可以提供更广阔的视野和暴露范围。当处理脑干前方的病变时，前方入路为暴露上颈椎提供了较大的纵向手术视野[1]。这些手术操作要追溯到1895年，Von Langenbeck发表文章报道其采用水平切开上颌骨的方式去除纤维瘤[2]。1901年，Le Fort确定了一条骨折线作为颅底通路并沿用一个世纪，在此基础上又发展了多种多样的手术入路[2]。大多数经上颌的手术操作都可以联合其他操作一同进行，可以对病变区域进行最大限度的暴露；大的病变可能需要较大的垂直视野以完整准确地取出肿瘤。经口入路及经咽后部入路可实现对颅颈交界处的暴露[3]，然而，以上两种操作都具有其局限性。为了实现最大的暴露，可行下颌骨切开术并分离舌肌，即与经口腔入路联合，这可以向尾侧暴露至C4水平[4]。同样，经口入路亦可以与经上颌入路联合，向头侧延伸以暴露斜坡及蝶窦下界。经上颌入路手术是一个分阶段的过程，它可以为颅颈交界处的硬膜外病变提供良好的纵行手术视野及暴露范围。经口入路联合上颌骨或下颌骨切开可以显著扩大纵向视野，但是同时也极大地增加了死亡率，所以应谨慎选择使用[5]。由于两侧存在重要的解剖结构，如咽鼓管、舌下神经、椎动脉及颈内动脉，所以暴露术野时应局限于中线旁约11 mm范围内（图2-1）[6]。全面周密的术前计划有助于降低手术的风险。

■ 手术指征

经颅面入路对处理脑干前方和上颈椎等处位于中线上的病变具有很重要的价值。尽管这种入路并不普及，但其仍不失为暴露硬膜下病变如脑膜瘤和神经鞘瘤等的非常有效的手术方式[6]。由于颅颈交界处解剖结构对射线治疗敏感度不佳，安全范围内的放疗效果并不理想，因此这也许可以成为放疗失败后外科切开的指征[2, 7]。另外，该处病变有可能造成神经压迫，临床上常表现为步态异常及下肢无力，经上颌骨入路可以去除神经致压物，解除肿瘤和骨赘造成的压迫[8]。禁忌证包括口腔及鼻咽部感染，或者病变前方有较多血管结构[4]。在硬膜内进行手术操作会极

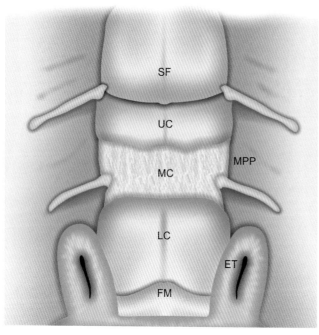

图2-1：SF代表蝶鞍区，UC、MC、LC分别表示上、中、下斜坡，FM指枕骨大孔，ET为咽鼓管，MPP表示翼突内侧板。

大地提高脑脊液漏的风险；若硬膜缝合不充分，口腔菌群可能会在术后引发脑膜炎[4]。

手术步骤

建议通过鼻咽部进行插管以扩大操作范围并使下颌骨压低。患者取仰卧位。如果怀疑存在颅颈不稳，可以使用梅菲尔德头架（Mayfield tongs），体位摆放完成后摄侧位像以确保解剖序列。如果有神经压迫的情况，可考虑进行可唤醒鼻内麻醉，术中应进行神经功能检测以确保体位摆放之前与之后神经功能的一致。

患者的口鼻区域采用碘伏消毒。上唇用两根无菌缝线穿过向头侧牵拉并将线结固定于无菌区。使用电刀沿颊侧行前磨牙到对侧前磨牙切口，将牙龈黏膜向头侧进行骨膜下剥离（图2-2）。辨认前鼻、梨状孔、鼻孔，将鼻黏膜从鼻中隔及鼻孔底部向侧方分离直至下鼻甲水平。沿上颌突用锐性骨膜剥离子向头侧行骨膜下暴露直至眶下神经水平，分离并保护眶下神经，同时向侧边分离骨膜至两侧翼腭窝（图2-3）。预截骨区域充分暴露后，根据骨性结构的轮廓对钛板进行预塑形并临时固定于骨表面。在进行下一步操作前取下临时固定的钛板。塑形的精确度不够可能导致

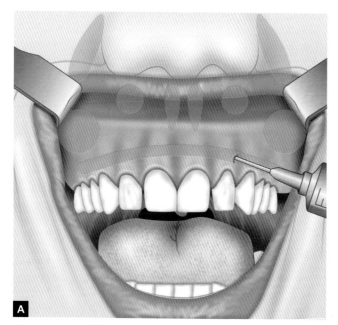

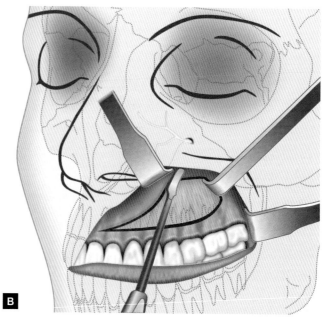

图2-2：（A）最初的切口；（B）剥离牙龈黏膜，辨认眶下神经。

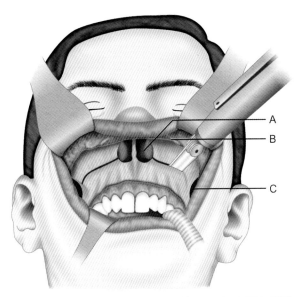

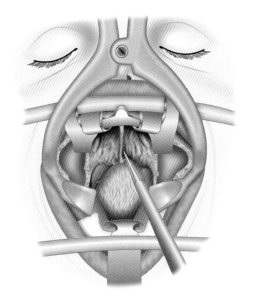

图2-3：（A）下鼻甲；（B）眶下神经；（C）翼上颌裂。

图2-4：硬腭牵拉向尾侧，并行正中咽部切口。

牙齿咬合不正。一般来说，常用两个"T"形板将上颌骨从其切开处连接起来。

　　使用摆锯沿Le Fort Ⅰ型骨折线劈开上颌骨，在齿根上方自梨状孔处平移至颧弓。随后使用骨刀将骨性鼻中隔从硬腭去除。之后，应用弯曲骨刀或者合适角度的摆锯在上颌骨后壁与翼突的交界处制造骨性切口。使用史密斯牵开器将上颌骨向下移动。应注意，牵开器应放置于颧突部较厚的骨质处外缘，向内侧放置有可能导致上颌窦处的骨折。若采用正中切开上颌骨的方式，可以向尾侧暴露更多范围。将硬腭牵向尾侧，于中切牙和硬腭中线之间行一纵行切口。软腭处的切口应绕过腭垂以保证该结构的完整性。矢状面切开硬腭，硬腭撑开器使上颌骨向外下方牵拉暴露鼻咽后壁，在这个过程中要避免损伤舌，其往往位于被牵开的组织与下颌骨之间（图2-4）。

　　用单极电刀在鼻咽后壁黏膜中线上做纵行切口，切口通过咽后壁肌肉间隙向上延至斜坡，若有需要可延后纵韧带延伸至C1前弓和C2椎体。单极电刀切开软组织并向两侧分离，可以使用硬腭牵开系统。之后即可进行肿瘤切除操作。

　　根据不同的病灶可对Le Fort上颌入路进行改良。可行单边切开或向头侧延伸至颧突与眶下壁（图2-5和图2-6）。若要进一步暴露，沿皮肤的切口可能对此有帮助，但很显然并没有唇下切口美观。

　　关闭切口时应行双侧缝合，深部肌层与黏膜层都应使用3-0可吸收缝线缝合。硬膜破损处须严密修补，同时可使用硬膜密封剂加强修补处的水密性。术后也可考虑使用腰椎管引流。使用预塑后的钛板与螺钉对上颌骨进行重新对合并固定。使用3-0可吸收缝线缝合牙龈黏膜与软腭。

潜在并发症

　　该操作易发生并发症，但大多数已知的并发症可在术后通过相应治疗予以解决。

　　结合经上颌入路的操作必须根据其自然病程谨慎考虑。已知的并发症包括脑脊液漏导致的脑膜炎，牙质的缺失，硬腭及口鼻部形成窦道，运动障碍，外貌的改变，影响牙齿咬合，术中、术后出血，骨坏死，由于不完整的骨质导致的骨折，腭咽闭合不

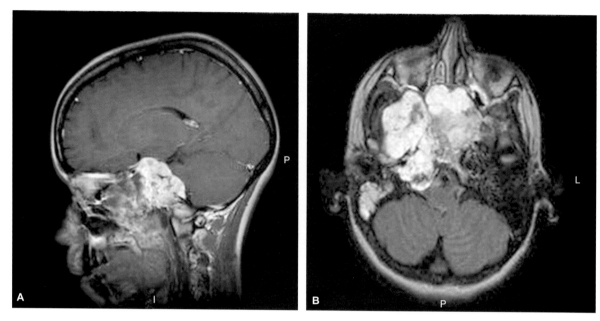

图2-5：MRI显示软骨瘤侵犯斜坡和鼻咽部。（A）矢状位；（B）轴位。

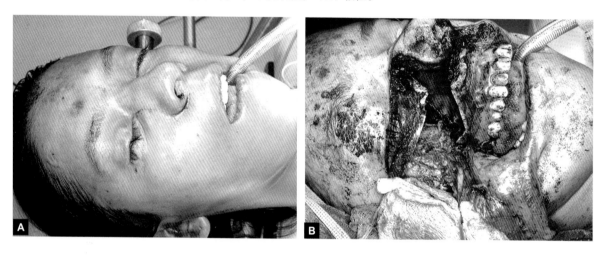

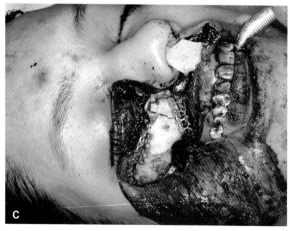

图2-6：（A）切口沿下眼皮行进，结束于对侧鼻翼外侧；（B）行扩大的经上颌入路后，可在鼻咽部清晰看到肿瘤组织；（C）将骨质重新对合，用钛板固定。

全，假性动脉瘤，颅神经损伤，以及其他与牙龈相关的损伤[2, 7, 8]。

关键点

- 经上颌入路其实相当于经口入路的术区向头侧延伸，暴露出斜坡区以便于肿瘤的切除。
- 和其他一些可能造成面部受损的技术不同，该操作无须进行皮肤切开，相对美观。
- 与其他亦可暴露颅底的操作相比，经上颌入路从正中线进入，可降低相关并发症的发生率。

参考文献

［1］ Roy S, Patel P K, Tomita T. The Le Fort I transmaxillary approach to skull base tumors. Clin Plastic Surg, 2007, 34 (3):575−583.

［2］ Caubi A F, Lago CAP, Vasconcelos BC, et al. Transmaxillary approach to the cranial base: an evaluation of 11 cases. Rev Bras Otorhinolaringol, 2008, 74(5): 652−656.

［3］ Dickman C A, Apostolides P J, Marciano F F. Transoral Approach to the Craniovertebral Junction. In: Zdeblick TA, (Ed.). Anterior Approaches to the Spine. St. Louis, MO: Berger, 1999: 1−13.

［4］ Boari N, Roberti F, Biglioli F, et al. Quantification of clival and paraclival exposure in the Le Fort I transmaxillary transpterygoid approach: a microanatomical study. J Neurosurg, 2010, 113(5):1011−1018.

［5］ Eisig S B, Feghali J, Hall C, et al. The 2-piece Le Fort I osteotomy for cranial base access: an evaluation of 9 patients. J Oral Maxillofac Surg, 2000, 58(5):482−486.

［6］ Baron E M, Choi D, Harrop J S, et al. Anterior Odontoid Resection: The Transoral Approach. In: Vaccaro AR, Baron E M, (Eds). Spine Surgery: Operative Techniques. Philadelphia, PA: Saunders Elsevier, 2008: 27−40.

［7］ Cornelius C P, Gellrich N, Hillerup S, et al. Approaches to the maxilla-maxillary vestibular approach [Online]. http://www2. aofoundation.org [Accessed November 2011]

［8］ Youssef A E, Sloan A E. Extended Transoral Approaces: Srugical technique and analysis. Neurosurgery, 2010, 66: A126−A134.

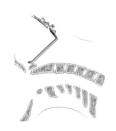

3 咽后路暴露上颈椎

刘宏建　嵇　翔　译

Ricardo BV Fontes, Vincent C Traynelis

▌概述

咽后路或者说高位前方入路暴露上颈椎（C1~3），实际上就是标准颈前方入路向头侧暴露的延伸。1954年，在Lahey和Warren发表的关于切除食管憩室的文章中，首次报道了标准颈前入路[1]。Robinson和Smith于1955年首次报道该入路解决脊髓病变，其基本原则至今仍在沿用[2]。但是该入路向头侧暴露至C3水平以上很困难，并且伴随较高的死亡率，尤其是颈部较短且强壮的患者。针对于此，在该技术的基础上发展了多种外科新技术以应对此困境，经口入路即是应用较广泛的一种入路。高位前路（或称咽后入路）于1957年由Southwick和Robinson提出，并由Fang与Ong进行改良。虽然该入路狭窄，但是可直达C1~2节段[3, 4]。而不做舌体切开的经口入路术野尾端范围最远可延伸至C2~3椎间盘水平。若出现咽喉部的并发症，则可能影响术后的恢复进程，可能会引起软组织水肿、额部功能不全和窦道形成[5, 6]。相当多的骨科医生对经口入路并不熟悉或者不常使用。

随着经口入路的发展，解剖学知识和外科技术的进步，骨科医生可以通过颈前路向头侧扩大暴露范围。1966年，Stevenson报道应用下颌骨下横切口切除斜坡肿瘤；3年后，Andrade和McNab提出了他们对5位患者的暴露范围均向头侧扩大至寰椎水平[7, 8]。20世纪80~90年代，McDonnell大大地扩展了该技术的适用范围，包括肿瘤、退行性病变及创伤性病变[9, 10]。近些年来，出现了很多可以暴露寰枢椎的骨科技术。Vender描述的下颌骨下切口或者延伸切口偶尔会被用到[7, 10]。McAfee和之后的Skaf提出可以将下颌下腺部分切除作为一种增加暴露角度并且预防损伤面神经下颌支的方法[11, 12]。切除二腹肌肌腱亦被提倡。

笔者最近提出采取纵行切口行标准前外侧入路，该方式可提供从枢椎到颈胸交界处（CTJ）的手术视野[13]。

▌手术指征

该入路可用于处理位于寰枢椎前方的退行性病变、肿瘤和创伤性病变等。C1~2关节前方可以暴露出来植入内固定物。尽管通过该入路足以暴露并且切除C1前弓，但其所提供的空间与术野不能满足切除齿突及其基底部的需要。而对这些组织的操作最好通过经口入路进行。

手术步骤

　　该入路步骤大体上与标准颈前方入路一致。患者仰卧于标准手术床上，头部垫有橡胶垫圈。尽管许多学者认为头部后伸或者向对侧旋转有助于暴露，笔者仍然认为保持头部中立位有助于解剖结构的辨识，以及手术中颈前路固定钢板的放置[10]。术中摄侧位像以定位和辅助钢板放置。若向下颈椎延伸过多，则可能需要向尾侧牵拉双侧肩关节。

　　因为有散在关于右侧入路术后并发症概率较高的报道，并考虑到双侧喉返神经的解剖学位置，所以笔者常采用左侧切口。这对位于尾侧的操作更具意义[14]。由于其可以保护左侧相关神经，且理论上认为右侧喉返神经较短且斜行走向而易被牵拉受损，因而左侧入路被认为是较安全的入路方式[15]。沿胸锁乳突肌前缘纵行切开（图3-1）。用电刀或组织剪切开并分离颈阔肌（图3-2）。分离气管食管鞘和颈动脉鞘，可见颈椎前方结构。甲状腺上动脉通常走行于C3水平；准确的头、尾侧分离可使气管食管鞘与甲状腺上动脉被牵开，从而不会影响手术操作（图3-3）。如果被牵开的范围受限，则应横断甲状腺上动脉并妥善止血（图3-4）。之后用电刀去除双侧颈长肌内侧附着点。

　　此时可用手术台固定牵开系统来保持一个开放的手术视野（图3-5）。将撑开器置于两侧颈长肌水平，同时置入头端的撑开臂（图3-6）。头端撑开臂可以使下颌骨与相应的软组织抬高。在这种情况下，笔者发现可以省去很多手术步骤，如去除淋巴结、切除下颌下腺、水平延伸切口、牵开二腹肌前腹、横断舌神经或者面动脉等（图3-7）[13]。应注意保护喉上神经。该神经起自迷走神经下神经节（结状神经节），

向下走行于颈动脉的深面并分出内外侧支支配喉部。内外侧支均横过手术视野，可用头端撑开臂将其轻轻向头侧牵拉。在喉上神经外侧支位于舌骨水平、甲状腺上动脉的深面，因此，在结扎血管前必须仔细地游

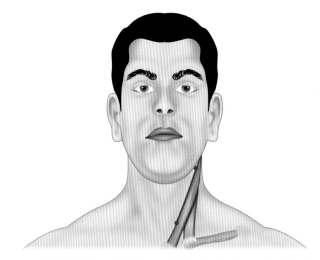

图3-1：沿胸锁乳突肌纵行切开。若有需要，切口上部可向后弯曲。切口向尾侧延伸的范围取决于寰椎下结构需要暴露的范围。
资料来源：VTraynelis，2011。

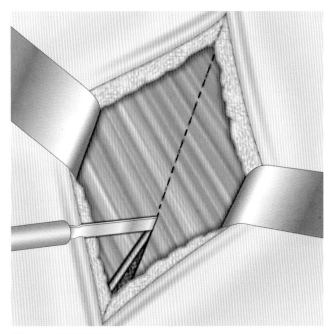

图3-2：切开颈阔肌。
资料来源：VTraynelis，2011。

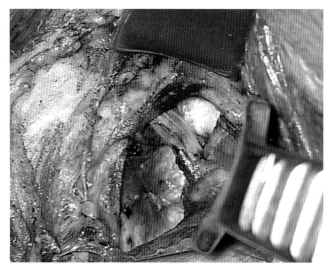

图3-3：分离甲状腺上动脉。

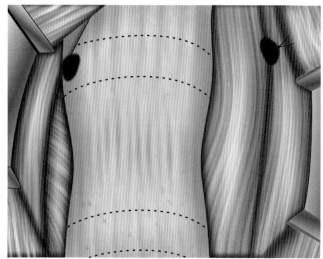

图3-4：横断甲状腺上动脉。
资料来源：VTraynelis，2011。

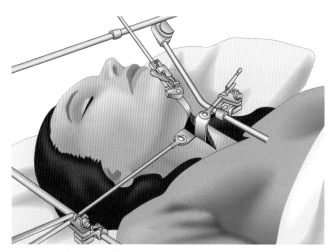

图3-5：手术床固定牵开系统暴露术野。

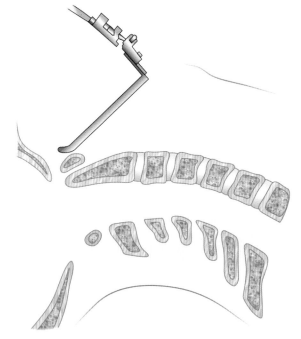

图3-6：手术床固定牵开系统提供C2~3的视野。
资料来源：VTraynelis，2011。

离该动脉。喉上神经外支为运动神经，受损可影响音调高度，在歌手身上尤其明显。另外，喉上神经内侧支支配双侧喉黏膜的感觉。

　　大多数手术在使用手术床固定牵开系统后，常常在手术显微镜的辅助下完成。在处理下颈椎时可移除头端撑开臂。接下来植入内固定物是较为重要的步骤，要注意钢板的放置。在侧位透视像上对长度进行测量和调整；前路钢板必须贴合椎体。最头侧的钉孔须位于C2~3间隙移植物椎体交界面水平，为达到此

目的，须去除C2椎体前方少量骨皮质。随后，在透视引导下，于C2椎体上打引导钉道。为了获得理想的把持力，引导钉应为双皮质螺钉。因为枢椎椎体极为狭窄，所以在植入螺钉时应谨慎小心。有时，尽管术者主观感受和影像学检查都显示螺钉的位置良好，但实

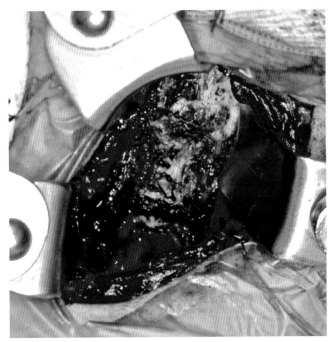

图3-7：术中影像提示脊柱最终暴露范围。

际上螺钉已向两侧偏离。特别是当螺钉触及周围软组织（如颈长肌）时，其所产生的拉力可使钢板发生移位。具有适当的内倾角可使置钉时避免损伤椎动脉。矢状位上必须有一定的角度才能确保螺钉将钢板锁定。

当植入C1~2螺钉时，推荐首先行单侧螺钉植入。在某些情况下徒手牵开比手术床固定牵开系统更为便利。

术后治疗

患者应在ICU监护一个夜晚。大多数接受1~3个节段融合的患者可在ICU内拔除气管插管，但是行更多节段融合的患者需要保留气管插管至少到术后第一日。由于气管食管鞘术中被过度牵拉，应小心护理以免再次气管插管。所有患者都需要进行气管插管的泄漏试验，并评估循环系统的流出量；患者流失200 mL或更多则应拔除管道。患者的平均带管时间为2.6 d[13]。

潜在并发症

该技术被证实是一种安全且有效的手术方法。总体来看，颈前方入路具有较好的可耐受性，但据Fountas报道，仍有0.1%的死亡率。甚至有报道称死亡率高达19.3%。最常见的并发症如吞咽困难、声音嘶哑，往往比较轻微且多为暂时性发作。严重的并发症，如颈部血肿、气管食管损伤发生率较低（0.3%）。在笔者的临床经验中，肺炎是最常见的并发症，发生率高达12.9%；有11%的术前吞咽正常的患者在术后出现吞咽困难，该并发症往往可以自行缓解，但约有5%的患者需要进行胃造瘘术。令人吃惊的是，并发症并不与手术的节段数目有关，而与患者年龄有关。在平均年龄为54岁的群体中，2/3吞咽困难的患者年龄为70岁以上。几乎所有患者在术后第8周可恢复正常的吞咽功能。笔者的一位患者曾出现睡眠呼吸暂停，原因可能为内置物位于颅底。

关键点

- 咽后入路是针对环枢椎前方病变的有效的手术技术，尤其适用于下颈椎需要固定的情况。
- 为了牵拉保护气管食管鞘和喉上神经，可能需要横断甲状腺上动脉。
- 采用手术床固定牵开系统可以减少暴露枢椎的操作。
- 患者在ICU行泄漏试验后方可拔管。
- 吞咽困难是最常见的并发症，但一般比较轻微且是暂时的。

参考文献

[1] Lahey F H, Warren K W. Esophageal diverticula. Surg Gynecol Obstet, 1954, 98:1–28.

[2] Robinson R A, Smith G. Anterolateral cervical disk removal and interbody fusion for cervical disk syndrome. Bulletin of the Johns Hopkins Hospital, 1955, 96:223–224.

[3] Southwick W O, Robinson R A. Surgical approaches to the vertebral bodies in the cervical and lumbar regions. J Bone Joint Surg Am, 1957, 39:631–644.

[4] Fang H S Y, Ong G B. Direct anterior approach to the upper cervical spine. J Bone Joint Surg Am, 1962, 44:1588–1604.

[5] Youssef A S, Guiot B, Black K, et al. Modifications of the transoral approach to the craniovertebral junction: anatomic study and clinical correlations. Neurosurg, 2008, 62(3 Suppl 1):145–54. discussion 154–155.

[6] Hadley M N, Spetzler R F, Sonntag V K. The transoral approach to the superior cervical spine. A review of 53 cases of extradural cervicomedullary compression. J Neurosurg, 1989, 71(1):16–23.

[7] Stevenson G C, Stoney R J, Perkins R K, et al. A transcervical transclival approach to the ventral surface of the brainstem for removal of a clivus chordoma. J Neurosurg, 1966, 24(2):544–551.

[8] Andrade J R de, MacNab I. Anterior occipito-cervical fusion using an extra-pharyngeal exposure. J Bone Joint Surg Am, 1969, 51:1621–1626.

[9] McDonnell D E, Harrison S J. Anterolateral cervical approach to the craniovertebral junction. In: Neuro-surgery. New York: McGraw-Hill, 1991, 1641–1653.

[10] Vender J R, Harrison S J, McDonnell DE. Fusion and instrumentation at C1~3 via the high anterior cervical approach. J Neurosurg, 2000, 92(Suppl 1):24–29.

[11] McAfee P C, Bohlman H H, Riley L H, et al. The anterior retropharyngeal approach to the upper part of the cervical spine. J Bone Joint Surg Am, 1987, 69(9):1371–1383.

[12] Skaf G S, Sabbagh A S, Hadi U. The advantages of submandibular gland resection in anterior retropharyngeal approach to the upper cervical spine. Eur Spine J, 2007, 16(4):469–477.

[13] Traynelis V C, Fontes R B V. Anterior fixation of the axis. Neurosurg, 2010, 67(3 Suppl Operative):ons229–236; discussion ONS236.

[14] Fountas K N, Kapsalaki E Z, Nikolakakos L G, et al. Anterior cervical discectomy and fusion associated complications. Spine, 2007, 32(21):2310–2317.

[15] Weisberg N K, Spengler D M, Netterville J L. Stretch-induced nerve injury as a cause of paralysis secondary to the anterior cervical approach. Otolaryngol Head Neck Surg, 1997, 116(3):317–326.

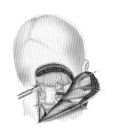

4 颅颈交界远外侧入路

刘宏建　尚国伟　译

Pietro I D' Urso, Giuseppe Lanzino

概述

颅颈交界远外侧入路是一种应用广泛的侧后方到达颅颈交界处的入路。这是一种枕骨下侧方入路，位于胸锁乳突肌和椎动脉后方，枕骨和寰椎髁及寰枕关节内侧的入路[1-3]。远外侧入路及其改良入路提供了颅颈交界处足够的侧外方暴露范围，便于医生处理大量血管、肿瘤及退行性病变等疾病（表4-1）。

指征与操作改良

最基础的远外侧入路，不伴枕骨髁钻孔，是处理枕骨大孔前外侧缘病变的有效入路。该入路的优点：暴露速度较快、解剖角度熟悉、近端控制单侧椎动脉、准确暴露小脑脑桥角、不需要牵拉脑干腹侧及脊髓。

对于此处生长的肿瘤，病变一旦暴露，去除无关组织可以提供更大的操作范围。根据具体病变位置及病变种类不同，存在多种改良入路，如经枕骨髁入路、枕骨髁上入路、髁旁入路等[4-14]。改良入路及其各自的适应证见表4-2。在本章节中，将描述基础远外侧入路处理大部分硬膜外及硬膜内病变。

表4-1：远外侧入路处理成人颅颈交界处病变的发病率

脑膜瘤	35%
脊索瘤或脊索肉瘤	17%
椎动脉–基底动脉交界处动脉瘤	17%
副神经节瘤	10%
神经纤维瘤	7%
其他血管病变（硬膜瘘、因骨性结构导致的椎动脉迂曲、髁静脉曲张）	4%
囊性病变（神经管原肠性囊肿与表皮样囊肿）	3%
骨软骨瘤	1%
转移癌	1%
血管外皮细胞瘤	1%
肉芽肿	1%

表4-2：远外侧入路的改良方式及其适应证

方式	适应证	要点
枕骨髁后入路	侧方或前外侧硬膜内病变	无须去除枕骨髁
部分经枕骨髁入路	脊髓区域前方病变	需要去除后1/3枕骨髁及部分C1上关节突
完全经枕骨髁入路	硬膜外病变	椎动脉内侧。随着枕骨髁的完全去除，暴露中部斜坡。去除C1前弓外侧部及侧块后暴露斜坡下部。需要行颅颈交界处融合
经颈静脉入路	颈静脉孔处病变	切除乳突。去除枕骨髁后外方部分
经颈静脉结节入路	应用于椎基底血管系统复杂的动脉瘤。便于暴露同侧及对侧的胸锁乳突肌及动脉、椎基底动脉交界处	切除枕骨髁后内1/3与C1侧块。在舌下神经管水平以上，从硬膜外切除颈静脉结节
经关节面入路	位于上颈椎前方的硬膜外及硬膜内病变	C1~2半椎板切除。去除C1~2关节突和枕骨髁，无须切开颅骨

颅底远外侧入路

手术计划与选择

远外侧入路是笔者较推荐的到达脑–脊髓交界腹外侧及斜坡下部的入路。常见的可用远外侧入路处理的病变包括颅颈交界处和枕骨下部的硬膜内、硬膜外的病变，椎动脉远端和基底动脉近端的血管瘤。

肿瘤侧方延伸程度决定了入路的边界。如果病变几乎位于中线上，入路取决于神经血管解剖机构。如果不考虑解剖因素可采用左侧入路；对于右手优势的医生，可采用右侧入路。术中应检测体感电位、运动诱发电位及颅神经。

体位

体位是获取最大暴露范围至关重要的部分。多种体位可供选择，如公园长廊座椅位（park-bench position）、侧卧位、伴有45°旋转的俯卧位。笔者推荐改良的公园长廊座椅位。采取这种体位时，为增加头颅屈曲和旋转，需要牵拉对侧肩关节（图4-1）[2]。对侧上肢低于身体水平，并固定于梅菲尔德头架上。用

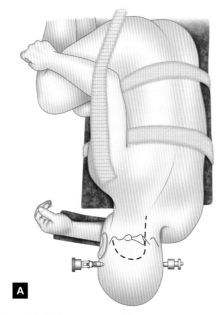
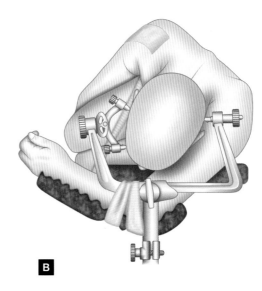

图4-1：改良公园长廊座椅位。（A）整体观；（B）对侧上肢低于身体水平，下垫垫子并固定于梅菲尔德头架上。头部屈曲并向病变对侧旋转。

树脂玻璃将手术床延长数厘米，摆放患者头部使患侧乳突成为术区最高点。在头部固定于梅菲尔德头架之前，头部必须屈曲并向健侧旋转，使颈部与胸骨之间的距离为1 cm，以增大枕骨大孔和寰椎之间的角度。令外侧方向对侧肩关节屈曲30°可以进一步增大头和肩部的角度使视野扩展至最大。

这种体位可增加静脉回流、减小对臂丛的损伤。同侧肩关节轻轻向足侧方向放置并固定，可增加肩部与头的角度，同时还可增加外科显微镜移动的角度。患者受压侧腋下及膝关节间须有支撑垫。必须保护好患者躯体，术中才能安全地旋转手术床[2]。

皮肤切口和肌肉瓣

该入路切口种类较多，笔者更青睐使用马蹄形切口。马蹄形切口较直切口与"S"形切口更为传统，而且暴露范围更广泛。该切口起自同侧乳突，沿上项线上方走行，之后至中线反折并向下到C3椎体水平（图4-2）。中线位置可通过触摸上颈椎棘突来确定。将皮瓣提起，在上项线水平之下切开肌肉，确保手术结束时可以正确闭合肌肉层和筋膜层，这可以减少发生脑脊液漏的概率。尽管有些学者已经对如

何仔细而又彻底地分离该区域的肌肉群进行了详尽的说明。但笔者习惯将该区域的肌肉一并游离并形成肌肉瓣，用连接有橡皮筋的金属钩固定该肌肉瓣后使其向前翻转并保持在牵拉状态（图4-3）。相较于撑开器，金属钩搭配橡皮筋可以保持动态牵拉。当暴露术野时，这种动态的牵拉可以随着暴露范围的变化不断调整，可以使创缘维持平整并减小术区的深度[2]。

处理完皮肤及肌肉瓣，须辨认体表标志。C1椎体的横突是侧方延展范围的可靠标志。暴露同侧C2椎体椎板，以获得准确的侧方暴露。辨认C1和C2棘突后，暴露C2椎体椎板，同时触及并暴露C1同侧后弓部分。椎动脉沟位于C1后弓外侧，是椎动脉的内侧边缘（图4-3）。必须注意老年人椎动脉走行可能更加屈曲，相比于年轻人可能位置更加靠内。必须辨认椎动脉及其周围的静脉丛，在枕骨髁钻孔时保护动脉。一旦确定了椎动脉的位置，无须暴露和动脉骨架化。

在辨认了椎动脉沟和椎动脉后，去除寰椎同侧后弓（图4-3）。辨认枕骨大孔，并行小范围的颅骨切开术（图4-4和图4-5A）。颅骨切开尽可能靠外侧，同时内侧应到达中线。

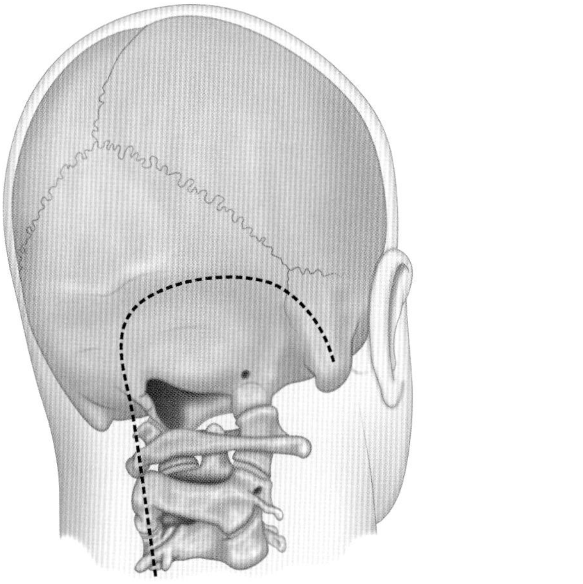

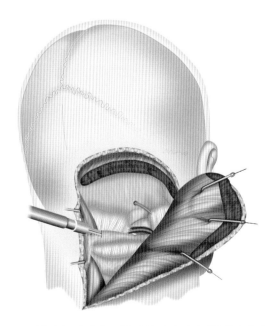

图4-2：该切口起自同侧乳突，沿上项线上方走行，之后反折至中线并向下到C3椎体水平。

图4-3：辨认椎动脉沟和椎动脉后去除寰椎同侧后弓。

磨去枕骨髁部分骨质（图4-5B）。但是对于枕骨髁磨去骨质的多少尚存在争议，往往由病变范围来决定磨去多少骨质[2]。对于脊髓和脑干腹外侧的肿瘤，应尽量少破坏枕骨髁，因为切除肿瘤后会遗留新的空间（图4-6）。在这些病例中，肿瘤组织已经在神经血管结构周围取代了一部分结构。对于椎动脉远端的动脉瘤，切除枕骨髁的后1/3可以提供较好的暴露范围，在打开硬膜后可以提供一个较平坦的角度方便暴露。其他一些扩展或者改良方式都应依照病变不同而区别对待，并且应根据医生的习惯而定。基于上述因素，经枕骨髁入路、经枕骨髁上入路、经枕骨髁旁入路等都可以考虑。经枕骨髁入路提供了到达斜坡下段的良好视野，经枕骨髁上入路可以暴露舌下神经管等结构，经枕骨髁旁入路可以暴露颈静脉孔的后部及提供面神经的后面观。

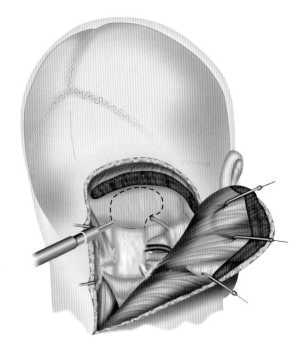

图4-4：尽可能向侧方进行颅骨切开，切开范围包括枕骨大孔下部并向内侧到达正中线。

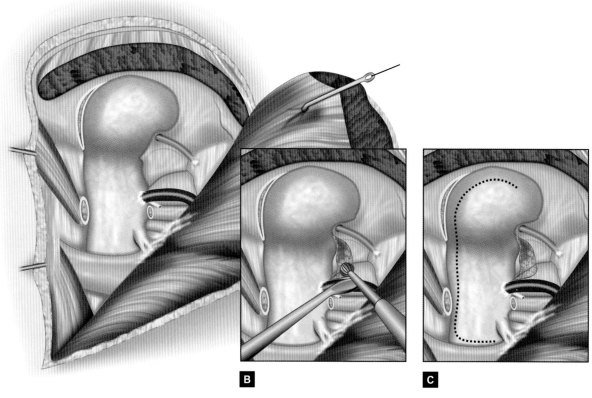

图4-5：（A）颅骨切开之后的手术暴露，去除寰椎同侧后弓；（B）磨去部分枕骨髁和C1关节突侧块，同时注意保护椎动脉；（C）曲线切开硬膜。

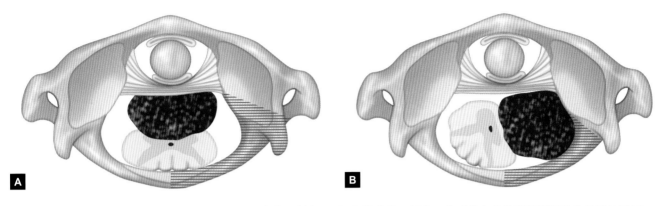

图4-6：不同病变切除的骨质范围不同。（A）肿瘤位于前方；（B）肿瘤位于侧方。位于前方的肿瘤需要切除枕骨髁的后1/3，以获得适合暴露的较平坦的角度。位于侧方的病变，只需切除同侧寰椎后弓即可。

切开硬膜及硬膜内操作

常常以病变为中心曲线形式切开硬膜（图4-5C）。如果需要扩大颅内和髓内暴露范围，可以行垂直的二次切口。硬膜出血往往来自枕窦、边缘窦和脑膜后动脉，可以采取止血材料止血、双极止血或结扎止血。切开硬膜后可见低位颅神经到C2神经根水平（图4-7）。这样的切口和暴露便于医生行到内耳道水平的病变手术。

可以围绕小脑延髓池切开蛛网膜，通过引流脑脊液达到对小脑减压的目的。椎动脉的硬膜下段即椎动脉穿过硬膜的部分（图4-7）。对于肿瘤直接侵犯椎动脉的情况，可以通过辨认椎动脉硬膜外的部分来进一步探查硬膜下段。齿状韧带可根据其解剖位置和苍白的颜色来辨认，并且可切断该韧带来使神经、血管结构获得更大的活动度。进行到该步骤时，需要注意要根据肿瘤与周围血管、神经结构的关系来决定操作过程。在枕骨大孔脑膜瘤的切除中，肿瘤的生长和发展波及颅神经和椎动脉者须谨慎操作[15]。在椎动脉水平以下生长的肿瘤，低位颅神经往往被肿瘤推挤向头侧及后方。往往手术结束时，可在病变的上方发现这些颅神经。脑膜瘤的切除应该从尾侧开始，首先阻断肿瘤血供，解除肿

瘤与硬膜的粘连，之后即可将肿瘤广泛切除。当切除肿瘤时，应注意其包膜与神经轴之间的一层极薄的结构。这一部分可在肿瘤广泛切除后予以切除。如果髓内肿瘤发展至椎动脉水平上方，低位颅神经和椎动脉支将会被挤向下后方[7, 15]。

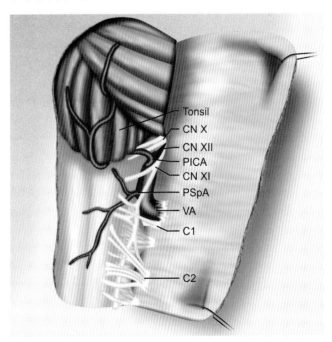

图4-7：颈髓延髓交界处，低位颅神经，小脑后动脉和打开硬膜后看到的两处神经根。Tonsil：小脑扁桃体；CN X：迷走神经；CN XII：舌下神经；PICA：小脑后动脉；CN XI：副神经；PSpA：脊髓后动脉；VA：椎动脉。

闭合切口

采用防水缝合或者硬膜补片来防止脑脊液漏及术后假性脑膜囊肿形成。如果因为肿瘤侵袭而切除了椎动脉入口处的部分硬膜，应将硬膜残端与椎动脉血管外膜紧密缝合在一起。是否使用纤维蛋白胶来闭合硬膜尚存在争议。颅骨瓣可用微型钢板接合。紧密缝合肌层可减少术后皮下积液。最后缝合皮肤。

如果硬膜缝合不够紧密，放置引流管有助于术后引流，预防皮下积液[4]。

术后颈椎不稳及固定与融合的必要性

维持枕颈交界处稳定性的主要决定因素在于枕骨髁的保留及C1侧块的保护，同时也与翼状韧带和横韧带附着点的保护有关[16, 18]。若因完全经枕骨髁入路、经关节突入路或肿瘤破坏结构，则需要行枕颈交界融合。通常，可以保留约50%的枕骨髁，若对侧关节未受病变波及，无须行融合手术。如果需要融合，可在手术最后进行。

并发症

远外侧入路的并发症包括脑脊液漏，感染，颅神经、血管和脑干或脊髓实质的损伤[19]。预防脑脊液漏最好的方法是紧密缝合硬膜。如果不能实现紧密缝合，则应紧密缝合肌层和筋膜层以减少无效腔。不能实行紧密硬膜缝合时，应留置引流管3~5 d以利于硬膜缺损的修补。对于显著脑脊液漏和有症状的假性脑膜囊肿患者，留置引流管同时辅以应用乙酰唑胺，以减少脑脊液生成。对于进行上述措施后仍反复的情况，有必要再次手术进行硬膜修复。再次手术之前，必须要排除脑水肿的情况。如果存在脑水肿，可行脑室分流。即使查明不存在感染或假性脑膜囊肿，一部分患者仍可在术后几周内出现顽固性头痛。对于这些患者，脑脊液分析往往提示淋巴细胞或单核细胞反应性增高，但没有微生物的生长。通常，对这些患者行10~14 d的激素治疗，效果较好。停药时，激素的量应递减。

其他并发症，如神经、血管损伤，多因病变与这些结构之间关系不清所致。这里不再具体讨论。

关键点

- 远外侧入路及其改良入路可处理包括肿瘤、血管病变及退行性病变在内的位于斜坡下部及颅颈交界处的多种疾病。
- 如果对侧关节不受病变影响，保留50%的枕骨髁并不会导致术后颈椎不稳。
- 如果稳定性受到影响，需要行内固定及融合术。
- 应严密缝合硬膜、肌层及筋膜层，避免脑脊液漏。
- 如果不能实现紧密硬膜缝合，需要考虑留置引流管。

参考文献

[1] Heros R C. Lateral suboccipital approach for vertebral and vertebrobasilar artery lesions. J Neurosurg, 1986, 64: 559-562.

[2] Lanzino G, Paolini S, Spetzler RF. Far-lateral approach to the craniocervical junction. Neurosurg, 2005, 57:367-371. discussion 367-371.

[3] Rhoton A L. The far-lateral approach and its transcondylar, supracondylar, and paracondylar extensions. Neurosurg, 2000, 47:S195-S209.

[4] Salas E, Sekhar L N, Ziyal I M, et al. Variations of the extreme-lateral craniocervical approach: Anatomical study and clinical analysis of 69 patients. J Neurosurg, 1999, 90:206-219.

[5] Baldwin H Z, Miller C G, van Loveren H R, et al. The far lateral/combined supra- and infratentorial approach. A

human cadaveric prosection model for routes of access to the petroclival region and ventral brain stem. J Neurosurg, 1994, 81:60–68.

[6] Bertalanffy H, Seeger W. The dorsolateral, suboccipital, transcondylar approach to the lower clivus and anterior portion of the craniocervical junction. Neurosurg,1991, 29:815–821.

[7] George B, Lot G. Anterolateral and posterolateral approaches to the foramen magnum: Technical description and experience from 97 cases. Skull Base Surg, 1995, 5:9–19.

[8] Muhlbauer M, Knosp E. The lateral transfacetal retrovascular approach for an anteriorly located chordoma originating from the second cervical vertebra. Acta Neurochir (Wien), 2001, 143:369–376.

[9] Samii M, Klekamp J, Carvalho G. Surgical results for meningiomas of the craniocervical junction. Neurosurg, 1996, 39:1086–94; discussion 1094–1095.

[10] Sen C N, Sekhar L N. An extreme lateral approach to intradural lesions of the cervical spine and foramen magnum. Neurosurg, 1990, 27:197–204.

[11] Sen C N, Sekhar L N. Surgical management of anteriorly placed lesions at the craniocervical junction—an alternative approach. Acta Neurochir (Wien), 1991, 108: 70–77.

[12] Wen H T, Rhoton A L, Katsuta T, et al. Microsurgical anatomy of the transcondylar, supracondylar, and paracondylar extensions of the far-lateral approach. J Neurosurg, 1997, 87:555–585.

[13] Karam Y R, Menezes A H, Traynelis V C. Posterolateral approaches to the craniovertebral junction. Neurosurg, 2010, 66:135–140.

[14] Margalit N S, Lesser J B, Singer M, et al. Lateral approach to anterolateral tumors at the foramen magnum: Factors determining surgical procedure. Neurosurg, 2005, 56: 324–36, discussion 324–336.

[15] Bruneau M, George B. Foramen magnum meningiomas: Detailed surgical approaches and technical aspects at lariboisiere hospital and review of the literature. Neurosurg Rev, 2008, 31:19–32; discussion 32–13.

[16] Martin M D, Bruner H J, Maiman D J. Anatomic and biomechanical considerations of the craniovertebral junction. Neurosurg, 2010, 66:2–6.

[17] Nanda A, Vincent D A, Vannemreddy P S, et al. Far-lateral approach to intradural lesions of the foramen magnum without resection of the occipital condyle. J Neurosurg, 2002, 96:302–309.

[18] Spektor S, Anderson G J, McMenomey S O, et al. Quantitative description of the far-lateral transcondylar transtubercular approach to the foramen magnum and clivus. J Neurosurg, 2000, 92:824–831.

[19] Menezes A H. Surgical approaches: Postoperative care and complications "posterolateral–far lateral transcondylar approach to the ventral foramen magnum and upper cervical spinal canal". Childs Nerv Syst, 2008, 24:1203–1207.

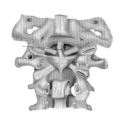

5

颅颈交界处与颈椎后柱结构的后方入路

刘宏建　寇红伟　译
Fernando J Checo, Harvey E Smith

▌ 概述

充分了解颈椎后柱解剖结构及解剖变异对手术十分重要。对解剖的熟悉程度也决定了能否成功实施颈椎减压和内固定植入治疗根性症状、脊髓压迫症、畸形及创伤。

颈椎后方入路延展性十分好。可以根据需要向头尾侧延伸切口，这样可以达到充分的减压与融合。另外，后方入路也降低了损伤食管、喉神经、交感干的风险。

▌ 解剖

颈椎由7块椎体及8根神经根组成，C1神经根由C1椎体上方穿出，C8神经根于C7椎弓根下方穿出。根据颈椎的解剖差异，颈椎可分为上颈椎与下颈椎。颈椎棘突较易触及，C2、C7、T1的棘突较为明显。寰椎即C1没有椎体，有前、后弓，靠侧块相连呈环状结构（图5-1）。在头侧，寰椎侧块与枕骨髁相关节，组成寰枕关节，主要控制屈伸运动。一定要注意椎动脉与寰椎前、后弓的走行关系。对后弓的暴露一定要控制在后正中线1.5 cm以内[1, 2]。

枢椎即C2椎体，由真正的椎体构成，其椎体向头侧垂直突出形成所谓的齿状突或齿突（图5-2）。枢椎同样由椎弓根、椎板、横突、巨大的棘突构成，其棘突为头后大直肌、头下斜肌的附着点。齿突的稳定

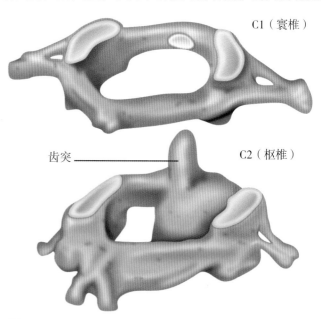

C1（寰椎）

齿突 —————— C2（枢椎）

图5-1：C1~2。

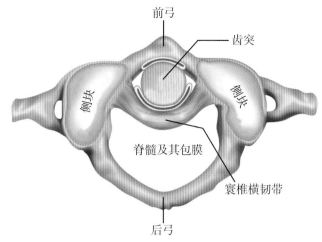

图5-2：C2。

依靠寰椎横韧带，寰椎横韧带为一条高密度纤维带并从后方支撑齿突使之与C1前弓相关节。寰椎十字韧带为起源于寰椎横韧带的头尾纵行韧带。翼状韧带起源于齿突尖并止于两侧枕髁。这两种韧带可控制关节横向、轴向运动以维持关节的稳定性（图5-3）。不做融合处理时，一定要避免损伤附着于C2棘突的半棘

肌，否则会引起医源性不稳。约有50%的轴向旋转是由齿突与寰椎前弓所组成的滑膜关节产生的[1, 2]。

下颈椎中除了C7椎体，其他节段的棘突尾部都分叉。下颈椎基本由椎体、钩状突（Luschka关节）、椎弓根、侧块、关节突、横突、椎间孔组成。关节突关节面自C3向尾侧逐渐向矢状面偏移且角度越来越大。C7椎体棘突很少分叉，而且其横突孔内极少有椎动脉走行。起自枕骨的项韧带附着于C7棘突，项韧带是颈椎后方大部分肌肉的起点或附着点。

在手术分离时，后路肌群大概可以分为三层。深层肌肉有多裂肌、回旋肌、头半夹肌、颈半夹肌。中层肌肉有头夹肌、颈夹肌。浅层肌肉包括斜方肌，其止点位于棘突[1, 2]。

颈椎后方韧带由浅至深依次为项韧带、棘上韧带、棘间韧带、黄韧带、后纵韧带、前纵韧带。

后方入路利用了后正中切口，这种方法将肌肉从颈神经后支的神经节段上分离下来。

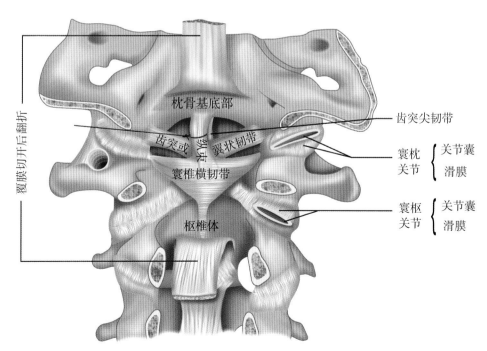

图5-3：C1~2后面观。

上颈椎入路（包括枕骨）

手术适应证

枕颈交界处后路手术的适应证包括肿瘤、创伤、关节炎性疾病导致的枕颈不稳、寰枢关节不稳、多节段的退变性脊髓型颈椎病、椎间孔狭窄、侧方椎间盘突出、椎管狭窄、感染、前路手术附加后路固定及无法实施前路手术时[3]。

手术步骤

枕颈后方入路的体位摆放是否合适是手术成功与否的关键。摆放体位时一定要小心谨慎，且体位一定要安置合适以免损伤脊髓。如果存在颈椎不稳的情况，气管插管应在清醒状态下或纤维气管镜辅助下插入。一定要减少颈椎的移动，此时可选择使用头颅牵引弓（Gardner-Well）、梅菲尔德头架或哈罗氏架（Halo ring）。在将患者安置为俯卧位前，获取神经电生理基线信号[4]。

所有骨性突起及身体受压部位都应妥善垫高，并将患者双臂固定于身体两侧。颈部的位置应以获得最大化的暴露与最大化的减压空间为前提。此时应将头微屈，双腿屈曲30°~45°并在双腿之间放置垫子减小腓神经损伤的可能。

将手术台按照头高脚低位（reverse Trendelenburg）调整，以减轻静脉瘀血、控制术中出血量从而保持术野清晰。对于时长超过2.5 h的手术应留置尿管。使用胶带对双肩牵拉固定以使术中侧位X摄影能暴露出更多下颈椎区域。因为过度的牵拉可能导致臂丛神经损伤，所以在牵拉肩膀之前就应该进行神经电位监测以获得基线数据。

摆放体位后应通过摄影判断投射区域是否覆盖术区并确定皮肤切口位置，完成后再常规消毒铺巾。术前应对颈部及枕外粗隆之间的区域进行备皮操作。消毒应以酒精为主，并使用碘伏浸泡过的手术贴膜粘贴术区。

在切开皮肤前应在切口皮下注射肾上腺素及局麻药物。使用15号手术刀切开皮肤及皮下脂肪组织，使用Bovey电刀对皮下进行止血，置入Gelpi或Weitlaner撑开器撑开组织并达到机械性填塞的效果。

使用Cobb骨膜剥离子对组织进行钝性分离暴露项韧带。使用手触摸寻找中间线，此层面无血管供应，术中出血较少。明显的出血表明分离层面偏离正中线切入椎旁肌内。

沿着此无血管平面从头侧的枕外粗隆处向下延伸10 cm。应注意寰椎后结节位于枢椎棘突前侧，分离浅部时很难触及。同样，C1~2关节突关节位于C2~3关节突关节前方。当术者进行骨膜下剥离时一定要注意上述的解剖关系。在暴露寰枕关节、寰枢关节时，由于椎板间隙较大，若分离层面离开骨膜下层，损伤上颈椎的神经、血管组织的风险较大。

在此节段，C2的棘突结构较为突出，可用作骨性标志物。使用Bovey电刀分离至枕骨并松解头后大直肌、头下斜肌、半棘肌位于C2棘突的附着点。如果切口尾侧于C2水平终结，应保留下颈椎的半棘肌。当仅需要进行减压处理时，应保留关节囊以降低术后出现医源性不稳的可能[5, 6]。

使用Cobb骨膜剥离子钝性分离组织瓣时，应将注意力时刻保持在后正中线。在暴露寰椎后弓时，要尽量避免暴露范围超越中线1.5 cm，以免损伤椎动脉。应向两侧钝性分离椎旁肌，直至暴露出椎板。

需要注意的是，分离C1与C2时由于损伤硬膜外静脉丛可能引起大量出血。可以考虑使用凝血酶浸泡过的棉垫（cottonoid patty）对C1后弓进行钝性暴露。置入撑开器时应将撑开器置于关节突以上以降低损伤关节囊、椎动脉、神经根的风险。

缝合时应先使用1-0微乔线等可吸收缝线对项筋膜进行严密缝合，必须要仔细对合项韧带。置入引流的方式可根据术者习惯进行选择，但是如果术中出血较多或术前已有出血倾向应于筋膜层留置引流。

潜在并发症

- 由于枕大神经走行穿越项筋膜，所以当暴露偏离中线时有可能损伤该神经。
- 其他的潜在并发症：医源性不稳、椎动脉损伤、神经根损伤。

关键点

- 当需要固定制动头部时，可选择使用头颅牵引弓、梅菲尔德头架、哈罗氏架。
- 术前血管MRI、CT成像可以帮助评估椎动脉走行，发现走行变异及血管畸形的情况。
- 在暴露C1后弓时，应保持在中线1.5 cm范围内，降低损伤椎动脉的风险。
- 要注意保护椎间孔节段的椎动脉表面覆盖的静脉丛，以免术中大量出血。

下颈椎入路

手术适应证

下颈椎后方入路的主要适应证有肿瘤、创伤、关节炎性改变等引起的不稳，多节段退变性脊髓型颈椎病，椎间孔狭窄，椎间盘外侧突出，椎管狭窄，感染，前路手术附加后路固定以及无法实施前路手术的患者[3]。

手术步骤

下颈椎后路手术的体位与上述的枕颈交界处后路的体位要求基本一致。如果存在颈椎不稳的情况，应在患者清醒状态下或在纤维支气管镜的辅助下进行气管插管。一定要减少颈椎的移动，此时可选择使用头颅牵引弓、梅菲尔德头架或哈罗氏架。必须要确保术中没有压迫眼部以降低术后致盲的风险。在将患者安置为俯卧位前，获取神经电生理基线信号[4]。术中必须要保持合适的灌注压力，并根据适应证的不同选择置入动脉通路以便于术中监测动脉血压变化。

所有骨性突起及身体受压部位都应妥善垫高，并将患者双臂固定于身体两侧。颈部的位置应以获得最大化的暴露与最大化的减压空间为前提。此时应将头微屈，并使用自粘性医用绷带牵引肩部。双腿屈曲30°~45°并在双腿之间放置垫子减小腓神经损伤的可能。

将手术台按照头高脚低位调整，以减轻静脉瘀血、控制术中出血量，从而保持术野清晰。摆放体位后应通过侧位摄影判断术区是否正确及术中摄影是否可以暴露C1~T1节段。随后使用电剃刀尽量刮除毛发，完成后再常规消毒铺巾。消毒应以酒精为主，并使用碘伏浸泡过的手术贴膜粘贴术区。

确定手术切口后，于切口皮下注入10 mL局麻药物及肾上腺素。使用15号手术刀切开皮肤及皮下脂肪组织，使用Bovey电刀进行止血，置入Gelpi或Weitlaner撑开器撑开组织并达到机械性填塞的效果。

使用Cobb骨膜剥离子暴露下方项筋膜并将之剥离棘突两侧。此时劈开项筋膜并向两侧剥离棘突表面附着的组织瓣。对于肥胖患者，可使用手指触及棘突确认中间线位置（图5-4）。中间线的另一种标志是在分离时出血量很少，因为此层面血管分布较少。若出血量较大则说明剥离层面偏离中线进入椎旁肌肉内。头尾两侧界线的标记可依循C2与C6棘突，C2棘突是最大的棘突，而C6棘突是分叉的最后一位棘突。

由于手术暴露范围无须超过C6节段，所以保持C6~7棘间韧带完整非常重要，有助于减小此交界区域术后形成后凸畸形的风险[6]。同样，由于头侧的暴露范围无须超过C3节段，因此必须保留头小斜肌与头后大直肌在C2棘突的附着点[5, 6]。

向两侧进行骨膜下剥离至关节突关节。如不行融合处理，则一定要保留关节囊。损伤关节囊可能会导

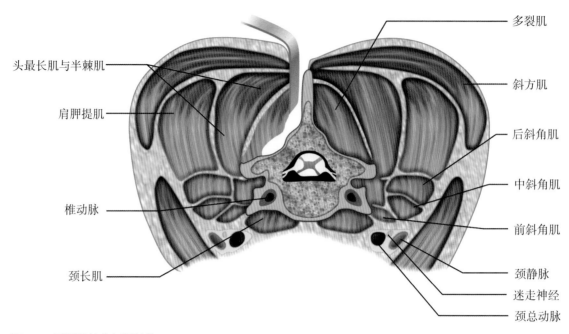

头最长肌与半棘肌

肩胛提肌

椎动脉

颈长肌

多裂肌

斜方肌

后斜角肌

中斜角肌

前斜角肌

颈静脉

迷走神经

颈总动脉

图5-4：下颈椎轴位解剖结构。

致颈椎不稳或矢状序列不良。颈椎的关节突关节囊较为菲薄较易破损，所以在进行骨膜下分离时一定要小心谨慎。如果需要植入侧块螺钉，术者必须暴露侧块外侧以助于辨别螺钉（内-外）进钉点。自动撑开器应安置于关节突关节上方。缝合时应先使用可吸收缝线对项筋膜进行严密缝合。置入引流的方式可根据术者习惯进行选择，但是如果术中出血较多或术前已有出血倾向应将引流管留置于筋膜层下方的侧沟内。

潜在并发症

- 颈椎后方的韧带组织与关节囊因医源性破坏后可引起术后的颈椎不稳及后凸畸形[7]。
- 向两侧暴露过多有可能损伤神经与血管。
- 目前报道术后切口感染率约为5%，而翻修手术的感染率更高[7]。

关键点

- 分离筋膜层时要保持在中线间隙直至椎体后柱结构，然后遵从骨膜下剥离有助于减少术中出血量。
- 将头部及颈部保持微屈以利于术野的暴露并保持颈部皮肤的张力。如果需要行融合处理，那么在减压后应将颈部复位。
- 保护并仔细分离关节突关节，保留头尾两侧后方韧带组织。

参考文献

［1］An H S. Anatomy: Surgery of the Cervical Spine. In: An HS, Simpson JM, (Eds). London: Martin Dunitz and Williams and Wilkins, 1994.

［2］Bland J H, Boushey D R. Anatomy and physiology of the cervical spine. Semin Arthritis Rheum, 1990, 20:1-20.

［ 3 ］ Simeone F A, Dillon W. Treatment of cervical disc disease: Selection of operative approach. Contemp Neurosurg, 1986, 8:1–6.

［ 4 ］ Tani T, Ishida K, Ushida T, et al. Intraoperative electroneurography in the assessment of the level of operation for cervical spondylotic myelopathy in the elderly. J Bone Joint Surg Br, 2000, 82:269–274.

［ 5 ］ Albert T J, Vacarro A. Postlaminectomy kyphosis. Spine, 1998, 23(24):2738–2745.

［ 6 ］ Heller J G, Silcox D H, Sutterlin C E. Complications of posterior cervical plating. Spine, 1995, 20(22):2442–2448.

［ 7 ］ Shapiro S A, Snyder W. Spinal instrumentation with a low complication rate. Surg Neurol, 1997, 48(6):566–574.

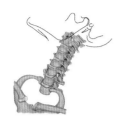

6 中颈椎的前方入路

刘宏建　王卫东　韩　钰 译
Daniel D Bohl, Jonathan N Grauer

概述

解剖

中颈椎的前方入路可以暴露出C3~7及T1椎体前面（图6-1）。这种入路对椎间盘与椎体的暴露操作相对简单。椎体之间相互联系，周围包裹着椎间盘及韧带，如前纵韧带、后纵韧带、黄韧带、项韧带（图6-2）。颈椎作为一个整体既支撑头部又可使头部运动，同时保护了脊髓及神经根。

颈椎的肌肉可以分为两类，椎旁肌肉群及更表浅的肌肉群（图6-2）。椎旁肌肉群紧紧贴附脊柱且被颈深筋膜（椎前筋膜）包裹。这些肌肉与前侧入路相关的是颈长肌与头长肌。而相关表浅肌群有颈阔肌（宽大的表情肌）、胸锁乳突肌（切口的体表标志物）、肩胛舌骨肌（主管吞咽动作，有时会遮挡术野）。

颈椎周围分布着内分泌器官、神经组织、血管、呼吸系统结构及消化系统结构，此手术入路也需要对这些组织进行处理（图6-2）。手术入路前内侧为肌肉内脏鞘，其被中层的颈深筋膜所包裹。此内脏鞘内包含甲状腺、咽部（下节段为食管、气管）、喉返神经。喉返神经走行于食管气管浅表的沟槽内。入路外侧为颈动脉鞘（颈总动脉、颈内静脉、迷走神经、颈深淋巴结）、臂丛神经、神经根。对这些组织仔细分离、充分保护是该手术成功的关键，也影响术后恢复的效果。

手术适应证

在1955年，Robinson与Smith报道手术治疗颈椎间盘突出症时，首次提出了中颈椎的前方入路[1]。他们所表述的术式如今被称为颈前路减压融合术（ACDF）。此术式不仅是前路术式中应用最多的一种，而且也是颈椎手术中应用最多的。在2004年，每100 000名美国公民中约有31名都进行了此种手术[2]。除了ACDF手术，前方入路的适应证还包括切除突出的椎间盘、切除骨赘、切除椎体、椎体及椎间隙活检、治疗骨髓炎、引流脓肿、切除原发性肿瘤、切除转移性肿瘤、切除感染组织。

仔细讨论ACDF手术的适应证很有必要。这些适应证包括创伤或椎间盘退变导致的颈部轴向疼痛、神经根型颈椎病、脊髓型颈椎病。ACDF术式针对神经根性症状及脊髓压迫症状的疗效十分明确，但是

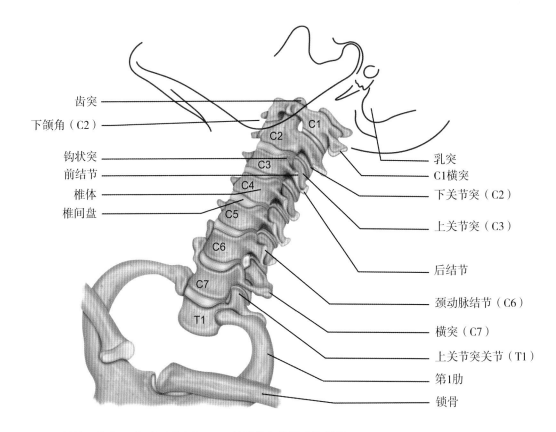

图6-1：颈椎骨性结构。前方入路可以暴露出C3~T1的椎体与椎间盘的前面。

资料来源：Modified version of Figure 6-82 from Hoppenfeld S, doBoer P, Buckly R. Surgical Exposures in Orthopaedics. 6th edition. Lippincott Williams & Wilkins, 2009。

ACDF治疗单纯轴向疼痛的效果至今仍存争议。系统的手术决策是筛选合适患者的关键[3]。神经根型颈椎病的症状为上肢的放射性疼痛，有时伴有神经根支配区域的感觉、运动功能障碍[4]。这些症状是由于椎管或椎间孔的狭窄激惹神经根引起的，而ACDF的目的就是减压这些狭窄的空间。颈椎脊髓压迫症状与运动无力、根性症状、手部灵活度下降、腱反射亢进、病理反射、步态异常、直肠膀胱功能异常相关[5]。脊髓压迫症状主要由椎管狭窄导致脊髓压力过大、脊髓血供受到阻碍而引起，ACDF或椎体切除的主要目的是减压椎管。

在大多数情况下，颈椎的病变既可以通过前路也可以通过后路进行治疗。但是前路手术有其独到的优势。第一，如果是前方压迫，那么只有通过前路手

术才可以达到直接减压的目的。对于这些患者，后路手术虽然增加了神经躲避空间但是并没有去除前方压迫物（仍然压迫前方脊髓或神经根）。第二，后方减压会破坏后柱稳定结构，这可能会引起颈椎的后凸畸形。特别是已经有颈椎前曲变小或已有明显后凸的患者，如不做后方融合此可能性会更大。第三，后路手术需要剥离更多的肌肉组织而且会引起更多的手术并发症。

前路手术的禁忌证较少。已经接受过放疗或手术暴露分离的患者，颈椎中线结构与颈动脉鞘有可能无法安全地牵拉及保护，是前路手术的相对禁忌证。此外，对于有贯穿伤致食管穿孔及椎间隙存在感染，且手术目的不是控制感染的患者，应避免进行前路手术[6]。对于这些患者应考虑进行后路手术。

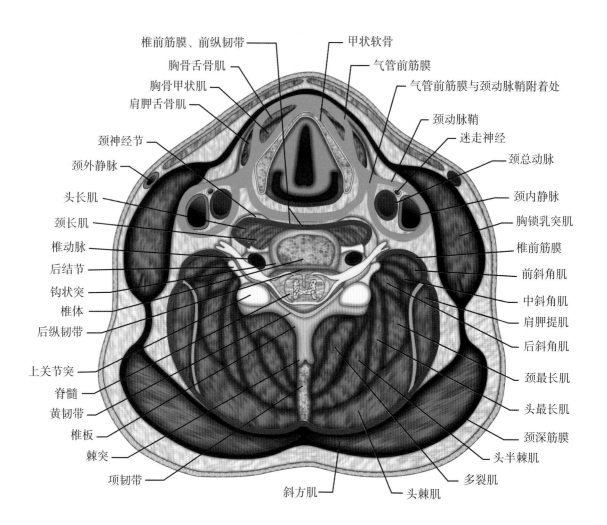

椎前筋膜、前纵韧带 — 甲状软骨
胸骨舌骨肌 — 气管前筋膜
胸骨甲状肌 — 气管前筋膜与颈动脉鞘附着处
肩胛舌骨肌 — 颈动脉鞘
颈神经节 — 迷走神经
颈外静脉 — 颈总动脉
头长肌 — 颈内静脉
颈长肌 — 胸锁乳突肌
椎动脉 — 椎前筋膜
后结节 — 前斜角肌
钩状突 — 中斜角肌
椎体 — 肩胛提肌
后纵韧带 — 后斜角肌
上关节突 — 颈最长肌
脊髓 — 头最长肌
黄韧带 — 颈深筋膜
椎板 — 头半棘肌
棘突 — 多裂肌
项韧带 — 头棘肌
斜方肌

图6-2：C5节段的轴位解剖。注意必须分离三层颈深筋膜才能抵达椎体。此入路由浅入深依次为蓝色标记的封套层（胸锁乳突肌连续的筋膜鞘）、绿色标记的气管前筋膜（与颈动脉鞘相连续包裹颈椎肌肉鞘）、红色标记的椎前筋膜。

资料来源：Modified version of Figure 6-77 from Hoppenfeld S, doBoer P, Buckly R. Surgical Exposures in Orthopaedics. 6th edition. Lippincott Williams & Wilkins, 2009。

▌手术步骤

患者呈仰卧位，待麻醉后再进行插管及体位摆放工作。术前预防性使用抗生素。对于颈椎外伤且伴有颈椎不稳的患者，插管时应尽量将颈部保持在中立位，并在纤维支气管镜的帮助下完成。根据手术适应证或术者的习惯，连接动作诱发电位、体感诱发电位或皮节诱发电位。

如果神经组织可以承受的话应将颈部后仰。可以在肩胛骨之间垫巾卷，也可以在肩胛骨之间垫静脉注射袋并缓慢充气，还可以直接将术床头部下降达到颈部后仰。一些术者习惯将患者头部偏向切口对侧。将患者双臂紧贴躯干固定并垫高，使用宽胶带将双肩向尾侧牵拉（有时可牵拉至尾侧）以使术中侧位摄影可以投射下颈椎区域。但是牵拉肩部时要注意避免过度用力。

以免损伤臂丛神经。最后常规消毒颈部、下颌、上胸部，铺巾。如果计划取髂骨，取骨处也应消毒铺巾。

颈前部有很多可触及的解剖标志能帮助定位椎体节段。舌骨一般对应C3椎体，甲状软骨对应C4~5，环状软骨与颈动脉结节对应C6椎体（图6-3）。对于单节段、双节段或三节段患者应在目标节段水平沿着皮肤褶皱（利于美观）行相对横行切口（图6-3）。切口应从中线至胸锁乳突肌前缘。如果节段更长的话，应沿胸锁乳突肌前缘行斜行或纵行切口。

浅筋膜应平行于皮肤切开（图6-4A）。这样就暴露出浅表的颈阔肌。颈阔肌是菲薄的表情肌，受面神经支配。因为此间隙未到达血管鞘，所以可以使用电刀沿皮肤切口缓缓切开颈阔肌。此操作不会引起过多的并发症，因为面神经的分支在颈部高位支配该肌肉。由于颈外静脉就在颈阔肌下方，所以分离颈阔肌与深层组织时应谨慎小心。

随后可在颈深筋膜内寻找血管鞘与内脏鞘的间隙，通过该间隙直达椎体前方。首先，分离胸锁乳突肌前缘，其内侧即为颈深筋膜（颈深筋膜封套层），沿胸锁乳突肌内缘分离此筋膜（图6-4B）。如果浅表静脉（颈外静脉）阻挡了该区域，则将其保护起来或结扎处理。在C3节段可以看到甲状上动脉。此时一定要小心谨慎，因为喉上神经常与此动脉伴行，粗暴地牵拉或分离可能会伤及该神经。由肩胛骨上缘斜行向上至舌骨的肩胛舌骨肌在C5节段可能会阻碍术野的暴露。如果其阻碍手术操作应离断并在缝合时选择性对合。

当颈深筋膜的封套层被完全打开后，向侧方牵拉胸锁乳突肌（图6-4C）。暴露颈深筋膜中层及颈动脉鞘，触摸颈动脉搏动确认颈动脉鞘位置。颈深筋膜的中层为颈动脉鞘筋膜与肌肉内脏鞘［带状肌、甲状腺、咽部（气管及食管）］筋膜相连部分，沿动脉鞘内侧将其切开进入椎体前区。

完全切开颈深筋膜中层后向外侧牵拉颈动脉鞘、向内侧牵拉内脏鞘即可暴露椎前筋膜与中线区域的前

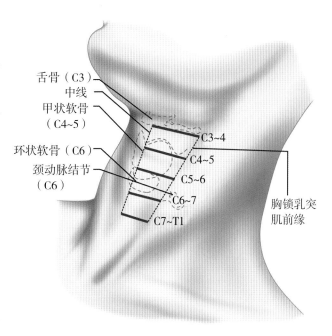

图6-3：暴露椎间隙的体表标志及皮肤切口。利用体表标志确定目标节段水平，沿皮肤褶皱横行切开。

资料来源：Modified version of Figure 6-71 from Hoppenfeld S, doBoer P, Buckly R. Surgical Exposures in Orthopaedics. 6th edition. Lippincott Williams & Wilkins, 2009。

纵韧带（图6-4D）。透过这些半透明的筋膜组织可以看到目标椎体及椎间盘组织。

颈长肌与头长肌通过椎前筋膜附着于椎体中线两旁。将已经弯折过两次90°角（以避免刺入椎管内）的椎管穿刺针置于目标间隙或椎体前方的椎前筋膜或前纵韧带上（图6-4D），并通过侧位摄影确认节段是否正确。确认目标节段后，在中线区域使用电凝灼烧椎前筋膜及前纵韧带。随后以骨膜下分离的方式从内向外分离，将颈长肌剥离椎体面（图6-4E）。将钝性带齿自动撑开器置入术区，向内侧撑开内脏鞘、对侧颈长肌，向外侧撑开血管鞘、胸锁乳突肌及同侧颈长肌（图6-5）。而光滑无齿的撑开器可以放置于切口上部或下部。此时椎体与椎间盘的暴露工作完成，术者可以调整撑开器的位置并进行下一步操作。

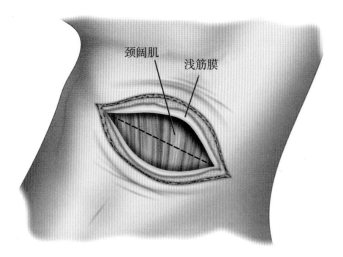

图6-4A：切开颈部皮肤及浅筋膜暴露颈阔肌，随后沿皮肤切口方向切开颈阔肌。

资料来源：Modified version of Figure 6–74 from Hoppenfeld S, doBoer P, Buckly R. Surgical Exposures in Orthopaedics. 6th edition. Lippincott Williams & Wilkins, 2009。

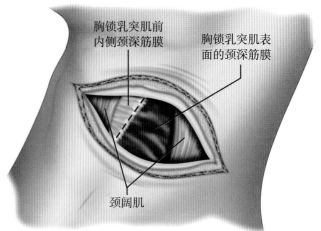

图6-4B：沿胸锁乳突肌内缘切开颈深筋膜封套层。

资料来源：Modified version of Figure 6–73 from Hoppenfeld S, doBoer P, Buckly R. Surgical Exposures in Orthopaedics. 6th edition. Lippincott Williams & Wilkins, 2009。

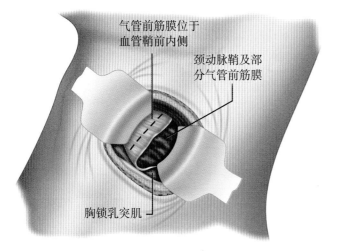

图6-4C：向外侧牵拉胸锁乳突肌，向内侧牵拉皮肤及切开的颈阔肌。沿血管鞘内侧分离中层颈深筋膜直至椎体前方。

资料来源：Modified version of Figure 6–74 from Hoppenfeld S, doBoer P, Buckly R. Surgical Exposures in Orthopaedics. 6th edition. Lippincott Williams & Wilkins, 2009。

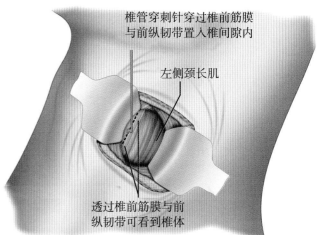

图6-4D：向外侧牵拉胸锁乳突肌与颈动脉鞘，向内侧牵拉内脏鞘。使用钝性分离暴露进入椎前区的层次，通过半透明的椎前筋膜与前纵韧带可以看到目标椎体与椎间隙。使用椎管穿刺针定位目标椎体并进行侧位摄影确定。确认间隙正确后沿中线切开前纵韧带及椎前筋膜，并剥离颈长肌，牵拉向椎体两侧。

资料来源：Modified version of Figure 6–75 from Hoppenfeld S, deBoer P, Buckly R. Surgical Exposures in Orthopaedics. 6th edition. Lippincott Williams & Wilkins, 2009。

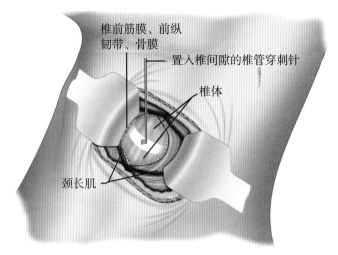

图6-4E： 向外侧牵拉胸锁乳突肌、颈动脉鞘、同侧颈长肌，向内侧牵拉带状肌、甲状腺组织、食管、气管及颈长肌。对椎体及椎间隙的暴露即完成。

资料来源：Modified version of Figure 6-76 from Hoppenfeld S, deBoer P, Buckly R. Surgical Exposures in Orthopaedics. 6th edition. Lippincott Williams & Wilkins, 2009。

应按照三层关闭切口，并在切口处留置引流。间断缝合颈阔肌，连续外翻缝合皮下组织。最后消毒皮肤，粘贴敷料。床头抬高45°以利于血肿引流。使用充气压缩靴，应尽早下床活动。

潜在并发症

中颈椎的前方入路并发症较少，但是也十分凶险。最常见的并发症是入路边界的神经、血管、呼吸器官和消化器官的损伤。

损伤喉返神经可引起声音的变化及吞咽困难。通常，第一次颈椎前路手术推荐使用左侧入路。因为喉返神经在左侧的走行更稳定，而且左侧喉返神经麻痹的概率较低[7]。在左侧，喉返神经常沿颈动脉鞘下降至主动脉弓，翻折后沿食管、气管之间上行。而右侧的走行变异较多，有时其升支直接穿越术区。

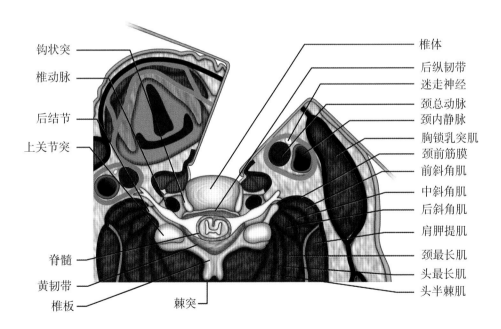

图6-5： 前方入路完全暴露。与图6-2的解剖图对比观察。撑开器放置于颈长肌深面并向内侧牵拉内脏鞘与对侧颈长肌，向外侧牵拉同侧颈长肌、胸锁乳突肌、颈动脉鞘。在分离进入椎前区时注意颈深筋膜的三个层次，由浅入深依次为蓝色标记的封套层（胸锁乳突肌连续的筋膜鞘）、绿色标记的气管前筋膜（与颈动脉鞘相连续，包裹颈椎肌肉鞘）、红色标记的椎前筋膜。此时达到了对椎体及椎间盘的完全暴露。

对于翻修手术而言，术前应通过内镜检查切口侧的声带，以评估喉返神经损伤的情况。如果声带功能正常，则应在原切口对侧进行手术。如果已存在损伤，那么应在原切口侧进行手术，以免损伤对侧喉返神经从而使得声带整体损伤导致发音困难。

将撑开器妥善地放置在颈长肌下方有助于避免损伤喉返神经，因为喉返神经损伤主要见于过度牵拉，而创伤性损伤较少见。研究表明在放入撑开器时，对气管插管放气后重新充气有助于减小喉返神经损伤。

如果剥离颈长肌的操作过于靠外侧，有可能损伤椎动脉、交感神经或星状神经节。椎动脉的损伤可危及生命，而交感神经与星状神经节的损伤可导致霍纳综合征。将撑开器置于颈长肌上可损伤食管、气管、交感神经及星状神经节。未发现的食管损伤可导致咽后壁脓肿与纵隔炎，预后较差[8]。

为了避免损伤颈动脉鞘内的结构，对颈动脉鞘的牵拉不宜粗暴，而且撑开器要尽量置于颈长肌深面。

▌关键点

- 中颈椎的前方入路可以暴露C3~T1的椎体及椎间盘前侧面。
- ACDF常用于治疗神经根型颈椎病、脊髓型颈椎病，偶尔用于轴向疼痛的治疗。
- 该入路利用的间隙是胸锁乳突肌、颈动脉鞘内侧与食管、气管外侧之间的间隙。
- 大多数术者建议使用左侧入路，并尽可能地将自动撑开器置于颈长肌深面，以在安全操作的前提下获得良好的术野。

▌参考文献

[1] Robinson R A, Smith G W. Anterolateral cervical disc removal and interbody fusion for the cervical disc syndrome. Bull Johns Hopkins Hosp, 1955, 96:223–224.

[2] Marawar S, Girardi F P, Sama A A, et al. National trends in anterior cervical fusion procedures. Spine, 2010, 35 (15):1454–9.

[3] Garvey T A. Surgical management of axial pain. In: Herkowitz H N, Garfin S R, Eismont F J, Bell G R, Balderston R A (Eds). Rothman–Simeone The Spine, 5th edition. Philadelphia: Elsevier Inc, 2006: 819–827.

[4] Henderson C M, Hennessy R G, Shuey H M, et al. Posterior-lateral foraminotomy as an exclusive operative technique for cervical radiculopathy: a review of 846 consecutively operated cases. Neurosurg, 1983, 13:504–512.

[5] Heller J G. The syndromes of degenerative cervical disease. Orthop Clin North Am, 1992, 23:381–394.

[6] Ghanayem A J, Zdeblick T A S. Cervical spine infections. Orthop Clin North Am, 1996.

[7] Jung A, Schramm J. How to reduce recurrent laryngeal nerve palsy in anterior cervical spine surgery: a prospective observational study. Neurosurg, 2010, 67:10–15.

[8] German J W, Ghanayem A J, Benzel E C, et al. The cervical spine and cervicothoracic junction. In Benzel E (Ed.). Spine Surgery: Techniques, Complication Avoidance, and Management. Philadelphia: WB Saunders, 2005: 269–280.

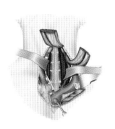

7 颈胸交界处前方入路

皮国富 李立人 译
Brian Shiu, Steven C Ludwig

概述

由于C5~T3节段的颈胸交界处的解剖结构较为复杂，所以前方入路很有挑战性。前方入路的解剖结构包括胸部骨性标志、重要的神经与血管及椎体的后凸角（图7-1）[1, 2]。复杂的解剖结构造就了狭窄且深的手术区域，使得术野暴露难度很大。

颈胸交界处是前屈的颈椎与后凸的胸椎移行交界区域。此处的病变常需植入内固定以维持稳定性。此区域的病变包括肿瘤、感染、退变性疾病、创伤等。如果病变涉及椎体，即可以通过前方入路有效地暴露病灶。

颈胸交界处的三种前方入路为下颈椎-锁骨上入路、经锁骨与胸骨柄入路、经胸骨与胸腔入路。因为后路手术无法充分暴露前柱并有引起椎体不稳的风险，所以很少应用[3]。术式的选择应考虑以下因素：疾病阶段、内植物种类、血管畸形、潜在的不稳定、颈部的长度、骨性结构在矢状面与病灶椎体的关系等[4-7]。除了在术前进行X线检查，笔者建议还应使用MRI与CT对结构进行评估以利于术式的选择。因为MRI与CT能更好地显示患者的解剖结构与关系[6]。

尽管病灶的位置与患者的解剖特点可排除左侧入路的可行性，但是左侧入路一直以来都深受推崇。因为左侧喉返神经分支较右侧更靠近尾侧且走行变异较小，一般在气管食管沟内[8, 9]。施行颈胸交界处前方入路手术需要对颈部解剖结构非常了解，而且要将胸廓入口处神经、血管走行熟记于心。

下颈椎-锁骨上入路

简介

下颈椎-锁骨上入路较常使用，其可充分暴露颈胸交界处上部。通过该术式可治疗T1的病变，而且可对T2进行内固定植入[10, 11]。该手术入路的优点包括：①同胸骨柄切开与胸骨劈开术相比出血量较少（入路平面血供较少）；②手术时间短，平均住院时间短[10]；③并发症较少，大部分患者都适用。

由于T1下方受到胸椎后凸的影响，入路角度十分陡峭且前方有锁骨与胸骨柄阻挡，使得内固定物的植入与T1以下病灶的暴露十分困难。这就是本术式的主要缺点。如果术前检查提示病灶位于T2且需要对T2下

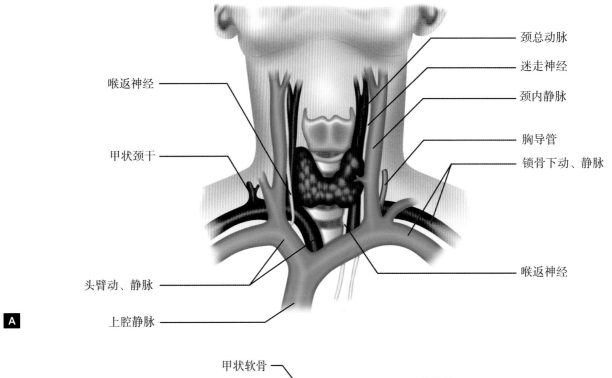

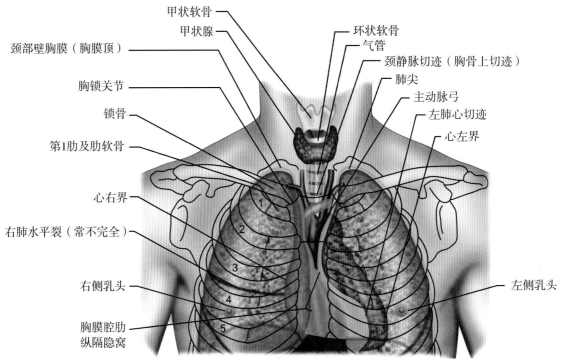

图7-1：（A）颈胸交界处前方入路的神经、血管结构；（B）骨性结构决定入路的角度，可见主动脉弓限制了术区的暴露。

资料来源：（A）Choi S, Samudrala S. Supraclavicular approach to the cervicothoracic junction. In: Fessler RG, Sekhar L (Eds). Atlas of Neurosurgical Techniques: Spine and Peripheral Nerves. New York: Thieme, 2006: 307；（B）Netter FJ. Atlas of Human Anatomy。

方进行固定，那么就应该选择经锁骨与胸骨柄入路或经胸骨与胸腔入路。

体位

患者常以仰卧位安置于可透视手术床。将患者颈部微伸，双臂紧贴躯干并妥善垫高。将肩部下拉固定以助于术野暴露与术中摄影。

入路

为了能够扩大术野，笔者习惯以胸骨上切迹为起点沿胸锁乳突肌内缘向头侧做纵行切口（图7-2）[12]。切开皮下组织暴露颈阔肌，并沿切口方向切开颈阔肌。

胸锁乳突肌远端向前内侧移行，钝性分离其在胸骨与锁骨的附着点，并通过骨膜下剥离的方法将此肌肉从锁骨与胸骨上剥离下来。此时要避免向外侧过多

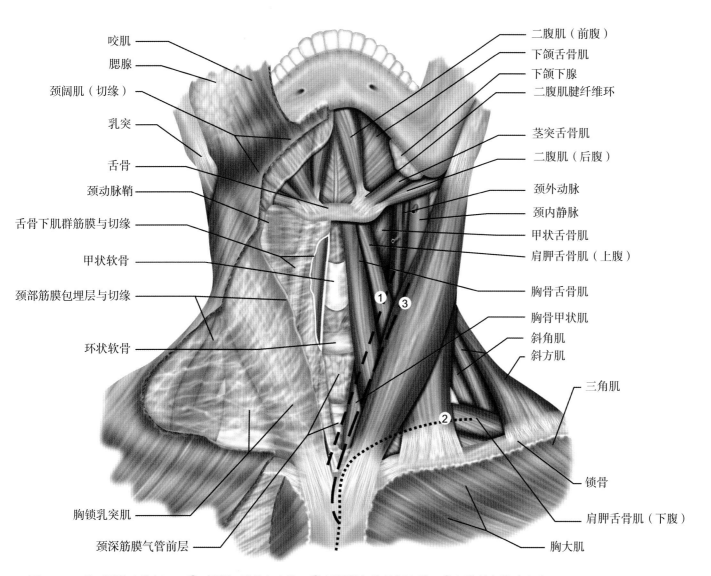

图7-2： 三种不同的入路切口。①下颈椎-锁骨上入路；②经锁骨与胸骨柄入路；③经胸骨与胸腔入路。

资料来源：Ghosh S, Samudrala S. In: Fessler RG, Sekhar L (Eds). Atlas of Neurosurgical Techniques: Spine and Peripheral Nerves. New York: Thieme, 2006: 315。

暴露以降低损伤胸导管的风险。由于颈外静脉紧贴于胸锁乳突肌锁骨端深面，所以一定要谨慎，只有需要时才可在此静脉远端用2-0丝线将其结扎阻断。

在肩胛舌骨肌与胸骨舌骨肌的胸骨锁骨附着点之上离断这两块肌肉，并向上翻转暴露颈动脉鞘，触摸颈动脉搏动以确认动脉鞘。如果结扎离断肩胛舌骨肌太靠近头侧会损伤颈前静脉导致大量出血。

需仔细松解颈动脉鞘周围的颈部筋膜以便于向侧方牵拉颈动脉鞘。此时需寻找喉返神经，其常走行于颈动脉鞘与气管、食管连接中线之间（食管气管沟内）。这三种结构都可以向内侧牵拉。寻找颈动脉鞘与食管之间的无血管层以进一步暴露（图7-3）[13]，此时可使用宽大的拉钩，如阑尾拉钩或Cloward拉钩，以避免牵拉神经及损伤大血管。如果阻挡了手术入

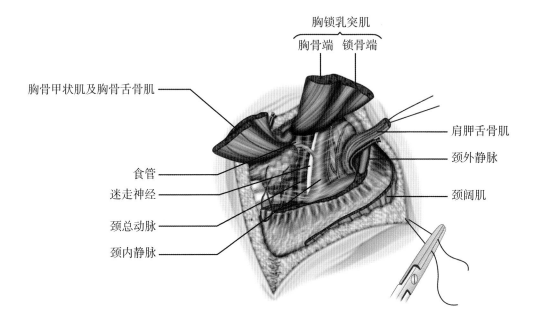

图7-3：游离、翻折胸锁乳突肌及肌肉瓣暴露神经、血管。先寻找食管气管沟内的喉返神经并通过触及动脉搏动寻找动脉鞘。要注意其间的无血管平面。

资料来源：Singh K, Berta SC, Albert TJ. Anterior cervicothoracic junction approach. Tech Orthop, 2003, 17:365-73。

路，可将前斜角肌连同其表面的膈神经与颈动脉鞘一起向外侧牵拉（图7-4）[14]。

切开椎前筋膜暴露椎体及两侧附着的颈长肌。用电刀剥离颈长肌，于颈动脉鞘与食管之间将之牵开以避免损伤[13]。

在椎体面上进行剥离操作，避免向外侧过多地分离，可以降低损伤交感神经节引起同侧霍纳综合征的风险。随后向椎间隙放入椎管穿刺针。通过术中摄影确认节段后完成暴露工作。

缝合

以逐层缝合的方式关闭切口。并于切口深处留置引流管。

经锁骨与胸骨柄入路

简介

改良经锁骨与胸骨柄入路是常用的术式之一，其可以完全暴露C5~T3。此术式暴露范围较大，可以

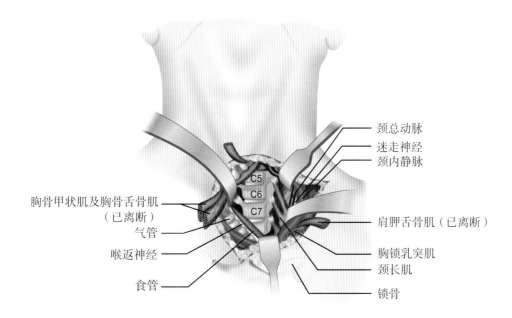

图7-4：于食管气管与颈动脉鞘之间的无血管平面放入拉钩。如果需要可以将颈动脉鞘深侧的前斜角肌及膈神经向外侧牵拉。即可达到完全暴露。

资料来源：Choi S, Samudrala S. Supraclavicular approach to the cervicothoracic junction. In: Fessler RG, Sekhar L (Eds). Atlas of Neurosurgical Techniques: Spine and Peripheral Nerves. New York: Thieme, 2006: 309。

用于治疗颈胸交界处所有的病变与畸形。由于切除了胸骨柄与内1/3锁骨，同下颈椎-锁骨上入路相比，其植入内固定角度较小。同经胸骨与胸腔入路相比其发生并发症的概率较小[15, 16]。

此方法由Sundaresan等首先提出[17]，适用于感染、椎间盘疾病、后凸畸形、肿瘤、创伤性骨折等所有前柱疾病。此方法的另一个优势是可原位取骨进行骨移植。

但是经锁骨与胸骨柄入路也有缺陷。与下颈椎-锁骨上入路相比，其切除了较多的软组织与骨性结构，所以对患有严重疾病或胸前部创伤较大的患者使用该方法时一定要小心谨慎。从审美角度出发，如果胸骨柄与锁骨不再重新对合，表面可见明显的组织缺损。从功能角度考虑，尽管其他的慢性缺损很少发生，其理论上存在左侧肩胛带肌无力的可能[13]。

体位

将患者按仰卧位放置于可透视手术床。将患者颈部微伸，双臂紧贴躯干并妥善垫高。将肩部下拉固定以助于术野暴露与术中摄影。

入路

自胸骨切迹下5 cm中线处向上走行至胸骨切迹上2 cm处，并沿着左侧胸锁乳突肌内缘至锁骨上2 cm水平向外呈"L"形切开（图7-2）。在剥离组织时垂直切口常需要向尾侧延伸以暴露胸骨柄与胸骨体交界处并减少对皮肤的牵拉。分离时应使用电刀，暴露颈阔肌后沿肌纤维方向做垂直切口与皮肤切口平行。

暴露向前内侧走行的胸锁乳突肌。钝性分离其在胸骨与锁骨的附着点，并通过骨膜下剥离的方法将此肌肉从锁骨与胸骨上剥离下来。此时要避免向外侧过多暴露以降低损伤胸导管的风险。由于颈外静脉紧贴胸锁乳突肌锁骨端深面，所以一定要谨慎，只有当需要时才可在此静脉远端用2-0丝线将其结扎阻断。

在肩胛舌骨肌与胸骨舌骨肌的胸骨锁骨附着点之上离断这两块肌肉，并向上翻转暴露颈动脉鞘，触摸颈动脉搏动以确认动脉鞘。如果结扎离断肩胛舌骨肌太靠近头侧会损伤颈前静脉导致大量出血。

使用线锯切除锁骨内1/3，此时要注意保护后下方的锁骨下静脉。随后将锁骨与胸骨柄脱关节，并将示指置于胸骨柄后面钝性分离后方软组织，其中最重要的组织是头臂静脉。使用高速胸骨锯取下一矩形胸骨柄骨片（图7-5）[18]。

向上方分离颈动脉鞘周围的颈部筋膜，分离一定要彻底以便于向侧方牵拉颈动脉鞘。此时需寻找喉返神经，其常走行于颈动脉鞘与气管、食管连接中线之间（食管气管沟内）。这三种结构都可以向内侧牵拉。寻找颈动脉鞘与食管之间的无血管层以进一步暴露。此时可使用宽大的拉钩以避免牵拉神经及损伤大血管。如果阻挡了手术入路，可将前斜角肌连同其表面的膈神经与颈动脉鞘一起向外侧牵拉。

切开椎前筋膜暴露椎体及两侧附着的颈长肌。用电刀剥离颈长肌，于颈动脉鞘与食管之间将之牵开以避免损伤[13]。

在椎体面上进行剥离操作，避免向外侧过多地分离，可以降低损伤交感神经节引起同侧霍纳综合征的风险。随后向椎间隙放入椎管穿刺针。通过术中摄影确认节段后完成暴露工作。

缝合

以逐层缝合的方式关闭切口。并于切口深处留置引流管。

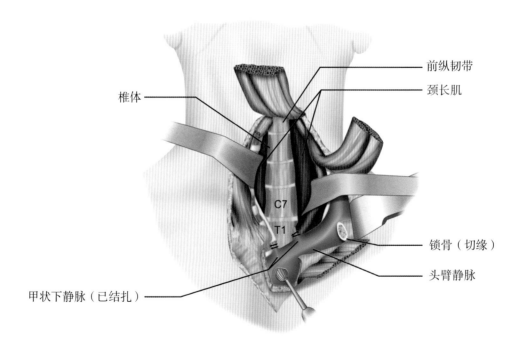

图7-5：切除锁骨内1/3后切除矩形的胸骨柄，避免损伤其下方的头臂静脉，随后即可暴露颈胸交界处。

资料来源：Khoo LT, Samudrala S. Transmanubrial-transclavicular approach to the cervicothoracic junction. In: Fessler RG, Sekhar L (Eds). Atlas of Neurosurgical Techniques: Spine and Peripheral Nerves. New York: Thieme, 2006: 323。

经胸骨与胸腔入路

简介

经胸骨与胸腔入路可以直接暴露T4以下节段的前方椎体。此方法适用于任何椎体前柱的病变。与前一种方法的根本不同点在于，其劈开了胸骨柄与胸骨体。由于经过中线，所以此方法保护了胸锁关节及胸锁乳突肌的胸骨附着点，同时也避免了因胸骨及锁骨切除后所引起的不美观问题。如若需要植骨应另行切口取骨。

此方法由Cauchoix与Binet首次提出[19]，与胸骨柄切开术相比，胸骨体切开术无法改善颈胸交界处暴露效果，而且还伴有较高的并发症发生率。因为T3~4椎体前方存在主动脉弓，因此阻碍了下方内固定的植入。

与胸骨相关的并发症有不融合、胸骨感染、纵隔炎等。因此此入路不适用于患有严重疾病及创伤愈合能力较差的患者[20]。

体位

与之前描述的颈胸交界处前路手术一致，患者呈仰卧位且双臂贴于躯干并妥善垫高。但是颈部呈中立位放置、肩部通常无须牵拉固定。

入路

在胸骨柄与胸骨体交界处下方2 cm向上至胸骨上切迹，然后斜向上沿左侧胸锁乳突肌前缘做皮肤切口（图7-2）。

随后切开颈阔肌并分离其下方的颈部筋膜。将胸锁乳突肌向侧方牵开，即可看到位于内侧的胸骨甲状肌与肩胛舌骨肌上腹。可以将外侧的肩胛舌骨肌离断，将胸骨甲状肌及其下方的胸骨舌骨肌向内侧牵拉。此时需寻找喉返神经，其常走行于颈动脉鞘与气管、食管连接中线之间（食管气管沟内）。

使用电刀将胸大肌从胸骨柄附着处分离并翻转。从中线处剥离胸大肌，暴露胸骨柄，并向两侧延伸至第2肋间隙。用示指于胸骨上切迹后方钝性分离软组织（头臂静脉）后再行胸廓切开。

使用胸骨锯切开胸骨至第2肋间隙。胸骨锯必须保持在中线处以免损伤乳房内动、静脉。胸骨穿支血管的出血无法避免，但是广泛的电凝止血或骨蜡封填会增加胸骨不融合的风险[13]。

在肩胛舌骨肌与胸骨舌骨肌的胸骨锁骨附着点之上离断这两块肌肉，并向上翻转暴露颈动脉鞘，触摸颈动脉搏动以确认动脉鞘。如果结扎离断肩胛舌骨肌太靠近头侧会损伤颈前静脉导致大量出血。

在已经平分的胸骨板间放入胸骨撑开器以暴露左侧头臂静脉、主动脉弓下方。使用深部拉钩轻轻牵拉头臂静脉为植入内固定预留更多的空间（图7-6）[21]。必须要认识到左侧喉返神经与头臂静脉相缠绕且随之上行。

切开椎前筋膜暴露椎体及两侧附着的颈长肌。使用电刀剥离这些肌肉并于颈动脉鞘与食管之间用拉钩将之牵开以避免损伤。在椎体面上进行剥离操作，避免向外侧过多地分离，可以降低损伤交感神经节引起同侧霍纳综合征的风险。随后向椎间隙放入椎管穿刺针。通过术中摄影确认节段后完成暴露工作。

缝合

使用3号钢丝闭合胸骨柄，余下的切口按常规方式缝合。患者在ICU监护48 h后方可转入普通病房。

并发症

颈胸交界处的入路可引起很多并发症，包括神经、血管、淋巴组织的损伤。在翻修手术或右侧入路常常损伤走行在食管气管沟内的喉返神经。喉返神经

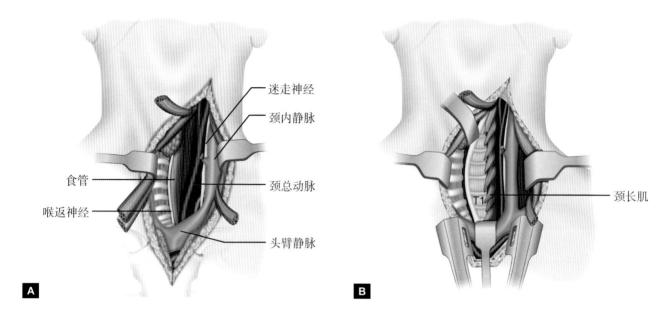

图7-6：切开胸骨暴露出第2椎间隙后即可置入胸骨撑开器。轻轻牵拉头臂静脉以获得更好的暴露效果。
资料来源：Ghosh S, Samudrala S. The trans-sternal approach to the cervicothoracic junction. In: Fessler RG, Sekhar L (Eds). Atlas of Neurosurgical Techniques: Spine and Peripheral Nerves. New York, Thieme, 2006: 316。

损伤可造成发声困难、吞咽困难（单侧损伤时非常罕见），因此在放入撑开器前应先分离该神经。

　　因为胸导管注入锁骨下静脉的后侧，所以从左侧暴露时，若分离至颈内静脉外侧有可能损伤胸导管。刺破胸导管可引起乳糜胸，一旦胸导管损伤应立即于损伤处上下进行结扎。在暴露及颈胸交界处下方植入内固定时有可能损伤头臂静脉。为了控制出血，必须立即尝试结扎破损的静脉。这种情况，术后可见上肢肿胀症状。其他大血管如头臂动脉、锁骨下动脉、颈动静脉及主动脉的损伤必须及时修补以达到止血，有必要进行血管手术评估。

　　过分牵拉组织如食管可增加其破损的风险，也可引起食管脓肿及纵隔炎[13]。胸骨切开会显著增加胸骨不愈合的风险，因此可能需要再次手术，组织瓣填盖缝合，同时也会提高并发症发病率[13]。

关键点

- 颈胸交界处前方入路的解剖结构包括胸部骨性标志、重要的神经与血管及椎体的后凸角。

- 下颈椎–锁骨上入路可治疗T1的病变，而且可对T2进行内固定植入。

- 尽管存在潜在并发症，改良经锁骨与胸骨柄入路、经胸骨与胸腔入路可以直接暴露T3~4椎体。

- 所有的术式都利用了食管与颈动脉鞘之间的无血管层。

- 应先分离、辨别喉返神经，其在左侧一般走行于食管气管沟内。

- 手术风险包括损伤喉返神经、胸导管、食管、大血管。

- 颈胸交界处的前方入路需要了解颈部解剖结构并对胸廓入口血管的走行十分熟悉。

参考文献

［1］　Choi S, Samudrala S. Supraclavicular approach to the cervicothoracic junction. In: Fessler RG, Sekhar L (Eds). Atlas of Neurosurgical Techniques: Spine and Peripheral Nerves. New York: Thieme, 2006: 307.

［2］　Netter F J. Atlas of Human Anatomy.

［3］　Le H, Balabhadra R, Park J, et al. Surgical treatment of tumors involving the cervicothoracic junction. Neurosurg Focus, 2003, 15:E3.

［4］　An H S, Vaccaro A, Cotler J M, et al. Spinal disorders at the cervicothoracic junction. Spine (Phila Pa 1976), 1994, 19:2557–2564.

［5］　Boockvar J A, Philips M F, Telfeian A E, et al. Results and risk factors for anterior cervicothoracic junction surgery. J Neurosurg, 2001, 94(suppl 1):12–17.

［6］　Fraser J F, Diwan A D, Peterson M, et al. Preoperative magnetic resonance imaging screening for a surgical decision regarding the approach for anterior spine fusion at the cervicothoracic junction. Spine (Phila Pa 1976), 2002, 27:675–681.

［7］　Comey C H, McLaughlin M R, Moossy J. Anterior thoracic corpectomy without sternotomy: A strategy for malignant disease of the upper thoracic spine. Acta Neurochir (Wien), 1997, 139:712–718.

［8］　Gieger M, Roth P A, Wu J K. The anterior cervical approach to the cervicothoracic junction. Neurosurgery, 1995, 37:704–709.

［9］　Jenkins A L, Perin N I. Tumors of the cervicothoracic junction. In: Fessler RG, Sekhar L (Eds). Atlas of Neurosurgical Techniques: Spine and Peripheral Nerves. New York: Thieme, 2006: 297–305.

［10］　Falavigna A, Righesso O. Anterior approach to the cervicothoracic junction: Proposed indication for manubriotomy based on preoperative computed tomography findings. J Neurosurg Spine, 2011, 15:38–47.

［11］　Resnick D K. Anterior cervicothoracic junction corpectomy and plate fixation without sternotomy. Neurosurg Focus, 2002, 12:E7.

［12］　Ghosh S, Samudrala S. In: Fessler R G, Sekhar L (Eds). Atlas of Neurosurgical Techniques: Spine and Peripheral Nerves. New York: Thieme, 2006: 315.

［13］　Singh K, Berta S C, Albert T J. Anterior cervicothoracic junction approach. Tech Orthop, 2003, 17:365–373.

［14］　Choi S, Samudrala S. Supraclavicular approach to the cervicothoracic junction. In: Fessler R G, Sekhar L (Eds). Atlas of Neurosurgical Techniques: Spine and Peripheral Nerves. New York: Thieme, 2006: 309.

［15］　Standefer M, Hardy R W, Marks K, et al. Chondromyxoid fibroma of the cervical spine: A case report with a review of the literature and a description of an operative approach to the lower anterior cervical spine. Neurosurgery, 1982, 11:288–292.

［16］　Charles R, Govender S. Anterior approach to the upper thoracic vertebrae. J Bone Joint Surg Br, 1989, 71:81–84.

［17］　Sunderasan N, Shah J, Foley K M, et al. An anterior surgical approach to the upper thoracic vertebrae. J Neurosurg, 1984, 61:686–690.

［18］　Khoo L T, Samudrala S. Transmanubrial–transclavicular approach to the cervicothoracic junction. In: Fessler RG, Sekhar L (Eds). Atlas of Neurosurgical Techniques: Spine and Peripheral Nerves. New York: Thieme, 2006: 323.

［19］　Cauchoix J, Binet J P. Anterior surgical approaches to the spine. Ann R Coll Surg Engl, 1957, 21:234–243.

［20］　Ghosh S, Samudrala S. The trans–sternal approach to the cervicothoracic junction. In: Fessler RG, Sekhar L (Eds). Atlas of Neurosurgical Techniques: Spine and Peripheral Nerves. New York: Thieme, 2006: 312–317.

［21］　Ghosh S, Samudrala S. The trans–sternal approach to the cervicothoracic junction. In: Fessler RG, Sekhar L (Eds). Atlas of Neurosurgical Techniques: Spine and Peripheral Nerves. New York: Thieme, 2006: 316.

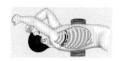

8

经胸腔侧前方入路治疗
颈胸交界处疾病

皮国富 郭 鑫 译

Samuel K Cho, Sheeraz A Qureshi, Andrew C Hecht

概述

颈胸交界处横跨C7~T4，包括下臂丛神经、胸廓出口、上纵隔。由于颈胸交界处脊柱周围重要组织较多所以进入此区域的挑战性较高。因此，能否成功地通过合适且安全的手术治疗此区域及上胸椎的疾病取决于术者对其周围解剖结构的熟悉程度。胸椎与颈椎、腰椎不同，与肋骨有复杂的韧带、关节相连，此外，术者还应了解胸壁、胸腔及相关血管的解剖结构，以便于利用前方经胸腔入路安全地进入颈胸交界处。

Hodgson等首次提出了切除第3肋后经胸腔暴露椎体侧前方及周围纵隔血管的治疗脊柱结核方法[1]。除了要切除第3肋，本方法还应该牵拉入路侧肺部，结扎分离椎间动静脉、奇静脉。

解剖

切开皮肤后首先暴露斜方肌。此肌肉起源于上项线、头后方的枕外粗隆、C1~T12的棘突（通过项韧带连接）（图8-1）。斜方肌的止点可分为上支、中支、下支，止于锁骨外1/3、肩峰、肩胛冈。下支肌纤

维组成腱膜止于肩胛冈下唇结节。斜方肌主要作用是维持肩部的稳定及上提肩胛骨。脊副神经起源于C1~5神经根及C3、C4的腹侧支并支配斜方肌。脊副神经位于斜方肌深面，但在肩胛提肌浅面。斜方肌的血供来自肩胛背动脉的分支。

斜方肌的深面是大菱形肌、小菱形肌与肩胛提肌。大菱形肌起自T1~4的棘突项韧带，小菱形肌则起自C6与C7的棘突及项韧带。这两块肌肉都止于肩胛骨内缘。小菱形肌位于肩胛冈之上，而大菱形肌位于肩胛冈之下。肩胛背神经与肩胛背动脉支配供应菱形肌。肩胛提肌由C3、C4与C5的神经分支支配。肩胛背动脉除了为菱形肌提供血供，还为肩胛提肌提供血供。血管与神经都是在肌肉深面沿肩胛骨内侧走行。

背阔肌是宽大平坦的背外侧肌群。其起于T7~12棘突、胸腰筋膜、髂嵴、下3或4肋、肩胛下角。斜方肌覆盖了背阔肌内侧及背侧的部分起点。背阔肌止于肱骨结节间沟底部，主要支配上肢的内收、伸、内旋动作。胸背神经支配背阔肌，而背阔肌的血供主要来源于肩胛下动脉的胸背分支。

背阔肌深面是上后锯肌。上后锯肌是一层菲薄的四边形肌肉，其起自C7~T3的棘突项韧带，止于第2~5

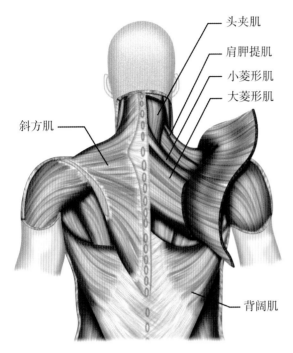

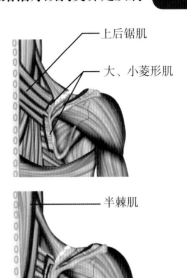

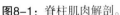

图8-1：脊柱肌肉解剖。

肋上缘。第2~5椎间动脉及椎间神经营养支配上后锯肌。

　　每一根肋骨都与其对应的椎体、上位椎体及其间的椎间盘组织相关节。在上段胸椎，只有第1肋没有遵从这种规律，其只与第1椎体相关节。每根肋骨的肋骨结节又与相应的横突相关节。这些关节都是相对独立的滑膜关节，有各自的关节囊，并通过辐状韧带与椎体前面相连接（图8-2A）。肋横突关节也被关节囊包被并通过肋横突韧带加强关节囊的稳定性（图8-2B）。此外，肋横突上韧带连接肋颈于上方的横突。脊神经背支与肋间动脉的背支从肋横突上韧带与椎体之间的间隙通过。

　　将肋骨周围的肋间肌肉与肋间韧带钝性分离后即可切除肋骨。孤立的肋间肌肉内含有肋间神经、肋间动脉、肋间静脉。这些血管、神经向外侧走行于胸膜与肋间内筋膜之间，然后走行于肋间内肌及肋间最内肌之间。肋间静脉常走行于肋间动脉头侧。肋间神经位于相伴行血管的头侧，走行相对独立。

　　钝性分离胸膜暴露侧方椎体结构。通过肋间血管神经束向内寻找椎间孔。然后寻找背根神经节。肋椎关节处纵隔筋膜与椎前筋膜交界区的筋膜间室包裹交感干。

手术适应证

　　颈胸交界处的病变较少见，但是此区域可见到转移瘤[2]。颈胸交界处与上段胸椎常见疾病有感染、原发性骨肿瘤、血管畸形、先天性骨骼及连接结构畸形、病理性骨折、创伤、胸椎间盘突出症[3]。根据病灶的位置，疾病可以表现为单纯的疼痛不伴神经体征、胸椎脊髓压迫症状、C7或T1神经根性疼痛或者是以上症状与体征混合出现。

手术步骤

　　麻醉术前准备应包括单或双腔气管插管。常规使用单腔气管插管，其插入较快。虽然双腔气管插管插

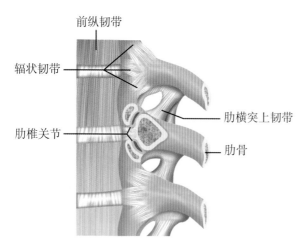

前纵韧带

辐状韧带

肋椎关节

肋横突上韧带

肋骨

图8-2A：胸椎骨韧带解剖。

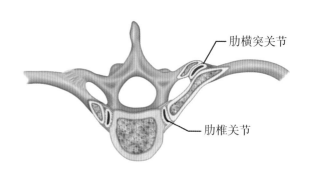

肋横突关节

肋椎关节

图8-2B：胸椎肋椎关节。

入较慢，但是其在术中可以使手术一侧的肺部塌陷。选择性肺萎缩可以保持肺部不遮挡术野，但是可导致更多的术后并发症，如肺不张。

对于拟行前侧方经胸腔入路进行颈胸交界处手术的患者，应取入路侧朝上侧卧位（图8-3）。由于上胸椎左侧的解剖较为复杂且其前方有心脏、椎动脉弓、大血管，通常选择右侧入路。入路方向的选择应以病灶的暴露最大化为前提。在腋部下方垫腋垫防止臂丛神经损伤，并在两腿之间垫垫子。将所有骨性突起垫高，并使用体位垫、骨盆支架或胶带将患者固定牢固。连接神经监控系统用于术中监测是否发生脊髓损伤。通过术中摄影或X线摄影定位目标节段确定皮肤切口位置。初期暴露时术者可站在患者后方。但是由于前方对切口深部的视线较好，所以在进行减压时术者应站在患者前方（图8-4）。

皮肤切口应从T1水平椎旁区域沿肩胛骨内侧向远侧走行至第7肋。随后将此切口向外前侧扩展直至第3肋软骨内侧。将斜方肌、背阔肌、大菱形肌、后锯肌分离并用丝线标注以便对合。随后使用撑开器将肩胛骨向头侧、内侧牵拉。

确认第3肋后，用骨膜下分离的方法将其分离并切除肋角至肋软骨段。随后放入胸廓撑开器以暴露胸膜、肺部、主动脉及脊柱。经胸膜入路需要通过肋骨床骨膜进入胸腔，肋骨膜下方为胸腔壁筋膜与壁胸膜。若使用了双腔气管插管，可将入路侧肺部萎缩并向前下方牵拉即可通过壁胸膜暴露脊柱区域。从肋软骨至椎体中部切开胸膜形成胸膜瓣，牵开后暴露下方结构。在切开胸膜的同时沿切缘做缝合标记便于缝合。确认正确的椎间隙十分重要。包括C2至骶骨在内的全脊柱矢状MRI有助于通过计数的方式确定椎体位置。MRI与术前X线摄影可评估无肋骨关节的颈椎与有肋骨关节的胸椎的情况。通过术中摄影确认椎体后，在椎体中点结扎、离断动脉。要避免损伤椎间孔近端的吻合血管，以免出现脊髓缺血性并发症。确认椎体（峡谷）及椎间盘组织（山丘）后，根据手术目的对其进行减压、重建、稳定等操作。

胸椎间盘切除术

确定目标间隙后纵行切开胸膜，将切开后的胸膜向两侧剥离暴露目标间隙上下椎体。使用刮匙切断肋横突关节及肋椎关节处的辐状韧带与肋椎韧带，以便于切除肋头。随后暴露肋头并切除（图8-5A）。暴露肋间神经后向内侧寻找椎间孔。切除目标间隙尾端椎

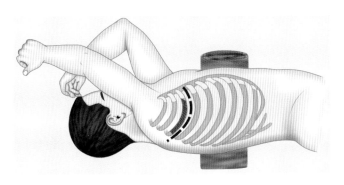

图8-3：切除第3肋前方经胸腔入路治疗颈胸交界及上胸椎的患者体位。

体的椎弓根上缘以暴露硬膜囊，这样可以直视突出的椎间盘组织（图8-5B）。

　　使用手术刀锐性切开椎间盘组织，使用剥离子从终板剥离椎间盘。从前路使用刮匙与髓核钳切除椎间盘。突出的椎间盘组织可使用小号弯头刮匙与髓核钳切除。切除小部分邻近椎体有助于切除椎间盘。使用高速磨钻向后方拓宽椎间隙直至余留一层菲薄的骨皮质，借此在突出的椎间盘组织及椎管前方制作一骨槽。这样有助于术者将突出的椎间盘组织及菲薄的骨皮质朝向脊髓相反的方向推入其内。如果突出椎间盘组织伴有钙化或脱入椎体后方应将相应椎体切除或做次全切除，以便于突出的椎间盘组织向前方回缩。

　　根据减压的需要，可以切除或保留后纵韧带。术者必须注意的是切除后纵韧带常会导致硬膜外大量出血。两侧椎弓根之间的椎管都应被充分减压。如果不确定减压的范围，可在目前减压范围边界放入显影材料，通过术中X线摄影确定减压范围是否充分。

胸椎椎体切除术

　　胸椎椎体切除术是针对肿瘤、感染、骨折等病变进行前路减压的常用术式。在切除椎体前要仔细界定椎管的边界。这样做可以避免进入椎管且有助于将内固定物安置于理想的位置。充分暴露目标椎体上下端

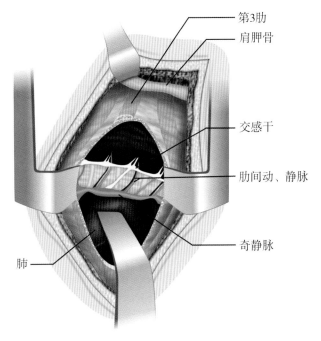

图8-4：切除第3肋经胸腔前方入路的手术解剖结构。

椎间盘组织并脱位肋头暴露椎弓根。当头尾侧椎间盘及目标椎体椎弓根暴露后即可确定椎体的背外缘。此时若已确定椎管边界即可安全地进行椎体切除术。

　　按上文介绍的方法进行椎间盘切除术。使用高速磨钻与骨钳实施椎体切除术。首先在椎体侧面制作骨槽并将之扩大至对侧外侧区域，向后至骨皮质区域。使用高速磨钻将对侧及贴近椎管侧的骨质打磨至蛋壳一样纤薄。使用刮匙将这层纤薄的骨板向"蛋壳"刮除。在刮除后方骨皮质时应先从深部开始，这样可以避免膨起的硬膜阻挡剩余的骨片。若存在骨折片，应先用高速磨钻将骨折片打薄，然后使用细小尖锐的刮匙从硬膜表面将其刮至骨槽内。此时操作越快越好，但是也要谨慎，以避免大量硬膜外出血。

　　随后使用刮匙或椎板钳去除后纵韧带。为了确保减压充分，应以能触及对侧的椎弓根为宜。应尽量保留前纵韧带及深部的骨皮质，以维持椎体的稳定性，以及在脊柱重建时可以确认椎体前方与深侧面的完整性。

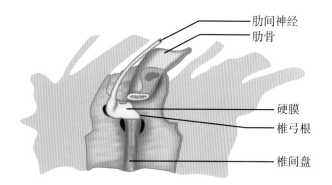

图8-5A：胸椎间盘切除术。

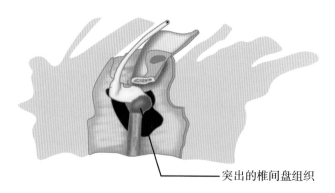

图8-5B：切除尾端椎体椎弓根上缘后胸椎间盘的术野得到扩大。

切除病变椎体并完成重建工作后，先放入胸腔引流管。胸腔引流管应放置在肺顶部并从胸椎椎体切除术切口下方的独立切口穿出皮下组织。应尽量缝合椎体前方及内固定物表面的壁胸膜。当使用双腔气管插管时应在肉眼确认下使肺复张。使用钢丝或可吸收缝线加压对合肋骨，一定要确保肋骨对合紧密以重新恢复胸腔的密闭性。分层缝合每层肌肉，对肋间肌肉行连续缝合，皮下组织可单纯间断缝合，皮肤可使用皮内缝合或钉皮钉缝合。可按照标准方式将胸腔引流管固定于皮肤表面或将其连接至负压吸引。

▌潜在并发症

潜在的解剖结构损伤风险包括肩部神经血管系统损伤，肺部、上纵隔结构损伤（主动脉及其分支、气管、食管、胸导管），交感干、星状神经节、臂丛下干及后束、肋间神经、胸背神经、胸长神经损伤。

经胸腔入路最常见的并发症是肺部并发症，如肺不张、肺炎、胸腔积液、胸壁不适。快速地移动肺部及术后早期的物理治疗有助于改善肺部并发症的发生概率并降低术后肺栓塞的概率。

其他常见并发症有血管损伤、神经根损伤、霍纳综合征、乳糜胸后胸腔积液、支气管瘘、顽固性胸壁疼痛（胸廓切开术后综合征）等。

▌关键点

- 能否成功地通过合适且安全的手术治疗颈胸交界处及上胸椎的疾病取决于术者对其周围解剖结构的熟悉程度。
- 颈胸交界处及上胸椎的疾病包括转移性脊柱肿瘤、感染、原发性骨肿瘤、血管畸形、先天性结缔组织及骨组织畸形、病理性骨折、创伤、胸椎间盘突出症。
- 入路侧前方经胸腔的风险包括损伤周围组织、肺部并发症、顽固性胸壁疼痛。

▌参考文献

［1］Hodgson A R, Stock F E, Fang H S, et al. Anterior spinal fusion. The operative approach and pathological findings in 412 patients with Pott's disease of the spine. Br J Surg, 1960, 48:172–178.

［2］Rose P S, Buchowski J M. Metastatic disease in the thoracic and lumbar spine: evaluation and management. J Am Acad Orthop Surg, 2011, 19:37–48.

［3］Vanichkachorn J S, Vaccaro A R. Thoracic disk disease: diagnosis and treatment. J Am Acad Orthop Surg, 2000, 8:159–169.

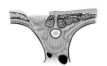

9

颈胸交界处与胸椎的
侧后方入路

皮国富　张立凯　译
Manish K Kasliwal, John E O'Toole, Vincent C Traynelis

概述

　　颈胸交界处的手术暴露与前柱病变的处理很有挑战性。由于胸椎生理后凸使颈胸交界处解剖位置相对较深，加上上纵隔内有大量重要脏器等颈胸交界处局部解剖的特点，使得从前方及侧前方暴露该区域十分困难。颈胸交界处前方入路包括下颈椎前方入路伴或不伴胸骨柄切除术、下颈椎前方入路胸骨切除伴或不伴锁骨分离术、前外侧胸廓切开术。但这些入路都有其相应的限制及并发症[1]。虽然单纯后路如椎板切除术很简单，但却不能充分暴露前柱结构。这些限制就使得颈胸交界处与上胸椎的侧后方手术入路发展起来。Patterson描述了侧后方经椎弓根入路治疗胸椎间盘突出症的方法[2]。1984年，Menard报道了肋横突切除术治疗颈胸交界处脊柱结核的案例[3]。1954年，Capener[4]描述了侧方胸廓切开术，因为切除了长节段肋骨，可以广泛地暴露侧后方。随后此技术被Larson等[5]改良为暴露下胸椎的外侧腔外入路（LECA）。Fessler等[6]将其改良为外侧肩胛旁胸膜外入路暴露上胸椎及颈胸交界处侧后方。从生物力学的角度考量，前曲且可活动的颈椎移行为相对后凸且

稳定的胸椎增加了植入坚硬内固定物的必要性，但也提高了手术难度。与其他脊柱手术一样，该区域的疾病管理也需要选择合适的手术方式以达到安全和充分的减压、重建与稳定。

手术适应证

　　颈胸交界处与胸椎侧后方入路方式很多，包括经椎弓根入路手术、切除肋横突入路LECA、肩胛旁胸膜外入路。但是每一种方式都伴有不同程度的前侧方暴露与相应并发症[2, 3, 6, 7-12]。这些术式的适应证常常重叠，包括胸椎间盘突出症、多汗症、感染（椎间盘、椎体）、椎体肿瘤、椎体骨折、腹侧髓外肿瘤。尽管经椎弓根入路对中线的暴露有限，但这种入路可斜行进入硬膜囊及椎间盘的前外侧，其较单纯后路椎板切除的暴露效果更好（图9-1）。此入路适用于侧前方胸椎间盘突出症[11]。肋横突切除术在不进入胸腔的前提下可暴露一侧脊柱后柱结构、椎体侧方、椎管前方。切除肋横突的入路适用于解除脊髓腹侧压迫（去除骨折片）、减压感染椎体、切除突出的椎间盘（图9-2）[3, 8, 12]。但是切除肋横突入路也有一

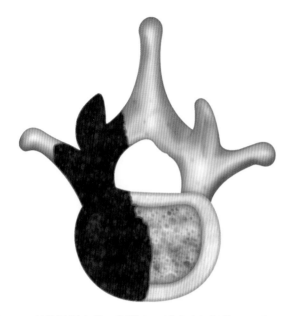

图9-1：经椎弓根入路。深褐色区域为直视操作下去除的骨结构。

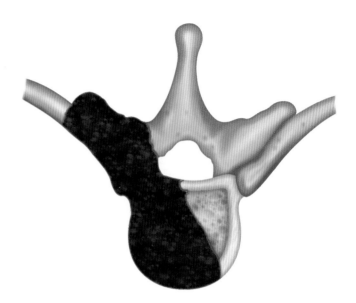

图9-2：切除肋横突。深褐色区域为直视操作下去除的骨结构。

些限制：①由于入路解剖层次位于竖脊肌侧方，所以增加了竖脊肌萎缩的风险；②暴露椎体腹侧的能力有限，植入内植物时暴露范围过小。LECA是由胸椎侧后方进入，其较切除肋横突入路对前柱结构、椎管前方暴露较好，并便于进行椎体切除、融合内固定等操作（图9-3）[5，9，12-14]。但是由于肩胛带的存在，LECA并不能对颈胸交界处及上胸椎的前外侧进行暴露。而此区域侧前方的暴露可使用肩胛旁胸膜外侧后方入路[6]。应根据脊柱病变节段及位置选择合适的手术入路，大范围的减压需要同时进行重建与固定操作。此外，还应考虑患者总体健康状况与年龄等因素。由于出血量较多、手术时间较长且易合并肺部并发症，高龄、体弱患者是LECA的相对禁忌证。

手术步骤

经椎弓根入路

患者取俯卧位。可根据术者习惯选择合适的手术床。若术中需要行正位摄影，最好选择可透射线的

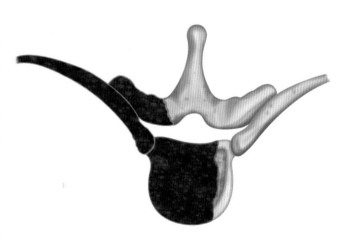

图9-3：LECA。深褐色区域为直视操作下去除的骨结构。

手术床。准确定位目标节段非常重要，定位方法有很多种。消毒铺巾的范围应更大，以便于术中定位准确的目标节段后延长切口。以后正中线做皮肤及筋膜切口后以骨膜下剥离方式从棘突、椎板、关节突关节上分离椎旁肌。全程骨膜下分离有助于减少出血及避免破坏肌肉血供。根据病变的范围及程度调整切口的长度，选择单侧或双侧暴露。在切除椎弓根的一侧切除

关节突关节。根据术者的习惯，此时可使用手术放大镜改善术野。覆盖在椎间隙水平的椎板及关节突关节内侧或整体需要被切除。使用高速磨钻切除椎间隙尾侧间隙的椎弓根。将椎弓根切除至与椎体平齐（图9-4）。根据病变可进一步切除椎间盘或椎体。进入椎间隙切除部分椎间盘组织形成一道沟槽，随后使用反向刮匙将周围的椎间盘组织推至沟槽内并切除。这种方法可减少对硬膜及脊髓的侵犯。使用弯头剥离子探查硬膜前方确认减压是否充分。双侧经椎弓根入路可进行双侧减压处理并对脊柱肿瘤行椎体次全切除。因为双侧入路可以改善术野，对肿瘤切除至关重要。如需植入内固定物，先前的软组织暴露程度足以满足这种要求。

经肋横突入路

经肋横突入路更靠外侧，较经椎弓根入路这种方法进行脊髓减压、椎体次全切除更简单易行。患者取俯卧位，使用不等高的胸垫将术侧垫高30°~60°，也可以通过调整手术床角度达到此效果。根据影像学检查确认目标节段位置，消毒铺巾的范围尽量大。以病变为中心做直切口或弧形切口。切口位于后正中线旁5~8 cm处。切开皮肤后分离胸椎旁的肌肉组织。根据病变节段分离斜方肌、背阔肌、菱形肌直至暴露肋角。分离包括竖脊肌、横突棘肌在内的深部椎旁肌肉组织直至暴露肋横突关节，进行骨膜下分离暴露近端肋骨与横突，常将横突切除（图9-5）。在保护肋骨下方的血管神经束的同时使用肋骨剥离子对肋骨前方进行骨膜下分离。使用肋骨剪切除肋横突关节远端6~8 cm的肋骨，切除时注意保护胸膜。肋头依靠坚韧的韧带组织与椎体相连。切除肋骨后即可看到椎间孔走行处的神经血管束。从侧方椎体上钝性分离交感干与壁胸膜。牵拉胸膜以暴露椎体与椎间隙。与经椎弓根入路相比，切除肋头与横突后，手术入路更靠腹外侧。这些使得椎体切除更加容易。旁正中切口无法进行后柱结构的内固定物植入。如果需要植入后柱内固定物，皮肤切口应按后正中线走行，但筋膜层切口可以沿原方向走行。

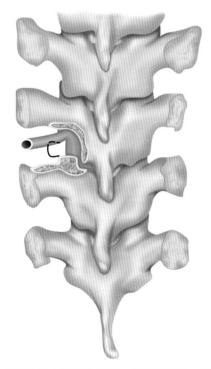

图9-4：经椎弓根入路切除椎板、关节突关节、椎弓根。

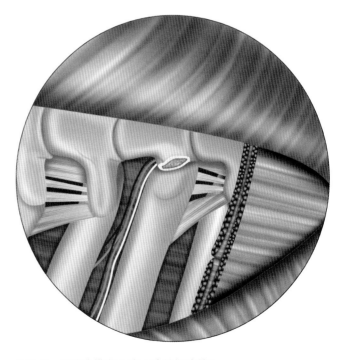

图9-5：切除肋横突入路（肋骨切除前）。

LECA

通过LECA在不进入腹腔或胸腔的前提下可以暴露下胸椎椎体侧面（图9-6）。术前确认腰膨大动脉（artery of Adamkiewicz），若其位于一侧，需要选择对侧入路。患者取3/4俯卧位，妥善垫高并用胶带固定牢固。患者也可以取俯卧位，将术床倾斜直至视线良好。根据术者及麻醉师的习惯选择双腔或单腔气管插管。以病变节段为中心，从后正中线向侧方做8~10 cm长的"曲棍球杆"形的切口。放入撑开器之前将皮瓣从胸背筋膜表面分离并翻转。在胸背筋膜表面做"T"形切口，并将切口两侧游离组织撑开暴露其下的竖脊肌。从外侧至内侧分离竖脊肌并将其从底面的肋骨与肋间肌表面分离。用肋骨剥离子保护肋骨下方的血管神经束，以骨膜下剥离的方式将1~3根肋骨内侧6~10 cm从周围软组织中游离出来。随后分离肋横突关节及肋椎关节，并将壁胸膜与肋骨分离，再使用肋骨剪切除肋骨。当分离肋椎关节较为困难时可以先切除肋骨再分离肋头。沿肋间神经寻找椎间孔。根据病变可选择切除肋间神经（图9-7）。在切除根动脉时应先用血管夹夹闭10~15 min以确定切除此动脉是否对脊髓有很大的影响。暴露椎弓根后，对椎弓根及椎体进行钻孔从而达到对脊髓的减压。可先用磨钻在压迫脊髓的骨性或软组织前方制作一凹槽，随后使用反向刮匙将压迫物推至凹槽内达到减压目的。必要时可以进行骨移植及植入内固定物。彻底止血后，逐层关闭切口。除非有胸膜的破裂，一般无须留置胸腔引流管。LECA可提供更广泛的椎体腹侧面暴露。同时可以避免切除肋横突入路的限制在前方及后方植入内固定物（图9-8）。

肩胛旁胸膜外入路

肩胛旁胸膜外入路是LECA在上胸椎应用的变形。与LECA一致，根据术者及麻醉师的习惯选择双腔或单腔气管插管。患者俯卧于胸垫上，手臂固定于身体一侧。将术侧的胸垫向内侧偏移，使肩部及肩胛部可以自然地向侧前方下降，这样内侧的肌肉组织可达到松弛状态。背部常规消毒铺巾后，自病变节段上3位椎体的棘突至病变节段下3位椎体的棘突做皮肤切口（图9-9）。切口向术侧肩胛线弧形偏移。切口要深至筋膜层并尽量减少对皮下组织的破坏。在棘突处切开深筋膜、锐性分离以暴露斜方肌。以骨膜下剥离的方式从棘突附着处分离斜方肌、菱形肌、夹肌，并暴露肌肉边缘。避免损伤棘间韧带。暴露肩胛区肌肉与背部肌肉之间疏松的蜂窝组织，并使用手指钝性分离。随后将皮肤连同斜方肌、菱形肌作为肌肉皮瓣翻向肩胛骨内缘。切除斜方肌下部肌纤维有助于肌肉皮

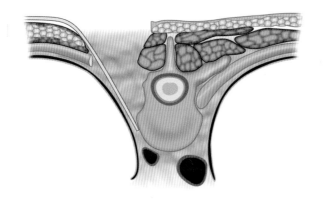

图9-6：LECA提供的胸膜外术野。

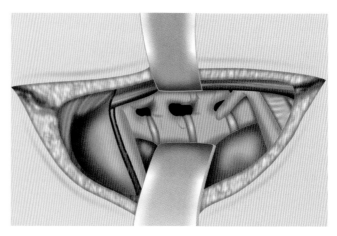

图9-7：LECA术野。

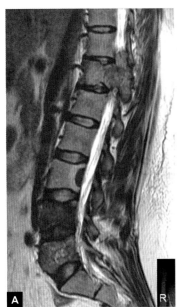
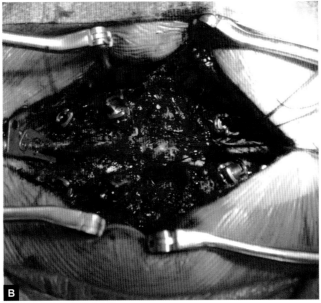
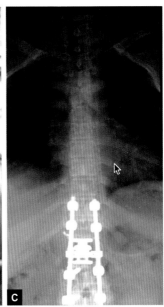

图9-8：（A）术前MRI；（B）术中照片；（C）通过LECA切除转移肿瘤患者的术后X线片。

瓣的翻转，但要注意保护切缘以便于在闭合切口时缝合。在移动斜方肌与菱形肌时肩胛骨内缘向外侧滑落，这样可为上方胸廓后方及椎体结构的暴露提供足够的空间。

将背部的竖脊肌完全从棘突及后柱骨性结构上剥离以从侧面充分暴露后柱结构。暴露椎体需要切除该水平的肋骨及下位肋骨。与LECA一样，从后侧去除2或3根肋骨（去除自肋角至肋横突、肋椎关节的肋骨），借此从后方打开胸廓。肋间肌肉及血管神经束以骨膜下剥离的方式从肋骨面分离。切除肋横突、肋椎韧带，游离肋头及肋颈，于肋角外侧切除肋骨。切除的肋骨可用作椎间植骨体或修剪后用于椎体后方融合植骨。游离血管神经束并切除肋间肌肉。切除肋间静脉，临时结扎肋间动脉及肋间神经。沿肋间动脉与肋间神经寻找椎间孔。在椎体面寻找交感干与后侧肋间血管。切断交通支，去除节段血管前应先夹闭判断，此方法与LECA描述的基本一致。以骨膜下剥离的方法向前外侧游离交感干，暴露椎体、椎弓根、椎间孔。在背根神经节近端结扎并连同神经节一起切除

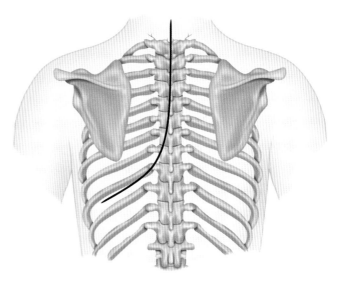

图9-9：肩胛旁胸膜外入路切口。

该神经，以免形成神经瘤及发生术后神经痛。使用高速磨钻切除横突、椎板、椎弓根以暴露硬膜侧后方。神经根是判断硬膜减压效果及保护硬膜囊的标志物。术中可将术侧肺萎缩并使用湿海绵垫保护。可使用高速磨钻、小刮匙、椎板咬骨钳进行减压及椎体切除操作。硬膜充分减压后，可使用多种方法进行前柱重

建。如果需要可同时使用后柱固定系统。关闭切口前用生理盐水将术区填满，观察是否有漏气点。若有漏气点应留置胸腔引流管。仔细止血后逐层关闭切口。

因为出血较多且手术时间长，凡是使用LECA或肩胛旁胸膜外入路的患者都应留置气管插管1 d，以免发生呼吸系统并发症。采取措施预防深静脉血栓形成（DVT）。笔者常采取的预防措施是术后皮下注射5 000 IU肝素，2次/d，直至患者出院。

LECA或肩胛旁胸膜外入路较经椎弓根入路与切除肋横突入路的创伤更大，所以平均住院日较长。24 h引流量小于100 mL且影像学证实肺部复张后才能拔除胸腔引流管。术后进行胸部物理疗法与呼吸量测定是减少肺不张、肺炎发生率的重要方法。应鼓励患者步行，术后4~6周限制患者活动的主要因素是术区的疼痛。如果实施了融合手术，术后第1个月内笔者建议避免使用非甾体抗炎药物及皮质类固醇药物。

并发症

从经椎弓根入路至LECA，术区暴露范围逐渐增大，手术并发症的风险与发生率也逐渐增高[14]。应根据病变的实际情况选择合适的入路，并同时减小神经损伤的风险。与手术入路相关的并发症有切口感染、硬膜破裂、脊髓损伤、肋间神经痛、气胸、胸腔积液、肺炎。在LECA与肩胛旁胸膜外入路时可视情况行管状胸廓造口术，需要注意的是，这样会提高并发症发生率并延长住院时间[4-6, 9, 13, 14]。

关键点

- 颈胸交界处和胸椎特殊的结构使手术治疗充满了挑战性。
- 了解各种侧后方入路对手术安全性至关重要。

- 不同入路的适应证与并发症因病变的性质及节段的不同而改变。
- 在选择入路时要考虑多种因素（如患者因素、并发症）。
- 侧后方入路的并发症很常见，包括感染、手术部位错误、神经根及脊髓损伤、硬膜破裂、呼吸系统并发症。

参考文献

［1］Teng H, Hsiang J, Wu C, et al. Surgery in the cervicothoracic junction with an anterior low suprasternal approach alone or combined with manubriotomy and sternotomy: an approach selection method based on the cervicothoracic angle. J Neurosurg Spine, 2009, 10:531–542.

［2］Patterson R H, Arbit E. A surgical approach through the pedicle to the protruded discs. J Neurosurg, 1978, 48: 768–772.

［3］Menard V. Causes de la paraplegie dans le maladie de Pott. Rev Orthop, 1894: 547–564.

［4］Capener N. The evolution of lateral thoracotomy. J Bone Joint Surg Br, 1954, 36(B):173–179.

［5］Larson S J, Holst R A, Hemmy D C, et al. Lateral extracavitary approach to traumatic lesions of the thoracic and lumbar spine. J Neurosurg, 1976, 45:628–637.

［6］Fessler R G, Dietze D D, Millan M M, et al. Lateral parascapular extrapleural approach to the upper thoracic spine. J Neurosurg, 1991, 75:349–355.

［7］Kim Y J, Lenke L G. Thoracic pedicle screw placement: free-hand technique. Neurol India, 2005, 53:512–519.

［8］Arnold P M, Baek P N, Bernardi R J, et al. Surgical management of nontuberculous thoracic and lumbar osteomyelitis: report of 33 cases. Surg Neurol, 1997, 47:551–561.

［9］Maiman D J, Larson S J. Lateral extracavitary approach to the thoracic and lumbar spine. In: Rengachary S S, Wilkins R H (Eds). Neurosurgical Operative Atlas. Volume 2. Baltimore: Williams & Wilkins, 1992: 153–161.

［10］McCormick P C. Surgical management of dumbbell and paraspinal tumors of the thoracic and lumbar spine. Neurosurg, 1996, 38:67–75.

［11］Bilsky M H. Transpedicular approach for thoracic disc herniations. Neurosurg Focus, 2000, 9:E3.

［12］Sharan A D, Przybylski G J, Tartaglino L. Approaching the upper thoracic vertebrae without sternotomy or thoracotomy. Spine, 2000, 25:910–916.

［13］Benzel E C. The lateral extracavitary approach to the spine using the three-quarter prone position. J Neurosurg, 1989, 71:837–841.

［14］Resnick D K, Benzel E C. Lateral extracavitary approach for thoracic and thoracolumbar spine trauma: operative complications. Neurosurg, 1998, 43:796–803.

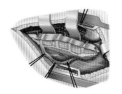

10 胸腹部联合入路

皮国富　张　弛　译
Michael J Vives, John D Koerner

概述

胸腰椎交界处（T10~L1）是相对固定的胸椎向活动度较好的腰椎移行的区域，也是最容易受创伤、畸形因素影响的区域。前侧入路可提供满意的神经减压及前柱重建[1]。由于要进入胸腔与腹腔并且膈的结构较难以理解，前方胸腹联合入路很复杂[2]。

解剖

膈

膈是穹隆形肌肉组织，附着于剑突与下6位肋骨。膈以两个膈脚起于L1~3椎体前面与前纵韧带的肌腱束[3]。

膈也附着于内、外侧弓状韧带，内、外侧弓状韧带分别是腰大肌与腰方肌表面增厚的筋膜[3]。（图10-1）。内侧弓状韧带起自膈脚与椎体，向外跨越腰大肌终止于L1横突。交感干走行在内侧弓状韧带之下。外侧弓状韧带起自L1横突，向外横跨腰方肌止于第12肋尖部[4]。膈由膈神经支配，膈神经穿越胸腔分布至心包膜与膈，并由中心向四周分支。

膈的裂孔

膈有三个主要的裂孔使胸腔与腹腔相交通。腔静脉孔位于膈中线右侧，其内走行下腔静脉。腔静脉孔位于T8~9间隙水平。食管裂孔位于右侧膈脚，对应T10椎体。主动脉裂孔被右膈脚肌肉束包围，位于食管裂孔左侧。主动脉裂孔位于膈脚内，正中弓状韧带后方，对应T12椎体下缘。胸导管与奇静脉也从主动脉裂孔通过[3]。为了避开菲薄的腔静脉及避免牵拉肝脏，常常从左侧暴露此处结构[5]。

肋骨切除

为了暴露T11~12节段椎体，经胸腔切除第9肋是最佳选择方案。若要暴露T12~L2节段，术者常选择经胸腹部切除第10肋。切除第10肋后在头尾两侧可以处理多个节段[4, 6-8]。

神经

暴露腰椎时有可能损伤生殖股神经（L1~2）与腰丛。生殖股神经从后侧穿出腰大肌并在L3头1/3与L4尾1/3之间走行于腰大肌前方[9]。在L3~4节段分离腰大肌时有可能损伤生殖股神经。腰丛则主要着床于腰大

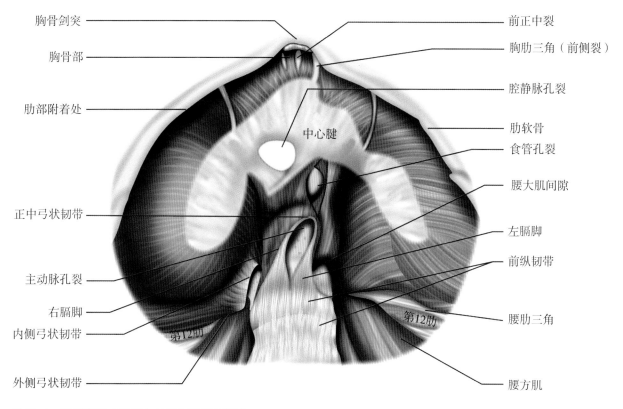

图10-1：膈腹腔面（底面）的肌肉附着与裂孔。

肌后侧方。为了避免损伤生殖股神经与腰丛，要尽量在L3头1/3以上的节段从前侧分离腰大肌[9]。

适应证

　　胸腹联合入路常用于伴有神经损伤的T10~L3不稳定性爆裂骨折[10]。其他的适应证还有肿瘤、骨髓炎、畸形（需要从前路处理T10~L3节段）。

禁忌证

　　胸腹部已存在疾病或者胸腹部反复创伤可能无法施行胸腹部联合入路。肺部转移性疾病常是此入路的禁忌证[11]。病理性肥胖可导致术野暴露困难[12]。对严重骨质疏松患者进行前路内固定时，一定要仔细进行术前准备。

手术步骤

体位

- 使用双腔气管插管术中萎缩左侧肺部，若目标节段在T11以下，则术中无须萎缩肺部。术前常规留置Foley导尿管。大部分学者都建议术中使用神经监测（体感诱发电位与动作诱发电位）。上肢的神经监测可以避免因侧卧位体位压力导致的神经损伤。

- 为了避免分离腔静脉及牵拉肝脏，应从左侧入路。若患者有侧弯畸形，则常从畸形凸侧进入。

- 若从左侧进入，患者需取绝对右侧卧位（使用侧卧垫与支架，图10-2）。目标区域可以放置于手术床翻折处，这样可以靠床轴的弯曲扩大术野。双侧髋部、膝部微屈以使腰大肌放松。术侧上肢使用Mayo托手架垫高。将腋部与其他骨性突起妥善垫高，特别是下肢关节腓骨头处。

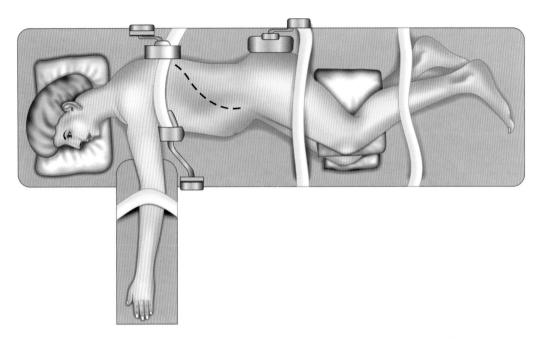

图10-2：左侧入路时患者取绝对右侧卧位。注意下肢屈曲并将骨性突起垫高，避免牵拉上臂。

- 在消毒铺巾前，使用术中摄影确认患者体位为绝对侧卧位。这有助于术中水平面的确定，在使用前路椎体螺钉时这一点很重要。

胸腔入路

- 皮肤切口始于后方近中线区沿第10肋走行至肋软骨，随后向下方斜行至上/中腹（图10-3）。

- 沿第10肋走行分离背阔肌与前锯肌。使用Alexander骨膜剥离子将目标肋骨进行骨膜下分离（图10-4）。分离肋间血管神经束并加以保护。使用Doyen骨膜剥离子有助于将肋骨从其附着处游离。

- 肋骨应于后侧近肋角、椎旁肌外缘处截断（图10-5）。这样有助于站立在患者对侧的术者直接观察椎体的后外侧。肋骨前方与肋软骨处可直接脱关节游离。切除的肋骨可以作为骨移植结构使用，但是不能作为椎体切除前柱重建所用。

- 切开肋骨下方的骨膜即可进入胸腔。在放入肋骨撑开器前应在切口周围放置湿润的海绵垫。必要时将肺部向头侧牵开。

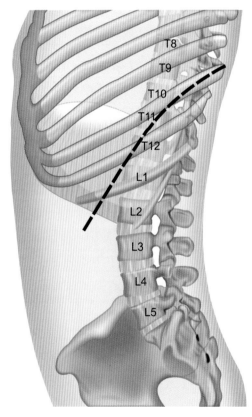

图10-3：胸腹部联合入路，第10肋切除皮肤切口。

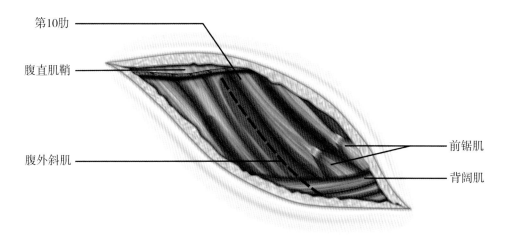

第10肋

腹直肌鞘

腹外斜肌

前锯肌

背阔肌

图10-4：沿第10肋走行方向分离背阔肌与前锯肌。

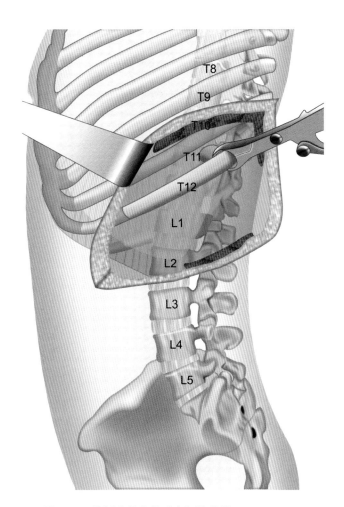

图10-5：使用肋骨剪从后方切除肋骨。

- 分离剩下的肋软骨即可进入腹膜后间隙（图10-6）。切开后即可见到腹膜前脂肪组织，手动从腹部肌肉组织及膈底面分离腹膜前脂肪组织、腹膜囊、腹膜内容物。当腹膜可以临时移动后，一次分离腹外斜肌、腹内斜肌、腹横肌。

- 在特殊情况下，一些术者习惯使用胸膜后入路处理胸腰交界处病变。此入路注意切勿切入骨膜床以免损伤壁胸膜。在已切除的肋角即肋下膈角处分离壁胸膜并将其翻折。使用海绵棒将壁胸膜从膈、胸壁、椎体表面钝性分离。

膈

- 游离膈上下面后，从胸腔面以距边缘约2.5 cm的距离平行边界圆周切开膈[13]。此时向膈中心轻轻施压可以使周边部分紧张。对切缘定距行缝线标记有助于后期膈的对合。

- 如果需要扩大暴露范围可以切开腰方肌与腰大肌上面的内、外侧弓状韧带。也可以将膈脚从椎体面游离或切除。

- 将游离的膈中部与其下的腹膜内容物向前方推移，将其与腰方肌、腰大肌分离（图10-7）。可使用自动撑开器维持这些结构向前方的牵拉状态。

切除第10肋后劈开肋软骨即可进入覆膜后间隙

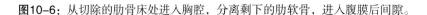

肋软骨交界区

腹横肌

腹外斜肌

腹膜后间隙

图10-6：从切除的肋骨床处进入胸腔，分离剩下的肋软骨，进入腹膜后间隙。

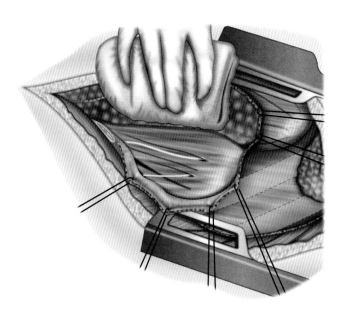

图10-7：将膈沿边缘分离后，从腰方肌与腰大肌前方分离腹腔内容物。

- 将腰大肌从椎体侧面分离下来并向后方牵拉。
- 使用术中摄影定位目标椎体。
- 暴露需固定或切除椎体表面的节段血管（图10-8），结扎或钳夹后离断。一些术者习惯使用钳夹"花生米"将节段动脉临时压迫阻塞并观察体感诱发及动作诱发电位的变化。将节段动脉离断后即可将主动脉从椎体前方移开以利于随后的操作（图10-9）。

缝合

- 从膈脚处闭合膈。利用之前标注的缝线对合周围部并逐一缝合。
- 使用1号编织缝线闭合肋软骨。必要时可再次严密缝合膈。
- 逐层关闭腹部肌肉，将腹横肌（偶尔为腹内斜肌）作为最深层缝合。在修补此层时可使用可塑性较强的牵拉器保护内脏。腹外斜肌单独作为一层进行缝合。
- 与其他经胸膜入路一样，胸腔引流管应从切口外穿出。如果使用经胸膜后入路，术后应复查胸部摄影以评估气胸情况（若有气胸应留置胸腔引流管）。
- 若术中肺部萎缩，在缝合切口前使肺复张。在肋骨合拢器的帮助下使用不可吸收丝线或钢丝闭合肋骨缺损区域。胸壁切口按肌肉逐层缝合后常规缝合皮肤并消毒贴敷料。

术后治疗

- 术后48 h内严密观察尿管与胸腔引流液量。
- 胸腔引流管应置于−15 cmH$_2$O（1 cmH$_2$O ≈ 0.09 kPa）压力中，当2~8 h引流量小于30~50 mL时可拔除胸腔引流管。

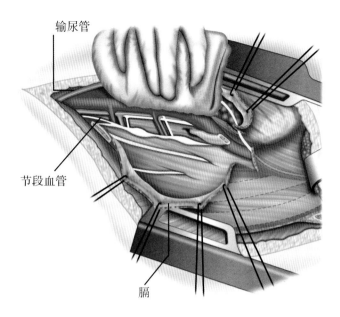

输尿管

节段血管

膈

图10-8：节段血管位于椎体前方。

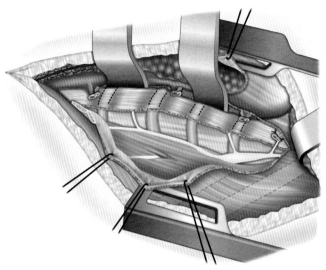

图10-9：结扎、离断节段血管后即可牵拉主动脉扩大椎体前面的暴露范围。

- 术后肠梗阻很罕见，可根据情况调整饮食。
- 积极的肺部清洁与刺激性肺量测定都是值得提倡的。

▍术中并发症

- 肺损伤。
- 大血管损伤，特别是右侧入路易损伤腔静脉。
- 输尿管损伤：输尿管走行于腹膜囊与腰大肌筋膜之间，当牵拉腹膜囊时输尿管常与之一起被牵拉。在放置撑开器时要小心，而且当移动输尿管时应仔细检查。
- 腹腔脏器损伤：腹腔脏器损伤很少见。在腹膜后分离时，腹膜囊有被切破的可能。小的破口可使用3-0铬制线进行缝合。
- 神经损伤：交感干（引起术后下肢温暖综合征）、生殖股神经、腰丛（2%~4%）损伤[14-16]。

▍术后并发症

- 呼吸系统并发症：肺炎、呼吸衰竭、肺部积脓、长时间的呼吸机使用。
- 肋骨缺损处的感觉迟钝或感觉过敏。
- 浅表切口感染。
- 肠梗阻。
- 膈疝与腹壁无力。

　　一项针对前路手术围手术期并发症的研究发现并发症的发生概率为34%（248例中有84例）。将胸腹部联合入路与经胸腔入路、腹部入路对比，经胸腔入路手术耗时较短，腹部入路出血最多。但是三者的并发症发生率无明显差异[17]。

▍关键点

- 保持绝对侧卧位有助于术中定位，有利于椎管减压与内固定物的植入。

- 将骨性突起垫高，并使用腋垫与神经监测系统可以避免与体位相关的压力性神经损伤。
- 仔细沿肋骨下缘分离有助于避免椎间血管损伤。
- 暴露并控制节段血管有助于避免意外损伤导致的大量出血。
- 游离膈时保留合适的周围切缘距离、标注缝线、仔细对合都可预防出现膈疝。
- 术后因疼痛无法咳嗽的患者应给予积极的肺部清洁护理。

参考文献

[1] Whang P, Vaccaro A. Thoracolumbar fractures: anterior decompression and interbody fusion. J Am Acad Orthop Surg, 2008, 16:424-431.

[2] Barone G W, Eidt J F, Webb J W, et al. The anterior extrapleural approach to the thoracolumbar junction revisited. Am Surg, 1998, 64:372-375.

[3] Moore K, Dally A. Abdomen-Thoracic Diaphragm. In: Kelly PJ (Ed.). Clinically Oriented Anatomy, 4th edition, Philadelphia: Lippincott Williams and Wilkins, 1999: 289-292.

[4] Kibuule L K, Herkowitz H N. Thoracic Spine-Surgical Approches. In: Herkowitz H, Garfin S, Eismont F J, et al. (Eds). The Spine, 6th edition. Philadelphia: Elsevier, 2011: 318-338.

[5] Gardocki R J. Spinal Anatomy and Surgical Approaches. In: Canale S T, Beaty J H (Eds). Campbell's Operative Orthopaedics, 11th edition, St. Louis: Mosby, 2006: 1747.

[6] Hodgson A R, Yau AcMC. Anterior surgical approaches to the spinal column. In: Apley AG (Ed). Recent Advances in Orthopaedics. Baltimore: Williams & Wilkins, 1964: 289-323.

[7] Dwyer A F, Newton N C, Sherwood A A. An anterior approach in scoliosis. Clin Orthop, 1969, 62:192.

[8] Perry J. Surgical approaches to the spine. In: Pierce N, Nichol V (Eds). The Total Care of Spinal Cord Injuries. Boston: Little, Brown, 1977: 53-79.

[9] Moro T, Kikuchi S, Konno S, et al. An anatomic study of the lumbar plexus with respect to retroperitoneal endoscopic surgery. Spine, 2003, 28:423-428.

[10] McCullen G, Vaccaro A R, Garfin S R. Thoracic and lumbar trauma: Rationale for selecting the appropriate fusion technique. Orthop Clin North Am, 1998, 29:813-828.

[11] Rose, Peter S, Buchowski, et al. Metastatic disease in the thoracic and lumbar spine: evaluation and management. J Am Acad Orthop Surg, 2011, 19:37-48.

[12] Kirkpatrick J S. Thoracolumbar fracture management anterior approach. J Am Acad Orthop Surg, 2003, 11:355-363.

[13] Scott R. Innervation of the diaphragm and its practical aspects in surgery. Thorax, 1965, 20:357.

[14] McAfee P C, Bohlman H H, Yuan H A. Anterior decompression of traumatic thoracolumbar fractures with incomplete neurological deficit using a retroperitoneal approach. J Bone Joint Surg Am, 1985, 67:89-104.

[15] Kaneda K, Taneichi H, Abumi K, et al. Anterior decompression and stabilization with the Kaneda device for thoracolumbar burst fractures associated with neurological deficits. J Bone Joint Surg Am, 1997, 79:69-83.

[16] McAfee P C. Complications of anterior approaches to the thoracolumbar spine: Emphasis on Kaneda instrumentation. Clin Orthop, 1994, 306:110-119.

[17] McDonnell M F, Glassman S D, Dimar J R, et al. Perioperative complications of anterior procedures on the spine. J Bone Joint Surg Am, 1996, 78:839-847.

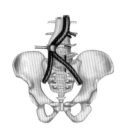

11 经腹膜后腰骶椎前方入路

皮国富　韩　钰　段笑宗　译
Milan Bajmoczi, William P Robinson

概述

经腹膜后腰骶椎前方入路为安全地进行椎间盘切除、椎体次全切、植入内固定及融合最佳椎体前方手术入路。对椎间隙中心的彻底暴露非常重要。从前方暴露腰骶椎需要对其前侧的腹腔、血管、神经结构了如指掌。术中需要牵拉腹主动脉、髂动脉、下腔静脉、髂静脉，有可能造成大血管损伤。术者应掌握腹膜后解剖结构，这对手术安全性很重要。尽管有经验丰富的脊柱外科医生单独成功完成该手术，但大部分术者习惯邀请普外科医生与血管外科医生共同参与完成[1]。因此，前路脊柱手术常由入路术者与脊柱术者共同完成。

腰骶椎入路

腰骶椎前路手术可分为经腹膜入路与腹膜后入路。腹膜后入路较为便捷，而且无须移动繁杂的肠组织。对于肥胖患者、有腹部手术史的患者、腹膜炎患者及其他腹膜内疾病患者，避免切开腹膜非常有益处。除此之外，腹膜后入路减小了腹腔脏器损伤的风险，由于其未进入腹腔减少了第三间隙液体，因此可降低术后肠梗阻发生率并缩短了平均住院日[2, 3]。

腹膜后间隙可通过正前及前侧方皮肤切口结合旁正中筋膜切口进入。开放下前路腹膜后入路通过正中或旁正中微型腹部皮肤切口即可达到对多节段腰骶椎的有效暴露。这种术式有助于术者获得无遮挡的腰骶椎术野，因此使椎间盘切除更充分、椎间融合更理想。此外，因为切口较小，术后更加美观。除了个别情况，正是由于上述优点，笔者认为经腹膜后腰骶椎前方入路是暴露腰骶椎前方的最佳方式。

术前检查

两项体格检查与此手术入路密切相关。第一，检查腹部是否有以往手术后留下的瘢痕，这会影响切口的选择及入路的方式。如果有正中剖腹切口瘢痕，可以采取左侧腹膜后间隙入路。如果左下腹有手术史，需要经右侧腹膜后间隙暴露腰骶椎。第二，要仔细检查患者脉搏情况。明显的血管硬化不常见于年轻患者。下肢动脉搏动减弱表明明显的动脉硬化性疾病，此时需要行进一步血管无创检查与CT检查以确定术中可以安全地牵拉血管。小切口腹膜后入路术中使用撑开器会暂时使血管部分闭塞或完全闭塞，此时若为钙化的血管，其损伤的风险会非常高。此外除了血管硬化性疾病，脉搏基线测试对评估术中、术后可能发生的血管并发症非常重要。

相关解剖

腹膜后入路通过腹腔内容物、左肾与腰大肌之间的潜在间隙暴露腰骶椎前方结构。根据目标的不同，谨慎牵拉相应的组织结构以暴露椎间隙。其中所涉及的结构包括腹主动脉、髂动脉、下腔静脉、左髂静脉、肠系膜间丛、交感干、上腹下丛、生殖股神经、输尿管、输精管、睾丸或卵巢动静脉（图11-1）。

▌经腹膜后腰骶椎前方入路的技巧

切口与进入腹膜后间隙

患者取仰卧位，常规留置导尿管，从剑突至耻骨联合处消毒铺巾。根据所要暴露的节段不同选择不同的切口范围。从脐至耻骨联合上方2 cm做正中切口，也可采取同样长度的旁正中切口。因不同目标节段对暴露要求不一，切口上缘位置也不同（图11-2）。L4~S1间隙可经由脐下小切口进行暴露，L3~4间隙的暴露需要将切口上缘延伸至脐左侧，L2~3间隙的暴露需要将切口延伸至脐上3 cm。也可以采用目标间隙体表投影的横切口。但是笔者认为纵切口术后更美观，而且在多节段融合及处理解剖畸形等情况时，操作更灵活。总之，左侧腹膜后入路较右侧腹膜后入路更有优势，因为牵拉主动脉要比牵拉下腔静脉更安全。切口穿过皮下组织直至前腹直肌鞘，位于白线左侧2~3 cm。沿皮肤切口切开前腹直肌鞘筋膜并可以适当向头尾两侧延伸。于白线左侧切开筋膜可以防止在中线周围误入腹膜腔。沿左侧腹直肌鞘内侧进行组织分离，将腹直肌从腹直肌后鞘上剥离。要注意保护肌肉后侧面的上腹部血管及周围脂肪组织。在弓状线下左下腹处切开腹横筋膜进入腹膜后间隙。看到腰大肌即证明进入间

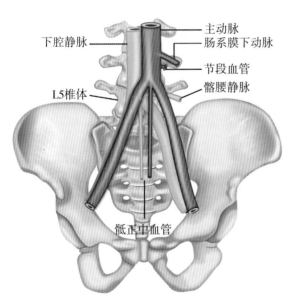

图11-1：腰骶椎前方入路的解剖结构。

下腔静脉 —— 主动脉
—— 肠系膜下动脉
—— 节段血管
L5椎体 —— 髂腰静脉
骶正中血管

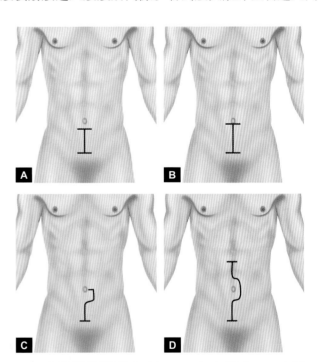

图11-2：暴露腰骶椎的皮肤切口。（A）暴露L5~S1间隙；（B）暴露L4~5间隙；（C）暴露L3~4间隙；（D）暴露L2~3间隙。

隙准确无误。从腹直肌后鞘背侧面钝性剥离腹膜囊并向对侧推移以扩大腹膜后间隙。随后可将腹直肌后鞘切开以向内侧推移腹膜囊，扩大对腹膜后间隙的暴露范围。将腹膜囊推移过中线才能获得满意的术野。将输尿管连同腹膜囊一起向内侧推移以保护输尿管。图11-3描述了正确的分离层次。将输精管、睾丸动静脉、卵巢动静脉从腹膜后剥离，维持于原来的位置。在术野最头侧，可以结扎从髂内动脉分出的脐动脉，便于腹膜囊向内侧推移。放入自动撑开器，保持腹膜囊向右上方推移状态。可看到主动脉与左侧髂血管在腰大肌内侧并被腹膜后软组织所包绕，再行进一步分离暴露目标间隙。

暴露目标间隙

L5~S1 间隙

L5~S1间隙位于髂动脉从主动脉分叉处的尾端，左髂静脉的内侧（图11-4）。因为此间隙位于骨盆深处，所以暴露该节段对血管的牵拉较小。使用电刀或丝线分离左髂静脉表面的淋巴管。随后沿左髂总静脉内侧开始进行分离暴露。骶正中静脉在其汇入左髂总静脉处进行分离并结扎、离断。其下方的骶正中动脉与髂总静脉的小分支也应被分离并结扎、离断。这样就可以将在下腔静脉分叉处以下的左髂总静脉游离开，很好地暴露左髂静脉与右髂动脉之间的椎间隙。使用电刀切开椎前软组织及椎前筋膜，并用钳夹"花

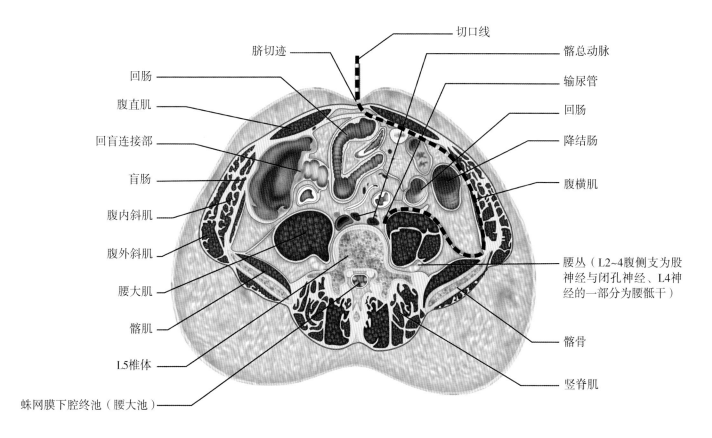

图11-3：腹膜后入路暴露腰骶椎正确分离层次的解剖轴位图。

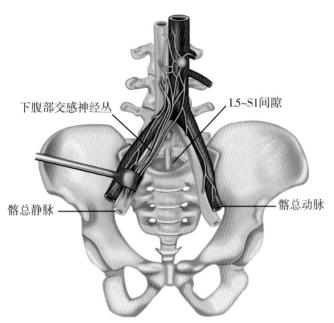

图11-4：暴露L5~S1间隙。

下腹部交感神经丛

L5~S1间隙

髂总静脉

髂总动脉

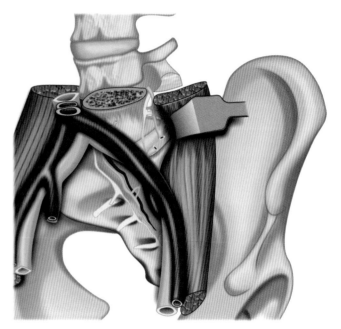

图11-5：结扎髂腰静脉有助于下腰椎的暴露。

"生米"将椎前软组织向两侧钝性分离暴露整个L5~S1椎间隙及所需的L5、S1椎体前部。因为极有可能损伤神经致逆行性射精，所以男性患者在暴露该区域时要避免使用单极电凝。双极电凝有助于准确、安全地控制椎前软组织的血管出血。

L4~5间隙

暴露L4~5间隙技术要求较高，需要结扎并牵拉血管。如果L4~5与L5~S1都需要暴露时，应先切除L5~S1椎间盘，然后再暴露L4~5间隙。暴露L4~5时，从左髂总动脉前外侧开始分离，其表面覆盖的交感干应向外侧牵拉保护。沿左髂总静脉外侧向后分离。随后要在髂腰静脉汇入左髂总静脉处，结扎分离髂腰静脉（图11-5）。因为髂腰静脉通常有很多分支，所以要对其结扎、离断。这一步非常重要，因为其可以避免在向内侧牵拉左髂总静脉时造成髂腰静脉的撕裂损伤。由于静脉破裂后会向腹膜后间隙深部回缩，所以一旦破裂，出血将难以控制。完成此步后即可将左侧髂血管向内侧牵拉。随后向上分离主动脉左侧，其

表面的淋巴管与腹膜后软组织可以使用电刀或丝线结扎、离断。要避免损伤覆盖在左髂总动脉处的上腹下丛。1~2对腰动脉与其相伴的腰静脉应被分离、结扎、离断，这样就可以向内侧牵拉主动脉暴露腰椎。切开椎前筋膜与软组织后使用钳夹"花生米"分离暴露L4~5椎间隙与邻近的椎体。手持Wiley撑开器轻轻牵拉远侧主动脉可以为该节段的椎间盘切除与融合提供理想安全的术野暴露（图11-6）。有时主动脉与下腔静脉分叉处较高，可直接在左髂总静脉与右髂总动脉之间、动脉分叉处之下直接暴露L4~5椎间隙（图11-7）。在这种情况下，其暴露方法与前文所述的L5~S1基本一致。

L2~3 与 L3~4间隙

暴露L2~3与L3~4间隙需要更大的腹部切口并且需要剥离更多的腹膜后间隙。有时需要将腹膜后暴露扩展至肾后间隙以使左肾可以随腹膜囊一并向内侧牵拉。L3~4间隙可以通过皮肤正中切口与筋膜旁正中切口暴露。也可以通过此方法暴露较瘦患者的L2~3间隙。反之，暴露L1~2间隙与L2~3间隙是可能需要做前

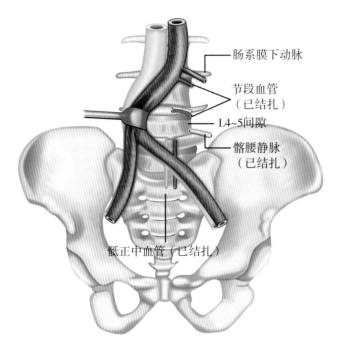

图11-6：暴露L4~5间隙。

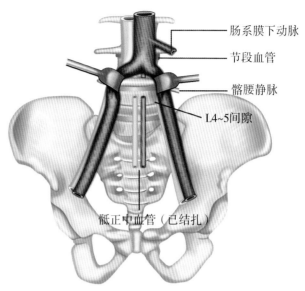

图11-7：当主动脉及下腔静脉分叉位于L4~5椎间隙上方时的暴露。

外侧斜行皮肤与筋膜切口，以达到对腹膜囊充分的牵拉。在这种情况下，应从第12肋下缘腰方肌处至左腹直肌外缘做皮肤切口（图11-8）。与远侧间隙暴露不同的是，应将腹膜囊向上方牵拉入上腹腔。

　　前路正中线暴露L2~4的早期步骤与暴露L4~5基本一致。但是在这些间隙暴露椎体前面时需要将腹主动脉从左向右大幅度牵拉。为了能够达到大幅度牵拉需要松解腹主动脉左侧组织。另外，L2与L3间隙血管应被结扎离断。随后使用电刀钝性分离暴露椎间隙前侧及L2~3、L3~4椎体（图11-9）。

　　缝合

　　完成椎间盘切除、椎间融合及内固定植入后，对腹膜后间隙彻底止血。确认双侧髂动脉及左下肢脉搏以排除动脉损伤。取出撑开器，复位腹膜囊。仔细检查腹膜囊是否有破损。小的破损可用薇乔缝线缝合以防止肠道疝及肠绞窄。在破损较大的情况下，可将腹

膜囊广泛切开以防止小缺损引起腹腔脏器疝出。腹直肌前鞘可使用1号聚二噁烷酮（PDS）缝线。斯卡尔帕筋膜（Scarpa fascia）使用2.0薇乔缝线缝合，皮肤缝合使用4.0单股可吸收缝线（monocryl）缝合。

特殊情况

　　再次手术

　　在翻修手术时使用前方入路风险更大。因为术中会遇到广泛的瘢痕组织，使得牵拉动脉、静脉及输尿管的难度都很大。如果之前进行过前路手术，瘢痕组织会非常明显，即使之前进行的是后路固定手术，在椎间盘及周围血管区域也会有明显的炎性反应。因此应使用锐性分离将血管从周围瘢痕组中分离出来。在这种情况下，血管是非常脆弱的。

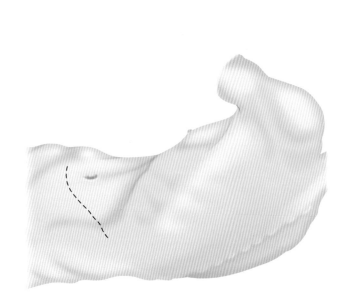

图11-8：L1~2、L2~3前外侧开放入路。

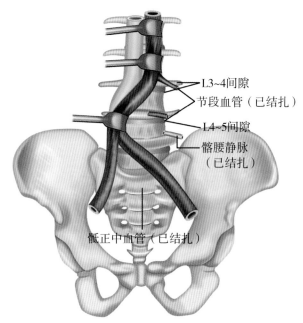

L3~4间隙
节段血管（已结扎）
L4~5间隙
髂腰静脉
（已结扎）
骶正中血管（已结扎）

图11-9：暴露L2~3、L3~4椎间隙。

动脉钙化

如前所述，暴露前方椎体时需要不断地牵拉血管。若动脉有严重的钙化现象，那么牵拉血管就有直接损伤动脉或致其斑块破裂的可能。为了避免发生此种情况，应广泛牵拉血管并且力度要轻柔。这样可以避免对血管造成点压迫，点压迫可加速动脉斑块破裂及栓塞的形成。

结果与潜在并发症

腹部小切口下经腹膜后腰骶椎前方入路可以提供良好的暴露，使术者可以安全地进行单节段或多节段的椎间盘切除、椎体次全切、椎间融合。此入路并发症发生率较小。近期的研究表明，与腹膜后入路腰椎前路椎间融合术（ALIF）相关的并发症发生率为5%~15%[1-5]，也有报道称为38%[6]。

非血管源性并发症的发生率为5%~10%[2,4,7]。这些并发症包括肠道损伤、输尿管损伤、性功能障碍（损

伤肠系膜神经丛与上腹下丛）、术后肠梗阻。逆行性射精是常见的性功能障碍的表现，有时也会出现勃起障碍。由于生殖交感神经损伤引起无意识副交感控制也有持续勃起症的报道。有证据表明，腹膜后入路较经腹膜入路上述并发症的发生率低[4-6,8]。因为在暴露血管时无须对腹膜囊后侧进行分离，所以腹膜后入路损伤肠系膜间神经丛与上腹下丛的概率较低。覆盖在左髂血管与远侧主动脉神经组织需与血管一并从外侧向内牵拉，切记不要分离、离断这些神经[9]。除了这些并发症，ALIF与入路无关的非血管源性并发症还有肺炎、心肌梗死、胰腺炎、交感神经功能紊乱、切口裂开、切口感染[2]。

大血管并发症对于有经验的术者是很少见的。目前发表的文献资料表明，腔静脉、左右髂总静脉撕裂，远侧动脉斑块破裂，左髂总动脉横断等致命的大血管损伤发生率为1%~3%[2,10,11]。其中一篇文献指出，小血管的损伤概率约为24%，其基本为静脉损伤并需要缝合修补[11]。在暴露L4~5间隙时，牵拉易破裂

的静脉分支容易造成出血。若术中有血管外科医生的帮助，修复血管工作将变得十分快捷[2, 11]。

由于术中需要长时间对血管牵拉，有可能会引起深静脉血栓或动脉栓塞。目前报道的深静脉血栓发生率为1%~5%，左髂动脉栓塞率约为0.45%[4, 12]。即使如此，不论是手动牵拉还是自动撑开长节段的血管仍是应该避免的，而单节段的牵引应得到限制。除此，在手术关闭切口前，术者应常规检查髂外动脉搏动是否有力。

对于腰骶椎前路腹腔镜术式也有报道描述。腹腔镜下与小切口开放式腹膜后椎间融合术的对比结果表明，腹腔镜常不能充分暴露术野因而并发症发生率较高[13, 14]。

对于经验丰富且熟悉解剖结构与潜在并发症的术者来说，前路腹部小切口经腹膜后入路可以提供满意的术野，且并发症发生率较低。

▌关键点

- 经腹膜后腰骶椎前方入路要求掌握腹腔、腰骶椎前方血管及神经解剖结构。
- 前方腹部小切口经腹膜后入路可提供满意的腰骶椎暴露术野，有助于多节段的椎间盘切除、椎体次全切、椎间融合，而且切口处较为美观。
- 因为没有切开腹膜囊，腹膜后入路可减小性功能障碍与术后肠梗阻等并发症的发生率。
- 只要有一定经验且术前准备充分，前方经腹膜后暴露腰骶椎体的并发症发生率较低（包括大血管损伤）。

▌参考文献

[1] Holt R T, Majd M E, Vadhva M, et al. The efficacy of anterior spine exposure by an orthopedic surgeon. J Spinal Disord Tech, 2003, 16(5):477–486.

[2] Bianchi C, Ballard J L, Abou-Zamzam A M, et al. Anterior retroperitoneal lumbosacral spine exposure: operative technique and results. Ann Vasc Surg, 2003, 17 (2):137–142.

[3] Brewster L, Trueger N, Schermer C, et al. Infraumbilical anterior retroperitoneal exposure of the lumbar spine in 128 consecutive patients. World J Surg, 2008, 32(7):1414–1419.

[4] Brau S A. Mini-open approach to the spine for anterior lumbar interbody fusion: description of the procedure, results and complications. Spine J, 2002, 2(3):216–223.

[5] Cohn E B, Ignatoff J M, Keeler T C, et al. Exposure of the anterior spine: technique and experience with 66 patients. J Urol, 2000, 164(2):416–418.

[6] Rajaraman V, Vingan R, Roth P, et al. Visceral and vascular complications resulting from anterior lumbar interbody fusion. J Neurosurg, 1999, 91(1 Suppl):60–64.

[7] Gumbs A A, Bloom N D, Bitan F D, et al. Open anterior approaches for lumbar spine procedures. Am J Surg, 2007, 194(1):98–102.

[8] Tiusanen H, Seitsalo S, Osterman K, et al. Retrograde ejaculation after anterior interbody lumbar fusion. Eur Spine J, 1995, 4(6):339–342.

[9] Sasso R C, Kenneth Burkus J, LeHuec J C. Retrograde ejaculation after anterior lumbar interbody fusion: transperitoneal versus retroperitoneal exposure. Spine (Phila Pa 1976), 2003, 28(10):1023–1026.

[10] Brau S A, Delamarter R B, Schiffman M L, et al. Vascular injury during anterior lumbar surgery. Spine J, 2004, 4 (4):409–412.

[11] Chiriano J, Abou-Zamzam A M, Urayeneza O, et al. The role of the vascular surgeon in anterior retroperitoneal spine exposure: preservation of open surgical training. J Vasc Surg, 2009, 50(1):148–151.

[12] Oskouian R J, Johnson J P. Vascular complications in anterior thoracolumbar spinal reconstruction. J Neurosurg, 2002, 96(1 Suppl):1–5.

[13] Katkhouda N, Campos G M, Mavor E, et al. Is laparoscopic approach to lumbar spine fusion worthwhile? Am J Surg, 1999, 178(6):458–461.

[14] Zdeblick T A, David S M. A prospective comparison of surgical approach for anterior L4 - L5 fusion: laparoscopic versus mini anterior lumbar interbody fusion. Spine (Phila Pa 1976), 2000, 25(20):2682–2687.

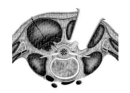

12 腰椎后正中与后外侧入路

皮国富　杨贺军　韩　钰　译
Christian DiPaola, Jacob Furey

腰椎后正中入路

解剖

　　腰椎后正中入路是最简单而且应用最广泛的手术入路。此入路选择后正中切口暴露棘突。体型较瘦的患者在切皮之前就可以在体表触及棘突。皮下组织依次为皮下脂肪层、腰背（胸腰）筋膜、棘上韧带、棘突、棘间韧带。总体而言，该区域没有纵行的大神经与主要的血管，所以只要术者严格按照层次分离不切入肌肉，该区域的暴露相对安全且出血量较少。肌肉往往沿着后正中线走行，所以暴露后中线区域时不能过多地切割软组织。对于强直性脊柱炎患者，术前应进行充分的准备，因为该病患者后方椎管外静脉丛分布很广并与椎管内静脉丛相交通。这些血管常处于瘀血状态而且较正常患者更脆弱。

适应证

　　腰椎后正中入路可以完整地暴露脊柱后柱。因此，可用于包括椎板切除术、关节突切除椎间孔减压术等在内的后路减压手术。退变性疾病、肿瘤、创伤、畸形与感染等大部分脊柱病变都可以通过后正中入路治疗。虽然此入路常作为后方减压与重建的常用

入路，但是如果暴露充分并清晰辨认解剖结构，此入路可演变为经椎弓根入路、侧后方入路、腔外入路等对前侧结构减压与重建。有经验的术者可仅通过单纯后正中入路行前后侧减压与重建。

手术步骤

　　患者取俯卧位，腹面骨性突起妥善垫高。有经验的术者可能习惯使用Jackson脊柱术台。通常在仰卧位麻醉诱导下气管插管，随后通过手术台机械翻转功能在控制力下将患者摆放至俯卧位。此种翻转方式较滚动式翻转明显限制了脊柱移动，对脊柱不稳定的患者更加安全[1-3]。对于手术预期时间超过3.5 h的患者或高龄患者，有经验的术者习惯使用梅菲尔德头架保持颈椎自然体位，这种方法也减小了颜面部与眶部的压力。其他一些体位辅助装置及手术台也可用于俯卧位，适用范围也非常广泛。一些术者习惯使用Wilson支架、Kambin支架、Andrews支架帮助腰部及髋部维持相对前屈以扩大椎板间隙、减小腹部压力。这可能会减小腹压从而减少硬膜外出血量。有经验的术者仅在无内固定的融合手术中应用Wilson支架，这有助于避免术后可能出现的平背畸形。

很多方法都可帮助确定切口位置，如触摸骨性标志物（髂嵴常对应L4~5）、术前摄影标记（椎管穿刺针）。术中X线定位与解剖标志物可以帮助判定间隙是否正确。

在后正中线直接做皮肤切口。使用电刀凝血并切开皮下脂肪组织直至腰背部筋膜层（胸腰筋膜）。此时常可遇到与皮下组织相连的斯卡尔帕筋膜。切入至筋膜层后即可放置自动撑开器（小脑牵开器）撑开皮下及筋膜，为暴露深部创造空间。在向下分离可遇到棘上韧带、棘突及棘间韧带。有经验的术者习惯使用头部包裹的单极电凝并调至50∶50（电凝∶电切）。需注意棘突与椎板表面头-尾侧肌肉、韧带附着点。保持骨膜下剥离有助于减少出血量。从尾侧向头侧暴露可以按照解剖特点逐步分离肌肉韧带附着点。肌松药物的应用有助于使组织离开骨面并减小撑开器的张力。

向深处暴露时术者应注意寻找关节突关节的位置，若无须做融合手术应尽量保护关节突关节囊。有经验的术者在暴露组织时习惯使用单极电凝与金属头吸引器配合，先暴露棘突侧面，随后暴露椎板，再向头侧暴露峡部。峡部向头侧即为上关节突，向外侧即为横突，向尾侧为下关节突。暴露时术者应注意椎板间隙及其内的黄韧带。L5~S1间隙最大，而且其黄韧带分为两层。暴露时应尽可能地将骨面附着的肌肉与软组织清理干净以减少出血，并将骨性标志物清晰暴露出来以助于以后手术操作。尽可能暴露横突浅部，若不小心进入横突间韧带有损伤神经根的危险。

潜在并发症

虽然后正中入路应用范围广泛，患者容易耐受，并发症罕见，但误判间隙可能破坏关节囊；暴露侧方结构植入内固定时可能造成过度牵拉（特别是L5~S1间隙），导致组织水肿，引起切口愈合不良、感染及术后顽固性疼痛。后正中入路较后外侧入路及其他分离肌间隙入路残留无效腔更大，所以其术后感染的风险较高。由于肌肉与筋膜组织从骨面附着处剥离需要愈合，后正中入路患者术后疼痛感明显。L5~S1间隙较宽大有可能引起医源性损伤，需多加注意。

▌关键点

- 后正中入路适用于脊柱后柱结构的减压与重建，在暴露充分的前提下也可用于前方结构减压与重建。
- 从尾侧向头侧按骨膜下剥离方式沿中线分离肌肉与筋膜可减小肌肉损伤、减少出血量。
- 此入路只需做单切口（与旁正中入路不同），在植入椎弓根螺钉时，助手或第二术者可在对侧同时操作以加快手术进程。

▌腰椎后外侧（Wiltse）入路

解剖

Leon Wiltse于1968年首次提出了经竖脊肌内的多裂肌（内侧）与最长肌（外侧）肌间隙旁正中后外侧入路治疗腰椎疾病的方法[4]。Wiltse入路不仅通过多裂肌与最长肌的肌间隙，而且位于供应腰椎区域的内侧与外侧血管间隙，这样不仅可以最大限度地保留组织完整性，还能减少出血量（图12-1）。此外，后外侧入路对肌肉分离较少、对软组织压力牵拉较小，保留了棘上/棘间韧带可使患者术后疼痛明显缓解[4,5]。与后正中切口相比，后外侧入路在两个小切口的帮助下无须大力牵引即可到达脊柱后柱结构[6]。由于近几年微创内固定与工具的发展，后外侧入路再次赢得了广大外科医生的喜爱。因为经皮椎弓根螺钉往往需要频繁的术中定位，所以充分了解后外侧椎旁入路有助于术者在不增加X线透视频次的基础上达到组织微创分离并直视植入螺钉。经肌间隙入路所能暴露的骨性解剖标志有助于指导术者植入螺钉，而且可以通过此入路触及椎弓根内壁引导植钉。

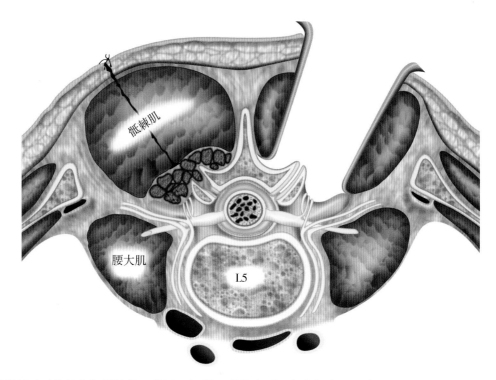

图12-1：撑开器辅助下的轴位解剖结构。使用Gelpi撑开器将多裂肌向内侧牵开，将最长肌向外侧牵开，直接暴露L5的关节突关节与横突。

椎体棘突位于中线两侧夹裹在竖脊肌中。而竖脊肌最靠内且与棘突相关联的是多裂肌。多裂肌外侧是最长肌，其附着于横突。皮肤、脂肪与腰背筋膜（胸腰筋膜）覆盖在这些肌肉表面。

术前应进行MRI与CT（软组织窗）检查[7, 8]。

适应证

如前文所述，后外侧入路适用于包括退变性疾病、创伤、肿瘤、感染、畸形等多种疾病的治疗。只要术者熟悉解剖结构并限制中线暴露范围，就可以在后外侧入路下对后方进行广泛减压（包括中线区域）。因为其无须过度牵拉而且可直视进钉点，所以此入路使内固定植入更加直观。因为其可直接暴露植骨床[4, 5]，所以植骨区的去皮质及植骨工作也更容易进行。椎弓根螺钉植入需要一定的内倾角度（特别是在尾侧节段），而后外侧入路可适应螺钉的内倾角度甚至创造更大的内倾工作角。除此之外，后外侧入路还可用于经椎间孔椎间融合术（TLIF），TLIF需要术者部分或全部切除关节突以在马尾神经无过大牵拉力的前提下进入椎间盘区域。双侧成对的切口有助于TLIF的直观操作。在L4~5、L5~S1节段后外侧入路更利于髂嵴骨块的切取与植入。通过双侧旁切口向尾侧稍倾斜即可轻松触及髂嵴[4, 5]。

有经验的术者常使用后外侧入路实施多种手术，包括中线减压、关节下减压、侧后方椎体切除术。与其他手术入路一样，术者是否了解解剖结构对掌握该项手术技巧及达成手术目的至关重要。

■ 手术步骤

患者取俯卧位，腹侧骨性突起妥善垫高。此处与前文所述基本一致。

旁正中理想的切口位置应位于多裂肌（内群）与最长肌（外群）之间表面的凹陷内。此处位于L5~S1中线旁4 cm处，但根据节段与患者情况而不同[9、10]。此处与中线间的距离从尾侧向头侧渐渐缩短，在L1~2处仅与中线相距8 mm（图12-2、图12-3）[7]。诸如年龄、体重、身高、身体质量指数（BMI）等因素并不能预测肌间隙位置，可通过轴位MRI测量出该位置与中线的距离。有经验的术者常通过此方法确定切口与中线间的距离。在多裂肌与最长肌肌间隙可见到脂肪带或筋膜带。Olivier指出虽然严格按照肌间隙体表位置切开有助于组织的直接分离，但是中线旁3 cm处处于相对无血管区域，所以出血量及术野会更理想。此区域是内侧动脉网与外侧动脉网的分界处。有经验的术者也发现该定位有助于在术前影像学上界定切口头尾侧范围。术前准备完毕后，标记切口范围随后切开皮肤（图12-4）。直接按照肌间隙走行使用电刀分离皮下脂肪、筋膜直至覆盖在竖脊肌表面的腰背筋膜（胸腰筋膜）。有经验的术者习惯在出血较少的切口内使用电切模式切开筋膜层。为了能够直视分离过程，可使用小脑撑开器或浅Gelpi撑开器撑开皮下组

织。暴露至腰背筋膜后用手指触及多裂肌与最长肌之间的肌肉间隙（图12-5）。切开胸腰筋膜，有时会发现其与肌外膜粘连。如果无粘连，常可在肌外膜与筋膜间看到脂肪层。切开肌外膜并使用Metzenbaum剪刀或弯形Mayo剪刀沿其腹侧面分离肌肉。有时需要松解肌纤维直至看到标志着肌间隙的脂肪带或肌外膜层。使用手指进行钝性分离直至横突。内侧肌肉与韧带组织附着于关节囊与峡部，而外侧的肌肉与韧带组织附着于横突。使用手指或Cobb骨膜剥离子分离这些组织后填塞压迫切口并选择深度合适的工作通道。此时使用Hibbs海绵填塞与双极电凝配合即可达到满意的止血效果。有经验的术者习惯使用McCullough撑开器，而且内侧拨片要比外侧拨片短10 mm。这是因为外侧拨片要足够长以抵在横突上，而内侧拨片要骑跨关节突关节。根据患者情况不同，在暴露L4~5或L5~S1间隙时，髂嵴与骶骨翼有可能阻碍侧方撑开器的放入。有经验的术者常会实施髂骨截骨术以适应通道植入角度，如果随后需要取自体髂骨做移植骨，那么截骨处即为取骨点（图12-6、图12-7）。

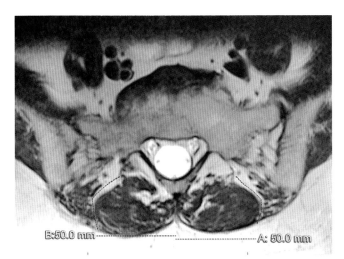

图12-2：S1轴位MRI影像。在S1节段多裂肌–最长肌间隙更靠外侧，距中线位置大于4 cm。如图所示，术前可通过MRI精确测量肌间隙与中线的距离（该患者为5 cm）。

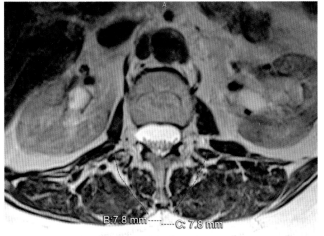

图12-3：L1轴位MRI影像。在L1节段多裂肌–最长肌间隙更靠内侧，距中线的距离约为1 cm。该例患者距中线距离为0.8 cm，因此两侧旁切口间距为1.6 cm。

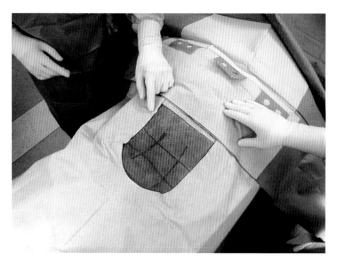

图12-4：标记切口的方法。根据术前MRI测得的肌间隙距中线的距离，在俯卧位下于目标节段椎旁两侧画出纵行切口。

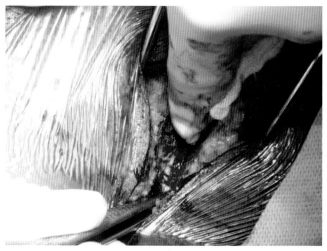

图12-5：手指钝性分离。当皮下脂肪与筋膜层分离后，可使用钝性探子或手指寻找并钝性分离多裂肌与最长肌之间的肌肉间隙。在处理对侧时可将纱垫放入该间隙内控制出血。

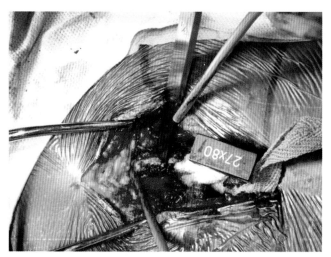

图12-6：髂嵴截骨术。髂骨移植骨（iliac crest bone graft，ICBG）可通过旁正中切口轻易获得，特别是在L5~S1间隙。

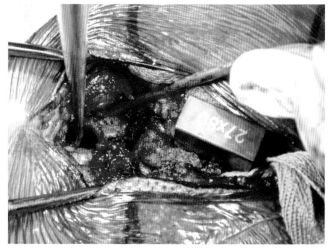

图12-7：刮匙切取ICBG。可使用刮匙通过旁正中切口获取髂骨移植骨。

　　放入撑开器后，术者常会选择一种显影标记物〔有经验的术者常选用有齿血管钳（Kocher clamp）〕在术中摄影中确定手术节段是否正确。随后使用单极电凝从外向内暴露术野。有经验的术者习惯先暴露横突然后再从其内下缘向内侧暴露峡部与横突交界处。此方式是定位峡部较为可靠的一种方法。从峡部向内下方可以安全地暴露椎板与下关节突。由于肌肉与关节囊向内侧剥离，所以应调整撑开拨片以获得更好的术野。灵活选择不同的撑开系统及根据情况调节拨片位置是获取理想术野的关键。向内侧可以继续暴露椎板，但是由于撑开器与棘突间有大块肌肉，所以很难将撑开范围向内侧移动。随后根据需要沿横突头侧面暴露上关节突。通常，暴露深度无须超越横突间韧带腹侧面，而横突间韧带可作为深度的参考标准。但是在侧后方椎体切除、TLIF及极外侧型椎间盘切除时暴露深度应更深。

潜在并发症

　　总体而言，后外侧入路耐受性较好。如果术者无法辨别或利用肌肉间隙入路，术中软组织损伤会较严重，而且出血量会较多。术者必须注意横突与横突间韧带的深度。对其腹侧面无意的暴露可能会引起神经根损伤及大量出血（由于峡部及椎弓根血管回缩，出血难以控制）。由于此入路经肌间隙进入，所以无效腔及软组织损伤较小，术后感染率较低。目前，还没有文献针对后外侧入路与后正中切口的感染率做对比研究。笔者团队正在针对后外侧入路的一些优势做进一步研究（未发表）。

▎关键点

* 在进行侧后方融合、植入椎弓根螺钉、TLIF时，后外侧入路对峡部及外侧区域的暴露更加直观充分，无须对周围肌肉进行过度牵拉。
* 后外侧入路利用肌肉间隙与血管间隙，减小了术中软组织的损伤、对软组织的牵拉，减少出血量。
* 尽管后外侧入路需要双切口，可能会增加手术时间。但是这些切口比后正中切口短得多。而且有一名经验丰富的第二术者在对侧同时操作，其手术时间可能会大大缩短。
* 只要术者掌握解剖结构，后外侧入路可用于多种疾病的手术并能达到预期的手术目的。

▎参考文献

[1] Dipaola C P, Conrad B P, Horodyski M, et al. Cervical spine motion generated with manual versus Jackson table turning methods in a cadaveric C1–C2 global instability model. Spine (Phila Pa 1976), 2009, 34:2912–2918.

[2] DiPaola C P, DiPaola M J, Conrad B P, et al. Comparison of thoracolumbar motion produced by manual and Jackson-table-turning methods. Study of a cadaveric instability model. J Bone Joint Surg Am, 2008, 90: 1698–1704.

[3] DiPaola M J, DiPaola C P, Conrad B P, et al. Cervical spine motion in manual versus Jackson table turning methods in a cadaveric global instability model. J Spinal Disord Tech, 2008, 21:273–280.

[4] Wiltse L L, Bateman J G, Hutchinson R H, et al. The paraspinal sacrospinalis-splitting approach to the lumbar spine. J Bone Joint Surg Am, 1968, 50:919–926.

[5] Wiltse L L, Spencer C W. New uses and refinements of the paraspinal approach to the lumbar spine. Spine (Phila Pa 1976), 1988, 13:696–706.

[6] Olivier E, Beldame J, Ould Slimane M, et al. Comparison between one midline cutaneous incision and two lateral incisions in the lumbar paraspinal approach by Wiltse: a cadaver study. Surg Radiol Anat, 2006, 28: 494–497.

[7] Palmer D K, Allen J L, Williams P A, et al. Multilevel magnetic resonance imaging analysis of multifidus-longissimus cleavage planes in the lumbar spine and potential clinical applications to Wiltse's paraspinal approach. Spine (Phila Pa 1976), 2011, 36:1263–1267.

[8] Warren A, Prasad V, Thomas M. Pre-operative planning when using the Wiltse approach to the lumbar spine. Ann R Coll Surg Engl, 2010, 92:74–75.

[9] Vialle R, Court C, Khouri N, et al. Anatomical study of the paraspinal approach to the lumbar spine. Eur Spine J, 2005, 14:366–371.

[10] Vialle R, Wicart P, Drain O, et al. The Wiltse paraspinal approach to the lumbar spine revisited: an anatomic study. Clin Orthop Relat Res, 2006, 445:175–180.

第二部分
颈椎技术

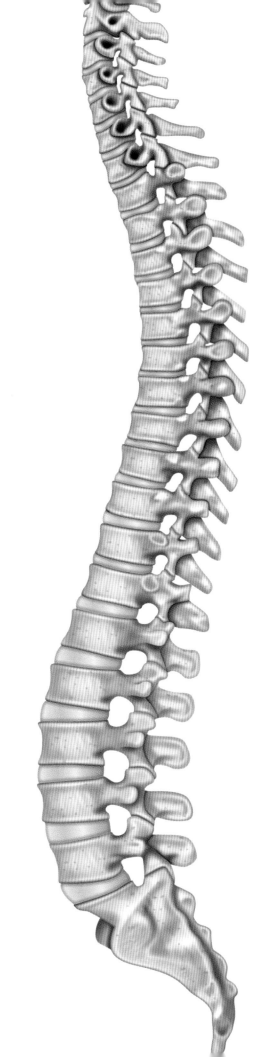

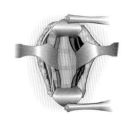

13 颈前路椎间盘切除椎间融合术

皮国富　祝孟坤　译
Swastik Sinha, Lee H Riley III

概述

自1958年Smith和Robinson首次提出该术式以来，颈前路椎间盘切除椎间融合术就成为最成功的脊柱术式之一。该术式提供了C3~T1节段非常优秀的入路方式，同时也可应用于颈椎放射性疾病和脊髓型颈椎病[1]。

手术指征

颈前路椎间盘切除椎间融合术（ACDF）可用于处理神经放射性症状、颈椎失稳（由退变、创伤、感染、炎症、医源性或肿瘤等因素导致）和脊髓型颈椎病。前方的病变，如椎间盘突出，骨赘或后凸畸形致神经压迫，通过该术式可以对神经组织的压迫直接减压处理[2]。

手术步骤

术前必须进行影像资料研究，明确病变的位置和范围，对一些可能有变异的解剖结构，如异常走行的椎动脉等，也需要有全面的掌握。将所有必需的影像检查结果陈列于手术室，对相关影像进行标记，便于术中观看[3]。

手术暴露左侧或右侧均可。该入路的特征已在之前的章节有所叙述。暴露完成后，于椎间盘或椎体放置标志物，采用放射或透视系统确定手术节段。然后放置牵开器并使之位于颈长肌下方，尽量减少对食管和颈动脉鞘的牵拉（图13-1）。用15号刀片在纤维环前方做切口，利用椎体两侧的钩椎结构作为减压的侧方边界。联合应用直或弯刮匙和髓核咬骨钳去除椎间盘组织和软骨性的终板[4]。

平行于钩椎关节内侧放置小号椎板撑开器或在椎间盘上下椎体的中部使用撑开螺钉，都有利于显露椎间盘间隙的后部和椎管结构（图13-2）。如果采用撑开螺钉，将撑开设备光滑面置于撑开螺钉处进行撑开，以利于观察椎间隙后部结构和椎管。椎间隙的减压向后至少应到后纵韧带，侧方到椎间隙范围内的钩椎结构。移除后方骨赘、后纵韧带，部分或全部颈椎体切除和椎间孔切开应根据临床指征和影像检查来决定。用高速磨钻或骨锉处理终板。终板去皮质化的目的是为移植骨块创造血供区域以利于融合的进行，且可为

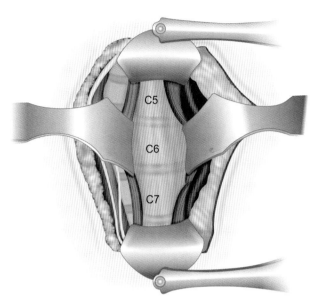

图13-1：放置牵开器并使之位于颈长肌下方，尽量减少对食管和颈动脉鞘的牵拉。

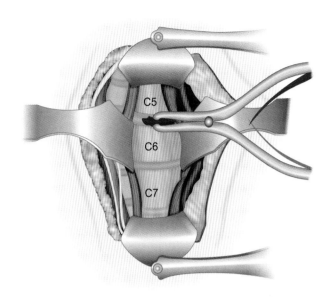

图13-2：撑开器械有助于切除椎间盘。

骨移植块创造较大的移植床并增大移植骨块体积和接触面积来减少高度下降，允许移植骨块位于运动节段旋转的中轴上。在下位椎体的上终板两侧倾斜部位以内（钩椎关节内侧）操作以避免损伤椎动脉。处理过的上下终板面应相互平行。处理方法根据具体处理节段的不同而变化，但应完全去除上位椎体下终板的前部和下位椎体上终板的后部。使用模具决定同种异体移植骨块、自体髂骨移植骨或融合器的尺寸[5, 6]。

移植骨块的上下面应平行，与椎骨接触面有良好的贴合。移植骨块在椎间隙需向内缩进大约2 mm，避免凸向椎管（图13-3）。移植骨块放置完成，减压或撑开的器械应被移除，并确定移植骨块的稳定性。移植骨块应外形合适、与移植床紧密相接、位于椎体中心部位并且比椎间隙范围向内缩进2 mm[7]。

之后在椎体前壁用前路钢板固定。利用磨钻或刮匙去除椎体前壁的骨赘，创造一个平滑的接触面以利于放置钢板。选择长短合适的钢板以确保螺钉能固定在椎体上，这样才不会影响邻近节段终板和

椎间盘。钢板和螺钉最佳的位置，应距离其上下椎间盘超过5 mm的距离。螺钉置入应向内侧倾斜（图13-4）[8]。

在减压的结束阶段，反复冲洗切口并仔细探查，确保彻底止血。然后术中拍摄侧位像确保手术节段正确，椎间移植骨块、钢板、螺钉都处于合适的位置。理想情况下运动节段应平行撑开2 mm。这可以通过仔细观察关节突关节来确定。之后应放置引流管并于切口侧方穿出。用可吸收缝线间断缝合颈阔肌和皮下组织，应用可吸收线行皮内连续缝合。然后在切口上覆盖无菌敷料。

术后恢复和限制

术后护理应根据手术节段数目、手术类型、骨质、内固定的牢固程度和术者的喜好而定。有的医生习惯采用硬质或软质的颈托固定颈椎，而有的医生倾向于不采取外固定方式。相对于单节段颈前路椎间盘切除椎间融合术，颈部支具多在多节段颈前路椎间盘

切除椎间融合术和椎体切除术中应用。职业因素会影响患者重返工作的时间[6]。

潜在并发症

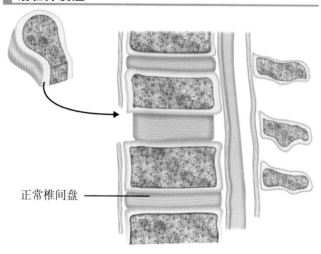

正常椎间盘 ————

图13-3：终板去皮质后植入移植骨块。

超过椎体两侧钩椎范围进行操作时易损伤椎动脉。为避免这一严重的并发症，应清楚暴露下位椎体上终板，并且保持操作范围位于两侧倾斜部以内（即钩椎关节起始部位）。同样，应强调术前CT或MRI检查，以排除异常走行的动脉，若存在畸形应考虑行后路手术[2]。

关键点

- 仔细审查影像学检查结果和患者的临床症状，注意任何可能出现走行异常的椎动脉，这时应排除前路手术。椎体后病变应采取椎体切除术或后路手术。
- 利用不透射线的标记物并拍摄侧位像以避免手术节段的错误。
- 进行椎间盘切除术时，保持操作范围位于下位椎体上终板两侧倾斜部位（钩椎关节）以内，避免损伤椎动脉。

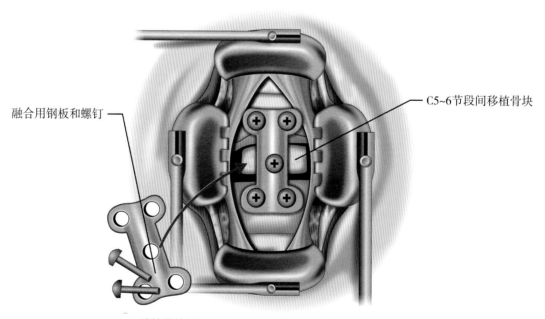

融合用钢板和螺钉 ————

———— C5~6节段间移植骨块

移植骨块植于C5~6之间，并以钢板和螺钉加固

图13-4：钢板和螺钉放置位置。

- 放置钢板的位置应距其上下椎间盘至少5 mm，避免加速邻近节段的退行性病变。

参考文献

［1］ Smith G W, Robinson R A. The treatment of certain cervical spine disorders by anterior removal of the intervertebral disc and interbody fusion. J Bone Joint Surg Am, 1958, 40:607–624.

［2］ Herkowitz Harry N, Garfin Steven R, Eismont, Frank J, et al. The Spine. Elsevier, 2006.

［3］ Bradford, David S, Zdeblick, et al. Masters techniques in orthopaedic surgery: The Spine. Lippincott Williams & Wilkins, 2004.

［4］ Herkowitz, Harry N. The Cervical Spine Surgery Atlas. Lippincott Williams & Wilkins, 2004.

［5］ Kim Daniel H, Henn Jeffrey S, Vacarro Alexander R, et al. Surgical Anatomy & Techniques of the Spine. Elsevier, 2006.

［6］ Bohlman H H, Emery S E, Goodfellow D B, et al. Robinson anterior cervical discectomy and arthrodesis for cervical radiculopathy: long term follow-up of 122 patients. J Bone Joint Surg Am, 1993, 75: 1298–1307.

［7］ Riley L, Robinson R, Johnson K, et al. The results of anterior interbody fusion of the cervical spine. J Neurosurg, 1969, 30:127–133.

［8］ Garrido B J, Wilhite J, Nakano M, et al. Adjacent-level cervical ossification after Bryan cervical disc arthroplasty compared with anterior cervical discectomy and fusion. J Bone Joint Surg Am, 2011, 93:1185–1189.

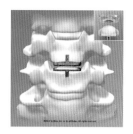

14 人工颈椎间盘置换术

王卫东　黄世磊　韩奇财　译
Bruce V Darden II, Thomas Kesman

概述

颈前路椎间盘切除椎间融合术在20世纪50年代得到发展，并且成为许多颈椎疾病尤其是退变性椎间盘源性疾病行之有效的手术治疗方法[1-3]。目前已有大量的临床研究证实了颈前路椎间盘切除椎间融合术的安全性和有效性[4，5]。前路内固定和移植骨块的应用可加快术后恢复并减少并症的发生率。然而，颈前路椎间盘切除椎间融合术可能会增加邻近节段退行性病变的可能性。Hilibrand提出每年约有2.9%的患者因邻近节段退行性病变出现新的症状需要手术治疗[6]。另一例包含180名患者的研究，其平均长约8.3年的随访结果显示有92%的患者发生了邻近节段的退行性病变；再手术率则在整个研究时段中低至6.1%[7]。模拟颈前路椎间盘切除椎间融合术的尸体生物力学实验结果显示融合节段邻近节段椎间盘内压力增高，同时邻近节段的活动度也有提高，这提示了颈前路椎间盘切除椎间融合术有导致过早退变的可能[8，9]。

基于上述背景知识，多个独立的中心于20世纪90年代开展了颈椎间盘置换术。Bryan人工颈椎间盘（Medtronic Sofamor Danek，Memphis，Tennessee）率先在欧洲进行多中心、前瞻性和非随机试验研究[10]。研究需要进行美国食品和药品管理局医疗器械豁免研究（FDA IDE）试验[11]。Prestige ST[12]人工颈椎间盘（Medtronic Sofamor Danek，Memphis，Tennessee）和ProDisc-C[13]人工颈椎间盘（Synthes Spine，west Chester，Pennsylvania）均完成了FDA IDE试验，这些在文献中均有报道。这三种人工颈椎间盘都进行了非劣性试验。结果表明，所有人工颈椎间盘置换都具有与已确立的标准颈前路椎间盘切除椎间融合术相同的临床效果。长期的随访数据显示人工颈椎间盘置换术具有更低的再手术率，且更少发生邻近节段退行性病变。

手术指征

人工颈椎间盘置换术同颈前路椎间盘切除椎间融合术有相似的手术指征，仅有少数差异。理想的指征是因退变性椎间盘疾病导致的颈椎放射性病症，并且进行6个月保守治疗无效，或出现进行性神经功能损害。Riew[16]对因脊髓型颈椎病进行Bryan或Prestige ST人工颈椎间盘置换术的患者进行了研究。结果显示，人工颈椎间盘置换术的临床效果与颈前路椎间盘切除椎间融合术相比并无差异。该实验的缺陷是不包含后纵韧带骨化（OPLL）患者。由ProDisc-C IDE试验得出人工颈椎间盘置换术的禁忌证包括活动性系统性感染或局限在移植位点的感染、骨质疏松（DEXA T-积分≤2.5）、中立位或过伸过屈位影像学显示置换节段不稳（移位＞3 mm或与相邻节段相比角度差大于11°）、对内植物产生过敏反应及严重的颈椎病（骨桥形成、椎间隙高度丢失超过50%、受累节段活动度＜2°或者关节突关节病变），或责任节段椎体强度下降[13]。美国之外的地区已经进行了多节段人工椎间盘置换术的评估研究，但是FDA仅批准人工颈椎间盘在单节段的应用（图14-1）。

手术步骤

由于手术所采用的人工椎间盘不同，手术技术也不尽相同。本章就ProDisc-C人工椎间盘置换术进行叙述。患者仰卧于可透射线的手术床上（有利于拍摄手术节段的正侧位片）。患者的头部用凝胶垫支撑，颈部用圆柱状支撑物支撑，以保持颈椎的正常自然前屈曲度。用胶带固定头部以保持该姿势，肩关节也应用胶带固定向下牵拉，以利于受累节段的透视。如果不能获得侧位像，则需考虑使用颈前路椎间盘切除椎间融合术（图14-2）。

做横行切口进行常规暴露后，放置可透射线的侧方拉钩。正位像确定手术节段椎体的中线。之后标记手术节段椎间盘上下椎体中线使术中可见（图14-3）。使用固定螺钉代替Caspar牵开器。螺钉拧入椎体中应与受累椎间盘相互平行，并尽可能远离受累椎间盘。用骨锥穿破皮质钻取钉道，然后在透视下拧入3.5 mm螺钉。装配固定设备，施加预压力（图14-4）。在此步骤中，固定设备并不起到Caspar牵开器的作用。之后行椎间盘切除术，避免破坏皮质终板。如果病情需要，可切除后纵韧带和钩椎关节的内侧1/3。

在侧位透视下植入颈椎撑开器，撑开器的尖端必须置于椎体后缘以避免破坏终板。以上步骤以及撑开操作都须在侧方透视下完成。高度已丢失的椎间隙需要更多的松解才能撑开。然而撑开器是很有力量的器械，应逐步地进行撑开。达到合适减压程度后，将固定系统保持在撑开模式，并施加压力（图14-5）。

选择合适的人工颈椎间盘模具。ProDisc-C有18种不同尺寸的人工颈椎间盘。选择能覆盖椎体面的最大尺寸的人工颈椎间盘。与之相对的，在高度选择上应选择与正常椎间盘相匹配的、高度最小的人工颈椎间盘。使用过高的人工颈椎间盘被证实会限制术后的活动度。之后将模具固定于模具手柄上，并在侧位透视下植入椎间隙，到达椎体后缘并且位于中线即可。可逆时针旋转手柄来增大模具深度直至合适位置（图14-6）。当模具挡板到达椎体前缘时，即可从固定系统上移除撑开设备，使压力恢复。同时移除模具手柄。

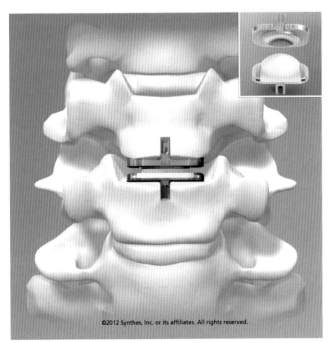

图14-1：ProDisc-C人工颈椎间盘前面。

资料来源：Cover of Synthesis ProDisc-C Technique guide。

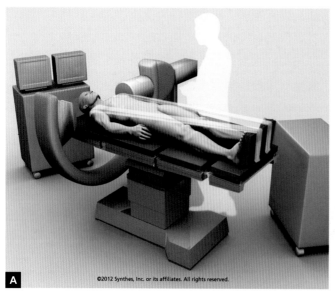

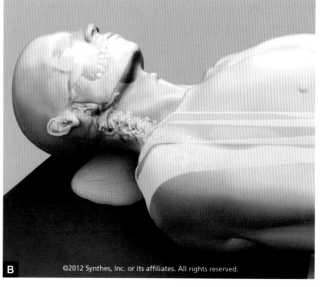

图14-2：患者体位。

资料来源：Figures 7 and 8，Synthes ProDisc-C Technique guide。

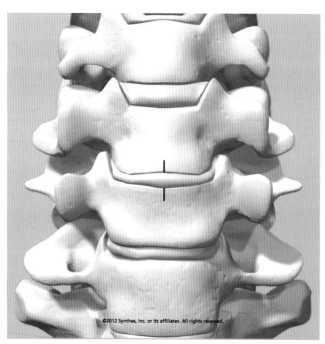

图14-3：确定中线。

资料来源：Figure11，Synthes ProDisc-C Technique guide。

接下来的步骤是椎体骨质的切除与骨槽的制备。最初ProDisc-C采用骨凿，现已被高速手摇钻所取代（图14-7）。将合适尺寸的钻针置于模具之上并且拧紧闭锁螺帽。正位透视确定钻针位于椎间隙中心位置。之后将一枚临时固定针置于下方引导通道。钻头通过上方的引导孔接触椎体前方的皮质，在侧方透视下，向后推进至合适位置后将钻头转向内植物方向。移除钻针，将一钝性固定针暂时置于上方孔内（图14-8）。之后进行下方通道的钻取。该步骤完成后，取出内植物模具和钻头（图14-9）。然后进行骨质的切除，在侧位透视下放置骨质清除设备，并确保取出骨质碎片。接下来反复冲洗手术区域。之后，将合适的ProDisc-C人工颈椎间盘连接内植物植入装置"en-bloc"。植入装置和人工颈椎间盘上的标记清楚地指示"上"和"下"。将人工颈椎间盘与骨道前段并齐，之后在侧方透视下逐渐推进至椎体后缘。不应使人工颈椎间盘超越骨道部分（图14-10）。位置合适之后，移除固定螺钉系统，钉道和所有暴露的松质骨面均用骨蜡封堵。反复冲洗，去除任何有成骨可能的血和骨组织。逐层缝合并留置引流管，完成手术。

术后患者如果能耐受则可恢复活动。为了舒适可以佩戴较软的颈托。为降低异位骨化的风险，术后

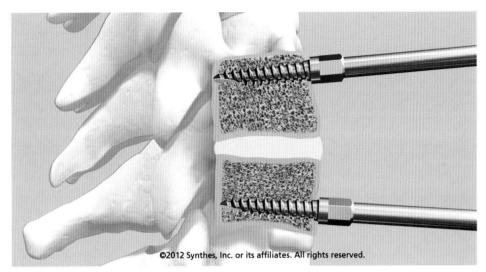

图14-4：拧入固定螺钉。

资料来源：Figure13，Synthes ProDisc-C Technique guide。

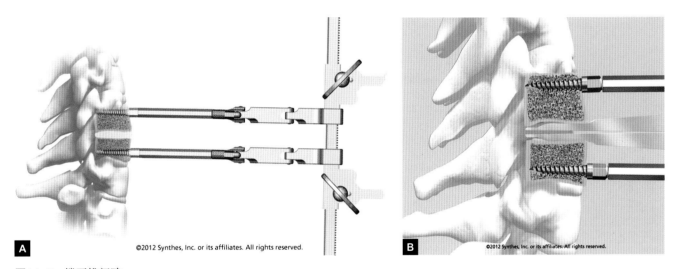

图14-5：撑开椎间隙。

资料来源：Figures 14 and 15，Synthes ProDisc-C Technique guide。

2~4周应给予非甾体类抗炎药。如果患者无不适，笔者推荐吲哚美辛75 mg缓释，每日2次。定期复查，确保人工椎间盘功能的稳定。

潜在并发症

　　人工颈椎间盘置换术的并发症很少。在所有临床IDE试验中没有发现严重的神经损伤[11-13]。仅有

少数因内植物移位或错位而需重新手术。其他的一些潜在风险与颈前路椎间盘切除椎间融合术相似：脑脊液漏、吞咽困难、声音嘶哑、感染或咽后血肿。Segebarth等研究ProDisc-C置换术患者，发现和颈前路椎间盘切除椎间融合术相比有更低的吞咽困难的风险[17]。异位骨化（HO）被证实可发生在所有颈椎间盘置换术中，发生率高达71.4%[18-20]。尽管存在异位骨化的风险，但超过90%的患者相应节段保留

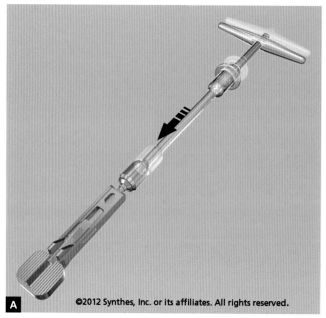

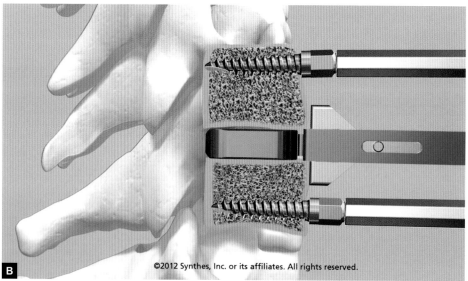

图14-6：放置模具。

资料来源：Figures 18 and 19，Synthes ProDisc-C Technique guide。

了大于3°的活动度，并且异位骨化与临床结果之间没有关联[21]。关于骨质溶解有个别案例进行过报道，此时应移除人工椎间盘并进行颈前路椎间盘切除椎间融合术[22]。

关键点

- 人工颈椎间盘置换术的指征与颈前路椎间盘切除椎间融合术相似，除了一些严重的椎间盘和关节面的退行性病变。

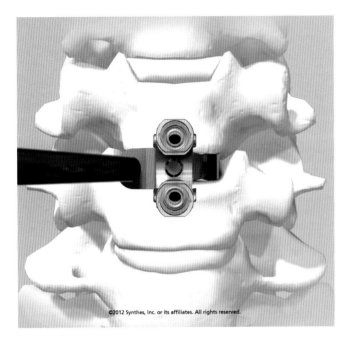

图14-7：放置合适的钻头，前面观。

资料来源：Figure 23，Synthes ProDisc-C Technique guide。

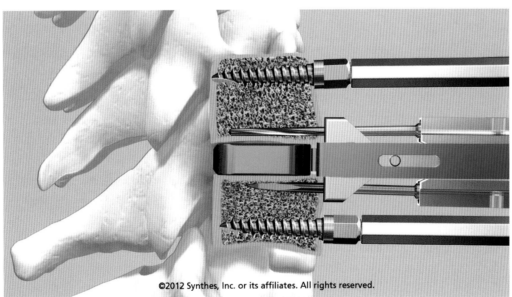

图14-8：侧方视角显示钻针。

资料来源：Figure 26，Synthes ProDisc-C Technique guide。

- 人工颈椎间盘置换术的临床结果与颈前路椎间盘切除椎间融合术相同，而颈前路椎间盘切除椎间融合术手术节段和邻近节段再手术率较高。

- 人工颈椎间盘置换术的并发症较少；异位骨化常常发生，但与临床效果并无明显关联。

- 仍然需要观察长期的随访结果。

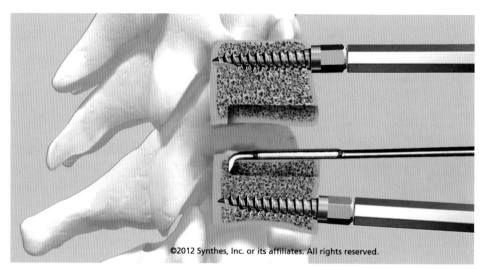

图14-9：探查骨道。

资料来源：Figure 28，Synthes ProDisc-C Technique guide。

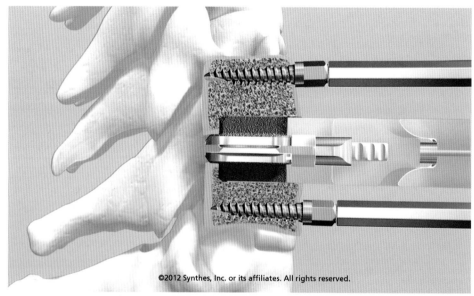

图14-10：侧方视角显示Prodisc-C人工椎间盘植入完毕。

资料来源：Figure 33，Synthes ProDisc-C Technique guide。

参考文献

［1］ Robinson R, Smith G. Anterolateral cervical disc removal and interbody fusion for cervical disc syndrome. Bull. Johns Hopkins Hospital, 1955, 96:223-224.

［2］ Bailey R, Badgely C. Stabilization of the cervical spine by anterior fusion. J Bone Joint Surgery Am, 1960, 42(4): 565-594.

［3］ Cloward R D. Treatment of acute fractures and fracture dislocations of cervical spine by vertebral body fusion: a report of cases. J Neurosurg, 1961, 118:205-209.

［4］ Bohlman HH, Emery SE, Goodfellow DB, et al. Robinson anterior cervical discectomy and arthrodesis for cervical radiculopathy. J Bone Joint Surgery Am, 1993, 75:1298-1307.

［5］ Gore DR, Sepic SB. Anterior cervical fusion for degenerated or protruded discs: a review of one hundred forty-six patients. Spine, 1984, 9:667-671.

［6］ Hilibrand AS, Carlson GD, Palumbo MA, et al. Radiculopathy and myelopathy at segments adjacent to the site of a previous anterior cervical arthrodesis. J Bone Joint Surg Am, 1999, 81:519-528.

［7］ Goffin J, Geusens SE, Vantomme N, et al. Long-term follow-up after interbody fusion of the cervical spine. J Spine Disord Tech, 2004, 17:79-85.

［8］ Pospiech J, Stolke D, Wilke H J, et al. Intradiscal pressure recordings in the cervical spine. Neurosurg, 1999, 44:379-384.

［9］ Eck J C, Humphreys S C, Lim T H, et al. Biomechanical study on the effect of cervical spine fusion on adjacent level intradiscal pressure and segmental motion. Spine, 2002, 27:2431-2434.

［10］ Goffin J, Casey A, Kehr P, et al. Preliminary clinical experience with the Bryan Cervical Disc Prosthesis. Neurosurgery, 2002, 51(3):840-845.

［11］ Heller J G, Sasso R C, Papadopoulos S M, et al. Comparison of Bryan cervical Disc arthroplasty with anterior cervical decompression and fusion: clinical and radiographic results of a randomized, controlled, clinical trial. Spine, 2009, 34:101-107.

［12］ Mummaneni P V, Burkus J K, Haid R W, et al. Clinical and radiographic analysis of cervical disc arthroplasty compared with allograft fusion: a randomized controlled clinical trial. J Neurosurg Spine, 2007, 6:198-209.

［13］ Murrey D B, Janssen M, Delamarter R. et al. Results of the prospective, randomized multicenter Food and Drug Administration investigational device exemption study of the ProDisc-C total disc replacement versus anterior discectomy and fusion for the treatment of 1-level symptomatic cervical disc disease. Spine J, 2009, 9:275-286.

［14］ Goffin J, Van Loon J, Van Calenbergh F, et al. A clinical analysis of 4 and 6 year follow-up results after cervical disc replacement surgery using the Bryan Cervical Disc Prosthesis. J Neurosurg Spine, 2010, 12:261-269.

［15］ Delamarter R B, Murrey D B, Janssen M E. et al. Results at 24 months from the prospective randomized, multicenter investigational device exemption trial of ProDisc-C versus anterior cervical discectomy and fusion with 4-year follow-up and continued access patients. SAS J, 2010, 4:122-128.

［16］ Riew K D, Buchowski J M, Sasso R. et al. Cervical disc arthroplasty compared with arthrodesis for the treatment of myelopathy. J Bone Joint Surgery Am, 2008, 90:2354-2364.

［17］ Segebarth P B, Datta J, Darden B V, et al. Incidence of dysphagia comparing cervical disc arthroplasty and ACDF. SAS J, 2010, 4(1):3-8.

［18］ Leung C, Casey A T, Goffin J, et al. Clinical significance of heterotopic ossification in cervical disc replacement: a prospective, multicenter clinical trial. Neurosurg, 2005, 57:759-763.

［19］ Mehren C, Suchomel P, Grochulla F, et al. Heterotopic ossification in total cervical disc replacement. Spine, 2006, 31:2802-2806.

［20］ Yi S, Kim K N, Yang M S, et al. Difference in occurrence of heterotopic ossification according to prosthesis type in the cervical artificial disc replacement. Spine, 2010, 35(16):1556-1561.

［21］ Barbargallo G M, Corbino L A, Olindo G, et al. Heterotopic ossification in cervical disc arthroplasty: is it clinically relevant? Evidence-based. Spine Care Journal, 2010, 1(1):15-20.

［22］ Tumialan L M, Gluf W M. Progressive vertebral body osteolysis after cervical arthroplasty. Spine, 2011, 36(14): 973-978.

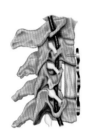

15

颈前路椎体切除术

王卫东　孙建广　译
Kelley Banagan, Howard An

概述

20世纪初，为治疗颈椎结核，颈椎前路手术得到初步发展。到20世纪50年代，前路融合术被用于治疗颈椎的溶解性损害。目前，颈前路椎体次全切术被用于治疗各种损伤和骨折，脊柱退变性疾病包括颈椎序列不稳和颈椎病，以及后纵韧带骨化、感染和肿瘤[1, 2]。

外科解剖

颈前路外科暴露相对来说是较安全的操作方式，其巧妙地利用了解剖结构间隙。患者呈仰卧位，并采取皮牵引或骨骼牵引。如果需要，可采取头高脚低位，减少静脉出血。切口的体表标志有C3椎体水平的舌骨、C4~5椎间隙水平的甲状软骨，以及C6水平的环状软骨。切口可以是横行也可以是纵行的。当需要暴露1~4个椎间盘时应采取横行切口。

前方入路操作应于外侧的胸锁乳突肌、颈动脉鞘和内侧的气管食管、舌骨下肌之间的间隙进行。切开皮肤，分离皮肤和皮下组织，分开颈阔肌。钝性分离

直至气管前筋膜。在分离颈阔肌时，颈外静脉极易受损；在牵拉胸锁乳突肌时，第11对颅神经易受损伤。因此，必须小心进行初步的剥离并且避免多余的牵拉。当分开颈深筋膜时，容易受损的结构包括甲状腺上动脉和甲状腺下动脉，以及气管、喉、食管、咽、喉神经和颈动脉鞘。甲状腺上、下动脉自颈动脉发出在颈深筋膜向中线分布，分别跨越C3~4和C6~7节段。之间的区域是相对无血管的，易于分离暴露。右喉返神经绕过锁骨下血管后在颈部上行，在C6~7节段向颅侧和内侧走行，且常有甲状腺下动脉伴行。左喉返神经则绕过主动脉弓向上折返，紧靠气管食管的间隙，更靠向中线位置，处于保护位置。因此，对于下颈椎手术来说，左侧入路相对更加安全。然而，在C7~T1水平左侧常见胸导管，要注意保护。

成功分离软组织后，颈前路手术可能发生的术中并发症有神经根的损伤、椎动脉和脊髓的损伤。详细掌握局部解剖知识是避免损伤的最好方式。颈动脉鞘可在外侧触及，气管食管则被推向内侧。

在两侧颈长肌直部的内侧或可见到椎体。骨膜下分离肌肉并从内侧向外侧暴露需要移除椎体前部。分离应到达两侧钩突外侧。椎动脉走行于钩突侧方[2]。

手术指征

颈前路椎体切除术用于治疗多种临床疾病，包括多节段退变性疾病、后纵韧带骨化症、原发肿瘤或转移瘤、感染或创伤[1]。对于脊髓型颈椎病可选择的外科治疗手段包括前路多节段椎间盘减压融合术、前路椎体次全切除减压融合术、椎板切除术、椎板成形术。颈前路椎体切除术应用于严重前方脊髓压迫的脊髓型颈椎病患者和椎管狭窄伴颈椎后凸患者。在脊髓型颈椎病患者中，后纵韧带往往被切除以避免脊髓压迫[1]。颈前路椎体次全切除和重建可以解决椎管狭窄、前方骨赘压迫、脊柱运动范围过大三种脊髓型颈椎病。Fessler回顾了93例因脊髓型颈椎病行颈前路椎体切除术的患者，术后神经功能改善率为86%[3]。Zdeblick进一步评估了患有严重颈椎后凸和脊髓型颈椎病的患者，认为要实现安全的脊髓减压，椎体次全切是更好的处理措施。前路椎体切除，手术术野清晰，可安全移除压迫脊髓的椎体并且可对后凸进行矫形[4]。

根据一项包含72例椎体切除术的回顾性研究，对于脊髓型颈椎病，Ozgen推荐行1~2个节段的椎体切除，并且最多移除2个椎体[1]。Vaccaro和Sasso同样提出3个节段的手术术后早期钢板重建失败的概率显著增加。笔者同样推荐，椎体切除最多用于2个节段[5-7]。Singh提出椎间盘切除结合椎体切除的混合方式相比于多节段椎体切除可提供更好的生物力学稳定性[8]。

颈椎可发生相当多的原发肿瘤或继发肿瘤。当肿瘤波及整个椎体时可行椎体切除，并且需要切除全部椎体和周围韧带[1]。

后纵韧带骨化的治疗是具有挑战性和困难的。出血、硬膜撕裂及术前存在的神经症状加重是潜在并发症中的一部分。切除后纵韧带后，术者探查硬膜囊是非常重要的。C2水平以下后纵韧带骨化可以通过前方入路切除，但切除长度不能超过5个椎体。其他一些笔者认为最多切除3个节段才是比较安全的[1]。

对于椎间盘炎或硬膜下脓肿压迫脊髓腹侧，前路椎体切除可以进行脊髓减压。通常，骨质溶解、椎体压缩与椎间隙的破坏共同出现。感染灶常隐藏在后纵韧带之后，这要求广泛地暴露以彻底清除病灶。对于这种情况，前路重建手术被证实是有效的治疗方法[1]。

对于创伤、屈曲压缩损伤、过伸导致的脊髓中央损害颈前路椎体切除也发挥着重要作用[1]。颈椎创伤治疗的目标是脊髓减压并重建颈椎稳定性。Fisher进行了一项包含45位患者的回顾性研究，患者均为不稳定颈椎泪滴状骨折，采用哈罗氏架或颈前路椎体切除并内固定术。这种骨折类型存在脊柱前部的压缩及后部结构的牵拉，前路椎体切除移植物融合固定术是有效且安全的治疗方法[9]。

手术技术：颈前路椎体切除融合术

首先进行椎间盘切除，用尖刀片切开纤维环，用刮匙和咬骨钳去除椎间盘。切除范围向两侧至钩椎关节，向后至后纵韧带。如果发生脊髓病和椎间盘突出则应切除后纵韧带。对神经根的直接减压可于钩椎关节水平进行。当需要进入椎体后部时，如椎间盘突出游离体在椎体后方移行，此种情况下必须进行部分或完全椎体切除融合。和颈前路椎间盘切除椎间融合术相比，该技术的优势是减少了必须融合的关节面。颈前路椎间盘切除椎间融合术中每多一个需要融合的节段，都会增加融合失败的概率。

椎体切除融合术可以用如下方式完成。颈前路行目标椎体上、下节段椎间盘切除术。使用咬骨钳或高速磨钻去除椎体到达后方皮质。然后用有角度的刮匙去除后方皮质。至少去除1/3的椎体以达到足够的脊髓减压。保留椎体侧方骨质可以保持一些结构的完整。椎体切除可在横突孔5 mm以内的范围进行。椎体切除的精确骨量和位置取决于脊髓压迫的情况和椎动脉的走行。然后，进行加压或减压，重建减压部位矢状面序列。将修剪好的骨移植物植入两端终板间（图15-1A）。准备屋顶形状的终板，头侧3 mm深，尾侧2 mm深。当骨移植物远端落入已预制的凹陷内时，使用颅骨牵引弓牵开植骨床植入全部骨移植物。移植骨块应沉降2 mm（图15-1B）。腓骨移植物、三皮质髂骨移植物、同种异体移植物和用骨头填充的融合器均已被成功应用。骨移植物应轻微沉降于椎体。移除牵拉估计骨移植物的稳定性。应用内固定可提高稳定性（图15-1C）。当情况需要时要考虑外固定措施，如Halo式架或颈托等。

病例

60岁女性，主诉为右上肢症状，伴有脊髓放射性症状。进一步的影像学检查提示颈椎病和C3~6节段的脊髓压迫，以C3~4节段为显著。横断面的图像为图15-2A~C，矢状面为图15-2D。患者进行了C4椎体切除，C5/6节段椎间盘切除并且前路内固定C3~6节段。图15-2E和图15-2F显示术后正位和侧位像。

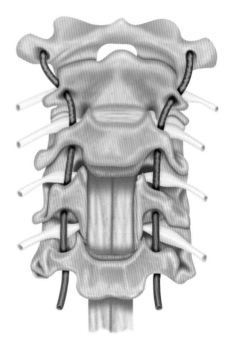

图15-1A：准备屋顶形状的终板，头侧深3 mm，尾侧深2 mm。

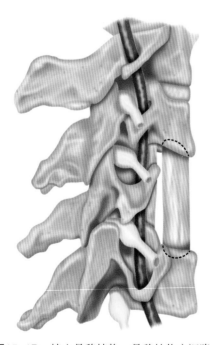

图15-1B：植入骨移植物，骨移植物应沉降2 mm。

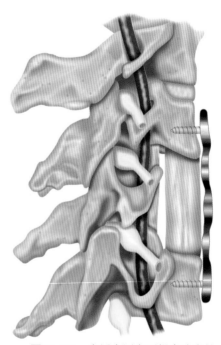

图15-1C：应用内固定可提高稳定性。

潜在并发症

对1 560位行颈前路椎体切除的患者进行研究分析后，Boakye报道呼吸系统并发症是最常见的术后并发症。其他并发症包括吞咽困难、声带麻痹，以及骨移植物和内固定物相关并发症。所有已报道的病例死亡率为1.8%，并发症发生率为18.4%。手术节段的数目、肿瘤病史、ASA（美国麻醉师协会）分级、Ⅰ型糖尿病、手术时间超过6 h以及患者年龄均为并发症的危险因素。

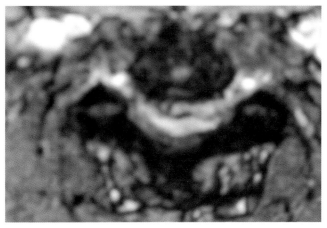

图15-2A：C3水平T2加权像MRI。

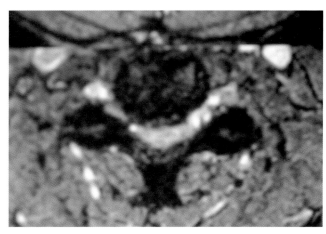

图15-2B：C4水平T2加权像MRI。

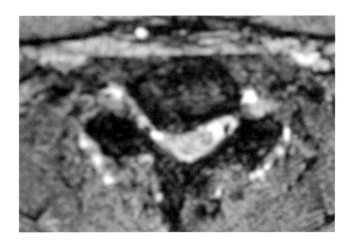

图15-2C：C5水平T2加权像MRI。

关键点

- 颈前路椎体切除可用于治疗包括退变性疾病、创伤、肿瘤、后纵韧带骨化在内的多种颈椎疾病。
- 医生应具有全面的解剖知识以避免损伤重要结构如椎动脉。

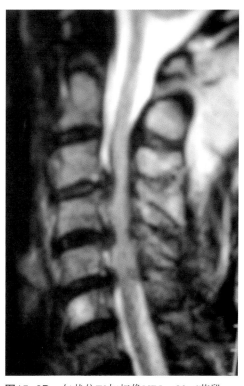

图15-2D：矢状位T2加权像MRI，C3~6节段。

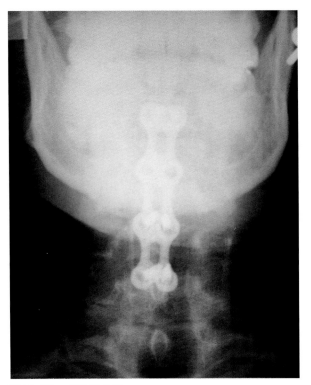

图15-2E：术后正位像。

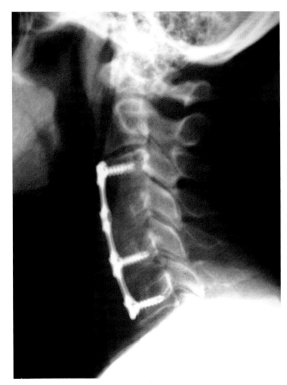

图15-2F：术后侧位像。

- 椎体切除的数目和位置取决于脊髓压迫的程度和位置。
- 该术式并发症发生率可高达18%。

参考文献

［1］ Ozgen S, Naderi S, Ozek M M, et al. A retrospective review of cervical corpectomy: indications, complications and outcome. Acta Neurochir (Wien), 2004, 146:1099–1105.

［2］ Pait G T, Killefer J A, Arnautovic K I. Surgical anatomy of the anterior cervical spine: the disc space, vertebral artery, and associated bony structures. Neurosurgery, 1996, 39:769–776.

［3］ Fessler R G, Steck J C, Giovanni M A. Anterior cervical corpectomy for cervical spondylotic myelopathy. Neurosurgery, 1998, 43:257–265.

［4］ Zdeblick T A, Bohlman H H. Cervical kyphosis and myelopathy. Treatment by anterior corpectomy. J Bone Joint Surg Am, 1989, 71:170–182.

［5］ Vaccaro A R, Falatyn S P, Scuderi G J, et al. Early failure of long segment anterior cervical plate fixation. J Spinal Cord Disord, 1998, 11:410–415.

［6］ Sasso R C, Ruggiero R A, Reilly T M, et al. Early reconstruction failures after multilevel cervical corpectomy. Spine, 2003, 28:140–142.

［7］ Uribe J S, Sangala J R, Duckworth E A M, et al. Comparison between anterior cervical discectomy fusion and cervical corpectomy fusion using titanium cages for reconstruction: analysis of outcome and long-term follow-up. Eur Spine J, 2009, 18:654–662.

［8］ Singh K, Vaccaro A R, Kim J, et al. Biomechanical comparison of cervical spine reconstructive techniques after a multilevel corpectomy of the cervical spine. Spine, 2003, 28:2352–2358.

［9］ Fisher C G, Dvorak M F S, Leith J, et al. Comparison of outcomes for unstable lower cervical flexion teardrop fractures managed with halo thoracic vest versus anterior corpectomy and plating. Spine, 2002, 27:160–166.

［10］ Boakye M, Patil C G, Ho C, et al. Cervical corpectomy: complications and outcomes. Operative Neurosurgery, 2008, 63:295–302.

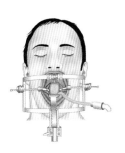

16

经口齿突切除术

王卫东　孙建广　译

David M Neils, Yazhini Gnanasambanthan, Daniel R Fassett

解剖

关于经口入路暴露齿突的相关解剖学知识已在第一部分"经口入路外科解剖"中详细描述。

适应证

大部分颅颈交界处的病变并不需要通过经口齿突切除术治疗。经口齿突切除术的主要手术指征是颅颈交界处神经组织呈现无法缓解的腹侧受压而且引起明显的神经症状。这些病变包括：先天性颅底凹陷症、风湿性不可复位性颅骨下降、齿突畸形愈合且伴有血管翳生成、游离齿突、寰枢关节退变性血管翳及硬膜外恶性病变（表16-1）。类风湿关节炎致寰枢关节退变并血管翳生成曾经是经口齿突切除常见的指征。但是由于医学的发展，对类风湿关节炎、寰枢关节退变可有效控制，针对此类疾病行经口齿突切除术的病例急剧下降[1]。

表16-1：适用经口齿突切除术的常见病变

原发性颅底凹陷症

不可复位性风湿性颅骨下沉

融合失败后颅底凹陷

未融合齿突骨折上移

游离齿突

粉碎骨折

硬膜外恶性病变

先天畸形

骨性关节炎

治疗选择

暴露上颈椎与斜坡下部的手术方法很多。在治疗颅颈交界处病变时选择最佳术式所需考虑的因素包括：①引起脊髓压迫的可疑原因；②骨与韧带在颈部牵引状态下还原能力异常；③压迫所在位置。在一些病例中，颈部牵引常被认为是可以改善脊柱序列、减轻脊髓腹侧受压的治疗措施。而相应的手术方法包括枕颈融合术、颈上颌骨减压术、咽外侧减压术、后路减压术、极外侧减压术。表16-2是Menezes阐述的治疗方案选择方法，可帮助术者匹配相应的术式、病变及患者[2]。

表16-2：Menezes治疗方案选择

术前准备

颅颈交界处手术术前准备应包括多种影像学检查。MRI是了解软组织与神经组织情况的理想检查方法。多层面重建的CT是了解骨性解剖结构及评估术中植入物的理想检查方法。对于一些疑难病例或者需要融合手术的病例，应给予普通及动力位X线检查。有多种影像学测量方法可帮助临床医生测量颅部数据，了解颅颈交界处病变情况（表16-3）[3]。Chamberlain线是由硬腭后缘至枕骨的连线，其是评价颅底凹陷及齿突突入颅内的简单有效的方法。正常的齿突顶点应与此线相切或在此线下方。此连线的具体操作方法详见图16-1。

由于需要切开口咽，术前准备应包括制订应对通气障碍的多种处理措施及经口齿突切除术后维持患者口腔营养摄入的方法。根据术前所见的症状严重程度及神经压迫程度可考虑在清醒状态下经纤维支气管镜辅助下插管。由于经口手术入路需对口咽牵拉，所以术中、术后都应特别注意口咽部的肿胀，特别是舌部肿胀。舌部明显的肿胀可导致呼吸道阻塞，使再次插管变得十分困难。严重的口咽部肿胀可能延长拔管的时间，甚至需要切开气管。这些风险在术前都应与患者沟通。术前谈话的内容也应包括鼻饲管的植入与全肠外营养的可能。

术中若需要进行髓内减压，如果条件允许，术前应于腰大池内留置引流管引流其内的脑脊液[4]。尽管

表16-3：颅颈交界处影像连线测量[3]

线/角度	位置	临床价值
Chamberlain线	硬腭后缘至枕骨	齿突顶点不应超过其上方5 mm
McGregor线	硬腭后缘至枕骨鳞下面的切线	齿突顶点不应超过其上方7 mm
Wackenheim斜坡基线	沿斜坡背面的延长线	此线与齿突后1/3相切或相交
斜坡–椎管角	Wackenheim与椎体后壁延长线的夹角	小于150° 为异常
基底线角	鼻根结节与颅底结节延长线所成的角	若大于150° 则表明存在扁平颅底
寰枕关节角	经过两侧寰枕关节面的延长线相交所成的角	在严重的枕骨髁发育不良的情况下可接近180°

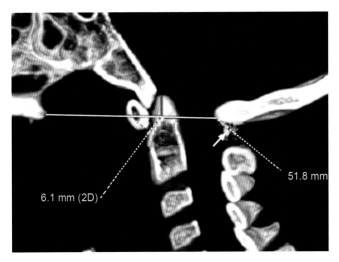

图16-1：Chamberlain线，一个判断颅底凹陷与齿突突入颅内的简单方法。硬腭后缘与颅后点的连线。当齿状突超越此线大于5 mm即为颅底凹陷。

针对术中神经监测的临床必要性一直存在争议，但是术中进行神经监测也是一种可行的手段。若脊髓受压较重，术前运动及体感诱发电位会明显减弱以致干扰术中神经监测的效果。除此之外，更让人担心的是术中神经监测的假阳性率远高于阳性率，这可能会使术者焦虑以致在未达到充分减压的情况下草草结束手术。

手术技巧

经口齿突切除术可以分为四个基本步骤：①准备阶段；②放置牵开器及暴露；③切除齿突；④关闭切口。更详细的步骤见表16-4[4-7]。

准备

同其他手术一样，术前应与手术室工作人员及麻醉师沟通手术设备准备情况及相关注意事项。在麻醉之前，一定要确认手术设备是否齐全，包括手术显微镜、内镜系统、术中摄影设备、口腔撑开器、头部固定系统（梅菲尔德头架或颈椎牵引器）、高速磨钻动力系统。如若需要使用术中神经监测系统，应与麻醉

师沟通。因为术中神经监测需要改变一些麻醉方法以获得可靠的神经数据。

根据患者自身情况及手术相关要求选择合适的插管方法。首要的考虑因素是颈髓延髓交界处受压的程度及术前症状的严重性。如果症状较重，需要在清醒状态下进行纤维支气管镜辅助插管。有些学者建议在插管完成后应进行预防性的气管切开，但是大部分齿突切除术是在口腔气管插管下进行的，气管插管牵拉后安置妥当[5]。

为了在这个较深且狭小的空间能维持清晰的术野，患者头部必须被固定。固定头部的装置有梅菲尔德头架、颈椎牵引钳、哈罗氏架。不论使用上述何种装置，在摆放头部时都有可能进一步损伤脑干，所以要避免颈椎过伸。颈椎牵引既可以达到牵引颅颈交界处的目的，还有固定头部的作用。视病变情况牵引重

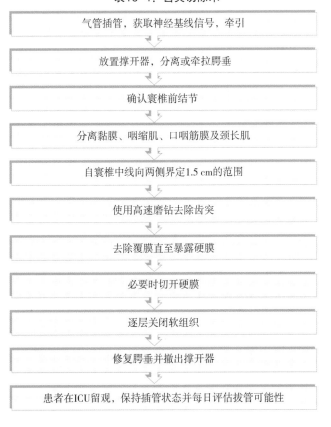

表16-4：齿突切除术

气管插管，获取神经基线信号，牵引
放置撑开器，分离或牵拉腭垂
确认寰椎前结节
分离黏膜、咽缩肌、口咽筋膜及颈长肌
自寰椎中线向两侧界定1.5 cm的范围
使用高速磨钻去除齿突
去除覆膜直至暴露硬膜
必要时切开硬膜
逐层关闭软组织
修复腭垂并撤出撑开器
患者在ICU留观，保持插管状态并每日评估拔管可能性

量一般为2.5~10 kg。若术后要安置哈罗氏架，在行齿突切除前即可安置哈罗氏架环并与术台相连，可起到固定、牵引头部的作用。

安置口咽撑开器

安置口咽撑开器是此手术最重要的步骤。因为撑开器不仅设立了操作角度，同时也界定了术野的大小。经口入路可使用的撑开器有：Dingman撑开器、Spetzler-Sonntag撑开器、McGarver撑开器、Crockard撑开器。图16-2A~C展示了McGarver撑开器的使用方法，图16-3A、B展示了Spetzler-Sonntag撑开器的用法。不论使用何种撑开器都要将周围软组织充分撑开。应将颊部软组织向两侧撑开，将舌向下牵开。气管插管可置于撑开器与舌之间或是撑开叶片外侧。如果气管插管置于撑开器与舌之间可能致舌表面压力过大损伤舌部或造成组织水肿。若气管插管位于撑开叶片旁，一定要注意在口咽处操作时切勿损伤插管。撑开器的金属上壁要顶住软腭及腭垂，若此时暴露还不够充分，可以从鼻腔置入一根红色橡皮管缝于软腭及腭垂之上。轻轻牵拉橡皮管即可扩大上壁的暴露范围。还可以将软腭及腭垂劈开用丝线固定于两侧。

在切口与安置撑开器之前，使用碘伏对口腔与口咽部进行消毒。在切口前1 h可预防性使用抗生素。一些学者建议在术前72 h进行鼻咽标本细菌培养以指导敏感抗生素使用，若耐药性菌群培养量较多，则术前使用抗生素就非常必要。

暴露

可以使用手术显微镜或内镜放大并照亮咽后壁。在咽后壁处触及寰椎前结节，其是重要的解剖学标志。通过寰椎前结节既可以确定中线，又是黏膜切口的最佳位置。切口应起始于前结节处向下延伸3 cm，视所处理病变情况向上做不同程度的延伸。切口依次经过咽部黏膜、咽缩肌、口咽筋膜。单极电凝配合使

用细丹佛针（Denver tip）有助于黏膜的切开。将椎前筋膜及颈长肌从其韧带附着处剥离以暴露前纵韧带。随后将前纵韧带与枕韧带从骨性附着面分离。当寰椎前弓暴露后，使用撑开器将软组织向两侧撑开（图16-3A、B）。撑开系统都配置有咽部软组织撑开组件连接于口咽撑开器框架。

寰椎前弓要被去除才能暴露齿突（图16-4），此操作可使用磨钻与骨钳。术前应研究影像学结果以确定骨去除范围，必须考虑到横突孔位置及椎动脉走行。通常需要以中线向两侧切除1.0~1.5 cm暴露齿突。

切除齿突

自上而下可以完全切除齿突。第一步需要将齿突尖与斜坡分离，使用刮匙将齿突尖韧带与翼状韧带分离。当这些韧带被松解分离后，齿突上份即可被切除。在一些病情较为复杂的情况下，分离这些韧带非常困难，往往需要在牵引及术中摄影的辅助下完成。

使用高速磨钻将齿突打磨至后壁骨皮质（图16-5）。后壁骨皮质始终保持完整，最后使用刮匙或小号椎板咬骨钳去除，从而暴露横韧带与覆膜。在风湿性病变及其他类型病变中，可在齿突后方的横韧带见到广泛的软组织血管翳形成。可根据术者的经验及患者的情况向深处清除软组织直至后侧骨皮质。切除软组织过多可能会引起脊髓损伤及脑脊液漏。一些外科医生认为当行后路关节融合固定活动节段后血管翳即会退变，切除齿突后血管翳组织腹侧减压也可移入空腔中。有些学者认为只有暴露硬膜才能达到完全的减压效果。可通过术中摄影判断齿突切除的比例。有些医生则向切除齿突后所形成的空腔内注射显影物质以在侧位投影上判断切除的效果。

如若需要进一步髓内减压，则可将硬膜切开。在切开髓内时，边缘窦常常是出血的主要来源，应用电凝给予止血处理。同其他涉及颅底的手术一样，严密的缝合对重建硬膜结构至关重要，在后文会一一详述。

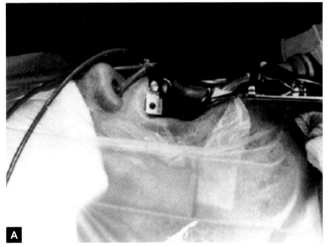

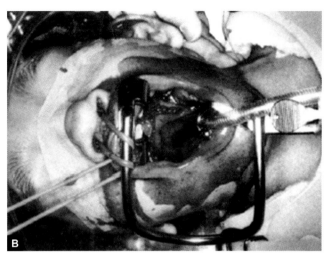

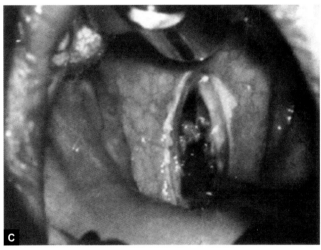

图16-2：（A）McGarver撑开器与经鼻红色橡胶导管牵拉软腭；（B）如前所述暴露术野（口腔常规消毒准备）；（C）咽后壁中线切开，图片顶部可以看到气管内插管，下方可以看到牵拉的软腭与腭垂。

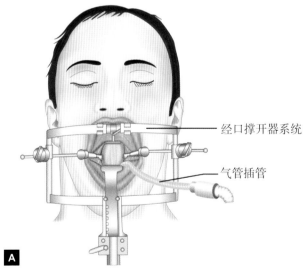

经口撑开器系统

气管插管

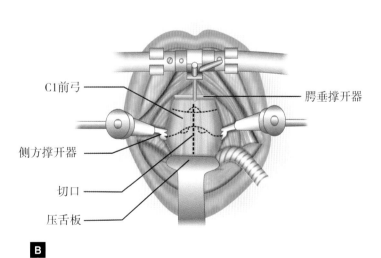

C1前弓

腭垂撑开器

侧方撑开器

切口

压舌板

图16-3：Spetzler-Sonntag撑开器。

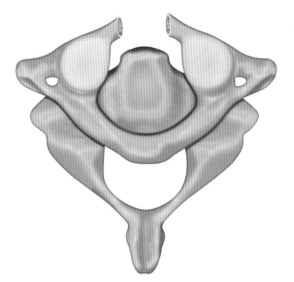

图16-4：切除C1前弓暴露齿突。

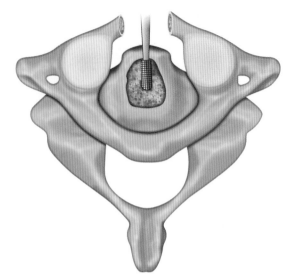

图16-5：使用高速磨钻去除齿突至后壁菲薄的骨皮质，随后使用刮匙与钳子去除后侧骨皮质。

缝合

硬膜的缝合必须尽量紧密。最后可以使用筋膜移植片、脂肪、硬膜替代物、纤维蛋白胶等做加强处理。分层缝合颈长肌、咽肌、黏膜。如果切开了腭垂与软腭，关闭切口时必须严密对合。在咽后壁缝合时常使用可吸收缝线。长柄缝合工具在手术入路较为狭长时有很大优势。最后去除撑开器。

后路固定及融合

齿突切除术后常需行后路寰枢融合内固定术以改善齿突切除后所带来的不稳定。寰枢融合方式较多，此章节不再陈述。

术后注意事项

上文中已经陈述了很多术后注意事项。呼吸道的通畅是首要注意事项。此外，术后营养摄入及骨性结构的稳定都应被评估处理。

由于术中牵拉可致舌部肿胀，阻塞气道。可在撤出撑开器后立即于局部使用固醇类药膏，以帮助改善舌部水肿情况。应用此类药物应在行后路融合手术之前。在拔出气管插管之前一定要检查舌部及呼吸道的情况。

此类患者的呼吸道管理需要麻醉师的参与。较为保守的处理方法是术后留置气管插管。但是考虑到气管插管的存在可能压迫咽部切口，影响愈合，有些学者建议术后立即拔管。术后重症监护时每日通过泄漏试验评估呼吸道水肿程度及拔管的可行性。将呼吸道气囊放气后，听气流通过气管周围的声音。若听不到此声音即表明呼吸道存在水肿压迫气管。如果听到气流声，即可尝试拔出气管插管。另一种方法是手术时行气管切开，当患者情况改善时应积极闭合气管切口。

术后营养摄入也应于术前进行讨论。经口饮食、鼻饲管、全肠外营养都可选择。总体而言，患者应先给予流质饮食或软质食物以免擦伤咽后壁切口。如果存在吞咽障碍，可考虑进行语音训练或吞咽评估。

特殊注意事项及并发症预防

传统的齿突经口入路可以暴露C2~3椎间盘水平至斜坡中部范围内的椎体腹侧面。根据情况可延长切口暴露上、下节段。若切开软腭可以扩大对斜坡的暴露范围。下颌骨劈开及舌切开都可增加对颈椎的

暴露程度，同时改善了上颈椎的操作角度[4, 7]。图16-6A~C展示了这些扩大暴露的技巧。

经口入路的大部分并发症及相关预防措施在前文已述。并发症发生的概率在两篇大规模报道中分别为1%与8%[5, 8]。这两项研究都没有手术死亡病例的报道，而且并发症大部分为切口感染与裂开。

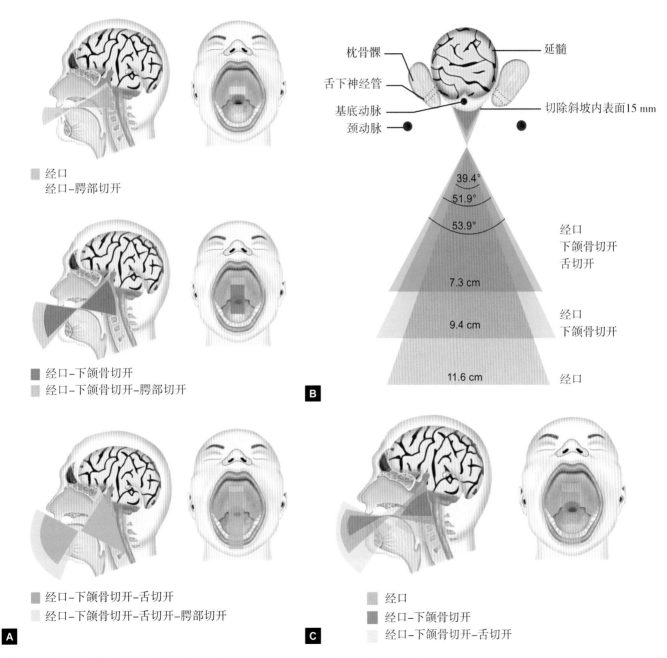

图16-6：改良经口暴露伴腭部切开、上颌骨切开或舌切开术可增加头尾侧暴露范围。

发展方向

尽管在经验丰富的术者看来，经口齿突切除术较为安全且成功率高，但是手术相关并发症及死亡病例时有报道。在技术领域的改进有可能降低并发症发生率。其他领域手术的革新已被逐步应用到颅颈交界处的手术中。目前有两个经常被报道的新技术：实时图像导航、微创内镜机械臂辅助手术。

图像导航

颅颈交界处复杂的解剖结构在切除齿突时很容易被曲解。此处解剖复杂，但是在3D成像系统的帮助下诸如舌下神经、咽鼓管、椎动脉都相对清晰可辨。一些学者已将此技术应用于经口齿突切除术中。Veres等在2001年报道了他们针对3位患者使用哈罗氏架及头颅3D实时神经导航系统以减少术中射线暴露的经验[9]。Mammis等在2009年报道了在齿突切除术中使用等中心摄影的经验。他们发现此种摄影方法可以提供精细的术中3D解剖成像，从而减少术中射线暴露量、提高手术安全性、减少重复切除齿突的必要性[10]。

微创手术：内镜手术与机械臂辅助手术

尽管此项技术还在其发展的初级阶段，但在颅颈交界处病变行手术治疗时使用内镜机械臂辅助可以改善硬膜缝合的效果，使切除范围更加精确[2]。

关键点

- 经口齿突切除的主要手术适应证是多种病变导致的脊髓腹侧不可复位性压迫。

- 对于经验丰富的术者，经口齿突切除术较为安全、有效。

- 熟悉撑开器的使用，有助于充分暴露咽后壁。

参考文献

［1］ Kraus W E, Bledsoe J M, Clarke M J, et al. Rheumatoid arthritis of the craniovertebral junction. J Neurosurg, 2010, 66:A83–A95.

［2］ Menezes A H. Decision making. Childs Nerv Syst, 2008, 24:1147–1153.

［3］ Smoker W R K, Khanna G. Imaging the craniocervical junction. Childs Nerv Syst, 2008, 24:1123–1145.

［4］ Menezes A H, Van Gilder J C. Transoral–transpharyngeal approach to the anterior craniocervical junction. J Neurosurg, 1988, 69:895–903.

［5］ Hadley M N, Spetzler R F, Sonntag V K H. The transoral approach to the superior cervical spine a review of 53 cases of extradural cervicomedullary compression. J Neurosurg, 1989, 71:16–23.

［6］ Mummaneni P V, haid R W. Transoral odontoidectomy. Neurosurg, 2005, 56:1045–1050.

［7］ Youssef A S, Sloan A E. Extended transoral approaches: surgical technique and analysis. J Neurosurg, 2010, 66 (Suppl 3):A126–A134.

［8］ Veres R, Bago A, Fedorcsak. Early experiences with image-guided transoral surgery for the pathologies of the upper cervical spine. Spine, 2001, 26(12):1385–388.

［9］ Mammis A, Yanni D S, Goldstein I M. Use of isocentric fluor oscopy during transoral odontoidectomy. J Clin Neurosci, 2009, 16:1624–627.

［10］ Lee J Y K, O'Maley B W, Newman J G, et al. Transoral robotic surgery of the craniocervical junction and atlantoaxial spine: a cadaveric study. J Neurosurg Spine, 2010, 12:13–18.

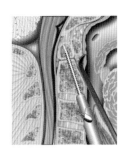

17

齿突螺钉内固定

王卫东　马胜利　译

Adrian T Harvey, Yazhini Gnanasambanthan, Daniel R Fassett

概述

　　齿突骨折是一种常见的骨折类型，其在所有颈椎骨折中约占20%[1, 2]。对于年龄超过75岁的患者，齿突骨折是最常见的脊柱骨折类型[3]。但是，因为上颈椎的椎管容积较大[4, 5]，齿突骨折引起的神经损害较为少见。

　　治疗齿突骨折的方法较多，包括颈托固定、哈罗氏架固定等支具固定与手术内固定。个体化治疗方案的制订主要依据以下因素：骨折的紧急程度与类型、患者年纪、手术治疗与保守治疗的耐受程度。与制订治疗方案最直接相关的因素是骨折的解剖学类型。Anderson与D'Alonzo根据骨折线在枢椎椎体近端的位置不同将齿突骨折分为三型（图17-1）[4]。其骨折的分型也参考了稳定性与保守治疗后能否愈合两点因素。

　　Ⅰ型齿突骨折很少见，其骨折线涉及齿突顶点。若不伴有寰枕关节脱位，仅通过支具固定即可治愈。Ⅱ型齿突骨折涉及齿突基底部，因其在特定人群中（大于50岁患者）的愈合率很低，所以通常都需手术固定处理。Ⅲ型齿突骨折骨折线涉及C2椎体，通过

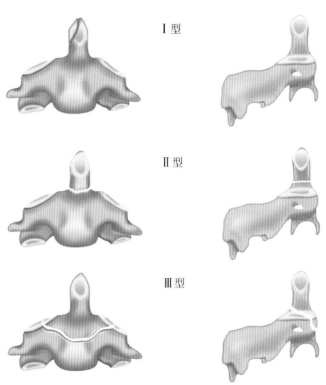

图17-1：齿突骨折Anderson与D'Alonzo分型。Ⅰ型骨折包括齿突尖。Ⅱ型骨折发生在齿突基底部。Ⅲ型骨折发生在C2椎体。

硬质颈托或哈罗氏架固定即可治愈。浅Ⅲ型齿突骨折发生在C2椎体顶面与齿突基底部之间。其在处理原则上与Ⅱ型齿突骨折相似。有些人认为骨折线向内延伸

至C1~2关节突关节内侧的浅Ⅲ型齿突骨折实则为Ⅱ型骨折。如果冠状位摄影证实骨折线向外侧延伸至C1~2侧块关节，此时应将此骨折定义为Ⅲ型齿突骨折[4]。

前路或后路手术均可应用于Ⅱ型与浅Ⅲ型骨折的治疗。后路手术适用于大部分齿突骨折，但是后路关节融合术则要牺牲寰枢关节的活动度[6]。除此之外，后路手术需对椎旁组织广泛剥离，因此较齿突螺钉固定术后疼痛更为明显，住院日更长。尽管手术时对寰枢侧块关节的损伤会影响部分寰枢关节活动度，但是理论上前路齿突固定能保留大部分寰枢关节轴向运动。根据以往的经验，齿突螺钉固定技术效率较高，可以对骨折达到即刻稳定的目的并且较保守治疗大幅度地提高了骨折愈合率[5, 7-11]。

手术适应证

适应证

Ⅱ型与浅Ⅲ型骨折且受伤少于6个月的患者是前路齿突螺钉固定的适应证。这还包括那些高龄患者、无法忍受外固定或外固定失败率较高的患者。

齿突螺钉固定时应考虑的重要因素是Ⅱ型骨折的形态（图17-2）。水平与后斜形骨折（骨折线起自前上方至后下方）很适合于齿突螺钉固定，但是前斜形骨折（骨折线起自前下方至后上方）时使用齿突螺钉的难度就很大了。水平的骨折线和向后倾斜的骨折线可被钉道贯穿，也可以使用提拉钉复位将齿突固定于C2椎体上。而前斜形骨折安置提拉螺钉时，齿突有向C2椎体前方滑移的趋势。尽管前斜形骨折也可应用齿突螺钉，但是在植钉、复位时一定要小心谨慎，以确保取得满意的椎体序列。据报道，前斜形骨折的愈合率很低，因此必要时需行后路关节融合术[5]。

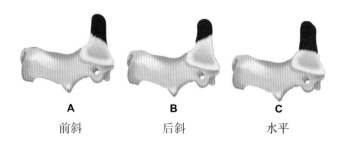

图17-2：治疗齿突骨折时应考虑骨折倾斜角。水平骨折线与后斜骨折线（前上至后下）适合齿突螺钉固定。前斜骨折（后上至前下）使用螺钉固定难度较大，因为在植入螺钉时有向前滑移的趋势。

禁忌证

总体来说，所有的粉碎骨折患者都不适用于齿突螺钉固定，因为螺钉的把持力较差[6]。涉及C1和C2的不稳定性骨折需要额外的治疗措施，因此单纯后路技术可能更适用于这种情况。

大于6个月的陈旧性骨折使用齿突固定螺钉的愈合率较低，如需手术治疗，最好使用后路关节融合术[5]。一些特殊的体质会影响齿突螺钉的安置。一些患者桶状胸明显，其胸部会阻碍齿突螺钉的安置（图17-3）。颈椎后凸畸形特别是较为僵硬的后凸，因钉道往往较差可能不适合使用齿突螺钉固定。这些情况都应在体格检查及术前影像学检查中及时评估。

严重的骨质疏松可被认为是齿突螺钉的相对禁忌证。但是如果可准确地从枢椎终板前缘的最佳植钉点进入并且到达齿突远端的骨皮质，齿突螺钉可以用于骨质疏松患者的齿突骨折。

手术步骤

术中体位为仰卧位且术台不影响术中摄影。在颈托保护中立位下进行麻醉插管。如果只能在颈椎过伸位才能插管，可考虑使用纤维支气管镜技术。

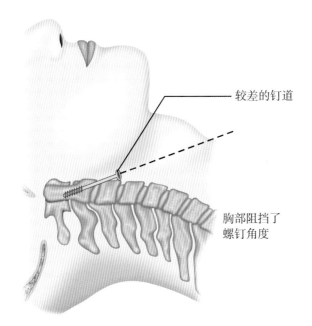

较差的钉道

胸部阻挡了
螺钉角度

图17-3：植入齿突螺钉时应考虑体型。患者胸廓过大会阻碍植钉过程，影响钉道。

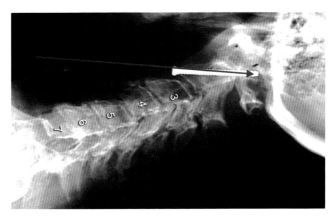

图17-4：将颈椎置于过伸位有助于螺钉置入。若后伸不够则钉道不理想。最大限度地后伸可到达理想的钉道位置。注意：笔者建议在使用术中摄影前将颈部保持中立位。齿突骨折后伸时有可能使骨折块向后方脱位至椎管内，所以摆放体位必须在侧方摄影监测下完成。

　　笔者建议在术中使用双C臂以获取双平面摄影效果，在麻醉插管时也可使用双C臂评估在插管过程中齿突的序列。

　　插管后将患者置于仰卧位并保持颈部中立位。将一个布巾卷置于患者肩下以便于最大限度地后伸颈椎。在此步之前可将多层布巾垫在患者头下保持颈椎中立位。在侧位透视的辅助下，逐一取出头下的布巾直至获得理想的后伸效果。如若可能，最大限度的颈椎后伸更有助于螺钉置入，因为其可以在胸部上方创造出更大的空间，以便寻找最佳钉道（图17-4）。但是大多数情况下颈椎的后伸是被限制的，因为颈椎后伸时骨折的齿突很可能会向后方脱位至椎管内。总体来说，向前方移位的齿突骨折往往通过颈椎后伸而复位，而向后方移位的骨折块需要适度前屈以保证齿突与C2椎体间的中立序列。当齿突向后方脱位至椎管内时，在C3椎体上安置导管钉后即可达到术中复位的效果。换而言之，当过伸时齿突脱位至椎管内时，建议在置入导管钉控制下颈椎前要尽可能地保持颈椎中立位。使用这种导管的方法在后文会详细阐述。

　　笔者建议使用头圈或头束带固定头部（图17-5）。因为使用梅菲尔德头架头部不能在术中改变位置并且影响正位摄影，所以不建议使用。在此手术中合适的双平面摄影至关重要。笔者建议在消毒、铺巾前即将机器安置到位。一旦获取理想的正侧位摄影，即将C臂固定并与术区一起消毒、铺巾。笔者认为术中移动透视机会导致术中不能获得理想的透视效果，阻碍手术的进程。

　　在近环甲膜做一水平切口进入C5~6间隙。也可以在颈部旁边放置克氏针，通过侧位摄影确定钉道的方向及最佳切口的位置。水平切开颈阔肌，钝性分离至血管鞘内侧与食管、气管外侧，进入C5~6椎间盘水平椎前筋膜区域。使用组织剪在Kittner纱布垫的帮助下对椎前筋膜行锐性分离进入椎体前方。使用电刀小心仔细地剥离C5~6椎间隙两侧的颈长肌，切记不要损伤前纵韧带。

　　很多公司生产了不同类型的齿突螺钉放置系统。笔者习惯使用Aesculap（San Francisco, California）生产的Apfelbaum系统，这种产品是由颈椎前路手术使用的Caspar撑开器改装而来的（图17-6）。这套系统包括一个连接于改良Caspar撑开器的咽叶片。当颈长肌

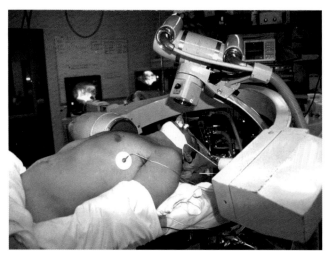

图17-5：固定头部，使用双平面C臂。

从椎体面分离后，即将侧方撑开叶片安置于颈长肌下方。使用Kittner玻璃器沿椎前间隙向上钝性分离至C1水平以助于咽部牵拉叶片的安置。咽部叶片的尺寸有很多，通过反复试用确定最合适的。咽部叶片一端连接改良Caspar撑开器的撑开臂。

安置完撑开器后，则应把精力集中于进钉点的选择，把克氏针置于C2椎体底部寻找进钉点。大多数情

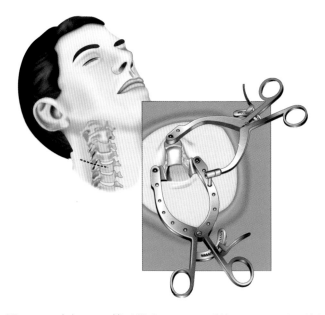

图17-6：改良Caspar撑开器（Apfelbaum系统，Aesculap）可提供颈部的侧向牵引，撑开器前方可安置咽部叶片撑开术野暴露C2~3进钉点位置。

况下，笔者习惯在中线打入一枚齿突提拉螺钉。如果要打入两枚齿突螺钉，进钉点应从中线处向两侧各平移2 mm。最佳进钉点位于C2~3椎间隙内，距C2椎体前缘约3 mm的下终板面（图17-7）。这就为齿突螺钉在前方提供强有力的骨皮质支撑，防治螺钉破出。在双平面透视下精确打入克氏针至关重要，因为这决定了最终钉道的方向。

打入克氏针后，使用一空心手摇钻沿克氏针方向于C3椎体腹面做一骨槽以便于沿最佳方向放置齿突螺钉（图17-8）。骨槽磨好后将空心钻撤出，沿克氏针方向放置一根导管。

这种推荐使用的导管在其前缘下面有很多小钉子。这些小钉子可以钉入C3椎体腹面，以帮助术者控制下颈椎。这一装置在对骨折的齿状突复位时优势明显。一旦导钻系统安置完毕，使用老虎钳将克氏针截至导钻系统远端。随后将一枚塑料撞击套筒置入导管外侧。撞击套筒的作用是将固定钉打入C3椎体内并通过侧位摄影证实桩钉是否已牢固地固定于椎体。当桩钉被打入后，就可以通过导钻系统相对C1~2向前或向后移动C3椎体，这样既可复位齿突也利于寻找最佳钉道放置螺钉。当术前检查发现颈椎后伸致齿突脱位至椎

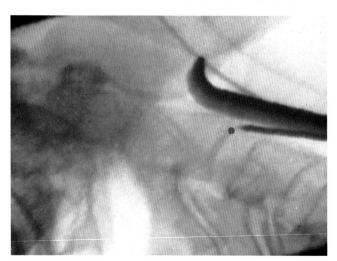

图17-7：理想的进钉点位于C2椎体前缘约3 mm的下终板面，此处可提供坚固的腹侧骨皮质。如果进钉点过于位于腹侧，可能会造成前方的骨折。

管内时，钉入导钻系统后颈椎可渐渐地后伸。在颈椎后伸的过程中，通过导钻系统给C3椎体一个向下的压力可以维持齿突的序列，同时也可以改善钉道的走向。

　　导钻系统安置完成后即可撤出克氏针，将一枚钻头插入套管内至C2椎体下面的进钉点。通过双平面摄影确定进钉点的位置后，沿钉道方向缓慢钻入C2椎体至齿突顶点（图17-9）。在这一过程中可以多次通过术中双平面摄影证实进钉点是否在最佳钉道上。很多学者建议完全钻透齿突顶点对侧骨皮质以获取最大的螺钉提拉力。未钻透至对侧骨皮质而导致骨折的齿突没有得到牢靠的固定是常见的错误。在钻孔前与钻孔时都必须谨慎时刻保持齿突的复位状态。可以通过控制导钻系统或适度后伸患者头部保持齿突的复位状态。当钻头抵达对侧骨皮质时可以通过测量套筒内钻

头的长度而选择合适的螺钉。也可以使用置钉工具在术前影像上测量出螺钉的长度。

　　在撤出钻头前，应行正侧位摄影以便于在后续置钉操作中对比。当整个钉道被钻透后，先撤出钻头与内层的套筒，留置外层套筒于原位。将丝攻置入外层套筒内对整个钉道包括齿突对侧骨皮质在内进行攻丝处理。在攻丝的过程中使用导钻系统中的特制保护套管保护周围的软组织（图17-10）。

　　攻丝完成后将一枚4 mm提拉螺钉拧入外层套筒内，在摄影的监控下从之前的钉道穿越骨折线拧入骨折的齿突内（图17-11）。当提拉螺钉穿越骨折线后，可以发现齿突再次向C2椎体复位。螺钉穿出齿突顶点面是很重要的一步。

　　当成功拧入第一枚螺钉后即可撤出导钻系统。如

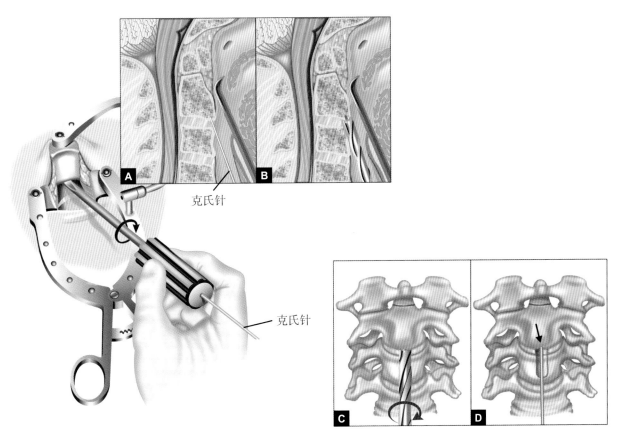

克氏针

克氏针

图17-8：使用一空心手摇钻沿克氏针方向于C3椎体腹面做一骨槽以便于沿最佳方向放置齿突螺钉。这样为以后的螺钉能放入理想位置提供了工作通道。

果需要拧入第二枚螺钉，重复上述步骤即可。不过此时不能拧入提拉螺钉，只能拧入普通螺钉。

　　撤出撑开器后对切口处使用双极电凝充分止血，并反复冲洗。使用可吸收缝线对颈阔肌与皮下层行间断缝合处理。皮肤层可以使用可吸收皮下缝合，也可以使用可降解胶水或黏合胶带。切口处的引流则不必常规放置。

术后管理

　　齿突螺钉固定的术后管理与其他颈椎前路手术相似。术者常会在植钉完成后即行过伸过屈位摄影以检验颈椎的稳定性，除非有严重的骨质疏松或植钉位置不理想等情况，笔者不建议患者使用颈托固定。术后需要在ICU监护1 d。

潜在并发症

　　使用齿突螺钉的术后并发症的发生概率相对较低。术后7%~35%的患者会暂时出现吞咽困难，这种症状一般会持续数日或数月[6, 7, 9, 12]。尽管术者所见的切口感染非常少见，但是据报道，表浅切口的感染会在2%的患者中出现。尽管随着术中摄影技术的发展植钉失误率渐渐降低，但是在一项大规模研究中，147个病例中约有6个出现植钉失误（约为4%）[13]。一项类似的研究指出螺钉松动、脱落的概率约为10%。值得重视的是，大部分螺钉失败的案例为受伤时间长于18个月的陈旧性骨折。使用齿突螺钉的骨折不愈合概率非常低，而前路钢板固定的骨折不愈合率高达25%，陈旧性骨折的不愈合率更高达75%[5]。

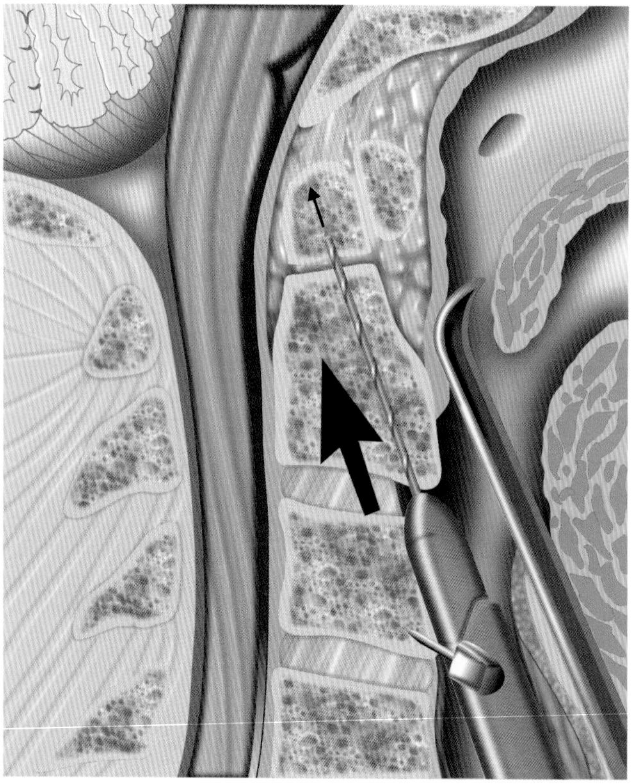

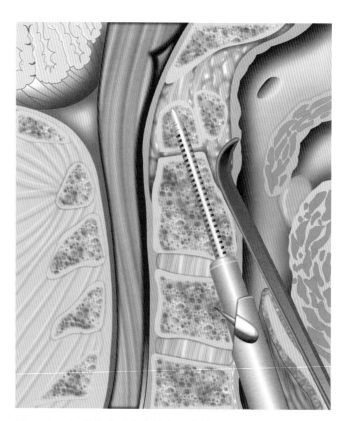

图17-9：使用1枚3.0 mm钻头穿过套筒钻入齿突远侧骨皮质。示意图展示了齿突螺钉的理想进钉点。

图17-10：钉道完成后撤出导向通道并放置3.75 mm攻丝至远侧骨皮质内。

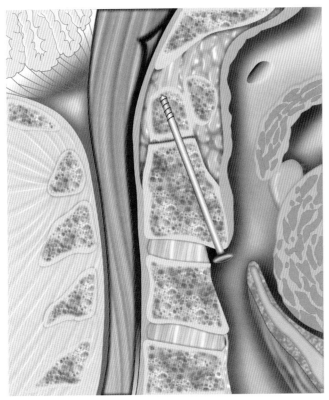

图17-11：直径为4.0 mm提拉螺钉仅前方8.0 mm处有螺纹按钉道进入。术者可以感受到螺钉抵达远侧骨皮质并通过摄影确定齿突是否复位。

▌关键点

- 前路齿突螺钉固定是一种治疗齿突Ⅱ型骨折和浅Ⅲ型骨折的简单、安全的术式。
- 这种术式既可使骨折达到稳定又可以保留C1~2的活动度。
- 与非手术治疗相比，这种术式所达到的融合率相当高。
- 理想的双平面摄影对能否获得完美的钉道至关重要。
- C2椎体下终板面距前缘后方3 mm的最佳进钉点与钉点能否穿入齿突远端的骨皮质是能否获取稳定性与防止植钉失败的关键。
- 根据骨折形态选择植入1枚或2枚螺钉。

▌参考文献

［1］Borne G M, Bedou G L, Pinaudeau M, et al. Odontoid process fracture osteosynthesis with a direct screw fixation technique in nine consecutive cases. J Neurosurg, 1988, 68:223-226.

［2］Anderson L D, D'Alonzo R T. Fractures of the odontoid process of the axis. J Bone Joint Surg Am, 1974, 56:1663-1674.

［3］Lomoschitz F M, Blackmore C C, Mirza S K, et al. Cervical spine injuries in patients 65 years old and older: epidemiologic analysis regarding the effects of age and injury mechanism on distribution, type, and stability of injuries. AJR Am J Roentgenol, 2002, 178:573-577.

［4］Anderson L D, D'Alonzo R T. Fractures of the odontoid process of the axis. J Bone Joint Surg Am, 1974, 56:1663-1674.

［5］Apfelbaum R I, Lonser R R, Veres R, et al. Direct anterior screw fixation for recent and remote odontoid fractures. J Neurosurg, 2000, 93:227-236.

［6］Montesano P X, Anderson P A, Schlehr F, et al. Odontoid fractures treated by odontoid anterior screw fixation. Spine, 1991, 16:S33-S37.

［7］Agrillo A, Russo N, Marotta N, et al. Treatment of remote type Ⅱ axis fractures in the elderly: feasibility of anterior odontoid screw fixation. Neurosurg, 2008, 63(6): 1145-1151.

［8］Bhanot A, Sawhney G, Kaushal R, et al. Management of odontoid fractures with anterior screw fixation. J Surg Orthop Adv, 2006, 15:38-42.

［9］Dailey A T, Hart D, Finn M A, et al. Anterior fixation of odontoid fractures in an elderly population. J Neurosurg Spine, 2010, 12:1-8.

［10］Geisler F H, Cheng C, Poka A, et al. Anterior screw fixation of posteriorly displaced type Ⅱ odontoid fractures. Neurosurg, 1989, 25:30-37.

［11］Julien T D, Frankel B, Traynelis V C, et al. Evidence-based analysis of odontoid fracture management. Neurosurg Focus, 2000, 8(6):E1.

［12］Collins I, Min W K. Anterior screw fixation of type Ⅱ odontoid fractures in the elderly. J Trauma, 2008, 65: 1083-1087.

［13］Chi Y L, Wang X Y, Xu H Z, et al. Management of odontoid fractures with percutaneous anterior odontoid screw fixation. Eur Spine J, 2007, 16:1157-1164.

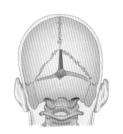
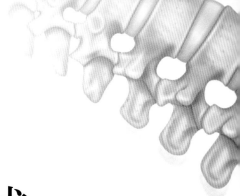

18 枕颈融合术

王卫东　马胜利　译
Ben J Garrido, Rick C Sasso

概述

导致颅颈交界处不稳的多种疾病都是枕颈融合术的适应证。这些疾病包括创伤、类风湿关节炎、感染、肿瘤、先天性畸形和退变性疾病。在位于可活动的颈椎与固定的颅骨之间交界的区域安放内固定物非常有挑战性，其引起致命性的脊髓损伤的风险较高。固定枕颈关节的历史可以追溯到1927年，Foerster[1]使用腓骨块作为移植骨。从那以后诸如钢丝固定、钢针固定、固定钩系统、哈罗氏架及表面植骨的其他一些非坚硬固定方式也陆续出现[2]。但是这些术式都需要术后长期佩戴笨拙的外固定，如哈罗氏架、Minerva支具以改善融合率，有时甚至需要长期卧床牵引。为了提高融合率、改善临床效果、减少外固定的应用，坚硬的内固定物逐步发展起来。

在20世纪90年代初期出现了枕颈关节钢板螺钉固定系统，其既为脊柱提供了稳定性，又避免了术后佩戴哈罗氏架的必要[3-6]。此外，与Luque固定不同，这种固定钢板无须从椎板下穿引钢丝，降低了相应风险[7]。但是钢板固定也有其缺点。钢板上螺孔间距可能与患者的解剖特点不符，导致安放螺钉较为困

难。钢板所占据的空间使植骨量减小，也限制了植骨材料的选择，同时也无法对间隙进行加压、撑开[8]。枕骨钢板占据了枕骨中线区域，此区域是枕骨最厚、最坚硬的区域，所以无法再安放枕骨螺钉。

在20世纪90年代中期，随着"钉棒时代"的到来，固定钢板的劣势被一一弥补。螺钉不仅提供了更理想的固定，而且固定棒也不会影响螺钉的植入。这使得植骨空间更大，间隙加压、撑开也得以实现[8]。

随着可预弯的钉棒固定系统的应用，枕骨内固定技术得以迅速发展。骨皮质最厚、最坚硬的枕骨中线区域为双皮质固定系统的植入提供了理想的生物力学把持力、提升了稳定性，从而使融合率进一步提高。还有一种使用了内侧偏置连接器与固定棒的技术，其可沿枕骨中线平行于矢状面植入6枚枕骨螺钉[9]。一些研究比较了不同枕颈固定方式的稳定性[10-13]，结果发现，坚硬的枕颈内固定要明显优于钢丝等非坚硬固定技术。近日一项短期临床疗效研究证实，坚硬的内固定在枕颈融合术中的并发症较非坚硬内固定少，临床疗效较后者明显改善[14]。

随着脊柱钉棒固定技术的发展，颈椎螺钉固定方式也越来越多。寰椎侧块螺钉、枢椎椎弓根螺钉、枢椎经椎板螺钉、寰枢椎关节突螺钉、下颈椎侧块螺钉都需直接或通过偏置连接器与纵向固定棒相连接[9]。这些常见的颈椎固定系统提供了牢固的固定，较非坚硬融合固定系统生物力学特性更有优势。普通的钉棒内固定系统改善了融合率，提高了即刻稳定性。这项技术的出现大大地改善了术后临床效果，同时减少了与非坚硬固定相关的手术并发症。

解剖

枕颈交界处的固定需要熟知该区域的解剖结构。为了能够安全地植入枕骨螺钉，对于枕骨的厚骨质区域及静脉窦的位置要熟记于心。解剖学已证实外侧枕骨粗隆于中线处最厚，越向两侧及下方延伸骨质越菲薄[15]。螺钉最好于上项线下植入枕骨，以避免刺破静脉窦，同时要沿着枕外粗隆下的致密中线[16]。上矢状窦于两侧横窦交汇处下方发出，沿枕中线走行（图18-1）。枕中线的骨量丰富，是枕骨螺钉理想的植钉点。

寰枢关节的内固定方法及内固定物有很多种，如经关节突螺钉，寰椎侧块螺钉，枢椎椎弓根、椎弓峡部、经椎板螺钉。经关节突螺钉需要在C7~T1相应的区域预制工作通道。过度的后凸畸形将会影响工作通道的角度。同样，若出现无法复位的寰枢椎半脱位、枢椎峡部阙如或椎动脉畸形都无法使用此项技术。针对这些解剖结构畸形都必须在术前进行充分的评估。

寰椎有两个侧块并通过前、后弓组成一个环形。寰椎的侧块为楔形，与两侧枕髁相关节。寰椎后弓上面有一小沟，椎动脉走行其内。寰椎侧块位于后弓前侧，在暴露侧块时必须小心避免损伤寰枢椎之间的静脉丛。沿寰椎后弓侧方骨膜下剥离暴露侧块可减少出血量（图18-2）。寰椎侧块后面暴露后即可将C2神经根连同其静脉窦向尾侧牵拉以暴露关节。术前要测量寰椎侧块宽度，尽量避免植钉偏内或偏外，否则会引起脊髓与血管损伤。确定侧块周径后将寰椎侧块螺钉按照Harms与Melcher介绍的方法植入其内[13]。

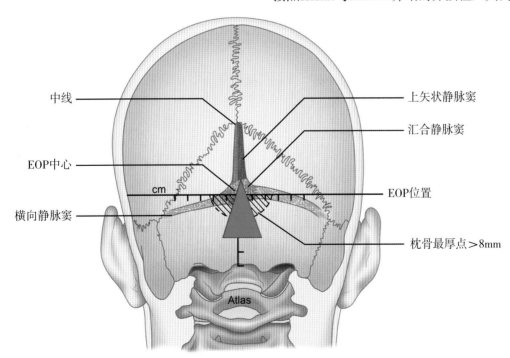

图18-1：枕骨后路结构，横向静脉窦、上矢状静脉窦及汇合静脉窦。蓝色三角区域为枕骨螺钉植入点。

枢椎的齿突自椎体发出向头侧走行，与寰椎前弓和寰椎横韧带相关节，此解剖结构是独一无二的。枢椎侧块向椎体两侧发出并通过椎弓根、椎体峡部与后柱结构相连。枢椎的棘突是分叉的，其为项韧带与旋颈肌群提供附着点。椎动脉在枢椎节段的走行变异较多，要对其解剖变异充分了解，以免术中损伤血管（图18-3）。根据患者的解剖特点及术者的习惯，枢椎螺钉植入方法很多。术前要仔细分析CT影像以评估枢椎椎弓根骨缺损情况及高位椎动脉畸形；若出现这种情况，椎弓根螺钉植入将成为备选方案。必须仔细地区分螺钉植入的位置（椎弓根内或椎弓峡部内），因为不同植钉点的手术难度是不一样的，其引起的并发症也是不同的。

不同植钉方式所带来的手术难度主要源于枢椎椎体独特的解剖结构。椎弓峡部是上关节突与下关节之间的一个独特的骨性区域。而椎弓根则是连接后柱结构与椎体之间的骨性区域。因为枢椎的上关节突极其靠前，其椎弓峡部较大，而连接后柱结构与椎体的椎弓根较为狭小。

除了植钉深度略短，枢椎椎弓峡部螺钉与寰枢椎经关节突螺钉基本是一致的。两者的进钉点相同（C2~3关节突关节内面外3 mm，上3 mm处，图18-4）。与寰枢椎经关节突螺钉一样，枢椎经峡部螺钉的最大风险是椎动脉损伤。换而言之，可以将枢椎峡部看作一个迷你版的经关节突螺钉，前者与后者的钉道一致，但进钉深度前者较后者浅。

枢椎的椎弓根螺钉沿椎弓根的方向植入椎体内。若要使螺钉经后柱结构进入椎体内，其必须经过椎弓根。椎弓根螺钉的进钉点较峡部螺钉进钉点更偏外上方（图18-4）。椎弓根螺钉钉道内倾角较峡部螺钉更大，为20°~30°。而峡部螺钉几乎是垂直进入。正是由于进钉点更靠外上侧，而且内倾角大。所以经椎弓根螺钉出现血管损伤的风险较小。椎动脉在C2~3关节突前方由内向外走行。椎弓根螺钉的进钉点位于椎动脉的头侧。而峡部螺钉的进钉点位于椎动脉的内侧或正后方（图18-4）。除此之外，峡部螺钉钉道无内倾角，必须笔直向前植入上关节突，这更接近椎动脉的走行位置。枢椎椎弓根的头倾角度约为30°，而峡部螺钉的头倾角度约为45°。椎弓根螺钉的头倾角度使其在原切口即可完成植钉，但是峡部螺钉与经关节突螺钉需要笔直的头倾角度以远离椎动脉走行的方向，这常常需在颈胸交界处再做切口完成植钉。

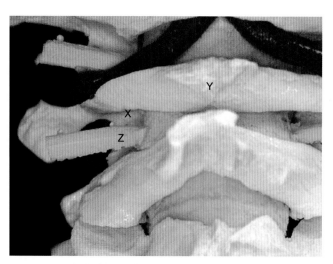

图18-2：骨性解剖，C1侧块、C1后弓、C1~2关节。X：C1侧块；Y：C1后弓；Z：C1~2关节。

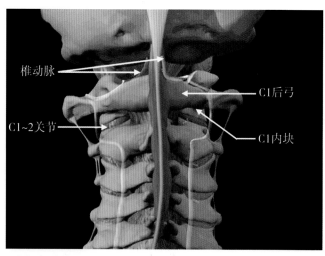

图18-3：椎动脉穿C1~2。

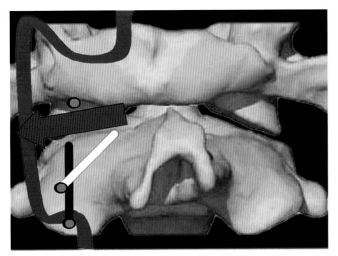

图18-4：C1、C2椎弓峡部与椎弓根螺钉进钉点及其与椎动脉和C2神经根的关系（紫色为峡部螺钉，白色为椎弓根螺钉）。椎动脉为红色，蓝色为C2颈神经根，灰色点为C1侧块螺钉的进钉点。

手术适应证

多种病变可引起枕颈交界处的不稳定。不论致病因素是类风湿关节炎、外伤、感染、先天畸形或是肿瘤，只要患者出现神经损伤表现都应给予枕颈融合术。只要出现关节脱位不稳定都应先给予枕颈后方融合术。枕颈交界处不稳定的常见病因是类风湿关节炎伴齿突纵向移位及枕颈交界处韧带损伤、功能失调。近年，随着抗风湿药物逐步发展，此病因也越来越少见。

手术步骤

术前对头部及胸部相对位置的评估是相当重要的，这样可以发现一些潜在的脱位并判断其方向。前方、后方及纵向的脱位损伤都有可能发生，一旦发现必须对脱位进行复位。尽管头部牵引在一定程度上可以帮助畸形、脱位复位，但是如果使用不当的话可能会引起其他损伤。如果发生了纵向脱位，切记不要给予牵引，应给予迅速准确的固定。如果发生前方脱位，应于肩下放置毛巾卷，使头部向后仰以达到复

位。同样道理，如果发生后方脱位，应于头部下方垫枕头或毯子使头部向前方移位。复位过程必须在影像监测下进行，以观察头部与上颈椎的关系，判断复位效果。复位后如若不能及时进行手术，必须密切频繁地观察临床与影像学变化直至手术前。如若患者发生了颈椎或枕颈部损伤，可以先给予头部牵引然后再行手术治疗。牵引重量不必过大，1~1.4 kg即可满足维持正常解剖位置的需求。头部牵引不仅可以向医护人员提示患者损伤的严重性，也便于患者的搬运及术前体位的摆放。

应考虑在神经电生理监测下，使用纤维支气管镜对患者进行清醒状态下的鼻部或气管插管。整个手术必须在脊髓监测下进行。笔者习惯将患者呈俯卧位放置于Jackson手术台，并使用梅菲尔德3点头架或头颅牵引弓加梅菲尔德头架。患者体位安置完成后，通过影像检查确认解剖序列是否满意。

颈后路手术在颈部前曲稍加牵引的情况下会更加容易实施。在进行融合处理之前必须确认矢状序列是否满意，患者必须取头高脚低位，以减少静脉出血（图18-5）。融合手术使用的内固定多种多样，笔者习惯使用钉棒系统进行固定。

坚硬的螺钉固定技术在枕颈交界处被广泛应用。其可以提供理想的稳定性，同时增加内固定的硬度[8-10]。笔者习惯在枢椎使用椎板或椎弓根螺钉，在寰椎使用侧块螺钉。暴露寰椎后弓头侧面外侧时不应偏离中线超过15 mm，否则，可能损伤椎动脉（图18-4）。在寰枢关节处暴露寰椎的侧块需要从寰椎后弓侧方向前方暴露（图18-2）。在暴露过程中C2神经根周围广泛静脉丛是主要的出血来源。在暴露寰椎侧块时应进行骨膜下剥离，这样可以保护相应神经及静脉丛。螺钉的进钉点在侧块头侧面中心，向尾侧牵拉C2神经根有助于暴露此进钉点。侧位术中摄影有助于改善钉道方向，内倾角度为10°~15°。术中要意识到寰椎后弓下缘可能会阻挡进钉点的暴露、影响钉道。笔者习惯

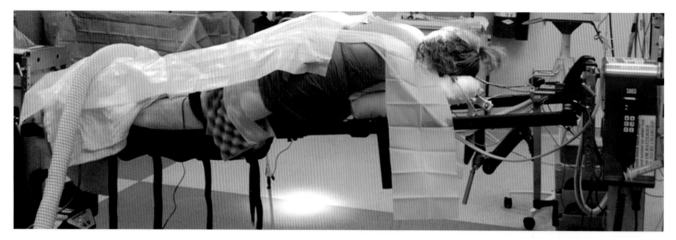

图18-5：术中患者取俯卧、头高脚底位并使用梅菲尔德头架，但是未使用轴向牵引。

使用椎板咬骨钳或是磨钻垂直去除此部位以免损伤椎动脉。这样钉道角度将会得到明显的改善。

　　当颈椎内固定植入完成后，笔者习惯使用3对螺钉沿旁矢状面植入于枕中线旁。固定棒按照枕颈生理前曲角度进行预弯，紧贴于枕骨放置于上项线平面以下。随后将3对偏置连接器安置于固定棒头侧（图18-6），随即最佳枕骨螺钉进钉点即可确认。先将最头侧的螺钉在上项线水平下沿中线旁植入枕外粗隆外侧。尾侧的螺钉要尽可能靠近中线以获得更大的螺钉把持力（图18-7）。螺钉不能置于下项线以下，因为这里的骨质较薄。双皮质枕骨螺钉可以获得更大的把持力，避免螺钉无法植入内侧皮质及外侧皮质螺钉松动、脱落的风险。在预制钉道时，若出现脑脊液漏和静脉出血，应将螺钉立刻植入钉道内。枕骨螺钉的平均长度约为10 mm，当6个钉道都完成后即可将螺钉植入。枕骨及颈椎螺钉植入完成后即可将已经预弯的固定棒紧贴枕骨面连接于螺钉。此时要注意头部不能屈、伸、旋转，应保持自然枕颈曲度。在此曲度下，颅低点与颅后点的连线与C3上终板的平行线之间的角度约为44°。由于预弯后固定棒的顶点位于寰椎后弓处，头侧固定棒在旋棒后即可靠近中线。 固定棒的可旋转特性与偏向连接器使枕骨内固定在冠状面的位置

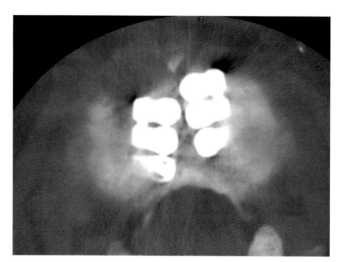

图18-6：枕骨内固定偏置连接器。

达到最优化。当枕骨固定棒固定完毕后，直接将棒与颈椎螺钉固定或通过连接器固定即可。

　　最后使用磨钻打磨植骨区域骨皮质，将植骨材料植于固定棒下及两侧为融合创造最佳条件。植骨材料种类繁多。尽管存在取骨区域相关并发症（如髂嵴），自体骨移植仍是颈椎融合术的金标准。如若已进行椎管减压处理，切记勿将植骨块植于椎板缺损处或硬膜外。不论是使用自体骨或是骨代替材料，因为有坚硬内固定的存在，枕颈处假关节形成极为罕见。因此，髂骨作为植骨材料也越来越少。

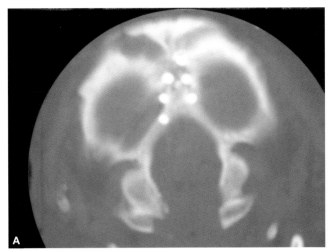
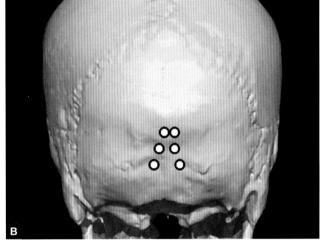

图18-7：枕骨螺钉中线固定点。

潜在并发症

枕颈融合术的并发症非常严重。早期枕颈融合术不良事件多是与非坚强内固定如椎板下钢丝及术后佩戴的哈罗氏架相关。椎板下钢丝固定的相关并发症包括内固定松动，急性或慢性脊髓与脑干损伤；哈罗氏架并发症如牵引针孔处感染、骨髓炎、神经损伤、肺部并发症、死亡[2, 8, 14]。非坚硬内固定缺乏旋转稳定性，与坚硬内固定相比其并发症发生率较高[14]。生物力学研究也证明坚硬内固定的稳定性较好[10-12]。

枕骨螺钉如果植钉位置不佳也会引起一些问题。若植钉点远离上项线，枕骨会变薄，螺钉把持力可下降。如果枕骨内侧骨皮质未被开口或攻丝，当螺钉到达内侧骨皮质时，外侧皮质骨就会被螺纹切割剥离。如果大部分枕骨已经被切除或缺损，在上项线下植入3枚螺钉时会非常困难。植钉若超过上项线水平，则可能遇到横向静脉窦造成颅内静脉窦损伤。修补静脉窦是难以实现的，最佳的选择就是植入螺钉。

植入寰枢椎关节突螺钉时需要在术中达到解剖复位，以避免在复位不良情况下植钉引起的椎动脉损伤、神经损伤及螺钉把持力欠佳等。精确的钉道非常重要，植钉可以在多平面影像辅助或导航系统下完成。由于存在损伤椎动脉的可能，关节突螺钉的植入是很危险的[17, 18]。当存在椎动脉解剖走行异常、明显的胸椎后凸畸形影响植钉角度、寰枢椎复位不理想时，都不可以进行关节突螺钉植入。此技术要求较高，文献报道的椎动脉损伤率不一。Wright等报道的椎动脉损伤率约为4%。如果发生了椎动脉损伤，继续将关节突螺钉穿过关节面，并在术后行血管造影检查。如果一侧椎动脉已经损伤，切勿于另一侧关节突植钉。

寰椎侧块螺钉也能造成C2神经根损伤及静脉丛出血。这需要术者对解剖及螺钉进钉点十分了解。必须避免植钉点过于偏内或者内倾角度过大，否则，可导致硬膜或脊髓损伤。无须要求双皮质固定，因为这有可能引起舌下神经及颈内动脉（走行于寰椎侧块前方）的损伤。

若与枢椎峡部螺钉进钉点混淆，枢椎椎弓根螺钉也有损伤椎动脉的风险。必须区别枢椎椎弓根与峡部的解剖位置（图18-4）。与峡部螺钉进钉点相比，椎弓根螺钉更靠外上侧。更重要的一点是，椎弓根螺钉的内倾角度更大，这样可以避免伤及椎动脉。同时应避免破坏椎弓根内壁以预防脊髓损伤，因此在做钉道时应充分探查内壁。

当内固定与减压工作完成后，应充分处理植骨床。自体骨移植是植骨的金标准，应将其植于渗血的去皮质后的骨松质面。去皮质这一过程应用磨钻完成，移植骨块应位于固定棒下方及两侧。若已进行减压工作，要避免移植骨块进入椎板缺损区或硬膜外。在已经暴露脊髓处使用磨钻时一定要小心。

关键点

- 枕颈处内固定物的发展及新型坚硬钉棒固定系统的出现使安全的内固定在枕颈关节的多个部位都可实施，并且免除了术后佩戴坚硬外固定的必要性。
- 坚硬的枕颈内固定提高了融合率，降低了术后制动的相关并发症。与之前非坚硬内固定相比，疗效明显改善。
- 随着坚硬内固定的到来，相应挑战、风险及手术技术也随之出现。对颈部骨性结构及软组织解剖知识的掌握对能否安全植入内固定及良好的临床效果都至关重要。
- 提倡早期下床活动。术后12周内可佩戴迈阿密（Miami）支具或费城颈托（Philadephia collar）。术后患者应严密随访，观察是否出现进行性畸形或神经损伤症状。

参考文献

[1] Foerster O. Die Leitungsbahnen des Schmerzgefuhls und die chirurgischee Behandlung der Schmerzzustande. Berlin: Urbin and Schwarzenberg, 1927.

[2] Vender J R, Rekito A J, Harrison S J, et al. The evolution of posterior cervical and occipitocervical fusion and instrumentation. Neurosurg Focus, 2004, 16:E9.

[3] Lieberman I H, Webb J K. Occipitocervical fusion using posterior titanium plates. Eur Spine J, 1998, 7:349–365.

[4] Sasso R C, Jeanneret B, Fischer K, et al. Occipitocervical fusion with posterior plate and screw instrumentation. A long–term follow up study. Spine, 1994, 19:2364–2368.

[5] Smith M D, Anderson P, Grady M S. Occipitocervical arthrodesis using contoured plate fixation. An early report on a versatile fixation. Spine, 1993, 18:1984–1990.

[6] Grob D, Dvorak J, Panjabi M, et al. The role of plate and screw fixation in occipitocervical fusion in rheumatoid arthritis. Spine, 1994, 19:2545–2551.

[7] Luque E R. The anatomic basis and development of segmental spinal instrumentation. Spine, 1982, 7:256–259.

[8] Stock G H, Vaccaro A R, Brown A K, et al. Contemporary posterior occipital fixation. JBJS, 2006, 88–A(7): 1642–1649.

[9] Garrido B J, Puschak T J, Anderson P A, et al. Occipitocervical fusion using contoured rods and medial offset connectors. Description of a New Technique. Orthopedics, 2009, 32(10):1–4.

[10] Hurlbert R J, Crawford N R, Choi, et al. A Biomechanical evaluation of occipitocervical instrumentation: screw compared with wire fixation. J Neurosurg, 1999, 90 (Spine 1):84–90.

[11] Oda I, Abumi K, Sell L C, et al. Biomechanical evaluation of five different occipito– atlanto–axial fixation techniques. Spine, 1999, 24:2377–2382.

[12] Sutterlin C E, Bianchi J R, Kunz D N, et al. Biomechanical evaluation of occipitocervical fixation devices. J Spinal Disord, 2001, 14:185–192.

[13] Harms J, Melcher R P. Posterior C1~2 fusion with polyaxial screws and rod fixation. Spine, 2001, 26: 2467–2471.

[14] Garrido B J, Myo G K, Sasso R C. Rigid vs nonrigid occipitocervical fusion. A clinical comparison of short-term outcomes. J Spinal Disord, 2011, 24(1):20–23.

[15] Roberts D A, Doherty B J, Heggeness M H, et al. Quantitative anatomy of the occiput and the biomechanics of occipital screw fixation. Spine, 1998,(23): 1100–1107.

[16] Zipnick R T, Merola A A, Gorup J, et al. Occipital morphology: an anatomic guide to internal fixation. Spine, 1996, 21:1719–1724.

[17] Wright N M, Lauryssen C. Vertebral artery injury in C1/C2 transarticular screw fixation: Results of a survey of the AANS/CNS section on disorders of the spine and peripheral nerves. J Neurosurg, 1998, 88:634–640.

[18] Sasso R C. Complications of posterior occipitocervical instrumentation. Complications of Pediatric and Adult Spinal Surgery. In: Marcel Derker, AR Vacarro, JJ Regan, AH Crawford, EC Benzel, DG Anderson (Eds). New York: NY, 2004: 301–321.

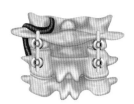

19

后路寰枢关节融合术
经关节突螺钉、C1~2节段固定、钢丝固定

王卫东　孙建广　译
William Ryan Spiker, Alpesh A Patel

概述

解剖和生物力学

暂且不讨论内固定技术，只是进行寰枢椎融合就需要术者对上颈椎具有全面的解剖和生物力学方面的知识。上颈椎具有许多独特的解剖学特征：椎间盘和黄韧带缺失，C1和C2椎体不同的解剖结构。寰枢椎复合体由两侧关节突关节与其特有的寰齿关节构成。该复合体可以提供39°~47°的旋转运动，其余约60%的活动度由余下的颈椎椎体产生[1]。

不同的内固定技术所带来的解剖学潜在风险也不同。例如，椎板下钢丝固定系统与C1、C2椎板腹侧面及其覆盖的硬膜关系密切。欲使用经关节突螺钉达到寰枢融合时，需要先对寰枢关节达到同心性复位，这需要在植入螺钉前通过术中摄影确认。使用经关节突螺钉或Harms技术（多轴螺钉-固定棒）时需要对患者C1、C2骨性解剖与椎动脉走行充分了解。在术前CT上了解植钉骨量是否充足、钉道周围组织结构（椎动脉，若有双皮质螺钉还需了解颈内动脉走行）并测量钉道长度。通过术前MRI评估椎动脉走行，了解优势椎动脉位置及血管与软组织畸形情况。

手术指征

寰枢关节融合术主要用于寰枢关节骨性关节炎与寰枢关节不稳定的治疗。寰枢关节不稳定的常见因素包括齿突骨折（Ⅱ型、Ⅲ型）、寰椎不稳定性骨折伴横韧带创伤性撕裂、先天性畸形（如Klipper-Feil综合征）、类风湿关节炎、融合术后假关节形成、齿突游离小骨、恶性肿瘤。寰枢关节不稳定常通过测量前侧寰齿间距（AADI）与后侧寰齿间距（PADI）确定。AADI是指寰椎前弓后缘至齿突前缘在侧位摄影上的距离。若AADI小于10 mm，可以预估脊髓受压及神经损害[2]。PADI是指齿突后缘至寰椎后弓腹侧面的距离。PADI可被理解为脊髓可用空间（space available for the cord，SAC），其较AADI在评估神经损伤风险方面更加可靠[3]。

轴向不稳定也会引起潜在病理变化。因为有覆膜与寰枕后膜的保护，寰枢关节的牵拉损伤十分少见。压力负荷常沿C1~2侧块向下传递。寰椎不稳定骨折及侵蚀性病变可导致寰枢关节压缩（也称颅底凹陷或颅骨下沉）。寰椎不稳定常见的诊断是通过平面摄影制定的，包括齿突超越颅底点至枕骨点的连线（McRae

线）、齿突超越枕骨点与硬腭间的连线（McGregor线）4.5 mm。轴向不稳定常需要枕颈融合术并视情况进行前侧减压。

椎板下钢丝固定使用时间较长，并能为融合提供满意的稳定性。但是椎板下钢丝固定有损伤神经组织的风险，而且不适用于寰椎粉碎骨折。此外，钢丝固定较现代固定方式稳定性差，术后往往需要外固定辅助。因此，如今很少将钢丝作为治疗寰枢椎融合的首选固定方式。

经关节突关节螺钉固定融合术较钢丝固定提高了生物力学特性，但是技术要求较高，并有损伤椎动脉的风险[4]。以下情况不能使用关节突螺钉：寰枢关节未完全复位、寰椎侧块粉碎骨折或破坏性损害、椎动脉走行经过寰椎侧块。

多轴螺钉-固定棒系统能为寰枢关节提供坚固的后柱固定，并且较关节突螺钉损伤椎动脉的风险更低、较钢丝固定损伤神经的风险更低。此技术可称Harms或Goyal技术[5, 6]，其通过寰椎侧块螺钉与枢椎椎弓根及峡部螺钉达到寰枢关节复位。此技术可以用于多节段固定，可上至枕骨，下至下颈椎；还可用作骨折临时固定，在关节突关节没有明显损伤的情况下无须行融合处理。当骨折愈合后可将固定取出，患者寰枢关节的活动度可部分复原。但此技术有刺激C2神经节（枕神经痛）的风险，而且固定成败取决于C1侧块骨量及C2椎弓根质量。其禁忌证包括：C1或C2侧块粉碎骨折，C2椎弓根狭小畸形伴巨大C2横突孔、椎动脉走行异常。

▌手术步骤

尽管固定方式不同，但是术前准备工作基本一致。在协助患者取俯卧位前，妥善安置头颅牵引架（若已有哈罗氏架，可使用梅菲尔德头架）并连接体感诱发电位与经颅运动诱发电位。搬运患者时，术者

应站在床头，确保头部持续牵引或连接于梅菲尔德头架。所有骨性突起均应妥善垫高，患者双臂放置在折叠托手板上。使用C臂摄影，确认上颈椎曲度是否合适。保持颈部微屈或下巴内收非常重要，因为这样可以消除枕骨对C1的遮盖，暴露寰枢关节。此外，该体位有助于寰枢关节不稳定复位。使用电动剃刀对枕部、颈部、下颈椎处备皮。若术中需要自体植骨，那么髂后上嵴表面皮肤也应该备皮。使用粘贴带标注术区后，常规消毒铺巾。

于后正中线自枕骨至C3~4做手术切口。通过枕骨隆突与C7棘突间连线确定后正中线，并使用术中摄影确认C3~4位置。使用1%利多卡因+肾上腺素浸润皮肤，并使用10号手术刀切开。使用电刀沿项韧带分离皮下组织。此种分离方法不仅可以减少出血量，而且可以避免损伤枕大神经及第3枕神经。暴露完成后可放入自动撑开器维持术野。在分离中线时常将寰椎后结节与枢椎分叉的棘突作为骨性标志物。在寰椎头侧面常会遇到一弓形骨板，此结构常被误认为寰椎椎板。由于该处类似昆虫后翅翅缰，所以拉丁文称为ponticulus posticus，也称先天性弓形孔。因为其内部包裹椎动脉，所以必须被保护[7]。识别寰椎后结节与枢椎分叉棘突后由内向外进行骨膜下剥离，暴露C1~3。在向两侧暴露寰椎时，注意切勿偏离中线超过15 mm以降低损伤椎动脉的风险[8]。

自体取骨

沿髂后上嵴表皮用10号手术刀做一3~5 cm弧形切口。用电刀分离皮下组织至筋膜层。切开筋膜层并向上、外、内行骨膜下分离。用摆锯或骨刀取出1枚两面皮质移植骨，并从骨缺损处获取更多骨松质。冲洗切口放置明胶海绵止血后分层缝合。将移植骨块表面软组织去除干净并用生理盐水或患者血液加以保存，避免干燥。

也可使用髂嵴双面骨皮质作为骨移植材料。其常与自体移植骨块或生物骨移植材料一起使用[9]。尽管关于此项技术数据不多，但是其可以显著降低与髂嵴大量取骨相关的并发症与风险。

钢丝固定

暴露完成后，寰椎后弓至枢椎间的结构清晰可见。在取自体骨时应用湿纱布将颈部切口盖住。取骨方法如上所述。用刮匙清除寰椎背侧与枢椎椎板间组织，之后用Woodson探子探查椎板下硬膜外有充分间隙植入钢丝。使用髓核钳清除间隙的黄韧带。将16号或18号钢丝折成光滑的弧形，并使用递线器或丝线引导将钢丝从椎板下穿过。使用尖嘴咬骨钳将自体骨修剪为形状大小合适的植骨块，骨块底面需要有一个与枢椎棘突相嵌合的骨槽。在植入植骨块前，将寰椎后弓、枢椎椎板与棘突的骨皮质去除。穿过寰椎的钢丝再折回穿越枢椎棘突下方（棘突下方若有骨槽可助于钢丝固定），钢丝包裹植骨块后使用持针器将钢丝固定牢固（图19-1）。

经关节突螺钉

在植入螺钉之前，应通过术中摄影确认寰枢关节是否达到解剖复位。复位可以通过外部牵引（头颅牵引钳），将头部重置于屈或伸位，牵引寰椎椎板下钢丝，安置寰枢椎骨块等方法达到。若要联合使用钢丝固定与经关节突螺钉固定，应先行钢丝固定，在植入螺钉后再植入植骨块并固定钢丝。

暴露C2、C3侧块，并保护C2~3关节突关节囊。向上分离至枢椎椎弓根，暴露C1~2关节突关节。将关节囊向上翻折，此时静脉出血可能较多，可使用双极电凝、凝血酶浸泡后的明胶海绵或轻压迫进行止血。暴露充分后即可识别进钉点与钉道方向，为了螺钉植入角度最佳化，也可以在尾侧重新做一独立切口方便螺钉植入（图19-2）。可使用尖头复位钳提起枢椎棘突以便于螺钉植入。若使用经皮螺钉，此时在C2~3节段做次切口并将尖头通道系统放入软组织内形成软组织保护鞘直至枢椎下关节突。进钉点位于椎板侧块交界外侧2~3 mm与枢椎下关节突下缘上方2~3 mm交点处（图19-3）。尖钻在侧位摄影的监控下由进钉点进入，最终到达寰椎前弓上1/2处。在正侧位上，钻头应

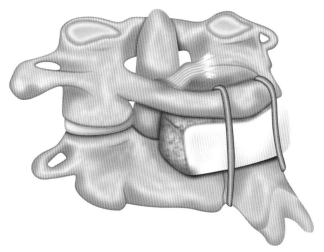

图19-1：使用钢丝固定植骨块并用大号持针器加固。

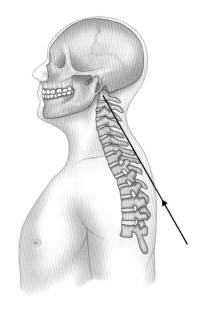

图19-2：尾侧切口是为了植钉角度的最优化。

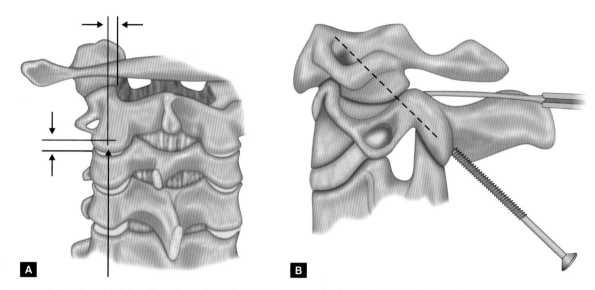

图19-3：（A）螺钉进入点位于椎板与侧块交界外侧2~3 mm；（B）枢椎下关节突下缘下方2~3 mm。

朝向枢椎峡部内缘，若此角度偏外则有可能损伤椎动脉。当尖钻穿越峡部接近关节突时可使用脑膜剥离子保护C2神经根及周围静脉丛。而牵拉此处组织也可以看到尖钻穿越关节突进入寰椎侧块的过程。近侧骨皮质攻丝后即可使用长短合适的直径为3.5 mm皮质螺钉（均长40~45 mm）在术中摄影的监测下植入。可使用单侧骨皮质螺钉，也可使用双侧骨皮质螺钉。双侧骨皮质螺钉生物力学特性具有很大优势，但是其损伤颈内动脉的风险也较高。对侧螺钉按同样方法植入。

寰椎节段固定

　　寰枢节段固定也称Harm或Goel技术。组织暴露后使用脑膜剥离子探查枢椎峡部内缘或椎弓根的位置。使用高速磨钻标记出枢椎侧块上内侧的椎弓根螺钉进钉点。在正位与侧位（向头侧倾斜20°~30°）摄影确认螺钉进钉点与钉道方向（图19-4）。随后钻入椎弓根内，此过程可利用枢椎上内缘作为参考。随后测量孔道深度并攻丝，对侧以同样方法处理。也可以使用枢椎峡部螺钉。此螺钉植入技巧、进钉点、钉道与经关节突螺钉基本一致，仅仅是螺钉更短而已。此螺钉的直径为2.7~3.5 mm，螺钉长度在CT上测

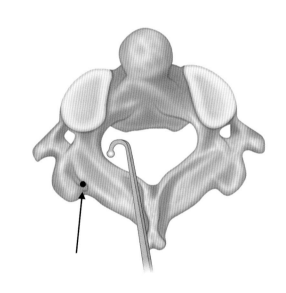

图19-4：枢椎椎弓根螺钉进钉点与角度。

量（枢椎椎弓根螺钉长度22~26 mm；枢椎峡部螺钉长度14~22 mm）。

　　植入寰椎侧块螺钉前需要对组织充分暴露，并需要牵拉C2背侧神经节及其头侧静脉丛（图19-5）。用高速磨钻标注侧块与后弓交界处，此点约在侧块中点的内侧或外侧。通过绝对正位及侧位投影（与后弓平行）确定进钉点。按术前CT测量深度钻入，测量后进行攻丝处理。术中使用摄影确定寰椎螺钉路径，特别

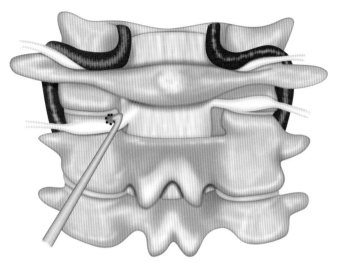

图19-5：侧块螺钉进钉点。

是轴位摄影很重要。螺钉应尽量保持在侧块下2/3处以避免侵入枕颈关节。此外，注意不要侵入寰椎前弓腹侧面，因为有可能损伤颈内动脉。因此，术中摄影中钉尖与钻头应尽量远离前弓腹侧面。若术前影像学检查发现颈内动脉与寰椎前弓无邻近关系时，有些外科医生建议使用双侧骨皮质螺钉以增加螺钉把持力。

若要实施融合手术，在植入螺钉前应对C1、C2后侧结构去除骨皮质。将单侧或双侧骨皮质螺钉植入枢椎椎弓根与寰椎侧块，并通过术中摄影确认螺钉位置（图19-6）。如果需要对寰枢关节复位，则应在螺钉植入后、固定棒之前实施。将长短合适的金属棒安置后再植入骨移植材料。

术后治疗

不论何种融合技术，术后都应立即给予正侧位摄影以确定是否复位及内固定位置。若在安置螺钉时出现问题，术后也可使用CT复查。若使用椎板下钢丝固定，那么术后应佩戴哈罗氏架3个月。若使用经关节突螺钉或节段固定，术后应佩戴颈托6~12周并逐渐停戴。术后每3~6个月复查一次X线片，直至观察到融合征象。若症状持续，应在术后1年复查CT以评估骨质情况。

潜在并发症

根据术式不同，寰枢椎后路融合所引起的并发症也不完全一致。

术中钻入、测深、植钉都有可能损伤椎动脉。这可能导致严重的脑损伤，包括术后脑中风。若出现椎动脉损伤应立即撤出螺钉，并通过直接压迫、骨蜡、大号凝血酶浸润过的明胶海绵垫（大大减小血栓形成的风险）控制出血。如果需要可请血管外科医生进行血管修补。螺钉突入横突孔内也会引起椎动脉损伤，发现后必须撤出螺钉。一项回顾性分析报道，包括经关节突与椎弓根螺钉在内的736枚枢椎螺钉，其成功率约为98%。其中2例椎动脉损伤（1例撕裂、1例闭塞），无神经损伤报道[10]。

目前还没有关于感染、不融合、二次手术风险的文献，但其可能与术前患者健康状况及手术适应证选择有关。例如，对于患有类风湿关节炎患者，其寰枢关节融合后假关节形成率约为50%，其中12%患者需行翻修手术[11]。

关键点

- 因创伤、退变、炎症反应及肿瘤等引起的寰枢关节不稳定是寰枢关节融合手术的主要指征。
- 背侧钢丝固定技术相对安全，但是术后需要佩戴外固定，并且其假关节形成率较高。
- 螺钉固定技术（经关节突螺钉、多轴钉棒固定）技术要求较高，但是融合率也很高，而且术后无须佩戴外固定。

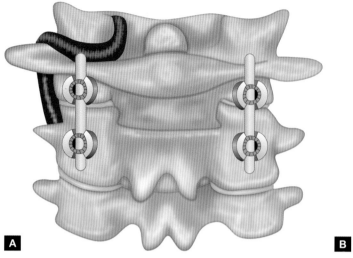

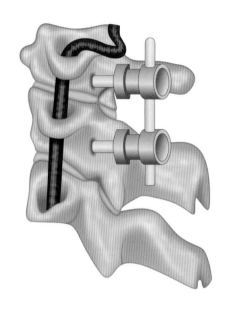

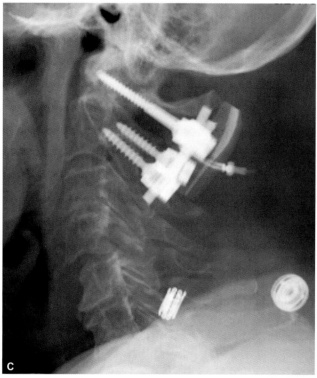

图19-6：C2椎弓根螺钉与C1侧块螺钉。

- 椎动脉损伤、感染、融合失败、神经损伤等并发症发病率可因仔细的术前准备及精良的手术技巧而大大降低。

参考文献

［1］ Panjabi M, Dvorak J, Duranceau J, et al. Three-dimensional movements of the upper cervical spine. Spine, 1988, 13:726–730.

［2］ Weissman B N, Aliabadi P, Weinfeld MS, et al. Prognostic features of atlantoaxial subluxation in rheumatoid arthritis patients. Radiology, 1982, 144:745–751.

［3］ Boden S D, Dodge L D, Bohlman H H, et al. Rheumatoid arthritis of the cervical spine: A long-term analysis with predictors of paralysis and recovery. JBJS, 1993, 75A: 1282-1297.

［4］ Henriques T, Cunningham B W, Olerud C, et al. Biomechanical comparison of five different atlantoaxial posterior fixation techniques. Spine, 2000, 25(22): 2877-2883.

［5］ Harms J, Melcher R P. Posterior C1-C2 fusion with polyaxial screw and rod fixation. Spine, 2001, 26(22): 2467-2471.

［6］ Goel A, Laheri V. Re: Harms J, Melcher P. Posterior C1-C2 fusion with polyaxial screw and rod fixation. Spine, 2002, 27(14):1589-1590.

［7］ Young J P, Young P H, Ackermann M J, et al. The ponticulus posticus: implications for screw insertion into the first cervical lateral mass. JBJS Am, 2005, 87:2495-2498.

［8］ Cacciola F, Phalke U, Goel A. Vertebral artery in relationship to C1‐C2 vertebrae: an anatomical study. Neurol India, 2004, 52(2):178-184.

［9］ Hillard V H, Fassett D R, Finn M A, et al. Use of allograft bone for posterior C1‐2 fusion. J Neurosurg Spine, 2009, 11(4):396-401.

［10］ Bransford R J, Russon A J, Freeborn M, et al. Posterior C2 instrumentation: accuracy and complications associated with four techniques. Spine, 2011, 36(14): E936-E943.

［11］ Papadopoulos S M, Dickman C A, Sonntag V K. Atlantoaxial stabilization in rheumatoid arthritis. J Neurosurg, 1991, 74:1-7.

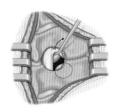

20 后路颈椎椎间孔切开术

刘宏建 孙建广 赵世君 译
Michelle J Clarke, Mark A Pichelmann, William E Krauss

概述

后路颈椎椎间孔切开术（PCF）可用于颈椎神经根的减压及去除外侧的颈椎间盘。这种术式由Fryholm于1947年首次提出[1]，后由Scoville与Whitcomb[2]改良并推广。此术式需要行半椎板切除与关节突关节内侧切除，可充分对神经根进行减压处理。后方切开椎间孔可用于治疗前方骨赘引起的神经根压迫、椎间孔狭窄，或侧方柔软的椎间盘突出。值得注意的是，与治疗椎间盘突出的前方入路不同，PCF不需要进行融合处理。因此其邻近节段疾病的发生率较低[3]。此术式的改良有经通道或内镜辅助技术[4-7]，但是还没有临床证据证明微创术式的优势。

手术指征

后路椎间孔切开术适用于单侧神经根症状。但是由于无法进入中央椎管与对侧神经根区域，所以此术式不适用于中央突出压迫所引起的脊髓压迫症或脊髓神经根病变。因此，此术式仅用于治疗椎间盘突出、关节病变、侧后方骨赘引起的单侧颈椎神经根受压及椎间孔狭窄（图20-1）。对于钩突关节内侧的椎间盘突出，笔者习惯使用前方入路。术前常通过MRI评估椎间盘突出的情况，通过CT评估骨结构异常及骨赘位置。

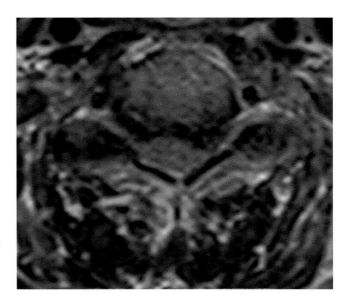

图20-1：侧后方椎间盘突出引起单侧颈椎神经根受压（MRI）。

手术入路

麻醉与体位

按后正中入路体位安置患者，此时可以清楚地看到神经根位置。颈椎置于中立位，若选用俯卧位应使用三点固定的头架将头部以中立位固定于术台。在以上状态下，麻醉无特殊要求。

也可以选择坐位，同样使用三点固定将头部以中立位固定[10]。此体位的优点是可减少术区血液淤积及易于术中摄影。但是此体位造成体位性神经损伤的可能性较高，所以必须将手臂妥善垫高。麻醉团队一定要注意发生静脉空气栓塞的可能。笔者常使用经食管超声来监测术中并发症。但是因其发生概率较低，一般不留置动脉通路。

暴露与定位

术中常使用手术放大镜。在切开椎间孔时，笔者常使用手术显微镜进行照明与放大。在目标节段头尾两侧棘突间做4~5 cm后正中切口（图20-2）。沿头半棘肌、头夹肌、斜方肌之间无血管的项韧带进行剥离，暴露目标节段的棘突。若偏离中线暴露将会引起大量出血并显露肌肉纤维。暴露棘突后使用骨膜剥离子沿椎板进行单侧骨膜下剥离。暴露棘突后使用巾钳在骨面打孔并用丝线固定。随后放入巾钳并通过侧位摄影定位节段。定位后撤出巾钳，留置的丝线可作为术中定位标记物。继续向外侧暴露内侧关节突关节（图20-3）。放入单臂Meyerding撑开器并充分止血。撑开后即可见到椎板与内侧关节突关节。

椎间孔切开术

在神经根上方切开半侧椎板及内侧关节突。操作区域应位于头尾半椎板交界区域、椎板或关节突关节交界区。但是椎间孔切开术切除关节突关节不应超过50%，以免引起节段不稳[11]。使用自冲水高速金刚

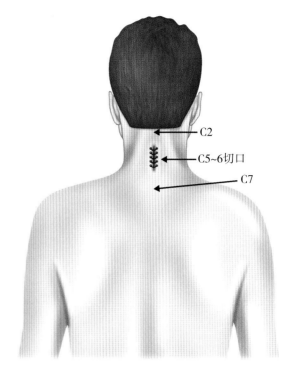

图20-2：切开C5~6椎间孔减压C6神经根的皮肤切口。

磨钻（4~5 mm）将其磨至蛋壳般厚薄的骨皮质并使用刮匙将剩余骨质去除。随后仔细去除下方的黄韧带。此时常会遇到硬膜外静脉出血，可使用止血棉或直接使用双极电凝止血。使用双极电凝时应注意避免伤及神经组织。

当切开椎间孔后即可见到特殊的标志物。可见到硬膜外缘与神经根腋部（图20-4）。在外侧柔软椎间盘突出或前方骨赘的情况下，可见到神经根拱起或扭曲。术者应仔细探查硬膜及神经根下方（图20-5）。大部分情况下可以清晰地辨别后方感觉神经及前方的运动神经。在操作前必须明确此解剖结构，因为有可能会将前方的运动神经根误认为突出的椎间盘，最终伤及神经。椎间孔外下角处包括尾端椎体的椎弓根。为了能够暴露椎体后方，从椎弓根的内上1/3处钻至椎体后方。操作时一定要小心，注意保护神经根腋部。任何时候都要彻底止血，特别是在俯卧位时。当损伤硬膜外静脉包绕神经根的静脉袖时，出血会非

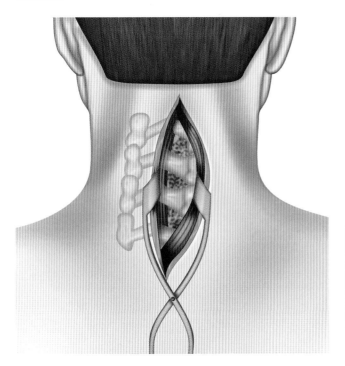

图20-3：在切开椎间孔前放入撑开器并继续暴露头尾侧椎板及关节突关节内缘。

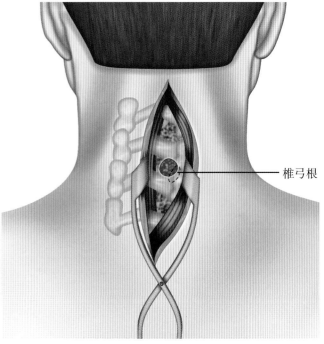

椎弓根

图20-4：切除骨头与黄韧带后即可见到硬膜与神经根。沿关节突关节内上处钻至椎体后缘。

常凶猛。此时重要结构的暴露对手术的安全性就变得非常重要。

神经根减压

切开椎间孔后应仔细探查神经根周围的硬膜外间隙。关节突骨赘增生引起的压迫，切开椎间孔后即可达到解除神经根压迫的目的。但是对来自钩椎关节增生的前方骨赘压迫或前方钙化的椎间盘突出进行直接减压是非常不安全的。单纯通过半侧椎板切开与切除内侧关节突关节即可对神经根减压，从而缓解大部分患者的痛苦[10]。如上所述，可切除部分椎弓根扩大椎间孔，此时通常需要切除外侧黄韧带以优化术野。

椎间孔切开后即可将突出的柔软椎间盘组织去除。使用钝性神经拉钩可探查硬膜与神经根下间隙并将感觉与运动神经根向上轻轻提拉。此时神经拉钩位于椎间隙与椎体后方。当探查到椎间盘突出位置后即可将神经根提起。同样要注意仔细探查运动、感觉神

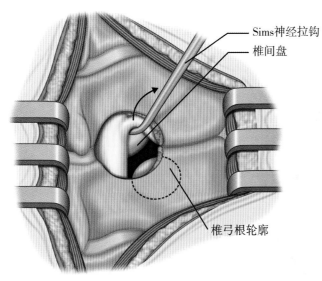

Sims神经拉钩

椎间盘

椎弓根轮廓

图20-5：对硬膜与神经根下方进行探查。将运动与感觉神经牵拉开后切开后纵韧带并将椎间盘去除。

经根，以免损伤。随后使用11号手术刀将后纵韧带切开。再使用小神经拉钩探查后纵韧带下的间隙、梳理椎间盘组织，并使用小刮匙将其去除。操作时必须注意保护神经拉钩细小的尖端，避免将其弄断。在大部分椎间孔切开术时，当进入椎体侧方神经根前侧时有可能损伤椎动脉。所以对局部解剖的了解非常重要。

关闭

彻底止血后，逐层关闭切口，无须放置引流。筋膜层以0-0薇乔线严密缝合。根据个人体质可以进行额外的缝合，如果脂肪组织较多可以补充缝合，关闭无效腔。使用2-0薇乔线缝合皮下组织。使用4-0可吸收monocryl缝线对皮肤进行皮内缝合。也可使用皮肤胶水或无菌胶带闭合皮层，随后再使用外科敷料包扎。

术后治疗

当患者可以口服镇痛药、独立排尿、独立行走后即可出院。大部分患者会有切口疼痛及颈部拉伤样疼痛。麻醉镇痛药、NSAIDs、对乙酰氨基酚、止痉挛药物对患者都有益处。应鼓励患者在没有颈托固定的情况下尽早活动。1周后，切口即使愈合良好且无菌干燥，但触之依然可能较硬，有时甚至伴有红斑。

潜在并发症

PCF所带来的并发症包括损伤周围组织。损伤颈髓与神经根有可能造成神经损伤。由于运动与感觉神经根分离，有可能将腹侧的运动神经根误认为突出的椎间盘，在切除椎间盘时有可能将其损伤。除此之外，椎弓根前方走行着颈动脉，其在椎间孔外侧。术者也应对硬膜外静脉大量出血有心理准备，可以使用止血剂处理这些出血。在切除关节突关节大于50%时

很可能会引起颈椎不稳。由于生物力学未被破坏，所以邻近节段或该节段的节段疾病风险较小。

总结

PCF是治疗由椎间孔狭窄引起单侧颈椎神经根症状的理想手术方案。由于破坏生物力学结构较少而且对神经根暴露较为理想，此术式可以治疗一些特定的疾病。

关键点

- 适应证：椎间孔狭窄引起的单侧神经根症状。
- 不适用于中线结构或脊髓压迫症。
- 单侧中线剥离至关节突中点。
- 确认正确阶段。
- 应于椎板关节突交界处与邻近椎板处制作硬币大小的骨窗。
- 手术任何时期都应彻底止血。
- 必须直视神经根并充分减压。

参考文献

［1］Frykholm R. Deformities of dural pouches and strictures of dural sheaths in the cervical region producing nerve-root compression: A contribution to the etiology and operative treatment of brachial neuralgia. J Neurosurg Spine, 1947, 4:403-413.

［2］Scoville W, Whitcomb B. Lateral rupture of cervical intervertebral discs. Postgrad Med, 1966, 39:174-180.

［3］Clarke M, Ecker R, Krauss W, et al. Same-segment and adjacent-segment disease following posterior cervical foraminotomy. J Neurosurg Spine, 2007, 6:5-9.

［4］Fransini A, Messina G, Ferroli P, et al. Minimally invasive disc preserving surgery in cervical radiculopathies: the posterior microscopic and endoscopic approach. Acta Neurochir Suppl, 2011, 108:197-201.

［5］ Gala V, O' Toole J, Voyadzis J, et al. Posterior minimally invasive approaches for the cervical spine. Orthop Clin north Am, 2007, 38:339-349.

［6］ O' Toole J, Sheikh J, Eichholz K, et al. Endoscopic posterior cervical foraminotomy and discectomy. Neurosurg Clin N Am, 2006, 17:411-422.

［7］ Rutten S, Komp M, Merk H, et al. Full-endoscopic cervical posterior foraminotmy for the ioperation of lateral disc herniations using 5.9-mm endoscopes: a prospective, randomized, controlled study. Spine (Phila Pa 1976), 2008, 33:940-948.

［8］ Kim K, Kim T. Comparison between open and tubular retractor assisted procedure for cervical radiculopathy: results of a randomized controlled trial. J Korean Med Sci, 2009, 24:649-653.

［9］ Winder M, Thomas K. Minimally invasive versus open approach for cervical laminoforaminotomy. Can J Neurol Sci, 2011, 38:262-267.

［10］ Russel S, Benjamin V. Posterior surgical approach to the cervical neural foramen for intervertebral disc. Neurosurgery, 2004, 54:662-665.

［11］ Zdeblick T, Zou D, Warden K, et al. Cervical stability after foraminotomy. A biomechnical in vitro analysis. J Bone Joint Surg Am, 1992, 74:22-27.

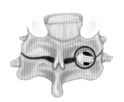

21 微创颈后路椎板–椎间孔切开术

刘宏建　黄世磊　韩　钰 译
Victor G Williams, Michael J Dorsi, Langston T Holly

概述

解剖

颈椎椎间孔由前方的钩椎关节、椎间盘的后外侧部分、椎体下部，后方的关节突关节面和下位椎体的上关节突，以及上、下椎体的椎弓根共同围成。椎间孔大致高度为9~12 mm，宽和深度均为4~6 mm[1]。

颈椎每个节段腹侧和背侧神经束（6~8束每节段）集合形成腹侧神经根和背侧神经根，并在硬膜覆盖下离开椎管。颈神经根从椎间盘水平离开椎管向两侧走行，并由相应椎体椎弓根上方进入椎间孔。因此，除了C8神经从T1椎体椎弓根上方通过之外，其余颈神经均通过其相同序数椎体椎弓根的上方通过（如C6颈神经即从C6椎体椎弓根上方通过）。椎间孔内容物有神经根、脂肪、微小静脉；神经根通常占据椎间孔的下半部分。从椎间孔的远侧视角看神经根的影像是放大的，并且背根神经节（DRG）就在椎间孔末端。后根和前根在背根神经节处汇合形成脊神经，之后分支为前支和后支。

很多因素对颈椎椎间孔狭窄的发生发展有影响。椎间盘突出或侧方膨出可能会造成椎间孔前方的急性狭窄。椎间盘、钩椎关节、椎体或关节突关节面的退行性改变可导致椎间孔的狭窄。随着年龄的增长，髓核持续纤维软骨化，导致椎间隙高度丢失，进而造成椎间孔狭窄。椎间孔的前方可能被上位椎体下缘骨赘或钩椎关节占据。后方的关节突关节肥厚也可以进一步缩小椎间孔的直径。

手术指征

1940年，Scoville和Frykholm提出采用后路颈椎椎间孔切开术治疗后外侧颈椎间孔狭窄和颈椎间盘突出，并且成为治疗上述两种病症的主流术式[2-10]。该术式可以在直视下对神经根及椎间孔减压。和前路手术相比，后路椎板切开术损伤椎间孔前外侧神经、血管的风险更小。和前路椎间盘切除融合术相比，该术式亦可以避免损伤前方大血管或食管，因为避免了节段的融合，可以保留节段的运动并降低邻近节段退化的风险。

后方入路治疗颈椎椎间孔狭窄具有较好的临床效果[6, 11-15]。该技术被证实对单节段或2个节段的神经根放射性症状能够达到满意的疗效[16, 17]。在椎间盘突出或骨赘形成所致的单节段放射性症状的病例中，行椎板-椎间孔切开术减压神经根，术后有93%~97%的患者症状消失[3, 11, 14, 18]。然而，尽管具有可观的临床效果，该术式术后仍可伴有严重的疼痛和肌肉痉挛。在过去的50年，前路颈椎间盘切除术伴或不伴椎间融合演变成了颈椎放射性疾病最主要的治疗方式。

在过去的20年里，微创技术得到了长足的发展并成功地用于治疗多数的脊柱疾病。传统后路开放手术的不利因素已经被证实会对患者的临床疗效起负面作用。颈椎是脊柱活动性最大的节段，因此暴露目标节段的椎旁肌肉和支持韧带的损伤会对颈椎稳定性、序列、颈椎运动有较大影响。相对于传统开放入路，微创手术的优势包括术中出血量少、术后疼痛轻、切口愈合更加良好及住院时间短[16, 19, 20]。

颈后路微创椎板-椎间孔切开术的手术指征与传统开放手术相同。在进行微创手术之前，术者需对传统开放手术有足够的经验，充分了解相关部位的解剖结构，并且精通微创技术。颈后路微创椎板-椎间孔切开术的特殊指征包括：①后外侧椎间盘突出（图21-1）；②由骨赘形成、颈椎病、关节突关节肥厚导致的椎间孔狭窄；③侧隐窝狭窄；④侧隐窝和椎间孔外壁的良性病损。手术禁忌证包括颈段脊髓病变、较大的中央型椎间盘突出、椎管狭窄、中央型脊髓型颈椎病或骨赘形、感染（如骨髓炎）、后凸畸形、转移性肿瘤、椎体滑脱或半脱位及假性硬膜膨出。该术式的局限在于不能处理前路中央病变，对后方附件有潜在致失稳可能，不能矫形及不能通过单独切口处理双侧椎间孔狭窄。

手术步骤

患者行气管内麻醉，建立静脉通路。若患者无严重药物相关并发症，仅建立一条大静脉通路即可。此

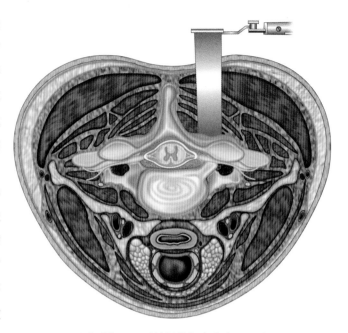

图21-1：通道系统置于后外侧椎间盘突出正上方。

时，中心静脉导管、动脉导管和Foley导尿管都无须留置。如果采取坐位，采用多普勒超声和呼气末期二氧化碳监测来判断术中气体栓塞的风险。双下肢应给予弹力长袜或医用压力长袜保护。

对于大多数患者来说，笔者多采用俯卧位，略微呈头高脚低位。俯卧位使术者感觉更加舒适，并且相对于坐位可以明显降低空气栓塞的风险。体位摆放之前，使用梅菲尔德头架固定头部于中立位，并用60磅（约27 kg）力量加固。然后缓慢将患者摆放成俯卧位，置于纵向胸部支架上。笔者推荐将胸部支架固定于手术床上，使其不会在体位摆放时移动。将患者置于胸部支架上时，放置梅菲尔德头架并与手术床框架相接，保持头部位置且轻微地屈曲。小心避免颈部的旋转。保持下巴超出手术床边缘。使用可透射线的手术床以利于正位像透视。患者双上肢妥善固定并置于身体两侧。向尾侧牵拉肩关节以获得更好的透视视野并减少皮肤褶皱。必须小心避免肩关节多余的牵拉防止臂丛的损伤。之后，手术床呈轻微的头高脚低位，以利于静脉回流，减少硬膜下静脉出血。术区备皮并

使用氯己定（洗必泰）处理皮肤。做皮肤切口之前1 h静脉应用抗生素（头孢唑啉1 g或万古霉素1 g）预防感染。笔者并不常规应用术中体感诱发电位、运动诱发电位和肌电图。避免神经肌肉的麻痹。

术者通常位于有症状的一侧，显微镜系统同样位于有症状的一侧，术中透视设备则位于对侧。将C臂从侧方推进手术区域。术前影像评估侧位视角。如果目标节段未出现在侧位像中，笔者采用正位像来定位。接下来用洗必泰处理术区皮肤，将C臂推入手术区域并注意无菌。该手术仍有可能需要放大镜或显微镜[21]，笔者更倾向于使用显微镜，因为这样对术者和助手都有优化术野的作用。

笔者使用METRX®的通道牵开系统（Medtronic Sofamor Danek，Memphis TN）。将万向臂杆固定于手术床两侧的框架上，安装活动臂。用标志物标记中线，并在有症状一侧旁开中线1.5 cm画平行线。在透视引导下，使用22号穿刺针经上述平行线进入皮肤并调整至其位于目标节段关节突关节的正上方。去除穿刺针，在穿刺部位做18 mm的皮肤切口。如果侧位像不能很好地显示脊柱节段，行正位像拍摄。应用单极电刀剥离皮下组织及颈后筋膜。之后使用密氏解剖剪小心扩大筋膜开口。将METRX初级通道沿筋膜放置，并停靠于目标节段的关节突关节上。为了降低硬膜及脊髓损伤的风险，应避免使用克氏针。避免牵开器从骨面上滑入椎板间空隙。透视下确定头端位置。在矢状面来回摆动初级通道使椎旁肌肉组织从关节突复合结构剥离。重复之前的操作使每个通道继上一级通道连续排列。标记最后的牵开器以决定METRX通道牵开系统的大概长度。其长度为3~10 cm，直径为14~26 mm。笔者一般推荐18 mm的型号，但14 mm和16 mm型号也可满足要求。合适尺寸的通道牵开装置从末端通道进入到达关节突关节水平，并于透视下确定其位置。固定通道位置，与活动臂相连。当透视下确定位置合适时，通道固定于柔性牵开臂上，并移除牵开器。

此时，手术显微镜进入手术区域。电刀和咬骨钳去除多余软组织。根据最终的牵开器调整通道的角度，使得最终的视野集中在上下椎板和关节突关节处（图21-2）。透视确认最终的位置。使用椎板咬骨钳切开上椎板的下缘（图21-3）和下椎板的上缘。使用高速钻去除内侧1/3~1/2的关节突关节，确保关节处仍处于视野的中心位置。联合应用刮匙和咬骨钳去除多余的骨质。头尾两侧去除骨质的范围不应超过椎弓根。利用小挂钩确定椎弓根的位置。当靠近硬膜囊的神经根上下缘可见时即完成椎板–椎间孔切开（图21-4）。微型神经钩探查椎间孔远段以确保足够的减压（图21-5）。

对于椎间盘后外侧突出，微型神经钩也许需要沿上关节突内缘向中间探查。用微型髓核钳收集游离的椎间盘碎片。如果需要额外的暴露，可以磨去神经根上方椎弓根的内上部分。在操作过程中可以适当牵拉神经根以优化术野。如果突出的髓核碎片被纤维环覆盖，用微型刀片切开纤维环并切除椎间盘。对于极外侧椎间盘突出，椎间孔切开可向侧方进一步延伸。

探查神经根之后，用可吸收止血剂和止血棉填压止血。之后用抗生素溶液冲洗切口。去除通道系统，用0号线缝合筋膜。之后在皮缘注射0.25%丁哌卡因（布比卡因）。使用3-0线缝合皮下组织。使用4-0线进行表皮的缝合。最后，清洁皮肤切口，使用无菌敷料覆盖。

潜在并发症

与颈椎开放椎板–椎间孔切开术发生率相同，但是并发症很少见。有可能发生未察觉的硬膜损伤致脑脊液漏。因为入路的限制，直接修复硬膜缺损比较困难。对于比较小的硬膜撕裂，可以在缺损处应用脂肪

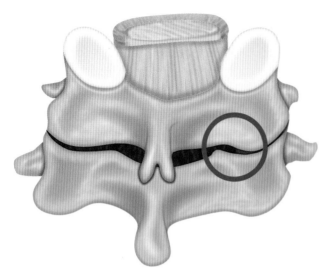

图21-2：通道系统的合适位置——椎板和关节突交界处。

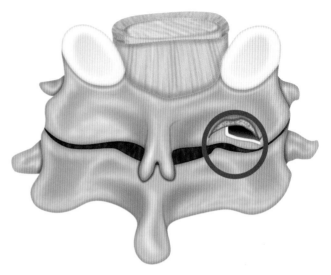

图21-3：从上椎板上去除骨质。

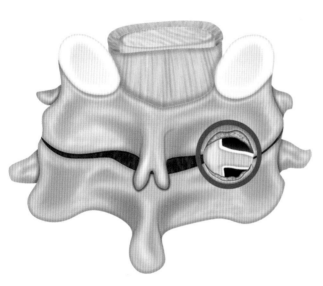

图21-4：神经根减压。

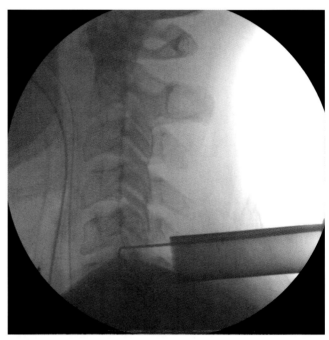

图21-5：术中透视显示微型神经钩位于椎间孔切开术后的C5~6椎间孔。

或肌肉移植物，或明胶海绵并用纤维蛋白凝胶覆盖。较大的硬膜撕裂则需要缝线缝合。牵开器划入椎板间隙可导致硬膜切开或脊髓损伤。鉴于此，笔者避免使用克氏针张力带。高速钻机、通过狭窄椎间孔的内固定的压迫和多余操作的牵拉都有可能损伤神经根。术前必须研究椎动脉的解剖，避免因为额外的操作或异常动脉位置而造成损伤。其他并发症包括切口愈合不良、感染、错误手术节段或方位、术后硬膜纤维化、脊椎失稳、血肿形成或复发椎间盘突出等。

关键点

- 在有经验的术者操作下，颈后路微创椎板-椎间孔切开术较传统开放术式具有以下优势：术中出血少、术后疼痛轻、切口愈合好和住院时间短。
- 颈后路微创椎板-椎间孔切开术的特殊指征包括：①后外侧椎间盘突出（图21-1）；②由骨赘形成、颈椎病、关节突关节肥厚导致的椎间孔狭窄；③侧隐窝狭窄；④侧隐窝和椎间孔外壁的良性损伤。
- 该技术并不是中央部及前方病变较好的处理方式。
- 并发症包括硬膜撕裂，脊髓、神经根、椎动脉损伤、切口感染及脊柱失稳等，但发生率较低。

参考文献

［1］ Frykholm R. Cervical nerve root compression resulting from disk degeneration and root sleeve fibrosis. Acta Chir Scand, 1951, 160:1–149.

［2］ Krupp W, Schattke H, Muke R. Clinical results of the foraminotomy as described by Frykholm for the treatment of lateral cervical disk herniation. Acta Neurochir (Wien), 1990, 107:22–29.

［3］ Scoville W B, Dohrman G J, Corkill G. Late results of cervical disk surgery. J Neurosurg, 1976, 45:203–210.

［4］ Scoville WB, Whitcomb BB. Lateral rupture of cervical intervertebral disks. Postgrad Med, 1966, 39:174–180.

［5］ Aldrich F. Posterolateral microdiskectomy for cervical monoradiculopathy caused by posterolateral soft cervical disk sequestration. J Neurosurg, 1990, 72:370–377.

［6］ Henderson C M, Hennessy R G, Shuey H J, et al. Posterior-lateral foraminotomy as an exclusive operative technique for cervical radiculopathy: a review of 846 consecutively operated cases. Neurosurg, 1983, 13: 504–521.

［7］ Scoville W B. Cervical disc lesions treated by posterior operations. In: Rob C, Smith R (Eds). Operative Surgery, 2nd edition. Volume 14. London: Butterworths, 1971: 250–258.

［8］ Spurling R G, Scoville W B. Lateral rupture of the cervical intervertebral discs. A common cause of shoulder and arm pain. Surg Gynecol Obstet, 1944, 78:350–358.

［9］ Kyoung-Tae K, Young-Baeg K. Comparison between open procedure and tubular retractor assisted procedure for cervical radiculopathy: results of a randomized controlled study. J Korean Med Sci, 2009, 24(4):649–653.

［10］ Zeidman S M. Ducker T B. Posterior cervical laminoforaminotomy for radiculopathy: review of 172 cases. Neurosurg, 1993, 33:356–362.

［11］ Murphey F, Simmons J C H, Brunson B. Cervical treatment of laterally ruptured cervical disks: review of 648 cases, 1933–1972. J Neurosurg, 1973, 38:679–683.

［12］ Odom G L, Finney W, Woodhall B. Cervical disk lesions. JAMA, 1958, 166:23–28.

［13］ Raaf J E. Surgical treatment of patients with cervical disk lesions. J Trauma, 1969, 9:327–338.

［14］ Woertgren C, Holzschuh M, Rothoerl R D, et al. Prognostic factors of posterior cervical disk surgery: a prospective, consecutive study of 54 patients. Neurosurg, 1197, 40:724–729.

［15］ Raynor R. Anterior or posterior approach to the cervical spine: an anatomical and radiographic evaluation and comparison. Neurosurg, 1983, 12:7–13.

［16］ Scoville WB. Cervical disc: classification, indications and approaches with special reference to posterior keyhole operation. In: Dunker SB (Ed.). Cervical spondylosis. New York; New York: raven Press, 1981: 155–167.

［17］ Holly L T, Moftakhar P, Khoo L, et al. Minimally Invasive 2-Level Cervical Foraminotomy: preliminary clinical results. J Spinal Disorders, 2007, 20:20–24.

［18］ Fessler R G, Khoo L T. Minimally invasive cervical microendoscopic foraminotomy (MEF): an initial clinical experience. Neurosurg, 2000, 51 (suppl):S37–S45.

［19］ Kyoung-Tae K, Young-Baeg K. Comparison between open procedure and tubular retractor assisted procedure for cervical radiculopathy: results of a randomized controlled study. J Korean Med Sci, 2009, 24(4): 649–653.

［20］ Winder M J, Thomas K C. Minimally invasive versus open approach for cervical laminoforaminotomy. Can J Neurol Sci, 2011, 38(2):262–267.

［21］ Roh S W, Kim D H, Cardoso A C, et al. Endoscopic foraminotomy using MED system in cadaveric specimens. Spine, 2000, 25:260–264.

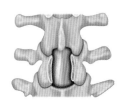

22 颈后路椎板切除术

刘宏建　寇红伟　译
Robert F Heary, Antonios Mammis

概述

颈后路椎板切除伴或不伴融合是较常见的脊柱手术，其目的是缓解脊髓的压迫。该术式可用于治疗先天性颈椎椎管狭窄、黄韧带骨化、有症状的脊髓型颈椎病等。手术取得成功的关键在于对手术适应证的把握、患者的选择、术前影像学结果的仔细研究及对颈椎软组织和骨相关解剖知识的掌握。笔者将会逐步呈现该手术方式，并着重强调解剖知识、技术的细微差别及并发症的预防。

解剖

颈椎后方入路需要对解剖结构有全面的了解，要对颈后部的软组织和骨结构非常熟悉。皮肤下面有皮下组织和封套筋膜，颈部后正中线即是项韧带（图22-1）。项韧带是起自枕外隆突，延伸至C7椎体棘突，在其他物种上是用来维持头部重量的结构（人项韧带是一种残余结构）。该结构非常重要，通过此结构进行暴露可以实现无出血的肌肉分离。

斜方肌和头夹肌附着于项韧带，术中需仔细辨别两块肌肉并向两侧牵开（图22-2）。斜方肌起自枕外隆突、颈椎和上胸椎的棘突，在中线与项韧带结合，肌束向两侧走行并附着于锁骨外1/3、肩胛冈和肩峰中间的部分。斜方肌由第11对颅神经支配，其功能包括上提、下降肩关节，使其向脊柱方向靠拢。斜方肌由封套筋膜围绕。该层的深部是颈深筋膜的椎前筋膜，包绕颈部深层次的肌肉结构包括头夹肌、头半棘肌、半棘肌。头夹肌起自项韧带的下半部分与头端的3~4个胸椎棘突，止于乳突，并由C3、C4神经根的背根支配，其功能是使头部后伸，使颈部向同侧旋转和向侧方屈曲。

头夹肌的更深层次是头半夹肌。该肌起自C4~6的关节突和C7~T6的棘突，止于枕骨的上下项线，由颈神经的背根支配，参与头部的后伸、颈部侧方旋转和头部旋转。

接下来的结构是半棘肌。该肌起自C4~7的关节突和T1~6的横突，止于C2~5的棘突（图22-3）。半棘肌接受颈神经根背根的支配并且参与颈部的后伸和侧方的屈曲。

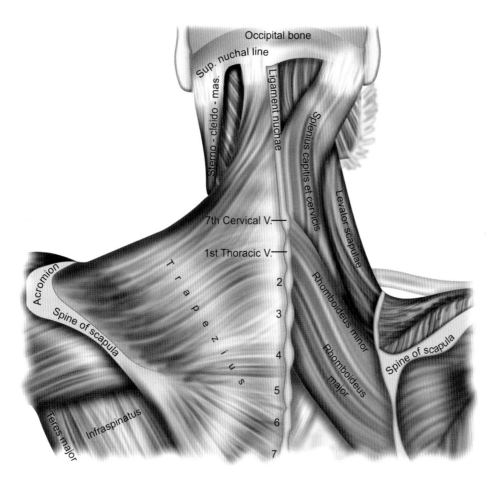

图22-1：项韧带是起自枕外隆突，延伸至C7椎体棘突，在其他物种上是用来维持头部重量的结构（人项韧带是一种残余结构），该结构非常重要，通过此结构进行暴露可以实现无出血的肌肉分离。

Occipital bone：枕骨；Sup. nuchal line：上项线；Sterno-cleido-mas.：胸锁乳突肌；Ligament nuchae：项韧带；Splenius capitis et cervicis：头夹肌；Levator scapulae：肩胛提肌；7th Cervical V.：第7颈椎；1st Thoracic V.：第1胸椎；Rhomboideus minor：小菱形肌；Spine of scapula：肩胛冈；Rhomboideus major：大菱形肌；Trapezius：斜方肌；Infraspinatus：冈下肌；Teres major：大圆肌；Acromion：肩峰

■ 手术指征

颈后路椎板切除术适用于先天性颈椎椎管狭窄、黄韧带骨化和有症状的脊髓型颈椎病（CSM）[1, 2]。对于年龄较大且保留颈椎前凸的患者，以及术后颈椎后凸风险较小的患者，都可以采取该术式。有Ⅲ级证据支持该观点[3]。

颈后路椎板切除术的目的是进行直接或间接的脊髓减压。当病灶位于后方时，如先天性颈椎椎管狭窄，采用该术式即可对脊髓进行直接减压。对于前方的病变，如退变性椎间盘疾病，移除后方结构可以实现脊髓的间接减压[4]。如果脊髓可以向后漂移，该手术则可成功进行，因此该术式可以缓解任何前方病变的压迫。通过颈椎的矢状序列可以预测椎板切除术后脊髓移位的程度。对于颈椎序列变直或前凸的情况，可以预测减压后脊髓向后方移动[5]。对于颈椎关节强直或颈椎后凸的患者，脊髓并不会向后方移动，因此不能实现间接减压[6, 7]。在一项后路

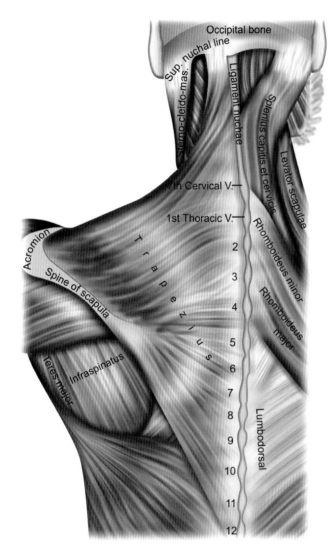

图22-2：斜方肌起自枕外隆突、颈椎和上胸椎棘突，向中线与项韧带结合，肌束向两侧走行并附着于锁骨外1/3、肩胛冈和肩峰中间的部分。头夹肌起自项韧带的下半部分和头端的3~4胸椎棘突，止于乳突。

Occipital bone：枕骨；Sup. nuchal line：上项线；Sterno-cleido-mas.：胸锁乳突肌；Ligament nuchae：项韧带；Splenius capitis et cervicis：头夹肌；Levator scapulae：肩胛提肌；7th Cervical V.：第7颈椎；1st Thoracic V.：第1胸椎；Rhomboideus minor：小菱形肌；Rhomboideus major：大菱形肌；Spine of scapula：肩胛冈；Trapezius：斜方肌；Infraspinatus：冈下肌；Teres major：大圆肌；Acromion：肩峰；Lumbodorsal：腰背部

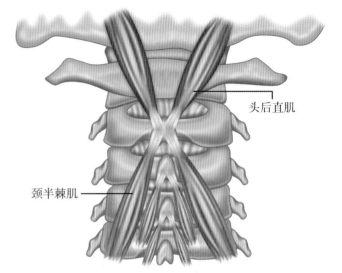

图22-3：颈半棘肌起自C4~7的关节突和T1~6的横突，止于C2~5的棘突。保留此结构可降低术后发生后凸畸形的风险。

减压的研究中，Yamazaki发现在颈椎矢状面曲度前凸<10°或前方压迫物凸向椎管超过7 mm的情况下，减压不能实现[8]。有多个研究证实，可根据术前颈椎序列情况来判断间接减压可行性[9-11]。

能否通过颈后路椎板切除术实现满意的减压效果还取决于椎管扩大的程度。多个研究结果表明，术后椎管的前后径及横断面面积与术后症状的改善率相关[12-15]。

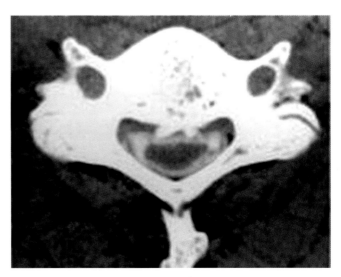

图22-4：脊髓型颈椎病CT引导下脊髓造影显示脊髓受压扁平。

无论直接或间接减压，脊髓减压程度是否满意要视术中脊髓形态变化来判断。脊髓的扩大表示减压充分[5]。作为总的原则，充分减压的脊髓应呈现一种圆柱的形态，而不是病态的表现，如扁平或经典的"三叶草"形态，此时脊髓在进一步的神经检查中呈现三角形（图22-4）。

手术步骤

患者在签署知情同意书后平车推入手术室。建立动静脉通路并进行全身麻醉。对于严重脊髓型颈椎病的患者而言，即使轻微的后仰都有可能导致神经损伤进一步加重，所以应在患者清醒下以纤维支气管镜辅助进行气管插管。为患者穿抗血栓长袜并留置导尿管。所有骨性突起均应使用衬垫支撑，用梅菲尔德三点头架保护头部。患者俯卧于凝胶垫上，保持头部中

立位或轻微拉伸，双上肢固定于身体两侧，膝关节稍屈曲。手术床应调整为头高脚低位，以减轻静脉充血。行侧位透视确定目标节段。枕骨下方区域皮肤备皮，常规处理手术区域的皮肤。

于颈后部正中线标记切口并进行局部麻醉（图22-5）。手术刀切开皮肤，单极电刀分离皮下组织。之后切开项韧带的无血管区域，并用角度合适的小脑拉钩将斜方肌、头夹肌、头半夹肌牵拉开（图22-6）。确定手术节段后，从棘突行半棘肌骨膜下分离。分离向两侧延伸至关节突关节的内侧。应小心避免破坏关节突关节的整体性，以降低椎板切除术后可能出现脊柱后凸的风险。

骨结构的减压可从多种方法中选择。可以于双侧椎板关节突关节交界处内侧切开椎板，以完整移除椎板结构（图22-7A）。在这种方法中，应用磨钻进行双侧椎板切开，并保留1~2 mm腹侧的骨质或黄韧带。利用低速3~4 mm的磨钻可以钻取腹侧的骨质。分离目标节段头侧、尾侧节段的棘间韧带，并用布巾钳覆盖

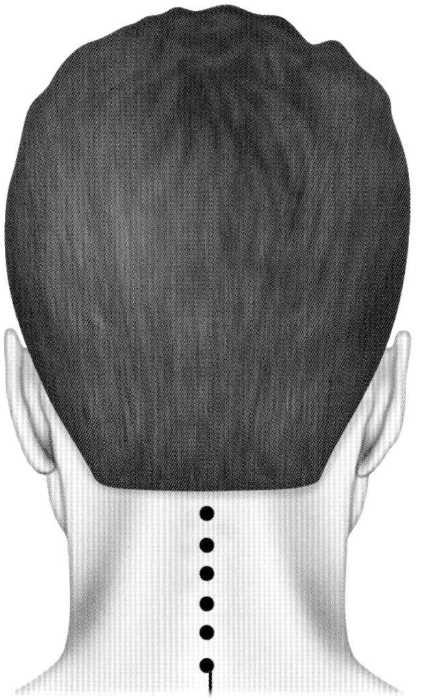

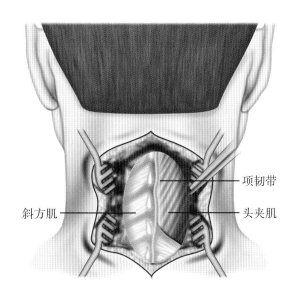

图22-5：于患者俯卧位做颈后部正中切口。如果进行内固定，那么每个操作均应保持颈部正常的序列。如果仅进行椎板切除减压，轻微的颈部屈曲有助于暴露。

图22-6：分离皮下组织，切开颈部筋膜和项韧带。进行骨膜下分离，暴露颈椎椎板并小心避免破坏关节突关节囊。

斜方肌　　项韧带　　头夹肌

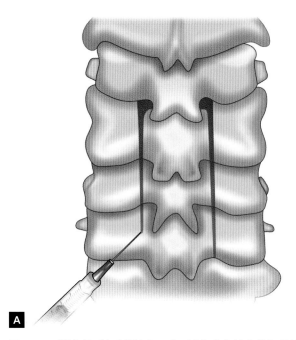

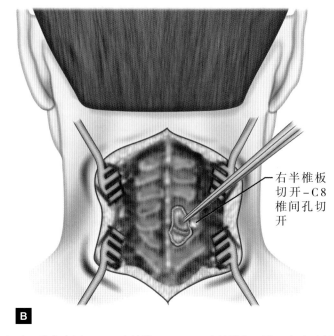

右半椎板
切开-C8
椎间孔切
开

图22-7：限定骨质解剖范围，可以用高速磨钻整体切除椎板，也可以联合应用Leksell咬骨钳、Kerrison咬骨钳与刮匙逐部去除椎板结构。

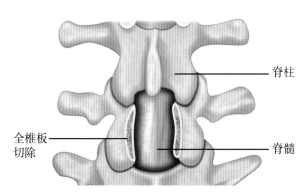

脊柱

全椎板
切除

脊髓

图22-8：从椎板切除后的缺损观察减压后的脊髓。

这些棘突。用布巾钳将切除的椎板整块从硬膜上游离下来。任何尖锐或突出的骨质结构都用咬骨钳移除。保存全部切除的骨质，用作自体骨移植物。

颈椎后路椎板切除也可在不钻取椎板骨槽的情况下完成。在这项技术中，用Leksell咬骨钳去除棘突直至可看到黄韧带。在韧带可视的前提下，用刮匙去除椎板腹侧的韧带结构。联合应用咬骨钳和高速磨钻去除椎板结构（图22-7B）。之后可提起黄韧带并切除（图22-8）。

硬膜下静脉出血可用止血凝胶海绵填塞、止血棉纱或吸引器清理。可采用筋膜下JP引流管。逐层缝合切口，用大号缝线缝合深部肌肉组织和筋膜，2-0线缝合皮下组织或皮肤，之后闭合切口，用防水敷料，如凡士林纱布、绷带或透明敷料覆盖切口。之后将患者恢复仰卧位。将患者推入麻醉后复苏室进行术后复苏。

潜在并发症

颈后路椎板切除术相对于前路手术入路相关并发症较少。行单纯后路椎板切除术时，继发性后凸是术后首要并发症。该并发症的发病率为14%~47%，但有少数研究报道表明，术后后凸畸形与神经功能退变和较差的临床结果之间存在关联[5]。行多节段椎板切除术的患者可能发生迟发性脊柱不稳。Guigui研究了58名进行多节段椎板切除术的患者，31%的患者出现了术后后凸畸形，其中3%需要手术增强稳定性[16]。单纯后路椎板切除术的其他潜在并发症包括神经退行性病变、血肿形成、感染、C5神经麻痹和硬膜撕裂等。

关键点

- 对于颈椎后路手术来说,熟悉颈后部外科解剖和颈椎解剖的知识很重要。
- 颈后路椎板切除术可用于治疗先天性颈椎椎管狭窄、黄韧带骨化和有症状的脊髓型颈椎病。
- 颈后路椎板切除术的目的是直接或间接缓解脊髓压迫。
- 行术前影像检查排除不稳定的因素和评估矢状序列情况。
- 骨组织减压可以整块去除,也可以分块去除。
- 继发性后凸畸形和失稳是多节段椎板切除术术后的首要问题。

参考文献

[1] April E W. Clinical Anatomy, 3rd edition. Baltimore: Lippincott Williams & Wilkins, 1997: 131–141.

[2] Netter F H. Atlas of Human Anatomy, 2nd edition. Teterboro: Icon, 1997: 22–30.

[3] Snow R B, Weiner H. Cervical laminectomy and foraminotomy as surgical treatment of cervical spondylosis: A follow–up study with analysis of failures. J Spinal Disord, 1993, 6:245–250.

[4] Hukuda S, Mochizuki T, Ogata M, et al. Operations for cervical spondylotic myelopathy: A comparison of the results of anterior and posterior procedures. J Bone Joint Surg Br, 1985, 67:609–615.

[5] Ryken T C, Heary R F, Matz P G, et al. Cervical laminectomy for the treatment of cervical degenerative myelopathy. J Neurosurg Spine, 2009, 11:142–149.

[6] Herkowitz H N, Luszczyk M. Cervical spondylotic myelo-pathy: Surgical Management (Chapter 41). In: Rothman-Simeone The Spine, 6th Ed. Philadelphia: Saunders, 2011.

[7] Aita I, Hayashi K, Wadano Y, et al. Posterior movement and enlargement of the spinal cord after cervical laminoplasty. J Bone Joint Surg Br, 1998, 80:33–37.

[8] Baba H, Maezawa Y, Furusawa N, et al. Flexibility and alignment of the cervical spine after laminoplasty for spondylotic myelopathy: A radiographic study. Int Orthop, 1995, 19:116–121.

[9] Hamanishi C, Tanaka S. Bilateral multilevel laminectomy with or without posterolateral fusion for cervical spondylotic myelopathy: Relationship to type of onset and time until operation. J Neurosurg, 1996, 85:447–451.

[10] Yamazaki A, Homma T, Uchiyama S, et al. Morphologic limitation of posterior decompression by midsagittal splitting method for myelopathy caused by ossification of the posterior longitudinal ligament in the cervical spine. Spine (Phila Pa 1976), 1999, 24:32–34.

[11] Masaki Y, Yamazaki M, Okawa A, et al. An analysis of factors causing poor surgical outcome in patients with cervical myelopathy due to ossification of the posterior longitudinal ligament: anterior decompression with spinal fusion versus laminoplasty. J Spinal Disord Tech, 2007, 20(1):7–13.

[12] Sodeyama T, Goto S, Mochizuki M, et al. Effect of decompression enlargement laminoplasty for posterior shifting of the spinal cord. Spine (Phila Pa 1976), 2006, 31(13):1452–1460.

[13] Suda K, Abumi K, Ito M, et al. Local kyphosis reduces surgical outcomes of expansive open–door laminoplasty for cervical spondylotic myelopathy. Spine (Phila Pa 1976), 2003, 28(12):1258–1262.

[14] Ishida Y, Suzuki K, Ohmori K, et al. Critical analysis of extensive cervical laminectomy. Neurosurgery, 1989, 24:215–222.

[15] Kohno K, Kumon Y, Oka Y, et al. Evaluation of prognostic factors following expansive laminoplasty for cervical spinal stenotic myelopathy. Surg Neurol, 1997, 48: 237–245.

[16] Guigui P, Benoist M, Deburge A. Spinal deformity and instability after multilevel cervical laminectomy for spondylotic myelopathy. Spine, 1998, 23:440–447.

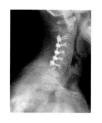

23 颈后路侧块螺钉固定融合术

王卫东　马胜利　译

Chris Cornett, Gregory Grabowski, James Kang

概述

解剖

颈椎7块椎体彼此通过相匹配的关节面或关节突关节相接触。关节突关节是滑膜关节并被关节囊包裹，下位椎体的上关节突位于上位椎体下关节突的前方（图23-1）。每个椎体的侧块开始于内侧的椎板和关节突关节交界处（关节突关节内侧界），向外终止于关节突关节的外侧界。侧块的上、下边界则分别由相应关节突关节的上缘和下缘组成。从椎体后面看，可以把侧块想象成一个盒子（图23-2）。一般来说，侧块从上往下逐渐延长，厚度减小，C7椎体尤为显著[1]。

颈伸肌群位于颈后部。肌肉之间的中线上存在一个相对无血管的平面。胸腰椎的棘上韧带在颈椎继续延续为项韧带。项韧带起始于枕外隆突和7个颈椎的棘突。

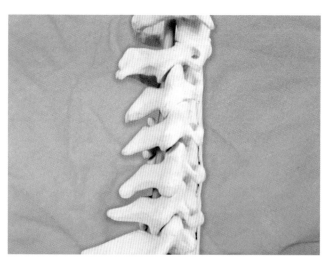

图23-1：侧面，显示颈椎关节突关节走向。下位椎体的上关节突位于上位椎体的下关节突之前。

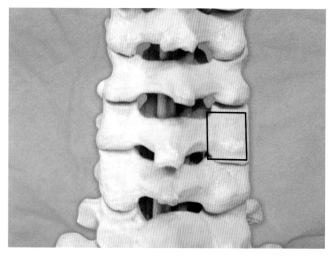

图23-2：侧块后面观，可视为方形结构，关节面构成上或下边缘。

椎动脉自C6椎体水平进入颈椎，通过横突孔向上走行并到达C1水平（图23-3）。在C1节段，椎动脉在穿出横突孔后向后上走行绕过C1椎体后弓。此处，椎动脉继续向后上走行，并在脑干与对侧椎动脉汇合形成基底动脉。当从后方观察颈椎时，椎动脉恰好位于侧块中线之前（图23-4）。

颈椎神经根从相应椎体的上缘离开椎管。例如，C6神经根从C5~6间隙中穿出。C8神经根是例外，它从C7椎体下方穿出。T1神经根从T1椎体下方穿出，以下胸椎节段和腰椎节段神经根均从其相应椎体下方穿出。颈神经根离开脊髓并向前下方走行。另外，根据横断面解剖显示，颈神经根位于椎动脉的正前方（图23-5）。

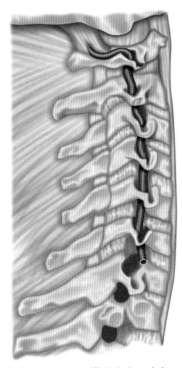

图23-3：椎动脉经C6~1的横突孔向上走行。

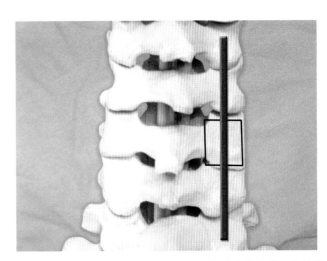

图23-4：从后方观察时，椎动脉恰位于侧块中线之前，在植椎弓根螺钉时要时刻注意该情况。

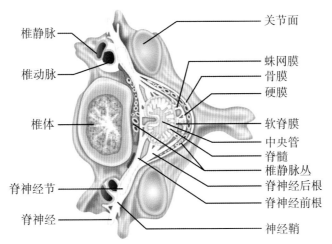

图23-5：颈椎节段轴位像，椎动脉位于颈神经根之前。

生物力学

正常颈椎具有生理性前凸。其运动形式有屈曲、后伸、侧方弯曲和旋转。旋转和侧方弯曲是发生在颈椎的耦合运动。值得注意的是，大约有50%的旋转和屈曲、后伸动作发生在寰枢关节和寰枕关节。因此，进行枢椎以下节段的融合不会引起严重的运动功能限制。

手术适应证

颈后路侧块螺钉固定融合术有多种适应证（表23-1）。颈椎椎管狭窄、脊髓型颈椎病、硬膜下血肿或脓肿可行颈椎椎板切除术，该术式可以为椎板切除术后的颈椎提供稳定性。对于该术式来说，脊髓型颈椎病是最常见的适应证之一，并常与椎板切除术联合进行。不伴相应融合的颈椎椎板切除往往具有较高的术后颈椎后凸的风险。研究报道，椎板切除术后颈椎后凸的发生概率为14%~47%，目前还不清楚在一些患者身上后凸与迟发性退行性病变的关系[2]。尽管融合与否对继发性后凸并无影响，但大部分医生还是选择在经椎板切除术后辅以后方的融合处理[3]。

另一个常见的内固定手术指征是创伤性颈椎不稳。同样，后路切除颈椎肿瘤后也需要内固定提高稳定性。其他适应证包括治疗骨不连的融合术，前路手术需要额外的稳定，如多节段颈前路椎体次全切术。后路手术同样为外科医生提供了较大范围的颈椎融合，向上可到达枕骨部，向下则可至胸椎节段。

表23-1：颈后路侧块螺钉固定融合术的适应证

1. 因椎管狭窄、肿瘤、脓肿、血肿行椎板切除术后需强化序列稳定性
2. 颈椎外伤
3. 颈椎融合失败
4. 联合前路减压
5. 多节段颈椎固定

一般来说，在需要多节段融合时，外科医生会选择颈后路固定融合术。后方入路可以轻易暴露多节段颈椎，且可以很容易地向上或向下延长融合的节段。需要注意的是，单纯后路固定融合术并不适用于颈椎严重后凸的情况。因此，具有严重颈椎后凸（角度大于10°）的患者，行单纯前路手术或前后路联合手术也许能纠正后凸畸形[4]。后路固定融合相比于单纯前路固定具有更好的生物力学优点，因此可以获得更好的稳定性[5]。通常后路内植物固定的融合率比较高。因此，对于需要多节段融合的患者，颈后路固定融合术是一个较好的选择，能提供最适宜的稳定性和较高的融合率。

手术步骤

影像学检查

一般来说，行颈后路侧块螺钉固定融合术之前，需行影像学检查以明确骨、血管和神经的解剖结构。X线片即可满足对骨结构的观察。术前应仔细观察颈椎序列。不定时的CT扫描是必需的，而且常是评估创伤的较好的选择。另外，颈椎MRI检查常用来确定需要处理的病变，如椎管狭窄、血肿、肿瘤、脓肿等。术前应分析MRI影像来明确神经压迫，同样需标记椎动脉并辨别任何异常走行的可能。若存在异常走行的椎动脉则可能需要改变手术计划或更改内植物。

麻醉和监测

对于行椎板切除并融合术的患者来说，神经功能监测很有必要。若患者存在严重的椎管狭窄或脊髓型颈椎病，应准确记录摆放体位前的神经电传导基线数据。

麻醉师必须对俯卧位很有经验并且应定期检查患者面部以确定气管插管位置的正确。患者的眼部不应

受到任何压力，应用特制俯卧位面部支撑物辅助体位摆放。另外，应建立静脉通道。因患者双上肢被固定在身体两侧，为便于监测动脉血压，可选择植入动脉导管。如果患者患脊髓型颈椎病，术中常需要保持平均动脉压。一般来讲，平均动脉压保持在85 mmHg左右是较理想的水平。

体位

摆放体位时用梅菲尔德头架固定患者头部。之后使患者俯卧于标准手术床上，并妥善支撑。躯干可用两个凝胶垫支撑，双腿用枕头支撑使其略微屈曲。调整梅菲尔德头架使颈部处于近乎中立位，并尽可能利于颈后部的入路。笔者推荐将上肢固定于两侧，并向下牵拉肩关节以最大化术中摄影的可视范围。用胶带轻微固定肩关节有助于改善颈后部的入路。但来自胶带的牵拉可能会造成臂丛的牵拉伤，因此牵拉应轻柔。将手术床微调至头高脚低位，以减少术中静脉出血量（图23-6）。

消毒铺巾

按上文所述，协助患者取合适体位，使用梅菲尔德头架并采取头高脚低位，之后即可按照标准方式进行消毒铺巾。如果条件允许，笔者推荐使用洗必泰。手术范围边缘处用不透水的、浸有碘酊的胶带进行标记（图23-7）。

手术入路或暴露

触摸C2~7椎体棘突以确定手术切口位置。首先触及的是C2椎体的棘突。最突出体表的是C7椎体的棘突。通常，皮肤褶皱在影像学上常标记为软组织影，这也有助于确定切口的方位。颈椎椎板切除融合术最常见的节段为C3~7或C3~6节段，但应根据患者特殊情况进行选择。

于颈后部中线纵行切开，用电刀给予皮肤出血点止血。用电刀进行组织分离，尽可能减少出血。因为有可能出现静脉出血的情况，颈后路手术要小心控制出血。保持项韧带位于正中，避免破坏肌肉结构，因为可能造成大量出血（图23-8）。中线位置相对来说是无血管的肌间平面。

继续进行目标节段棘突的组织分离，需要注意不要去除其上下节段任何的软组织附着或韧带结构。这样可以避免非融合节段出现失稳情况。此时需要明确手术节段，于棘突上放置有齿血管钳，并行术中侧位摄像。接下来小心用电刀进行骨膜下剥离椎板直至关

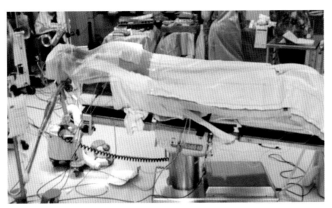

图23-6：患者俯卧位，头部用梅菲尔德头架固定，呈略微头脚低位。

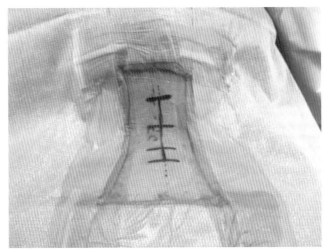

图23-7：在此图中，根据棘突的触诊来确定中线切口。切开皮肤，保护皮缘。

节突关节的外侧缘（图23-9）。注意不要进入上下椎板的间隙，尤其在颈部位于屈曲位时，此时椎板间有大量的空隙。同样需要注意的是，剥离肌肉的范围不能超过关节突关节外侧过远，因为这样有可能损伤外侧肌肉导致静脉出血。在融合节段的顶端和底端，仅暴露侧块的下半部分和上半部分，这样可以避免破坏融合节段边缘的关节突关节。在暴露的最后，任何不必要的出血都用单极或双极电刀进行止血。

器械

采用标准器械进行分离、牵开及椎板切除。后路融合则需要特殊的器械，如高速磨钻用来去皮质，强力钻头钻取侧块螺钉的钉道。早期来取钢丝固定，后来出现了侧块钢板固定，目前常用的是侧块钉棒系统，其可以保留颈椎更多的活动度，并降低内固定植入的难度。

暴露完成后，植入侧块螺钉。当进行椎板切除术时，常在切除之前植入螺钉，这样可以减少先行椎板切除后植入螺钉而带来的神经损伤的风险。通常，大多数外科医生会选择螺钉或棒固定。在所有责任节段植入侧块螺钉。有多种侧块螺钉植入技术供选择。两种较常见的技术分别是Magerl技术和Roy-Camille技术，Magerl技术具有更长久的螺钉植入可能。其他还有An，Anderson和Cheng技术（图23-10）[7]。

笔者更倾向于使用一种与Anderson螺钉植入相似的技术，同时采取Cheng描述的倾斜稍大的角度[7, 8]。认清关节突关节的边缘和侧块的外侧边界。若有必要，使用咬骨钳去除骨赘，以明确侧块原始的解剖结构。

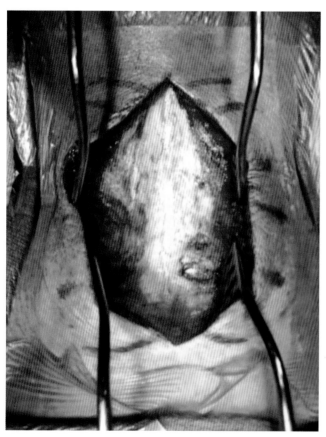

图23-8：切开皮肤后，使用电刀剥离手术节段的皮下组织，保持项韧带位于正中，可以避免不必要的出血。

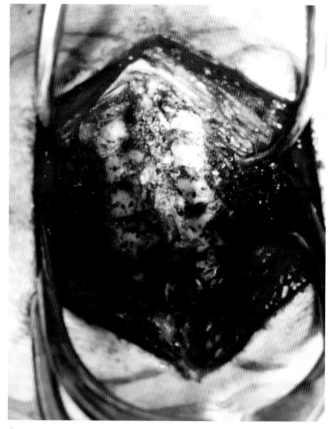

图23-9：从棘突开始行骨膜下剥离，沿椎板直到两侧侧块的外侧缘。

这对严重退行性病变的患者非常重要，因为退行性病变会改变侧块正常的解剖结构，并使精确植入螺钉变得困难。笔者惯用的进钉点位于侧块中点或侧块中点的内侧。之后用钻头钻取钉道，头倾角约45°（基本上平行于上关节突），外侧倾角为10°~15°。这常与下位棘突平行并朝向上位椎体关节突关节外下角。根据术中解剖所见和术中影像学结果来调整钉道。

　　对于女性和骨架较小的男性来说，钻取的深度一般是12 mm，对于一般男性来说深度约为14 mm。这样的深度比较安全并且出现椎动脉损伤的风险较低[8]。

使用球形探针探查，如有必要，可使用双皮质螺钉。接下来徒手植入3.5 mm的侧块螺钉，截取合适长度的固定棒，并进行预弯。在植入固定棒之前，可调整梅菲尔德头架的角度保持生理曲度和矢状序列。尽量按照相同方式植入螺钉，这有利于固定棒的植入（图23-11和图23-12）。植入固定棒，并拧紧顶丝完成固定（图23-13）。如果需要，在植入固定棒之前进行轻微的加压，有利于维持颈椎的生理前屈。

　　如果C7需要内固定，笔者常植入侧块螺钉。C7节段是植入侧块螺钉最困难的节段，其钉道的角度更

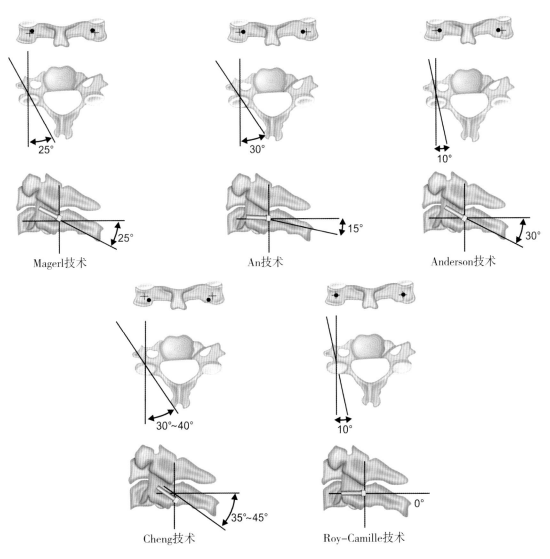

图23-10：不同的侧块螺钉植入技术。

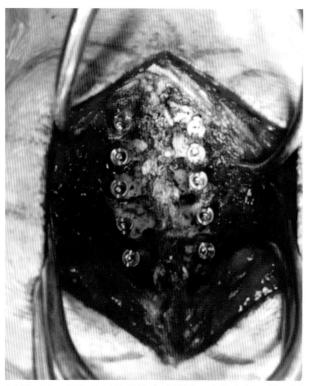

图23-11：侧块螺钉最好呈直线放置，这样有利于植入固定棒。

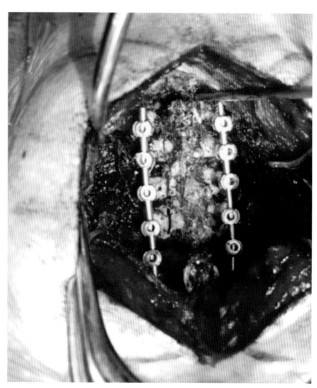

图23-12：植入双侧的固定棒，并固定紧密。

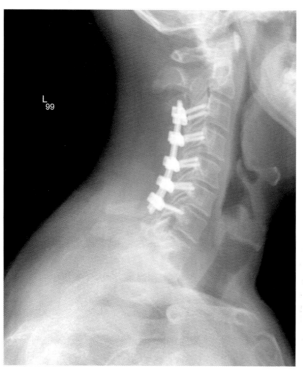

图23-13：颈椎椎板切除侧块内植物融合术后侧位影像学结果。

为水平[1]。如果植入侧块螺钉遇到困难，可于C7节段采用椎弓根螺钉。既可以徒手植入，也可以在椎板切开或切除术后用球探探查椎弓根。一般来说，固定局限在C7节段。然而，术前影像学对C7~T1节段要进行仔细的研究，因为在这个节段任何的病变或失稳都将使融合超过C7~T1节段。如果C2椎体需要固定，笔者常在C2节段植入经峡部螺钉。必须小心不能将C2椎体肌肉附着点去除，以免造成颈椎不稳和增加术后后凸畸形的风险。如果病变涉及上胸椎节段，则应植入胸椎椎弓根螺钉。

关节突关节的处理

在植入侧块螺钉之后、放置固定棒之前，笔者使用高速磨钻去除融合节段关节突关节的皮质部分。如果要行椎板切除术，最好在其之前进行该操作，可以避免脊髓的医源性损伤。每个侧块的侧边都可进行去皮质化，为移植物进行准备。

骨移植

多次冲洗切口，进行最终的骨质移植。这是达到满意融合效果非常重要的一步。手术所需的骨质可以来自局部去除的骨结构，如棘突和椎板，髂骨自体骨移植物，同种异体骨或多种多样骨传导和骨诱导的生物材料。骨移植物的金标准仍是加固自体骨移植物，但大多数外科医生选择使用术中去除的局部骨结构以避免取骨和相关并发。将植骨块仔细填至责任节段的关节突关节表面。另外，尽可能沿侧块的侧方进行骨移植。确保没有骨质留存于椎管内或沿脊髓的缝隙中。

闭合切口

和前路切口相比，后路颈部切口具有更多的引流量和相关并发症。因此，必须逐层进行缝合。如之前所述，在植入植骨块时反复冲洗切口。对于所有病例都需要留置筋膜下引流。使用坚韧的可吸收线行间断缝合，关闭筋膜层。当存在大量皮下组织或有多余出血需考虑皮下引流。皮下组织采用可吸收线间断缝合。皮肤常采用连续内翻缝合，但是根据患者皮肤情况也可使用不可吸收线间断单纯缝合。如果采用可吸收线连续缝合，则需在常规消毒之前放置无菌棉条。

■ 术后治疗和康复

笔者一般要求患者佩戴颈托2~3周，之后转为软质围领。当然，软质颈托也可于术后即刻应用。通常在手术当日或术后第1日，在他人辅助下进行活动。

所有病例都留置引流管，除非引流量过大，一般均于术后第1日拔除。如果引流量过大，只有当引流量减少至30 mL/d才能拔除引流管。一旦患者感觉舒适并且可以耐受口服镇痛药物，就可以出院。大部分患者于术后第1日或第2日出院。在感到舒适的情况下，允许患者进行轻微的颈部活动。术后需随访2~3周。必要时可进行3~4周的院外治疗。

■ 潜在并发症

尽管颈后路侧块螺钉固定融合术能成功治疗多种疾病，但仍有可能出现术后并发症。对于所有颈后路手术来说，切口相关的并发症，如感染或不愈合都有可能发生。如果采用自体骨移植，获取移植物的单独切口会有自身的并发症。该术式存在很小的神经损伤的风险。一般来说，采取Magerl技术比Roy-Camille技术对神经根的刺激更常见。关节突关节的破坏在使用Roy-Camille技术时更常见。在侧块螺钉植入过程中可能发生问题，但一般来说发生概率很低。

在一项针对1 026枚侧块螺钉植入的研究中，研究者发现植入这些螺钉是安全有效的[9]。笔者发现其中没有患者发生神经损伤或椎动脉损伤。只有3名患者螺钉偏离正确方向，但并不需要再次手术。术后CT扫描显示没有横突孔或椎间孔的压迫。

硬膜撕裂和脑脊液漏较少发生，但如若发生必须及时处理。如果进行椎板切除术，这些将会更加常见。另外，行椎板切除术，还存在C5神经麻痹的可能。对于所有内固定融合来说，不愈合与内植物松动或断裂都有可能发生。如果发生了上述情况则需要翻修手术。在内固定融合术后必然会丢失一定程度的颈椎活动度，患者常诉术后颈部僵硬感[10]。同样，一些患者会出现持续或加重的颈部轴向痛。邻近节段的退化也有可能发生，但这是因为融合还是退行性，病变的自然病程尚未得知。

关键点

- 充分的术前评估十分重要，其中包括确定矢状序列。
- 术中体位是优化手术入路、减少出血的关键。
- 必要时，清除骨赘以明确侧块的解剖结构。
- 一般来说，螺钉应向头侧、外侧倾斜以使长度最大化，并减少并发症。
- 植入移植骨块之前应该妥善处理关节突关节表面。
- 在大多数病例中都需要留置筋膜下引流。
- 小心进行逐层的缝合以避免切口相关并发症。

参考文献

[1] Abdullah K G, Nowacki A S, Steinmetz M P, et al. Factors affecting lateral mass screw placement at C-7. J Neurosurg Spine, 2011, 14:405-411.

[2] Ryken T C, Heary R F, Matz P G, et al. Cervical laminectomy for the treatment of cervical degenerative myelopathy. J Neurosurg Spine, 2009, 11:142-149.

[3] Anderson P A, Matz P G, Groff M W, et al. Laminectomy and fusion for the treatment of cervical degenerative myelopathy. J Neurosurg Spine, 2009, 11:150-156.

[4] Uchida K, Nakajima H, Sato R, et al. Cervical spondylotic myelopathy associated with kyphosis or sagittal sigmoid alignment: outcome after anterior or posterior decompression. J Neurosurg Spine, 2009, 11:521-528.

[5] Kirkpatrick J S, Levy J A, Carillo J, et al. Reconstruction after multilevel corpectomy in the cervical spine. Spine, 1999, 24:1186-1191.

[6] Stemper B D, Marawar S V, Yoganandan N, et al. Quantitative anatomy of subaxial cervical lateral mass. An analysis of safe screw lengths for Roy-Camille and Magerl techniques. Spine, 2008, 33:893-897.

[7] Wu J C, Huang W C, Chen Y C, et al. Stabilization of subaxial cervical spines by lateral mass screw fixation with modified Magerl's technique. Surgical Neurology, 2008, 70:25-33.

[8] Anderson P A, Henley M B, Grady M S, et al. Posterior cervical arthrodesis with AO reconstruction plates and bone graft. Spine, 1991, 16:72-79.

[9] Sekhon L H S. Posterior Cervical Lateral Mass Screw Fixation. Analysis of 1026 consecutive screws in 143 patients. J Spinal Disord Tech, 2005, 18:297-303.

[10] Cunningham M R, Hershman S, Bendo J. Systematic review of cohort studies comparing surgical treatments for cervical spondylotic myelopathy. Spine, 2010, 35: 537-543.

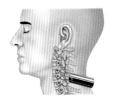

24 微创颈椎侧块内固定融合术

王卫东　黄世磊　译

Brian Hood, Faiz Ahmad, Allan D Levi

概述

如今，颈后路内固定融合术已经成为治疗多种疾病、维持颈椎稳定性不可缺少的措施。后方入路提供了广泛减压的可能，重建颈椎序列，有效的稳定性及重建背侧的拉伸力量。颈椎侧块内固定由Roy-Camille[1]首次描述，之后又报道了多种术式的衍变[5]。在最近10年，外科医生目睹了微创技术处理颈椎病变的可能。最初该技术仅用于神经减压[6-10]，但是很快就被应用于内固定植入、融合等一系列操作中[11, 12]。

微创脊柱融合技术多用于腰椎手术。笔者的团队在2002年对3位患者采取了通道下颈椎侧块内固定融合术，并在接下来报道了18位患者的长期随访结果[13, 14]。Fong和Duplessis在随后也报道了相似的技术。

手术适应证

对于创伤、肿瘤、假关节形成及感染等多种疾病，微创颈椎后路内固定术用于短节段固定。笔者团队治疗的18位患者，其中10位患者的致病因素为

创伤（7位为单侧或双侧关节突交锁，3位为爆裂骨折），4位患者有假关节形成，2位患者患有转移性肿瘤，1位患者患有骨髓炎和脊髓型颈椎病。18人中的14人都进行了前路减压融合术，同时后路行内固定以加强前路融合。在4位患有创伤性后方骨折脱位的患者，该技术单独使用并不进行前路减压。由于微创技术的局限，外科医生常将该技术应用于仅1~2个节段内固定融合不伴后路减压的情况。

优势

颈后路手术的一个主要的缺陷就是因剥离椎旁肌肉组织而引起的术后轴向疼痛。这种情况常见于多节段的手术如颈椎椎板成形术[16]，但创伤相对更小的手术如后路微孔切开术同样也会引起颈部疼痛[17]。微创手术避免了开放手术带来的较长的皮肤切口。1.5~2 cm的切口就可以进行邻近2个节段的侧块融合（图24-1）。

开放手术同样包括肌肉的剥离并导致疼痛。采用Magerl技术时，肌肉剥离不仅在手术目标节段进行，往往也需要向下延伸以获得更准确的头倾钉道。颈部

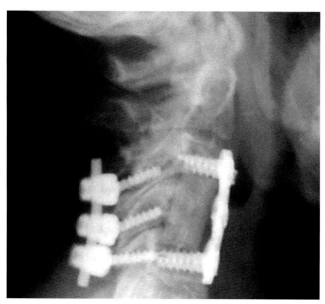

图24-1：术后侧位X线片，前路椎体切除术并后路经皮内固定术。

后方肌群，尤其是半棘肌和多裂肌，对颈椎活动时的稳定性起着至关重要的作用。有人认为骨膜下分离保留棘间韧带和棘上韧带能保留颈部正常生理张力和减少肌肉的萎缩。但是，在实际中，一些肌肉纤维凝固坏死时有发生。Shiraishi通过术后CT扫描证实，相比责任间隙椎板切开术，传统椎板成形术可导致颈深部伸肌群更严重的萎缩。通过控制手术暴露的范围减小对肌肉组织的破坏，颈后方伸肌束的稳定性得以保留[14, 19]。而用较粗的缝线缝合肌肉同样会导致术后的疼痛[15]。但在微创手术中该步骤并不必要。

除了暴露时使用的通道系统，微创手术并不需要对内固定及手术器材进行改良。微创手术可以减少组织的破坏。手术时间和出血量可与开放手术相等或减少。尽管笔者研究并不能确定这一点，但其他笔者有记录微创手术具有程度更轻的术后疼痛和更短的住院时间[6, 20]。Fessler和Khoo报道显微镜下椎间孔切开术相比于传统开放手术具有更轻的疼痛、更少的镇痛剂应用及更短的住院时间[20]。

手术步骤

患者俯卧于四边体垫上，用三柱头颅固定系统保护其头部。体位摆放完成后应进行术中透视确定矢状序列，并评估透视窗口的范围（图24-2A、B）。术中应持续进行侧方透视。向下轻拉肩关节有助于扩大透视视窗。透视导航系统可辅助手术以弥补微创所带来的缺少肉眼直视下的骨性标志物的缺点。皮肤进入点大约在目标节段下方的三个节段处，只有这样在矢状面上经皮植入的斯氏针才可以和关节突关节面平行。术前的X线片能帮助外科医生确定手术入路的可行性（图24-3A）。在轴位像上，皮肤进入点位于颈部中线上（图24-4A）。因此，定位针的方向朝外，达到合适的螺钉植入方向（图24-4）。之后标记皮肤切口并行局部麻醉。在定位针进入点做1.5 cm的切口，并分离项韧带以利于通道系统的放置。使用一系列METRX MD通道牵开系统（Medtronic Sofamore Danek）并最终将通道扩展至18~20 mm。

当最终的工作通道处于合适位置后，使用单极电刀和髓质咬骨钳完整暴露颈椎侧块。使用头放大镜与头灯系统可以改善术野。将小直刮匙放入融合间隙内刮除滑膜组织并对关节进行去皮质化，随后将自体移植骨植入去骨皮质区。

螺钉进钉点在侧块中点内约1 mm处。使用Mida Rex高速气动钻（Medtronic Sofamore Danek）对进钉点开路，随后使用2.4 mm直径骨松质钻预制一长约14 mm的深钉道。钉道外倾约20° 与关节突关节平行（图24-2A、B，图24-4）。再用直径为2.43 mm的骨松质丝攻进行钉道处理。然后，使用球探探查钉道并测深。植入直径约为3.5 mm的多轴螺钉（Vertex；Medtronic Sofamore Danek）。以同样的方式向邻近节段侧块植入螺钉。

选择长度合适且预弯后的固定棒连接于持棒器。

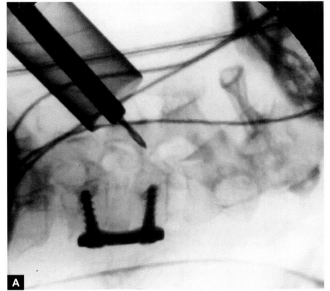

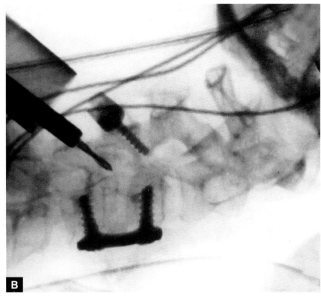

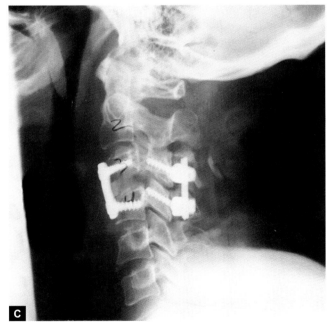

图24-2：创伤性骨折脱位前方减压。（A）术中侧位透视显示合适的钉道与关节突关节平行；（B）术中侧位透视显示通道向头侧倾斜以植入邻近节段的螺钉；（C）最终术后侧位平片显示最终的固定情况。

潜在的并发症与挑战

微创颈椎侧块融合术有其局限性并不能适用于所有情况。METRX MD通道的直径较小，这就使得工作通道非常狭小，安置固定棒非常困难。笔者从不用此方法对2个以上节段进行融合处理。固定棒长度大于通道直径时，固定棒的安置就变得非常困难，此时将

将固定棒长径放入工作通道内，并向头侧移动与多轴螺钉相嵌合（图24-5）。将撑开器轻轻提起并将固定棒与尾侧螺钉相连。随后使用顶丝将钉棒固定牢固。最后通过术中摄影确认钉棒位置是否合适（图24-2C）。

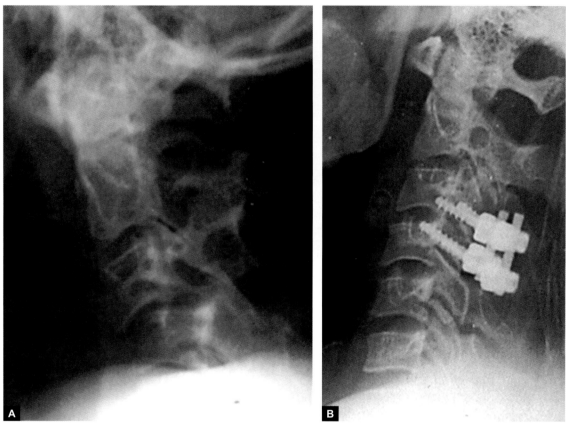

图24- 3：（A）C3~4创伤性滑脱伴神经损伤；（B）经皮内固定复位后。

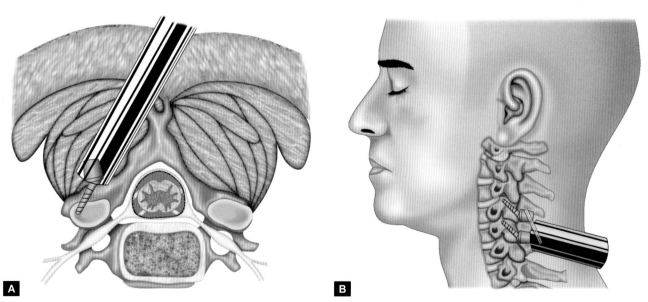

图24-4：经皮螺钉通道理想位置示意。

通道向背侧提起远离关节突关节可以为固定棒预留更多空间[13]。

活动性出血会遮挡术野，较开放术式更难以控制。在笔者看来，出血并不是大问题，使用粉末型明胶海绵（Pharmacia & Upjohn，Kalamazoo，MI）与凝血酶可以有效控制出血[13]。

在靠近尾侧的颈椎水平很难实施微创手术。大多数案例包括C4~6节段融合。笔者所实施的18例手术中，有2例C6~7微创颈椎螺钉植入术被迫改为开放手术。尽管微创下内固定植入无须行术中摄影，但是在微创手术中术者所能识别的解剖标志物较少，而术中摄影可部分弥补这样的缺失。使用无框架神经导航系统可解决肩部过大患者的困扰。球形或分叉棘突有时可能会阻碍钉道的角度。此技术不能像开放手术那样取术区骨组织做融合骨材料。

关键点

• 在特定病例中，可用微创方法进行短节段的后路融合固定。

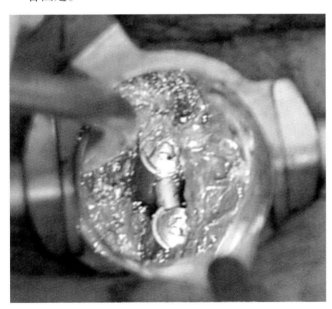

图24-5：通道下内固定物观。

• 这种术式保留了后方动态张力带的完整性。
• 此术式切口更小，手术时间、术中出血、术后疼痛较开放手术更小或相同。
• 除了通道系统，其使用的内固定系统与开放手术一致。
• 因自身存在缺陷，此技术不能适用于所有情况，大部分下位颈椎无法使用此技术。而且此技术无法获得术区植骨块。

参考文献

［1］ Roy-Camille R, Saillant G, Laville C, et al. Treatment of lower cervical spinal injuries—C3 to C7. Spine, 1992, 17:S442-S446.

［2］ Fehlings M G, Cooper P R, Errico T J. Posterior plates in the management of cervical instability: long-term results in 44 patients. Journal of Neurosurgery. J Neurosurg, 1994, 81:341-349.

［3］ Muffoletto A J, Yang J, Vadhva M, et al. Cervical stability with lateral mass plating: unicortical versus bicortical screw purchase. Spine, 2003, 28:778-781.

［4］ Seybold E A, Baker J A, Criscitiello A A, et al. Characteristics of unicortical and bicortical lateral mass screws in the cervical spine. Spine, 1999, 24:2397-2403.

［5］ Wu J C, Huang W C, Chen Y C, et al. Stabilization of subaxial cervical spines by lateral mass screw fixation with modified Magerl's technique. Surg Neurol, 2008, 70(Suppl 1):S1:25-33；discussion S21:S33.

［6］ Burke T G, Caputy A. Microendoscopic posterior cervical foraminotomy: a cadaveric model and clinical application for cervical radiculopathy. J Neurosurg, 2000, 93:126-129.

［7］ Burke T G, Caputy A J. Treatment of thoracic disc herniation: evolution toward the minimally invasive thoracoscopic technique. Neurosurgical focus, 2000, 9:E9.

［8］ Guiot B H, Khoo L T, Fessler R G. A minimally invasive technique for decompression of the lumbar spine. Spine, 2002, 27:432-438.

［9］ Regan J J, Yuan H, McAfee PC. Laparoscopic fusion of the lumbar spine: minimally invasive spine surgery.

A prospective multicenter study evaluating open and laparoscopic lumbar fusion. Spine, 1999, 24:402-411.

[10] Roh S W, Kim D H, Cardoso AC, et al. Endoscopic foraminotomy using MED system in cadaveric specimens. Spine, 2000, 25:260-264.

[11] Leu H F, Hauser R K. Percutaneous endoscopic lumbar spine fusion. Neurosurg Clin N Am, 1996, 7:107-117.

[12] Moskovitz P A. Minimally invasive posterolateral lumbar arthrodesis. Orthop Clin North Am, 1998, 29:665-667.

[13] Wang M Y, Levi A D. Minimally invasive lateral mass screw fixation in the cervical spine: initial clinical experience with long-term follow-up. Neurosurgery, 2006, 58: 907-912; discussion 907-912.

[14] Wang M Y, Prusmack C J, Green B A, et al. Minimally invasive lateral mass screws in the treatment of cervical facet dislocations: technical note. Neurosurgery, 2003, 52: 444-7; discussion 447-448.

[15] Fong S, Duplessis S. Minimally invasive lateral mass plating in the treatment of posterior cervical trauma: surgical technique. J Spinal Disord Tech, 2005, 18:224-228.

[16] Wang M Y, Shah S, Green B A. Clinical outcomes following cervical laminoplasty for 204 patients with cervical spondylotic myelopathy. Surg Neurol, 2004, 62:487-492; discussion 492-483.

[17] Grieve J P, Kitchen N D, Moore A J, et al. Results of posterior cervical foraminotomy for treatment of cervical spondylitic radiculopathy. Br J Neurosurg, 2000, 14: 40-43.

[18] Shiraishi T. Skip laminectomy—a new treatment for cervical spondylotic myelopathy, preserving bilateral muscular attachments to the spinous processes: a preliminary report. Spine J, 2002, 2:108-115.

[19] Shiraishi T. A new technique for exposure of the cervical spine laminae. Technical note. J Neurosurg, 2002, 96: 122-126.

[20] Fessler R G, Khoo L T. Minimally invasive cervical microendoscopic foraminotomy: an initial clinical experience. Neurosurgery, 2002, 51, S37-S45.

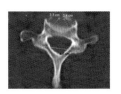

25

颈椎椎弓根固定

王卫东　寇红伟　译

Abbey Kennedy, Robert H Byers, Brian W Su

概述

关于颈椎后方固定技术，如钢板、椎板下钢丝、固定钩、侧块螺钉已经在前文描述过。颈椎后路椎弓根螺钉固定最初是用于Hangman骨折，自从1994年Abumi等描述了治疗颈椎创伤的经椎弓根螺钉技术[1]后，其便在全世界范围得到推广。因为椎弓根螺钉较标准侧块螺钉把持力更高，尽管可能会引起严重的神经及血管损伤，椎弓根螺钉依旧得到了广泛的应用。特别是当侧块无法植入螺钉、颈胸交界处应压力较高及解剖结构限制前路内固定时，椎弓根螺钉就显得非常实用。

对颈椎椎弓根螺钉的推崇是基于其满意的生物力学报道[2-4]。特别是C7椎体侧块骨量低导致侧块螺钉很容易拔出，与之相比椎弓根螺钉固定优势明显[5]。Rhee等证实C7经椎弓根螺钉固定较侧块螺钉硬度更强、更能维持颈胸交界处的稳定性[6]。

解剖

颈椎椎弓根的位置及大小变异较大。解剖学研究已经统计出颈椎椎弓根的平均宽度、高度及长度（表25-1）。这些解剖学研究表明C3、C4、C5椎弓根较小，可能不符合螺钉尺寸，而C6、C7几乎都有相应大小的螺钉匹配。一些尸体与影像学研究确定了椎弓根螺钉进钉点的解剖学标志[7, 8]。Ebraheim等认为进

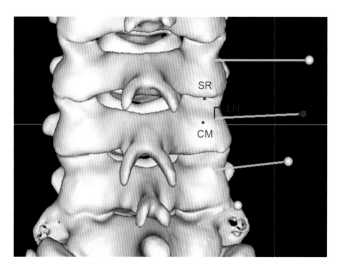

图25-1：椎弓根螺钉进钉点。下颈椎选择进钉点的骨性参考标志。SR：侧块上界中心；CM：侧块中心；LN：椎体侧切迹。

表25-1：椎弓根平均尺寸

节段	高度 (mm)	宽度 (mm)	长度 (mm)
C3	7.58	5.38	16.28
C4	7.72	6.05	15.73
C5	7.39	6.04	15.44
C6	7.15	6.19	15.75
C7	7.27	6.51	14.41

资料来源: Ludwig et al. [15]。

钉点是基于侧块外侧面与相应的关节突连线之间的距离决定的[7]。Lee等最近利用CT研究发现C3~6的椎弓根螺钉进钉点在侧块侧切迹内侧2 mm处，而C7则在侧块中心外2 mm、上2 mm处（图25-1）[9]。Rao等发现在尾侧节段螺钉的进钉点逐渐向内下方移位[10]。Lee等也对螺钉内、外倾斜及矢状面倾角做了详尽说明[9]。C3~5节段平均内倾角为45°，C6为38°，C7为28°（图25-2A）[4]。钉道的内倾角度也可以对侧椎板为参照，其方向基本平行（图25-2B）[11]。矢状面的平均头倾角度在C3为7°，其余C4~7均与椎体上终板平行（图25-2C）[9]。

尽管目前针对颈椎椎弓根螺钉的解剖学研究较多，但是由于椎弓根较小且骨性标志物变化较多，所以要尽可能地保证螺钉一次成功植入。男性与女性的进钉点与钉道方向也不完全相同[10]。因为椎弓根螺钉进钉点需十分精确而且只能进行一次植钉，所以术前仔细评估影像学结果对植入椎弓根螺钉是十分必要的。弥补一个已经骨折或破损的颈椎椎弓根是十分困难的，也可能会降低内固定的固定强度。

手术适应证

在很多种情况下都可以使用椎弓根螺钉进行后路固定。由于螺钉拔出强度较高，所以椎弓根螺钉可用于畸形的矫正，如颈胸段后凸畸形、椎板切除后后凸畸形、多节段不稳定及固定节段较多时。在治疗骨折所导致的椎板侧块缺如、肿瘤、感染、骨质疏松或术后解剖结构不稳定时，后路固定技术也是一项很实用的技巧。

此术式技术要求较高，而且需因人而异。绝对禁忌证包括椎弓根缺如、过小、松动等。另一禁忌证是椎动脉走行于椎弓根的畸形。针对C7椎弓根螺钉植入的相对禁忌证是椎动脉沿C7横突孔进入而不是C6横突孔。此畸形在正常人中占0.6%~5%[12]。术前一定要在MRI轴位T2加权像（动脉为流空的低信号）检查C7横突孔情况。在这种情况下，如果不小心植钉偏外将会造成灾难性的动脉损伤。

手术步骤

因为C7常是需要固定的节段，所以笔者将针对C7节段介绍术前准备的策略及手术方法。如前文所述，可以使用MRI检查观察椎动脉的走行。此外，CT检查可以观察骨质解剖结构并标注最佳进钉点及钉道方向。

在轴位影像学上测量C7椎弓根的宽度以确保螺钉可以通过椎弓根。笔者的标准是植入3.5 mm螺钉时椎弓根骨皮质至少要有5 mm宽（图25-3）。术前也可以在CT轴位测量植钉大概的长度，但是最终植钉的长度必须通过球探探查钉道底部骨性壁是否完整才能确定（图25-3）。

进钉点的内、外侧缘有两种寻找方法。第一种方法是寻找进钉点内、外缘与上位椎体关节突关节

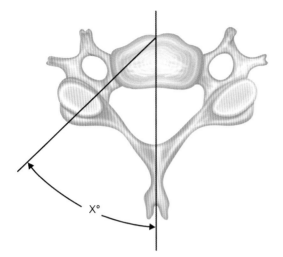

图25-2A：螺钉内倾角度。C3~5：45°；C6：38°；C7：28°。

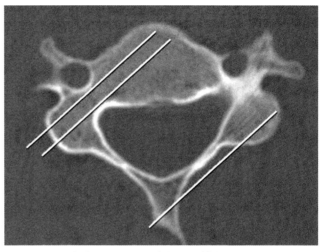

图25-2B：对侧椎板引导进钉方向。CT轴位显示进钉方向与对侧椎板平行。

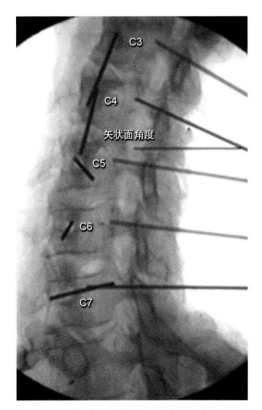

图25-2C：椎弓根矢状面角度（C3~7）。

中点或侧块中点的关系。因为侧块中点在术中较易暴露识别且此点也是侧块螺钉的进钉点，对比其与C7椎弓根中点的关系也较为方便。这种定位方法需要两张轴位影像片，即C7椎弓根与头侧关节突关节水平（图25-4）。根据笔者的经验，进钉点常位于上位侧块中心外侧2~3 mm。另一种方法是测量两侧椎弓根间的距离来确定进钉点（图25-5）。术中可以用卡尺以棘突为中心测量两侧距离界定进钉点的位置。

C7椎弓根进钉点的上下缘是通过能同时观测到C6~7关节突及C7椎弓根的旁矢状CT影像确认的。其骨性标志是C6~7关节突关节面后缘与通过其及C7椎弓根中心的关系界定进钉点上下缘（图25-6）。根据笔者的经验，椎弓根的中心就位于C6~7关节突下方几毫米处。但需要注意的是，使用此定位方法必须谨慎，因为颈椎的屈伸会影响此种解剖关系。在过屈时C6~7关节面相对C7椎弓根向下位移。因为术中体位下颈椎的前屈较CT检查下的颈椎前屈更大。

尽管很多解剖学研究都统计出椎弓根头尾侧及内外侧倾斜的角度，但是个体间差异使得在术前对CT进行精确的测量变得十分必要。在轴位影像很轻松就能

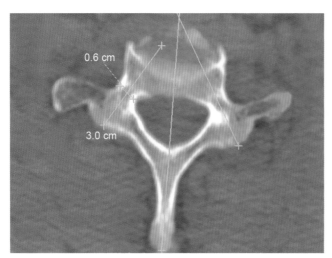

图25-3：颈椎椎弓根尺寸。CT测量螺钉角度及尺寸。此患者椎弓根直径为6 mm，这也使得使用3.5 mm螺钉成为可能。预计螺钉长度为3 cm。内倾角为过棘突矢状中线与椎弓根中线的夹角。

测量出椎弓根的内倾角（图25-3）。而头尾侧倾斜角度就很难判断，因为这与颈椎的曲度及术中体位关系较大。与其在CT上测量椎弓根头尾倾斜，不如在术中通过C5~6或C6~7椎间隙来预估C7的倾角（图25-7）。通过此方法结合术中摄影来判断螺钉的矢状倾角。

　　植入椎弓根螺钉的技术有很多。根据笔者的经验，应依靠表面骨性结构与术前准备来评估进钉点的位置。因为笔者习惯在植钉前先进行椎板与椎间孔切开，所以在植钉时可以触到及看到椎弓根四壁。其他一些学者也建议在植钉前先进行椎板与椎间孔切开的工作[13]。Miller对比了使用骨性标志植钉与切开减压植钉后发现，靠骨性标志植钉时螺钉侵扰周围组织的概率要远高于减压后植钉[14]。

　　患者取俯卧位，头部使用梅菲尔德头架固定。笔者习惯使用Amsco或Skytron手术台，患者屈膝小于90°并呈头高脚低位以使颈椎与地面平行。若要行椎板切开减压融合术，颈椎应略前曲，因为这样可以降低减压时损伤神经的风险。使用胶带固定患者肩部并尽量向尾侧牵引，以在术中摄影中更好地暴露C7椎弓

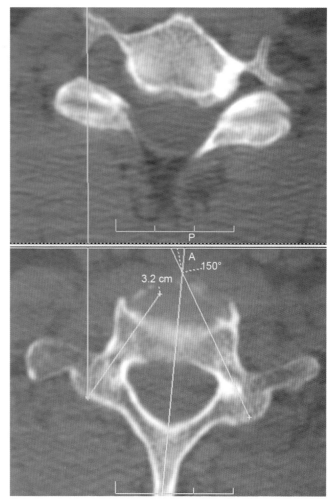

图25-4：将头侧的关节突作为参照点。CT周围显示使用关节突作为C7进钉点内、外侧范围的参考。此患者改线位于侧块外侧1 mm处。

根投影，但是牵引力度切勿过大以免损伤臂丛。若依旧无法显露出C7椎弓根，可以通过C5~6与C6~7椎间隙间接了解C7椎弓根的矢状角度。术中监测包括体感诱发电位（SEPs）、运动诱发电位（MEPs）及肌电图监测（EMG）。

　　在切开皮肤前将1枚18号脊柱穿刺针置于软组织内，一方面可以通过术中摄影确定切口位置，另一方面也可作为术中确定螺钉矢状角度的参考。一定要将穿刺针垂直于水平面穿入，这样可以将其看作垂直轴参照物。通过术中摄影即可在其参照下确定C7矢状角

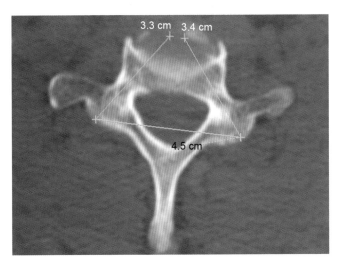

图25-5：椎弓根间距。在术前CT测量椎弓根间距（绿线）。术中可使用卡尺测量。

度（图25-8）。如果因为肩部过高无法在术中摄影显现C7椎体，可通过术前影像学检查观察C5~6、C6~7椎间隙与C7椎弓根的相应关系，在术中间接判断C7椎弓根的位置。

颈后路是沿后正中切口在无血管分布的平面内进行组织暴露。将椎旁肌肉以骨膜下剥离的方式分离至侧块外侧面。注意保护融合节段头、尾两侧的关节突关节。如果植入C7椎弓根螺钉，必须将C6~7关节突关节及侧切迹完全暴露出来。术前CT测量数值可应用于进钉点的寻找工作。按照头侧节段侧块中心或已经测得的椎弓根间距离标定椎弓根内外缘。而椎弓根上下缘则按照C6~7关节线标定。将此进钉点位置谨记于心，同时使用3 mm AM-8型磨钻从棘突椎板交界处开始进行C6~7节段椎板及椎间孔切开工作。将C6侧块下份去除后再将其覆盖的C7上关节突去除。常见的椎板与椎弓根切除减压错误是减压范围过于外延以至于打磨入椎弓根内部。切除骨质结构后，使用2 mm椎板咬骨钳去除黄韧带与残留的部分关节突。硬膜外出血点应使用双极电凝与止血剂处理。避免过多地切除骨质

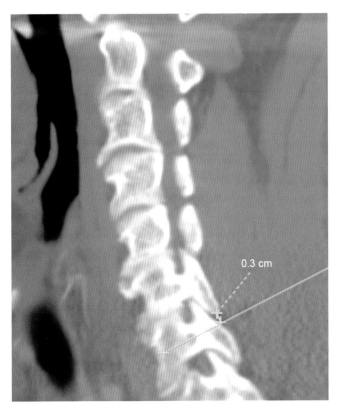

图25-6：头尾侧进钉点，旁矢状CT提示利用C6~7关节突线决定C7椎弓根螺钉的头尾进钉点。进钉点位于关节线下方，此病例为3 mm处。

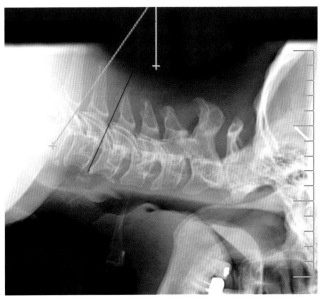

图25-7：确定矢状角度。测量C5~6椎间隙推算C7相应矢状角度。

结构，否则可能会导致C7峡部骨折。骨质切除的范围应达到椎弓根的上、内、下边缘，这样就可以使用神经剥离子探查椎弓根的顶部与底部。如果椎板与椎间孔切除的范围不充分，术者可能将剩余的椎板组织误认为椎弓根内缘，导致植钉偏内侧（图25-9）。触及椎弓根的位置应在椎弓根与椎板的交界处。当椎管覆盖骨质去除后即可见到椎弓根内壁。

触及椎弓根后，使用2 mm圆头切割钻标记进钉点。随后使用2.5 mm机械钻与小型颈椎可调节椎弓根探子开辟钉道。根据术前CT影像及术中影像表现调节椎弓根探子在矢状面与水平面的角度。当感到长度合适且已经有阻力时，使用球探探查钉道上、下、左、右四壁及底部。随后选择尺寸合适的丝攻进行攻丝处理，之后再次使用球探探查。在植钉前，将纤维蛋白胶（Floseal）或液体明胶海绵通过18号BD针注入钉道内。如果看到液体止血剂从钉道渗入椎管内应再次使用球探探查椎弓根内壁的完整性。如果内壁完整，注入止血剂时阻力应该会很大。植钉完成后术者常使用4号脑膜剥离子探查椎弓根内壁以确保螺钉未进入椎管内。螺钉植入后继续给予MEPs监测，确保没有神经系统的任何异常变化。

只要术前根据CT确定进钉点位置及钉道倾角，同时术中切开椎管与椎间孔探查保护椎弓根，螺钉的植入就是安全可靠且精准的。椎弓根螺钉固定技术是颈后路固定技术里面较为突出的一种。

一些医学机构已经报道了关于计算机手术导航系统辅助椎弓根螺钉植入的案例。此技术使螺钉植入更加精准且不良事件较少[15]，但是其花费较高、手术时间较长。

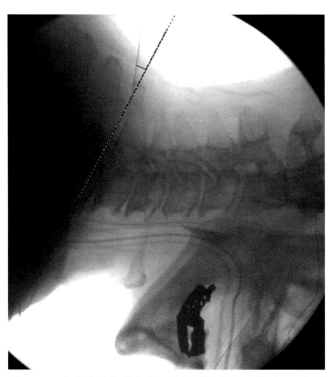

图25-8：术中确认矢状角度。侧位摄影确认C7椎弓根螺钉矢状角度。利用垂直于地板的椎管穿刺针作为垂直参考。

伤椎动脉。偏上或偏下都有可能破坏椎间孔损伤脊髓神经根。例如，C7植入椎弓根螺钉时常见的错误是方向偏下以致突入椎间孔侵犯C8神经根。即使不出现神经或血管损伤，植钉位置不良也可能会导致生物力学受影响。

当C7椎弓根出现无法植钉的情况时，可将伤侧空置而健侧留置螺钉作为补救措施。也可以改用生物力学与椎弓根螺钉相似的经椎板螺钉[16]。最后一步挽救措施就是向头侧延长融合节段。但是，此操作必须具体问题具体分析，应考患者的诊断、固定融合的长度以及邻近节段固定的质量。

▍并发症

错误植钉及椎弓根骨质破坏的后果都是灾难性的。植钉偏内有可能损伤脊髓，而植钉偏外有可能损

▍关键点

- 如果术前准备充分，椎弓根螺钉固定术是一种较安全有效的颈椎后路固定技术。

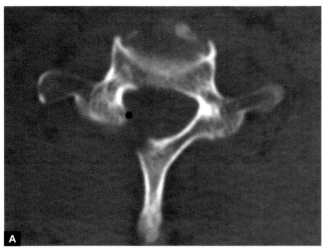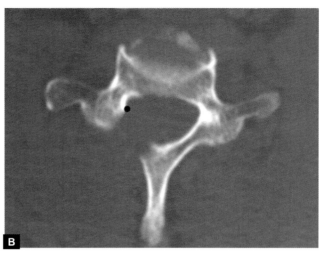

图25-9：CT轴位，切除椎板及椎间孔，植入C7椎弓根螺钉。（A）黑点即为悬空的椎板，术中触及该点易误认为椎弓根内缘导致植钉偏内；（B）彻底的椎板及椎间孔切开有助于触及椎弓根内缘，方便植钉。

- 术前应在MRI上确定椎动脉与椎弓根之间的位置关系。
- 术前CT检查确定椎弓根宽度与深度及矢状与轴位倾角大小。
- 进钉点的内外缘可在术前CT检查上通过其与上位侧块中点的关系确定，而上下缘则是通过C6~7关节面与之关系确定。
- 充分切开椎板与椎间孔可直视并触及椎弓根以确定最佳进钉点。

参考文献

［1］ Abumi K, Itoh H, Taneichi H, et al. Transpedicular screw fixation for traumatic lesions of the middle and lower cervical spine: description of the techniques and preliminary report. J Spinal Disord, 1994, 7(1):19-28.

［2］ Jones E L, Heller J G, Silcox D H, et al. Cervical pedicle screws versus lateral mass screws. Anatomic feasibility and biomechanical comparison. Spine (Phila Pa 1976), 1997, 22(9):977-982.

［3］ Kotani Y, Cunningham B W, Abumi K, et al. Biomechanical analysis of cervical stabilization systems. An assessment

of transpedicular screw fixation in the cervical spine. Spine (Phila Pa 1976), 1994, 19(22):2529-2539.

［4］ Kothe R, Rüther W, Schneider E, et al. Biomechanical analysis of transpedicular screw fixation in the subaxial cervical spine. Spine (Phila Pa 1976), 2004, 29(17): 1869-1875.

［5］ Heller J G, Estes B T, Zaouali M, et al. Biomechanical study of screws in the lateral masses: variables affecting pull-out resistance. J Bone Joint Surg Am, 1996, 78(9):1315-1321.

［6］ Rhee J M, Kraiwattanapong C, Hutton W C. A comparison of pedicle and lateral mass screw construct stiffnesses at the cervicothoracic junction: a biomechanical study. Spine (Phila Pa 1976), 2005, 30(21): E636-E640.

［7］ Ebraheim N A, Xu R, Knight T, et al. Morphometric evaluation of lower cervical pedicle and its projection. Spine (Phila Pa 1976), 1997, 22(1):1-6.

［8］ Karaikovic E E, Kunakornsawat S, Daubs M D, et al. Surgical anatomy of the cervical pedicles: landmarks for posterior cervical pedicle entrance localization. J Spinal Disord, 2000, 13(1):63-72.

［9］ Lee D H, Lee S W, Kang S J, et al. Optimal entry points and trajectories for cervical pedicle screw placement into subaxial cervical vertebrae. Eur Spine J, 2011, 20(6):905-911.

［10］ Rao R D, Marawar S V, Stemper B D, et al. Computerized tomographic morphometric analysis of subaxial cervical spine pedicles in young asymptomatic volunteers. J Bone Joint Surg Am, 2008, 90(9): 1914–1921.

[11] Hacker A G, Molloy S, Bernard J. The contralateral lamina: a reliable guide in subaxial, cervical pedicle screw placement. Eur Spine J, 2008, 17(11):1457–1461.

[12] Eskander M S, Drew J M, Aubin M E, et al. Vertebral artery anatomy: a review of two hundred fifty magnetic resonance imaging scans. Spine (Phila Pa 1976), 2010, 35(23): 2035–2040.

[13] Albert T J, Klein G R, Joffe D, et al. Use of cervicothoracic junction pedicle screws for reconstruction of complex cervical spine pathology. Spine (Phila Pa 1976), 1998, 23(14):1596–1599.

[14] Miller R M, Ebraheim N A, Xu R, et al. Anatomic consideration of transpedicular screw placement in the cervical

spine. An analysis of two approaches. Spine (Phila Pa 1976), 1996, 21(20):2317–2322.

[15] Ludwig S C, Kramer D L, Balderston R A, et al. Placement of pedicle screws in the human cadaveric cervical spine: comparative accuracy of three techniques. Spine (Phila Pa 1976), 2000, 25(13):1655–1667.

[16] Cardoso M J, Dmitriev A E, Helgeson M D, et al. Using lamina screws as a salvage technique at C–7: computed tomography and biomechanical analysis using cadaveric vertebrae. Laboratory investigation. J Neurosurg Spine, 2009, 11(1):28–33.

[17] Zheng X, Chaudhari R, Wu C, et al. Subaxial cervical pedicle screw insertion with newly defined entry point and trajectory: accuracy evaluation in cadavers. Eur Spine J, 2010, 19(1):105–112.

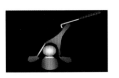

26

椎管扩大成形术

皮国富　罗成汉　译
John M Rhee

概述

解剖与生物力学

椎管扩大成形术最初是为了替代颈后路多节段椎板切除减压术治疗多节段脊髓压迫而设计的。相对椎板切开减压术，其优点有：①术后后凸畸形发生率较低，所以术后颈部疼痛、畸形、脊髓压迫症状复发的可能性较低；②防止椎板切开术后硬膜粘连致脊髓再次受压；③保留了骨量及覆盖于硬膜的骨性结构，较椎板切除术更利于术后翻修。与前路手术相比其优势有：克服了融合相关的并发症（不融合、椎间植入物移位、内固定失败、加速邻近节段退变速度的可能），以及与手术入路相关的并发症（吞咽困难、发声障碍、呼吸道阻塞、椎动脉损伤）。椎管扩大成形术可以通过直接扩大椎管、切除黄韧带达到减压脊髓的目的。颈椎脊髓压迫常来自于前方结构，如椎间盘突出、退变性骨化、先天性颈椎管狭窄造成的后纵韧带骨化（OPLL）。在这种情况下，椎管扩大成形术可间接减压脊髓，使其漂离前方压迫结构（图26-1）。通过K线（K-line）我们可以评估后路手术是否可以达到充分减压，保证脊髓远离前方的致压因素。K线是C2

与C7椎管中点的连线。如果前方压迫结构如后纵韧带骨化没有超过K线（K线阳性），那么后路减压就有可能使脊髓向后有效地漂浮[1]。

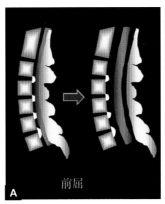
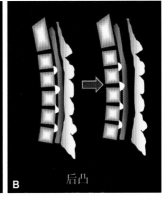

图26-1：间接减压。（A）前屈的颈椎减压后，脊髓可以向后方漂浮躲避前方压迫；（B）后凸的颈椎脊髓无法向后漂浮，但是后方减压可以扩大椎管并解除黄韧带压迫。【前屈、后凸】

手术适应证

椎管扩大成形术的理想适应证是大于3节段脊髓压迫，同时颈椎存在前屈而且没有颈部轴向疼痛症状。术前颈椎直立中立位下侧位X线检查是评估序列及是否适合行椎管成形术的必要手段。在这类患者中，椎管成形术可有效地对脊髓减压并在保留活动度、避免融合的前提下达到与前路手术一样的术后疗效。

手术步骤

体位

合适的体位对手术的成功、预防并发症至关重要。合适的体位能避免医源性神经损伤的发生、减少手术部位的出血、使手术更易于进行（图26-2）。颈椎牵引架可以达到制动颈椎、悬空眼部及面部（以免受压）的作用。笔者习惯使用梅菲尔德头架，因为这样固定头部更安全。也可以使用Gardner-Wells牵引。将患者安置于纵行支撑物上减少腹部压力。手术床按照头高脚低位调整，以防术区静脉出血量过大。双膝屈曲、小腿下妥当垫高防止患者向尾侧滑移。肩部使用胶带向尾侧固定以扩大术中摄影的投影范围，这样也可以将肩胛带多余的皮下组织牵离颈后部，以利于颈后入路的暴露。但同时要注意避免过度牵拉肩部以免损伤臂丛。

将梅菲尔德头架固定于手术床，使颈部呈中立微屈位。在椎管成形术中避免颈部过伸的原因有两点。①过伸可使已经狭窄的颈椎管更加狭窄，增加脊髓压迫程度。因此术前应检查能引起神经症状加重（麻木症状加重，即Lhermitte征）的过伸范围，对于脊髓压迫严重的患者插管及摆体位时应避免超过此范围，否则有脊髓损伤的可能。②过伸可造成邻近节段椎板的"叠瓦效应"增强，从而增加手术难度（图26-3）。如果椎管成形术需要进行融合内固定处理，在植入内固定前应将颈椎重置为自然前屈位。但是如果不做融合内固定处理，则无须更改体位。

麻醉

术前与麻醉师的沟通非常重要。患者由于呼吸障碍或进行性的神经症状加重无法忍受颈部过伸时，应考虑进行纤微支气管镜插管。但根据麻醉师的习惯及技能也可以进行喉镜插管。对于患有严重脊髓压迫症的患者必须避免颈部过伸。术中必要时应给予升压处理以维持脊髓良好的灌注状态。虽然对于术中血压没有统一标准，但是笔者的经验是尽量将收缩压维持在100 mmHg以上。对于平时有高血压病的患者，术中血压维持水平

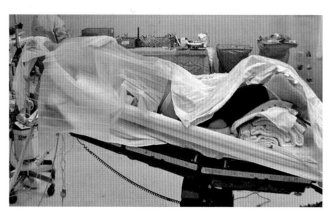

图26-2：椎板扩大成形术患者体位。

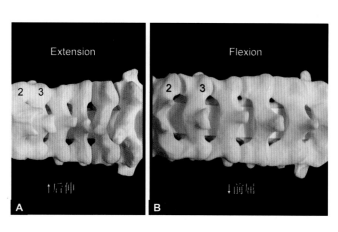

图26-3：颈部后伸时叠瓦现象加重。（A）当颈椎前曲时椎板相互堆叠，成形术较难实施；（B）当颈椎处于中立或稍屈曲位时，"叠瓦效应"减弱易于手术。但是前屈位操作时误入椎管的可能性较大。【后伸、前屈】

应该更高。若患者血压变异且袖带测压不准时应给予动脉插管。虽然患者在头高脚低位下血压不易过高，但是麻醉师在术中仍然需要监控血压变化。

神经监测

尽管椎管扩大成形术通常需要神经监测，但是并没有明确的规定。虽然椎管成形术不需要矫形但是神经监测可以提供一些有用的信息。监测可以发现由于血压下降、血氧饱和度下降、血容量降低等引起的脊髓低灌注。监测系统也可发现和体位相关的肢体神经压迫及肩部过度牵拉造成的臂丛损伤。颈部的过度牵拉或过伸都会造成神经的牵拉及压迫影响神经传导信号。如果成形术铰链侧在开门过程中断裂压迫脊髓，术中通过肉眼很难发现，但是监测系统可以探测到这种隐形压迫的存在。

摆放体位后应监测一段时间作为参考基线。摆放体位前在仰卧位下也应监测一段时间，对于脊髓压迫严重的患者这样利于判断患者体位是否安置得当。

运动诱发电位对脊髓损伤的灵敏性很高，在脊柱矫形手术中已普遍应用。但是对于椎管扩大成形术其效果并不明了。虽然运动诱发电位较体感诱发电位更灵敏，但是两者并没有明显的差别。因为两者都易受麻醉与其他因素影响而产生假阳性结果[2]。反对在椎管扩大成形术中使用动作诱发电位监测的人认为假阳性结果会引起不必要的操作，增加手术时间；而过多的操作可能会产生不良反应，如终止手术、去除正常的内固定、实施椎板切除术以判断椎板下脊髓是否受压。笔者在成形术中往往只使用体感诱发电位作为监测指标。

暴露

暴露是在后正中线切口做骨膜下剥离，严格的后正中线入路可减轻肌肉损伤、减少出血量。向两侧暴露至侧块-椎板交界处即可。如若使用钢板固定，就需要暴露侧块中份以使钢板更贴合。但是要尽量保留关节突关节。要尽可能完整保留C2椎体的肌肉附着点，避免影响颈伸肌群功能。大部分多节段脊髓压迫患者受累节段并不累及C2~3，只需对C3~4椎间盘水平及以下节段减压即可，并不需要对C3进行成形处理。如果对C3进行处理，需要破坏C2肌肉附着点才能暴露充分（图26-4）。但可以对C3下缘行潜行减压以减压C3~4椎间隙，同时可完整保留C2的肌肉附着点。如果在C3~4椎间隙水平以上存在狭窄（C3后方后纵韧带骨化、C2~3椎间隙狭窄），要在尽可能保留C2肌肉附着点的前提下对C3进行充分的成形减压。在手术结束前应将离断的肌肉与C2椎体再固定。

暴露完成且确认节段后，去除减压节段头、尾两侧的棘间韧带。

制作开门侧

成形术首先处理开门侧。对于只有神经压迫症状的患者来说，笔者更习惯从症状更重或压迫更明显的一侧开门。对存在神经根受压的患者，尽管在铰链侧也可对椎间孔切开减压但没有开门侧操作方便。切开处位于侧块与椎板交界区域。使用磨钻磨除背侧与腹侧骨皮质直至见到腹侧骨皮质剩余薄薄的一层为止（图26-5）。随后使用刮匙或小号椎板咬骨钳去除剩余前方骨皮质。磨除的骨质越多越好，这样在放入椎板咬骨钳时对神经的压迫就越小。椎板的头侧区域较厚而且表面可能呈"叠瓦状"覆盖着近端椎板的尾侧区域（图26-6）。因此磨除此区域骨质时一定要加以小心。因为椎板下份覆盖的硬膜背侧有黄韧带保护，而椎板上份所覆盖的硬膜缺乏黄韧带的保护。当椎板骨皮质骨被磨薄时可以观察到颜色的改变。在椎板尾份观察到淡黄色为黄韧带；在椎板头份观察到淡蓝色为其下的硬膜，观察到深红色为纵行的硬膜外静脉。一旦看到这些颜色变化就证明骨质结构已经足够菲薄，可以使用刮匙或椎板钳去除。

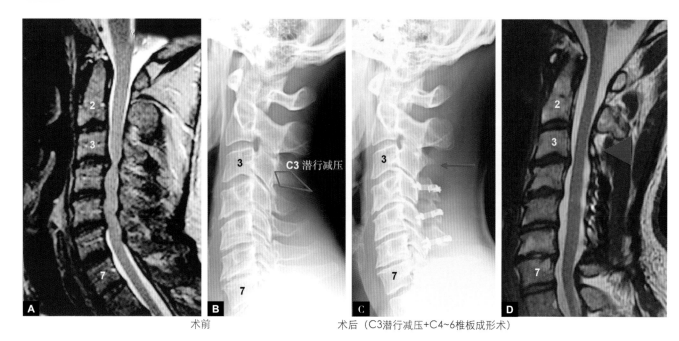

图26-4：保留C2。（A）49岁男性患者，C3~7脊髓压迫症状明显。压迫来自C3~4、C4~5、C5~6，但是C2~3无明显压迫；（B）无须对C3进行成形术；（C）对C3进行潜行减压，C4、C5、C6进行椎管成形术（箭头）；（D）操作不应破坏C2肌肉附着点。术后MRI示C3~4减压充分（箭头）。

处理铰链侧

随后在对侧椎板-侧块交界处制作铰链（图26-7）。铰链侧只需去除背侧骨皮质即可。同制作开门侧一样，椎板上份骨皮质需要磨除得更深。一边向椎板施加背向压力验证铰链侧的柔韧性，一边磨除铰链侧的椎板。一定要保证铰链侧的弹性，切勿磨除过多。在测定铰链侧弹性时，一定注意避免椎板弹回或移入椎管内损伤硬膜囊。

椎管成形与固定

向椎板施加背外侧力，提起椎板远离椎管即可达到椎管扩大成形（图26-8）。椎管扩大后每个节段的黄韧带在拉力的作用下都紧绷起来，使用咬骨钳将其去除。减压节段头、尾两侧的黄韧带也需要去除。去除黄韧带后可观察到硬膜外出血，可使用双极电凝及凝血酶明胶海绵止血处理。减压节段成形完毕后硬膜

出血量会减少，这是减压后止血带的松解效应使静脉压力下降所致。

完成减压成形后即可植入内固定（图26-9）。固定技术种类较多，常用的有：①Hirabayashi法，即将棘突基底部与对应的铰链侧关节囊缝合固定；②使用钢板或移植骨（棘突或肋骨）植于开门侧（椎板切缘与侧块之间）。笔者习惯使用钢板固定，因为其固定相对比较稳定且操作比较方便。缝合固定的"关门率"约为34%[3]，而骨移植物可能会坠入椎管，造成新的神经压迫（图26-10）。一项针对217例椎管扩大成形术钢板固定的研究报道，没有发现关门、钢板脱落、钢板断裂松动[24]。此外，CT检查表明在术后12个月93%的铰链侧可以达到严格意义上的愈合。由于节段已经达到稳定的纤维融合，尽管剩下的7%并没有达到骨性融合，椎管依然呈明显的扩大状。螺钉固定是向侧块植入2枚螺钉，向椎板切缘视情况植入1~2枚

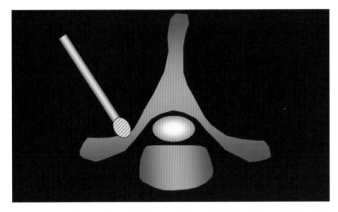

图26-5：制作开门侧。使用高速磨钻在侧椎板–侧块交界处超椎管方向磨除背侧及腹侧骨皮质直至留有一层菲薄的腹侧骨皮质。

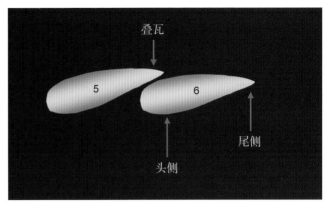

图26-6：椎板头侧区域。C5~6矢状位侧块椎板交界处。C6椎板上部被C5椎板下部覆盖，并且尾份厚。所以在磨除此区域时比较耗时。【头侧、叠瓦、尾侧】

螺钉即可达到稳定固定。虽然有可能丢失邻近椎体的活动度，但笔者依然习惯将减压节段全部固定起来。

　　必要时可以进行椎间孔切开术。并没有准确的数据能够确定对C5椎间孔行预防性切开会降低术后C5神经根麻痹的发生率。如果有需要，笔者常会在成形减压及固定钢板后在开门侧进行椎间孔切开。如果需要在铰链侧切开椎间孔，应在成形术前就对其切开，否则，成形后将很难在铰链侧切开椎间孔。

　　有时椎板成形术需要辅以侧块融合。成形融合术相对切除融合术而言，植骨面积更大。由于成形术无法获取术区骨质，往往需要补充骨移植物。除此，成形术还需要将减压节段序列调整理想，而且侧块螺钉需要在成形减压前植入其内。总体而言，笔者更习惯使用椎板切除融合术。

法式开门椎管成形术

　　法式开门椎管成形术是"单开门"手术的一个变种，其需要在中线开门两侧做铰链侧。在两侧椎板侧块交界处制作开门铰链，在中线切开椎板，扩大椎管。将椎板向两侧打开后，在中间植入骨块和钢板维持开门状态。其与单开门制作铰链侧和开门侧的技巧基本一样。

笔者更习惯使用单开门术式，因为其更为安全简单。单开门术式在脊髓外侧即椎板侧块移行处磨除骨质，所以在制作铰链与开门侧时间接压迫脊髓的风险很小。而法式开门椎管成形术直接在脊髓背侧进行开门，所以在开门时很有可能会造成神经压迫。

潜在并发症

颈部轴向疼痛

　　椎管扩大成形术往往与术后颈部轴向疼痛感有关。但是并没有文献证实与成形术相关的轴向疼痛是术前退行性疼痛所致还是术后新发。一些学者发现，术后新发颈部疼痛的发生率较高[5]。但有些人认为术前遗留的退行性疼痛才更常见[6]。根据笔者的经验，术前严格的适应证筛选才是避免轴向疼痛的关键。大部分术前并没有严重轴向疼痛的患者，术后也不会发展成长期的轴向疼痛，这就是笔者坚信成形术适用于无轴向疼痛患者的原因。相反，如果患者术前已经出现轴向疼痛症状，术后该症状很可能加重或者无明显缓解。有文献表明，保留C2肌肉附着点有助于减少术后轴向疼痛的发生[7]。

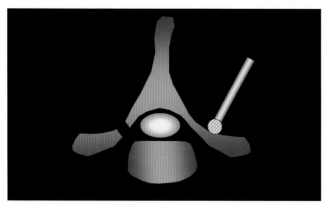

图26-7：制作铰链侧。使用磨钻磨除对侧侧块–椎板交界处，仅去除背侧骨皮质及部分骨松质。

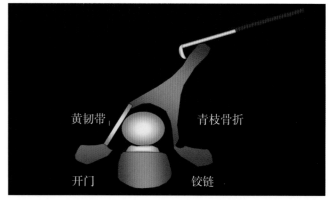

图26-8：椎管成形。对椎板施加背外侧力使得节段青枝骨折达到开门效果。黄韧带随后紧绷并使用椎板钳将其去除。

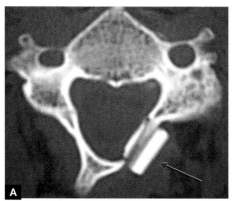
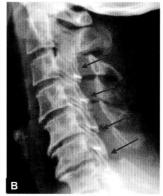
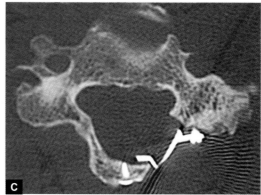

图26-9：固定方法。（A）使用肋骨移植体的CT轴位像。可观测到骨髓从侧块向移植肋骨内流动。铰链侧达到骨性愈合；（B）成形固定，使用丝线将棘突固定于侧块（箭头）；（C）使用钢板固定的CT轴位像，铰链侧达到骨性愈合。

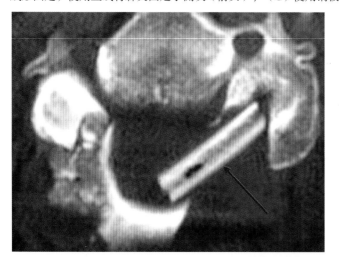

图26-10：固定失败。肋骨移植体失败，CT轴位像。植骨块进入椎管并引起相应脊髓压迫。这种并发症可能是由于铰链侧磨除过多骨质而致完全骨折引起。可见到铰链侧也进行植骨处理，而这样无助于铰链侧愈合。相比之下，钢板固定较为牢固。

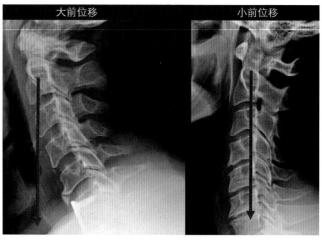

图26-11：前位移。颈椎向前位移的距离越大（以C2垂线测量）可能导致椎管扩大成形术后前屈角度丧失，即使C2~7是整体前凸也有这种可能。这是由于悬臂负荷引起的。

前屈角度变小

虽然椎管成形术的设计初衷是为了避免椎板切除术后后凸畸形的发生，但是成形术后依然有前屈角度变小的可能。庆幸的是，在多节段椎板切除融合术后该并发症的发生率很低。C3~7单开门术后前屈角度平均丢失5°[8]，其中仅有11%发展成为后凸畸形。这其中的危险因素是术前前屈角度小于10°，这就是笔者在前屈角度维持较好的前提下才实施成形术的原因。对于前屈较小或后凸的患者，建议使用椎板切除融合术、前路手术或前后路联合手术。另一个可能的危险因素就是颈椎前倾量。即使术前前屈角度一样，术后颈椎前倾较大的患者较前倾较小的患者前屈度数丢失得更多（图26-11，Davis S与Rhee J M关于术前准备的研究）。前屈角度的丢失可能与轴向痛及脊髓压迫复发有关。

切口并发症

与前路手术相比，后路椎管扩大成形术的感染率更高，为1%~2%。严格的无菌操作及分层缝合闭合切口对降低感染率很有帮助。此术式常需要留置深层引流。在闭合切口前，笔者常先缝合颈伸肌群，后缝合筋膜层。否则会形成无效腔及切口表面下陷等情况。

神经损伤

脊髓损伤的后果是可怕的，但是发生概率很小。在固定漂移的椎板前一定要注意保护，以免其弹回椎管内造成神经损伤。更常见的是神经根麻痹。椎管成形术造成神经根麻痹的发生率为5%~12%，而且最常累及C5神经根造成三角肌与肱二头肌的无力。椎板切除术、椎板切除融合术、前路手术也会造成C5神经根麻痹，但是针对不同术式间神经根麻痹的概率比较并没有相关文献报道。尽管也有感觉障碍与神经根性疼痛的可能，神经根麻痹的主要症状还是运动障碍。此

并发症从术毕到术后20 d内均可发生，可影响脊髓减压的效果。针对其发生原因有很多理论，但是最可信的是在脊髓减压漂浮时造成神经根牵拉所致。预防性地切开椎间孔对防止出现C5神经根麻痹的概率并没有明确的研究证实。控制椎管扩大的程度以控制脊髓漂浮的幅度可能有助于防止神经根过度牵拉。在大部分患者中，神经根麻痹的恢复期约为6个月。

▌ 关键点

- 对于多节段脊髓压迫且符合手术适应证的患者来说，椎管扩大成形术是一种可以快速且安全达到脊髓减压的术式。
- 术前严格筛选患者，特别是轴向疼痛明显与前屈过小的患者。对于提高术后效果有明显帮助。
- 尽量保护颈伸肌群、维持前屈、充分成形固定防止关门是本手术重要的注意事项。

▌ 参考文献

[1] Fujiyoshi T, Yamazaki M, Kawabe J, et al. A new concept for making decisions regarding the surgical approach for cervical ossification of the posterior longitudinal ligament: the K-line. Spine (Phila Pa 1976), 2008, 33(26):990–993.

[2] Kim D H, Zaremski J, Kwon B, et al. Risk factors for false positive transcranial motor evoked potential monitoring alerts during surgical treatment of cervical myelopathy. Spine (Phila Pa 1976), 2007, 32(26):3041–3046.

[3] Matsumoto M, Watanabe K, Tsuji T, et al. Risk factors for closure of lamina after open-door laminoplasty. J Neurosurg Spine, 2008, 9(6):530–537.

[4] Rhee J M, Register B, Hamasaki T, et al. Plate-only open door laminoplasty maintains stable spinal canal expansion with high rates of hinge union and no plate failures. Spine (Phila Pa 1976), 2011, 36(1):9–14.

[5] Hosono N, Yonenobu K, Ono K. Neck and shoulder pain after laminoplasty. A noticeable complication. Spine (Phila Pa 1976), 1996, 21(17):1969–1973.

［6］ Yoshida M, Tamaki T, Kawakami M, et al. Does reconstruction of posterior ligamentous complex with extensor musculature decrease axial symptoms after cervical laminoplasty? Spine (Phila Pa 1976), 2002, 27(13):1414–1418.

［7］ Kato M, Nakamura H, Konishi S, et al. Effect of preserving paraspinal muscles on postoperative axial pain in the selective cervical laminoplasty. Spine (Phila Pa 1976), 2008, 33(14):E455–E459.

［8］ Suk K S, Kim K T, Lee J H, et al. Sagittal alignment of the cervical spine after the laminoplasty. Spine, 2007, 32(23): E656–660.

［9］ Uematsu Y, Tokuhashi Y, Matsuzaki H. Radiculopathy after laminoplasty of the cervical spine. Spine (Phila Pa 1976), 1998, 23(19):2057–2062.

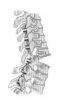

27

后路颈胸段截骨术

皮国富　韩钰　译

Justin K Scheer, Vedat Deviren, Sang-Hun Lee, Christopher P Ames

概述

解剖与生物力学

颈胸交界处（CTJ）解剖结构较为复杂，对手术提出了很大的挑战。颈胸交界处主要是颈椎与胸椎移行的地方。此处包括C7与T1椎体、C7~T1椎间盘组织及其间的韧带组织，但是当考虑进行截骨时可将此区域扩大至T2与T3[1]。此区域手术的两个主要难点是前方入路与其独特的生物力学特性。由于存在胸骨、胸骨柄及神经血管结构前方入路到达CTJ非常困难。

从生物力学角度考虑，CTJ是活动度较高且支撑头部（约4.5 kg）[2]的颈椎向活动度相对较低的胸椎移行的区域。胸廓的存在明显降低了胸椎的活动度。同时CTJ也是颈椎生理前屈与胸椎生理后凸相移行的区域。生理曲度的这种变化使得不论在静态还是动态CTJ的压力都很大[1, 3]。

CTJ在维持颈椎生理前屈上起重要作用，因为CTJ是胸廓上口的一部分。胸廓上口是固定的骨环，由T1椎体、两侧第1肋、胸骨上部组成。因为颅骨与颈椎都位于胸廓上口上方，颅骨与颈椎矢状面的平衡在直立位与水平位时可能会受到胸廓上口的形状与方向的影响。正如骨盆入射角度对脊柱的影响一样[4]。Lee等[4]发现胸廓上口角、颅骨偏移、颅颈序列三者有很强的关联性。在无症状的个体上相对颈椎前屈度数的C0~2前倾角与C2~7前倾角的比率为77%：23%；以T1倾斜为基准的颈椎倾斜角与头颅倾斜角的比率为70%：30%（图27-1）[4]。颈部倾斜角一般被控制在45°以使颈部肌肉的能量消耗最小化。这些结果表明相对较小的胸廓上口角导致了一个较小的T1倾角以维持颈部生理倾斜，因此也使得颈椎轻微前屈，反向推导也可得出同样的结论（图27-2、图27-3）。研究表明可以利用胸廓上口倾角与T1倾斜角作为衡量矢状平衡的参数，评估生理曲度、指导对颈椎的矫形[4]。

本章主要讨论Smith-Petersen截骨（SPO）与颈胸段经椎弓根截骨（PSO）两种主要的颈胸段截骨术的术前注意事项及手术技巧。

手术适应证

对于经严格保守治疗无效，有明显的进行性脊髓压迫症状、神经根症状、功能障碍，如无法达到视线水平、头部位置不佳引起的吞咽障碍、张力/后凸畸形

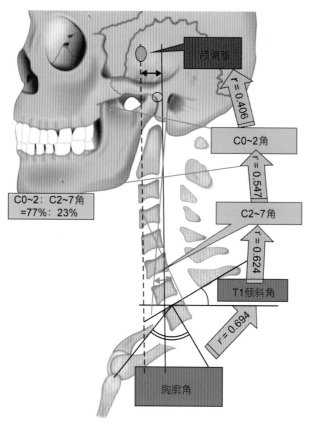

图27-1：胸廓上口与T1斜坡、T1斜坡与C2~7角度、C2~7角度与C0~2角度、C0~2与颅骨偏移[4]之间的关系。

引起的脊髓压迫症状、头部失平衡引起的颈部疼痛都应考虑采用手术治疗[5-9]。单纯的后路手术即可达到有效的减压，但是彻底减压有时往往需要矫形。只有矫形才能达到脊髓移位，从而减小后凸畸形时脊髓的张力。即使已存在前路固定，后路补充固定可以使植骨块向前脱位的风险降至最低[10]。治疗这类疾病很有难度，需要掌握局部及整体平衡的概念（图27-4）。很显然，CTJ不可复位的畸形需要截骨术进行矫形处理。

在准备颈椎后凸矫形术前必须了解畸形是否为僵硬性、是否有神经症状。若畸形是可代偿的则仅通过后路固定（C2~T2）即可；若畸形是半僵硬的，则需要进行关节突截骨；若后凸畸形为僵硬性且顶椎位于下颈椎并伴有颈椎矢状失稳与视觉失衡，可行C7或T1的PSO（CWO，闭合楔形截骨）或SPO和经典开放性

楔形截骨（OWO）。临床上在治疗强直性脊柱炎时常使用开放性楔形截骨。笔者习惯使用闭合性楔形截骨即PSO，因为闭合性截骨闭合性控制较好，前柱截骨缝无须使用移植材料填充。而且闭合性截骨较开放性截骨生物力学稳定性更强[11]。

SPO

SPO即开放性楔形截骨于1945年首次提出，其被认为是治疗胸腰椎交界处以上畸形的首选术式[12]。Urist在腰椎SPO的启迪下于1958年首次报道了一例颈椎截骨治疗由强直性脊柱炎引起颈椎严重屈曲畸形的案例[13]。区别OWO（治疗强直性脊柱炎时经典的SPO）与颈椎Ponte截骨或颈椎关节突截骨（包括完全截除关节突从后部闭合椎间隙，此方法用于半坚硬的畸形治疗）非常重要。

如果畸形可以通过牵引、体位而部分缓解则可单使用后方Ponte/关节突截骨[14-16]。牵引可以改善畸形，术中最好也保持牵引利于畸形的矫正，也可以在松解关节突后再行牵引。此种截骨方式借助预弯后的固定棒，依靠悬臂力矩原理，达到矫形恢复前屈、闭合截骨缝隙的目的。在固定棒的挑选上，坚硬的钴铬合金棒较3.5钛合金棒更具有优势。此截骨术往往需要进行融合处理（C2~T2/3）以获得更好的固定效果。虽然德国与日本的一些出版物建议行C3~6短节段固定更安全，但在美国，目前应用短节段固定非常罕见[17, 18]。

强直性脊柱炎常会造成CTJ严重的屈曲畸形，下巴紧贴向胸前，从而影响进食与呼吸。一些学者建议使用SPO并辅以前柱折骨术使颈部术中达到微伸，即经典的开放性楔形截骨（图27-5A、图27-6、图27-7）[14-16, 19]。其他手术适应证包括CTJ严重屈曲畸形导致视觉失衡、自理能力困难、吞咽困难等。站立位下的3英尺（91.5cm）摄影可以帮助确定是否同时存在胸腰椎后凸畸形。如果存在胸腰椎后凸畸形应先给予矫形治疗，因为这样可能会恢复视线水平位。如

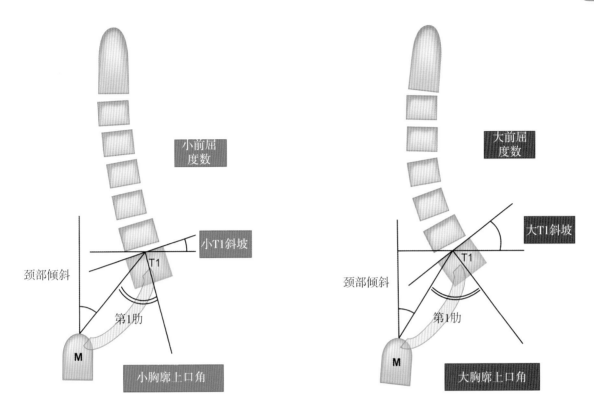

图27-2：小的胸廓上口角导致T1斜坡减小，因此颈椎无须大的前屈即可达到头颅平衡。

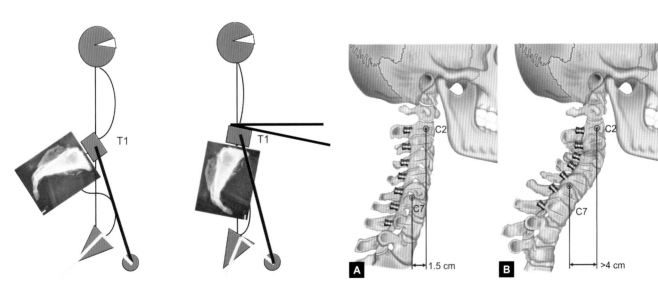

图27-3：T1倾角及其对颈椎前屈角度的影响。

图27-4：（A）正常的颈椎前屈角度，C2与C7的垂线偏差较小；（B）颈椎矢状平衡不良时C2与C7垂线偏差较大。

果存在腰椎矢状畸形但是却先行颈椎截骨术，再次手术治疗腰椎畸形后很可能造成矫枉过正（视线上移），后期还需要屈曲截骨治疗。

颈胸交界处PSO

CTJ由于没有椎动脉，所以其僵硬性后凸畸形可以使用PSO[9]矫正。术前CT血管造影可以排除C7异常椎动脉走行。很多学者都报道了单节段PSO即"蛋壳技术"的成功案例[9, 20-22]。当截骨面闭合后上、下两椎体骨面直接接触，椎管缩短（图27-5B）。因此PSO不仅可以提供理想的矢状矫形，同时可以达到牢固的稳定性、减小神经受压的程度。PSO还适用于保守治疗无效的CTJ矢状失衡和由CTJ区畸形引起的骨盆高度倾斜所致的腰背痛。

手术步骤

SPO联合前方折骨术

虽然经典的体位是坐位，但是笔者更偏爱俯卧位

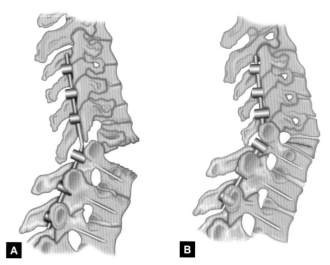

图27-5：（A）经典SPO矫正后凸畸形（开放性楔形强直性脊柱炎颈椎屈曲畸形）；（B）经椎弓根截骨（PSO）。

并安置哈罗氏环。头部过屈位是靠巾卷或垫子不断调整垫高患者胸部维持的。体位安置后监测经骨皮质运动诱发电位、体感诱发电位、肌电图。

通过后正中切口对椎旁肌肉及软组织进行骨膜下剥离，暴露C4~T2的棘突、椎板、关节突及侧块。若骨质较松软，应将固定延长至C2并使用双皮质螺钉。术前站立位摄影可以确定上胸椎后凸畸形顶椎位置，术中需要固定至其下节段。

暴露完成后即可开始进行截骨矫形。对C7进行全椎板切除，而C6与T1只需进行半椎板切除。向侧方的切除范围包括两侧的椎弓根。此步切除的骨质应予以保留，随后可用作植骨材料（图27-8、图27-9）。对C6与T1剩余的椎板应在其下斜行咬除部分骨质以避免在闭合截骨面时造成脊髓压迫或扭曲。此外，应对C8神经根走行区域进行彻底减压，给予其足够空间，以免在闭合截骨面时对其构成伤害。

术者轻轻牵引哈罗式环闭合后方的截骨间隙，同时使得前方C7~T1形成折骨。此时常可听到骨折声音与震动感（图27-5A）。同时也可对旋转畸形及侧方倾斜畸形进行矫形。

也有学者建议，在闭合截骨间隙前先安置临时预弯的固定棒以降低不稳定的椎体发生突然移位的风险。闭合截骨间隙后要探查C8椎间孔，确保神经根在矫形后依然松弛。随后将C6~T1的后柱骨结构进行去皮质化处理。将截骨获得的自体骨填至两侧的去皮质骨区。由于此术式多用于强直性脊柱炎患者的治疗，而且骨替代物非常受欢迎，所以前方骨移植术越来越少。

颈胸交界处PSO

患者佩戴哈罗式架，取俯卧位，常规连接动作诱发电位、体感诱发电位与肌电图监测。根据后凸顶椎的位置选择C2~T3/5后正中切口，按常规后路术式暴露。对椎旁组织及肌肉进行骨膜下剥离并暴露棘突、椎板、关节突、颈椎侧块及胸椎横突。

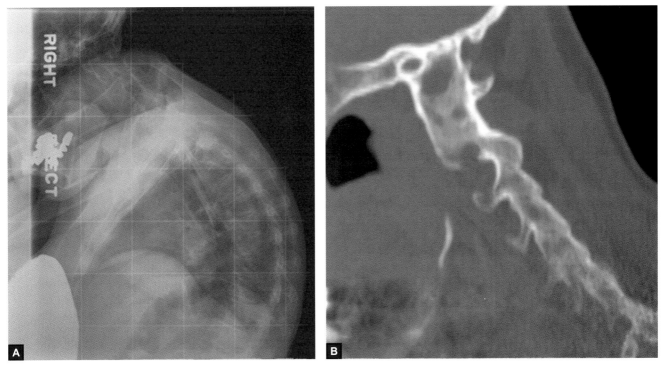

图27-6：强直性脊柱炎患者。（A）术前摄影提示胸椎后凸；（B）术前颈椎矢状CT，强直性脊柱炎的自发性融合的特点。

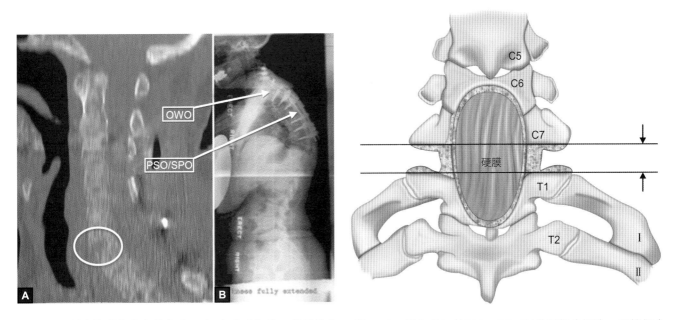

图27-7：强直性脊柱炎患者术后。（A）术后矢状CT提示前方折骨OWO（白色椭圆）；（B）术后侧位摄影提示OWO与PSO/SPO的位置。

图27-8：后方观C7的SPO。C6、T1椎板部分切除、C7椎板全切除，C7/T1关节突全切除。

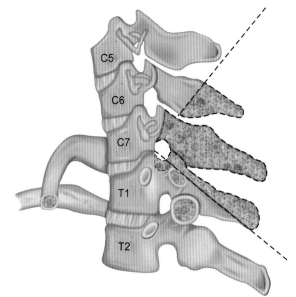

图27-9：SPO侧面观。楔形的截骨区域使得后柱结构有一个宽阔的开口。C7椎弓根大部分被切除。

暴露完成后即可根据情况植入内固定（C2双皮质椎弓根螺钉、颈椎侧块螺钉、胸椎椎弓根螺钉）。将头侧固定节段延长至C2更易于接受，因为C2双皮质螺钉的固定强度较下位椎体侧块螺钉的固定强度大得多。此外，尾侧的融合固定范围应视后凸顶椎的位置选择T3或T5，必须要确保顶椎在融合范围以内。尽管这只是颈椎手术，但是术前仍需要3英尺（91.5 cm）站立位摄影，以分析局部与整体的序列。在固定时应使用钴铬合金固定棒。

PSO应先进行关节突关节松解，去除C6~7、C7~T1的关节突（图27-10 I）。探查寻找C7、C8神经根，并探查至椎间孔外侧。对侧方进行彻底切除，孤立C7椎弓根（图27-11）。

切除双侧关节突，游离C7椎弓根后，充分暴露C7椎弓根并用尖嘴咬骨钳Lempert-rongeurs去除椎弓根。可使用系列腰椎丝锥或定制的楔形脊柱丝锥去除C7椎体骨松质（图27-12），同时可以使用骨刀或反向刮匙辅助操作。最终需要尽可能宽且呈楔形地去除C7骨松质（图27-10 II、III）。此操作需要注意保护C7与

C8神经根。

随后使用1号黏膜剥离子暴露C7椎体外壁（图27-10 III、图27-13）。通过之前丝锥挖出的椎弓根洞使用针头咬骨钳与骨凿去除C7椎体侧壁，随后用定制的中央撞击器（central impactor）去除C7椎体后壁（图27-10 IV）。

当截骨完成后即可将头部固定从手术床松解，缓慢牵引头部闭合截骨面（图27-10 V、图27-14）。

潜在并发症

与传统的SPO（图27-5）相比，PSO截骨具有两个关键的优势。①PSO截骨的生物力学稳定性更有优势[11, 23]。SPO截骨会渐渐造成椎间盘撕裂，在强直性脊柱炎患者中；对已经自行融合的椎间隙或椎体前侧骨皮质进行折骨处理可能会造成前纵韧带撕裂或已经自行融合的前方骨桥断裂从而导致前方骨间隙增宽。而PSO不会对前纵韧带造成任何损伤。此外，PSO所创造的楔形空间使得骨-骨接触负荷面很大，与SPO相比，其后方的对合是相对密闭的。这个巨大的骨-骨接触面显著提高了硬度，特别是压力硬度。同时提高了非强直性脊柱炎患者的融合率，因为其负荷面很大，在闭合的瞬间使前柱与后柱整合为一体[11, 23]。PSO无须做前方植骨处理。②因为不像SPO需要折骨处理，所以PSO对截骨闭合的控制力更强。

随着手术技术、麻醉、术中神经监测的发展进步，PSO被认为是治疗颈胸椎后凸畸形安全、可借鉴且有效的方法[9]。Daubs等发现60岁以上的患者手术并发症明显增高，从而证明年龄因素对并发症有明显影响。但是在笔者的研究中，11例患者中8例年龄大于60岁，围手术期无神经损伤报道。仅有2例出现药物并发症[9]。低药物不良反应率及吞咽困难率可能与后路手术方式有关。单纯后路矫形术与前后路联合手术相比，并发症发生率较低，胸腰椎手术也一样。

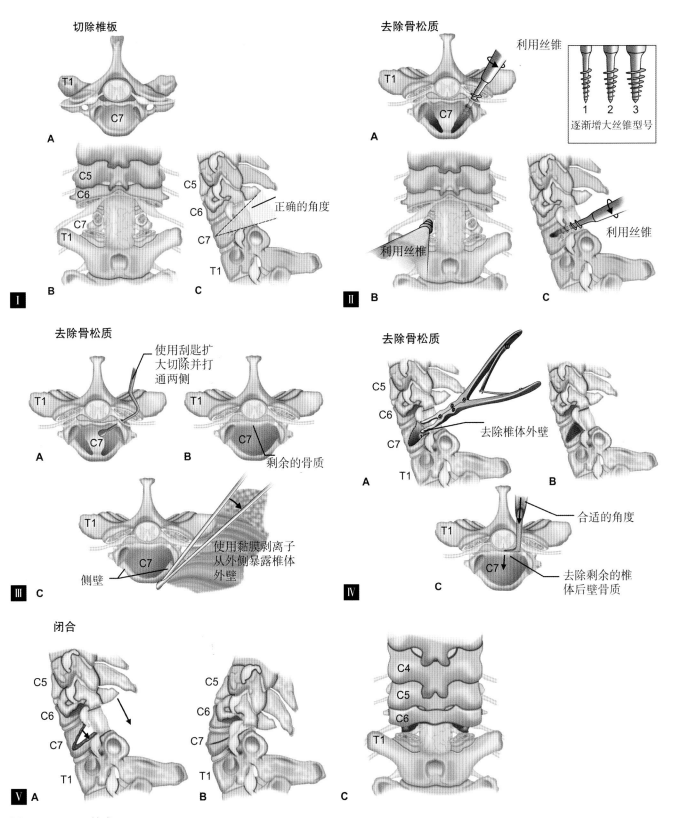

图27-10：PSO技术。

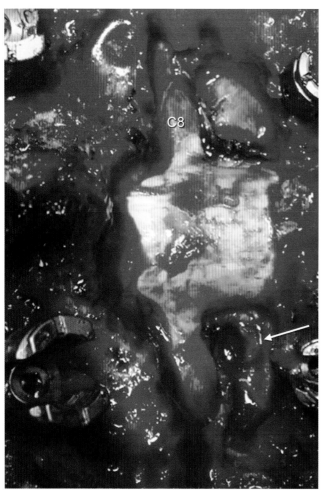

图27-11：C7PSO术中摄片，孤立的C7椎弓根与C8神经根。

关键点

- Ponte/关节突截骨用于下颈椎的屈曲畸形。
- 经典的SPO或OWO可用于因强直性脊柱炎或弥漫性特发性骨肥厚症（DISH）下颌贴于胸壁的矫形。
- 笔者习惯使用PSO治疗颈椎矢状失稳和下巴贴于胸壁的矫形。
- 术中影像导航系统与术中神经监测有助于避免与截骨闭合、移位、硬膜膨出相关并发症的发生。
- 所有的后路手术只能降低吞咽困难的发生，而不能杜绝其发生。
- 颈椎矢状平衡是一个复杂的问题。因为颈椎的矢状平衡主要受胸腰椎序列、骨盆倾斜、T1倾角影响。
- 站立位下3英尺（91.5 cm）摄影是包括颈椎在内的脊柱矫形术前必备的项目。

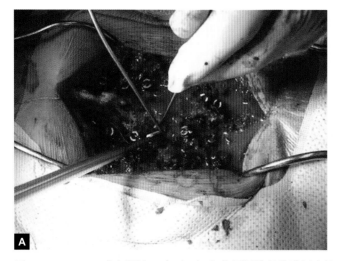
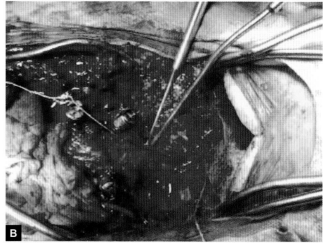

图27-12：C7PSO术中摄片。（A）（B）使用腰椎丝锥进行去骨皮质。

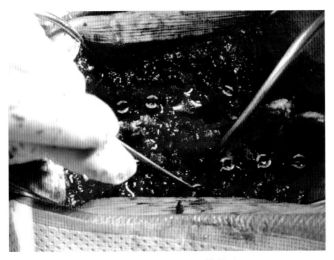

图27-13：术中使用黏膜剥离子暴露椎体外壁。

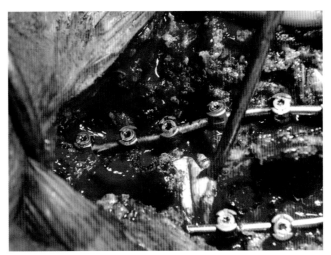

图27-14：术中闭合截骨面。

参考文献

［1］ Wang V Y, Chou D. The cervicothoracic junction. Neurosurg Clin N Am, 2007, 18:365–371.

［2］ Yoganandan N, Maiman D J, Guan Y, et al. Importance of physical properties of the human head on head-neck injury metrics. Traffic Inj Prev, 2009, 10:488–496.

［3］ An H S, Vaccaro A, Cotler J M, et al. Spinal disorders at the cervicothoracic junction. Spine (Phila Pa 1976), 1994, 19: 2557–2564.

［4］ Lee S-H, Seo E-M, Suk K-S, et al. The Influence of Thoracic Inlet Alignment on the Craniocervical Sagittal Balance in Asymptomatic Adults. 38th Anual Meeting of the Cervical Spine Research Society. Charlotte, NC, 2010.

［5］ Chi J H, Tay B, Stahl D, et al. Complex deformities of the cervical spine. Neurosurg Clin N Am, 2007, 18:295–304.

［6］ Epstein N E. Evaluation and treatment of clinical instability associated with pseudoarthrosis after anterior cervical surgery for ossification of the posterior longitudinal ligament. Surg Neurol, 1998, 49:246–252.

［7］ Hilibrand A S, Carlson G D, Palumbo M A, et al. Radiculopathy and myelopathy at segments adjacent to the site of a previous anterior cervical arthrodesis. J Bone Joint Surg Am, 1999, 81:519–528.

［8］ Mason C, Cozen L, Adelstein L. Surgical correction of flexion deformity of the cervical spine. Calif Med, 1953, 79:244–246.

［9］ Deviren V, Scheer J K, Ames C P. Technique of cervicothoracic junction pedicle subtraction osteotomy for cervical sagittal imbalance: report of 11 cases. J Neurosurg Spine, 2011, 15:174–181.

［10］ Chapman J R, Anderson P A, Pepin C, et al. Posterior instrumentation of the unstable cervicothoracic spine. J Neurosurg, 1996, 84:552–558.

［11］ Scheer J K, Tang J A, Buckley J M, et al. Biomechanical analysis of osteotomy type and rod diameter for treatment of cervicothoracic kyphosis. Spine (Phila Pa 1976), 2011, 36:E519–E523.

［12］ Smith-Petersen M N, Larson C B, Aufranc O E. Osteotomy of the spine for correction of flexion deformity in rheumatoid arthritis. Clin Orthop Relat Res, 1969, 66:6–9.

［13］ Urist M R. Osteotomy of the cervical spine; report of a case of ankylosing rheumatoid spondylitis. J Bone Joint Surg Am, 1958, 40–A:833–843.

［14］ McMaster M J. Osteotomy of the cervical spine in ankylosing spondylitis. J Bone Joint Surg Br, 1997, 79:197–203.

［15］ Simmons E D, DiStefano R J, Zheng Y, et al. Thirty-six years experience of cervical extension osteotomy in ankylosing spondylitis: techniques and outcomes. Spine (Phila Pa 1976), 2006, 31:3006–3012.

［16］ Simmons E H. The surgical correction of flexion deformity of the cervical spine in ankylosing spondylitis. Clin Orthop Relat Res, 1972, 86:132–143.

［17］ Richter M, Cakir B, Schmidt R. Cervical pedicle screws: conventional versus computer-assisted placement of cannulated screws. Spine (Phila Pa 1976), 2005, 30: 2280–2287.

[18] Abumi K, Shono Y, Ito M, et al. Complications of pedicle screw fixation in reconstructive surgery of the cervical spine. Spine (Phila Pa 1976), 2000, 25:962–969.

[19] Belanger T A, Milam R At, Roh J S, et al. Cervicothoracic extension osteotomy for chin-on-chest deformity in ankylosing spondylitis. J Bone Joint Surg Am, 2005, 87:1732–1738.

[20] Danisa O A, Turner D, Richardson W J. Surgical correction of lumbar kyphotic deformity: posterior reduction "eggshell" osteotomy. J Neurosurg, 2000, 92:50–56.

[21] Kim Y J, Bridwell K H, Lenke L G, et al. Results of lumbar pedicle subtraction osteotomies for fixed sagittal imbalance: a minimum 5-year follow-up study. Spine (Phila Pa 1976), 2007, 32:2189–2197.

[22] Suk K S, Kim K T, Lee S H, et al. Significance of chin-brow vertical angle in correction of kyphotic deformity of ankylosing spondylitis patients. Spine (Phila Pa 1976), 2003, 28:2001–2005.

[23] Scheer J K, Tang J A, Deviren V, et al. Biomechanical analysis of cervicothoracic junction osteotomy in cadaveric model of ankylosing spondylitis: effect of rod material and diameter. J Neurosurg Spine, 2011, 14:330–335.

[24] Daubs M D, Lenke L G, Cheh G, et al. Adult spinal deformity surgery: complications and outcomes in patients over age 60. Spine (Phila Pa 1976), 2007, 32:2238–2244.

第三部分

胸椎技术

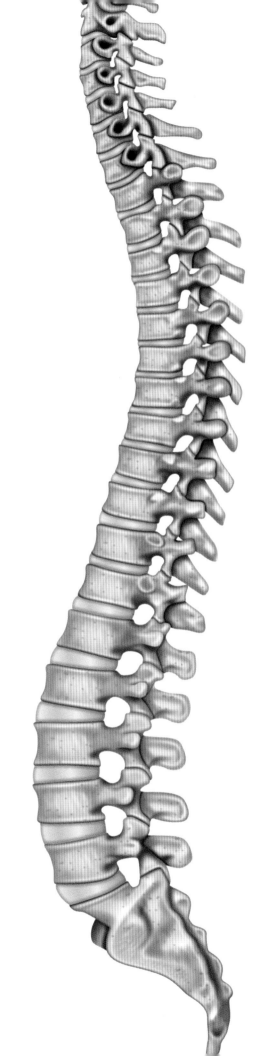

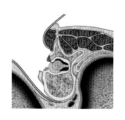

28 后路胸椎椎间盘切除术

皮国富　齐培一　译

Peter S Amenta, Rohan Chitale, Srinivas Prasad

概述

相对于颈腰椎椎间盘突出症，胸椎椎间盘突出症是一种相对少见的疾病[1-3]。而且，多数胸椎椎间盘突出症是没有症状的、无须外科手术干预治疗。但是，因为胸腔和胸椎的解剖结构复杂，所以所有脊柱外科医生都应掌握该部位的解剖学知识及各种胸椎间盘切除方法。

本章将讨论后路胸椎椎间盘切除术，其中将着重介绍相关解剖知识、手术适应证、手术步骤、潜在风险和并发症。

解剖

由12块椎骨组成，跨度自颈胸交界至胸腰交界。颈腰椎活动度大且存在生理前曲，但胸椎相对僵硬且存在生理后曲。颈胸、胸腰交界处是生物力学的过渡区域，因此这些交界区域常常是脊柱不稳与退变发生的部位。因为胸骨、锁骨、胸廓及上纵隔中的大血管(主动脉、下腔静脉、头臂静脉)等结构的存在，从前方入路暴露颈胸交界处是很难实现的。此外，该

手术区域还有喉返神经、胸导管、气管和食管等重要组织穿行。而下胸椎正前方存在心脏、肺、膈和肝脏等器官结构，这也阻碍了从前方与侧方入路对该区域胸椎疾病的治疗。此外，传统的胸腔入路需要切开胸壁，显著提高了入路相关并发症的发生率。对于一些疾病，不论前后入路都无法避免这些并发症的发生。但是广泛的后方入路在避免经胸腔的前提下可以保证充分地暴露胸椎组织。

胸椎独特的解剖结构特点使得从后路进入胸椎椎间盘非常复杂。胸椎椎管相对狭窄，特别是在上胸椎，硬膜囊和脊髓几乎是紧贴着椎弓根走行的。而胸椎的相关骨性解剖特点也是随着节段向尾侧移动不断变化的。术前对影像学检查进行仔细评估对选择最佳的手术入路至关重要。不同节段的胸椎，其椎弓根与横突中点的关系也是不同的。在上胸椎，横突的中点高于椎弓根；在胸中段，其与椎弓根相平；而下胸椎，该中点则低于椎弓根水平[4]。椎弓根横径也随着胸椎节段的变化而变化，从T1~4逐渐变窄[5]，从T5~12逐渐增宽[5]。从T1~12，椎弓根的高度及深度逐渐增加，但是横突的角度则逐渐尾倾[5]。T1~10，胸椎的关节面多平行于冠状面，但在T11~12逐渐转变为矢状面。

后方手术入路需要对胸背部肌肉进行剥离。在表层，斜方肌从C7与T12的棘突发出（图28-1）。翻转斜方肌后方可暴露其深部的竖脊肌，竖脊肌的深部是椎旁肌群（图28-2、图28-3）。以骨膜下剥离的方式分离附着于棘突及横突上的肌肉组织，充分暴露胸椎的骨性标志（图28-4）。

由于胸椎与肋骨相关节后组成胸廓，很大程度上限制了胸椎的活动度，所以胸椎较颈腰椎的活动度小。肋骨与胸椎的椎体、椎弓根互为关节。除了T1、T11和T12节段，肋头还与胸椎的横突以关节的形式连接。

手术适应证

绝大多数胸椎椎间盘突出症是在无症状下偶然被发现的，胸椎椎间盘突出症的自然病程还没有完整的研究。有文献充分论证了对有症状的胸椎椎间盘突出症进行保守治疗，并取得成功[6]。因此，手术患者的筛选工作是非常困难的。选择手术治疗与否，目前主要以伴或不伴肠、膀胱功能障碍的脊髓压迫症状为手术指征。而手术治疗与否的争论主要是针对存在神经根性病变、疼痛或感觉异常的患者。这些患者手术指征不明确，治疗决策必须充分

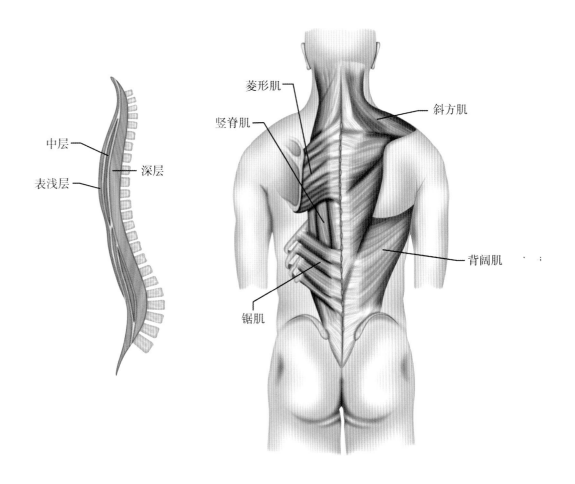

中层

深层

表浅层

菱形肌

竖脊肌

斜方肌

背阔肌

锯肌

图28-1：胸椎表浅肌肉解剖。

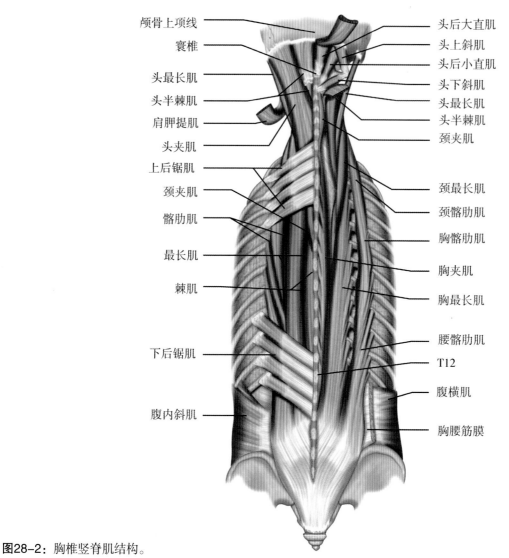

颅骨上项线
寰椎
头最长肌
头半棘肌
肩胛提肌
头夹肌
上后锯肌
颈夹肌
髂肋肌
最长肌
棘肌
下后锯肌
腹内斜肌

头后大直肌
头上斜肌
头后小直肌
头下斜肌
头最长肌
头半棘肌
颈夹肌
颈最长肌
颈髂肋肌
胸髂肋肌
胸夹肌
胸最长肌
腰髂肋肌
T12
腹横肌
胸腰筋膜

图28-2：胸椎竖脊肌结构。

考虑以下几个因素：患者的意愿、医生的临床诊断能力和临床因素（如患者的年龄和病史）。

　　因为胸椎椎管极其狭小，而且胸段脊髓血供相对贫乏，所以应尽量减少对脊髓和硬膜囊的操作。通过胸椎椎板切除术去除突出的椎间盘组织，发生脊髓神经损伤的风险非常高，这种方法已经弃用了[1, 7]。虽然已经衍化出的很多种扩大化的后方入路能够达到胸椎管的腹侧及椎间隙水平，但是仍然无法在直视下保护脊髓的腹侧面。因此，后路手术只适用于外侧型、无钙化且在硬膜外的胸椎间盘突出。相较于前路手术，扩大化的后方入路能够提供以下优势：避免了切开胸壁；规避了萎缩单侧肺的必要性；避免了对胸腔内组织结构的骚扰；能够达到对脊髓360°减压；可以进行后路固定。因此，扩大化的后方入路可能更适合合并多种疾病的患者、无法耐受单侧肺通气的患者和患有高位胸椎椎间盘突出症的患者。此外，通过后方入路也可以同时治疗跳跃性的多节段胸椎椎间盘突出。最重要的一点是，后方入路便于对患者进行内固定与融合手术。

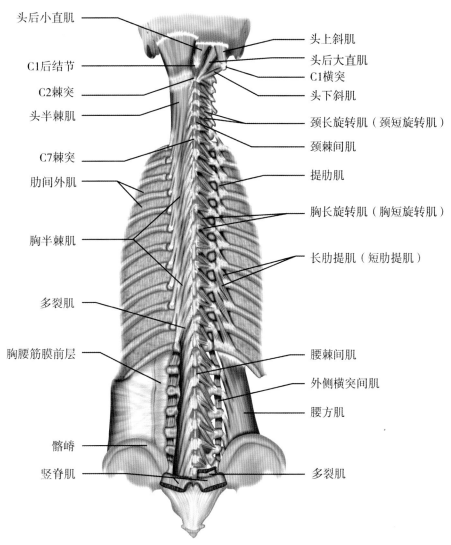

头后小直肌

C1后结节

C2棘突

头半棘肌

C7棘突

肋间外肌

胸半棘肌

多裂肌

胸腰筋膜前层

髂嵴

竖脊肌

头上斜肌

头后大直肌

C1横突

头下斜肌

颈长旋转肌（颈短旋转肌）

颈棘间肌

提肋肌

胸长旋转肌（胸短旋转肌）

长肋提肌（短肋提肌）

腰棘间肌

外侧横突间肌

腰方肌

多裂肌

图28-3:胸椎后面观。对深层肌肉进行骨膜下剥离可以暴露胸椎骨性结构。

定位正确的胸椎节段

与颈椎和腰椎相比，胸椎疾病的定位工作非常困难。在手术干预之前，必须要进行脊柱全长的矢状位影像学检查，特别是MRI检查，其有助于定位椎间盘突出的节段与腰骶部的关系。如果存在骶椎腰化，应标记计数，否则可导致术中定位节段错误。肋骨的数量也应被记录，这可以作为另外一种确定正确节段的方法。术中透视是一种确定正确节段的可靠方法，但是对术前影像学检查的分析是最关键的。

手术步骤

经椎弓根路径

插管完成后，将患者呈仰卧位置于Wilson或Jackson手术床。妥善垫高所有骨性突起。以病变节段为中心取后正中切口，锐性切开至胸背部筋膜层。使用Cobb骨膜剥离子以骨膜下分离的方式暴露患侧的椎板、椎弓峡部、关节突关节和肋横突关节。一些外科医生可能习惯进行单侧暴露以减少对对侧肌肉组织的损伤。通过计数、辨别与目标间隙下位椎体相关节的肋骨来确认手术节段是否准确(如第6肋对应T5~6椎间盘水平的突出)[1, 8, 9]。

使用高速球头磨钻进行侧方椎板切开术以暴露硬膜的外侧面。较早暴露硬膜囊有助于术中对其的保护，同时扩大的术野便于后续的组织切除工作。使用磨钻或椎板咬骨钳进一步切除关节突关节内侧多余的骨性结构，直至暴露发出神经根（图28-5）。使用工具钻入位于目标间隙水平下方的椎弓根。需要注意的是，在这个过程中要保留其上份与内份的骨皮质，以便于保护脊髓与神经根。使用刮匙或者1号Penfield剥离子朝硬膜与神经根的反方向去除剩余的骨质结构（图28-6）。

当椎间隙侧方达成满意的暴露后，用15号手术刀切开纤维环并摘除其内的椎间盘组织。使用反向刮匙及弯头髓核钳可以安全地去除椎间盘组织，同时在不牵拉硬膜囊的前提下，其可以尽可能地将内侧残余的椎间组织清除以实现减压（图28-7）。如果突出的椎间盘部分发生钙化，其有可能与硬膜囊粘连，所以在摘除时应谨慎小心[1, 8, 9]。在病变波及节段较多的情况下，也可以切除发出神经根来提高暴露的范围。但是这一方法在常规椎间盘切除术中不是必需的。

手术切口用抗生素稀释液冲洗，对任何活动性出血进行彻底止血后，常规关闭筋膜层和皮肤。

经肋横突入路

因为该方法切除了后方的肋头，与经椎弓根入路相比，其在侧方的暴露范围更广泛。将患者呈仰卧位置于Wilson或Jackson手术床。妥善垫高所有骨性突起。以病变节段为中心取后正中或旁正中切口，并适度向头、尾两侧各延长2~3个节段的距离以便于侧方的暴露。根据术者的习惯，选取垂直或半月形切口（半月形的凹面朝向中线）。从斜方肌、菱形肌、竖脊肌逐层解剖肌肉层直至肋椎和肋横突关节。笔者习惯使用骨膜下剥离的方法以降低入路相关并发症的发生

率。暴露目标间隙下位节段的横突与肋骨后，应对外侧进行骨骼化剥离直至暴露肋骨近端2~3 cm的骨质。此步骤可以使用Cobb骨膜剥离子或单极电凝完成。使用咬骨钳去除近端肋骨和横突，借此可以向腹侧牵拉胸膜（图28-8）。随着胸膜向腹侧移动，目标间隙下方的椎弓根，目标节段椎间盘的后外侧区域及椎体即可得以暴露。

使用高速球头磨钻处理目标间隙下位椎弓根直至暴露硬膜囊外侧及发出神经根。充分去除椎弓根及部分肋头后扩大对突出椎间盘组织内侧及外侧的暴露。随后椎间盘摘除工作如前文所述[8-10]。

在关闭切口前，用加有抗生素的生理盐水充分冲洗切口内部。在冲洗时，应当注意是否存在漏气，以辨别是否存在胸膜损伤。如果发现胸膜有较大面积的破损，应在关闭切口前留置胸管。

侧方胸腔外入路

通过后方切口，侧方胸腔外入路（LECA）可以充分暴露椎间盘腹侧区和椎体。将患者呈仰卧位置于Wilson或Jackson手术床。常用的手术切口有：①以病变节段为中心在旁正中线做"曲棍球杆"状切口，并保持病变节段水平位于切口垂直部分的中点；②在旁正中线做一凹面向内的弧形切口（图28-9）。为了能够向外侧切除更多的肋骨，与肋横突切除术相比，该术式的暴露范围更广。将肌肉组织从肋骨上游离并向内侧翻转，这样至少可以暴露10 cm目标间隙下方的肋骨。切除肋横突、肋椎关节游离肋骨后向外侧切除肋骨约10 cm。胸膜向腹侧移位后即可暴露目标节段下位椎弓根、目标间隙后外侧椎间盘组织及椎体。因为切除了较多的肋骨，所以术野的角度较前两种术式更好，同时对脊柱腹侧的暴露也更加充分（图28-10、图28-11）。使用高速磨钻处理椎弓根，随后切开并摘除椎间盘组织。LECA为钻入椎体提供了足够的腹侧空间，有助于椎间盘的摘除工作。在这些情况下，

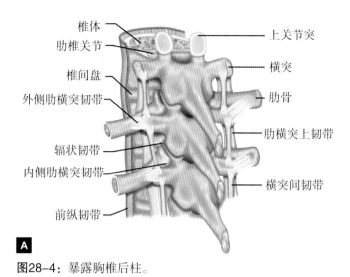

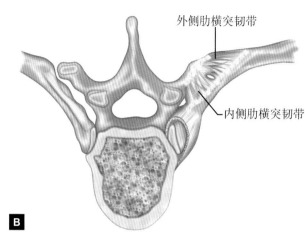

A

图28-4：暴露胸椎后柱。

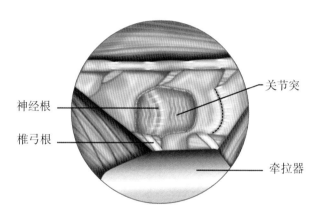

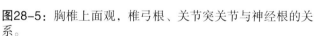

图28-5：胸椎上面观，椎弓根、关节突关节与神经根的关系。

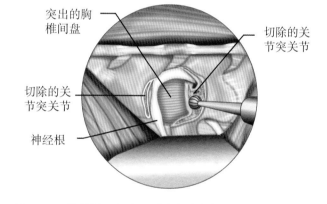

图28-6：椎弓根已切除，露出突出的椎间盘。

切除后的肋骨可用作骨移植材料。创口的冲洗和闭合与肋横突切除术所描述的过程一致。一般接受LECA的患者术中需常规留置胸腔引流管[9, 11-13]。

尽管LECA有很多优点，但是该手术技术难度较高，耗时较长且风险较高。血胸、顽固性胸腔积液和术后肺炎是最常见的并发症[14]。

潜在并发症

由于较高的并发症发生率和死亡率，通过切除胸椎椎板行椎间盘摘除术已经被淘汰。自从该术式被淘

汰后，其并发症发生率与死亡率明显下降。临床上广泛采用扩大化后方入路后，这些并发症发生率与死亡率并没有再次上升。目前所有报道的胸椎椎间盘突出症的并发症发生率为8%~16%。在对胸椎椎间盘手术的回顾中，Fessler和Sturgill发现，经椎弓根入路和经肋横突入路的并发症发生率分别为9%和12%，仅有的并发症是手术切口感染[1]。LECA的并发症发生率为12%。在接受LECA治疗的患者中，有4%出现了肺不张或肺炎，3%发生了手术切口感染，4%有胸膜破损，3%出现了痛觉缺失（因术中切除了神经根）[1]。目前，还没有关于这三种手术入路的死亡病例报道[1]。

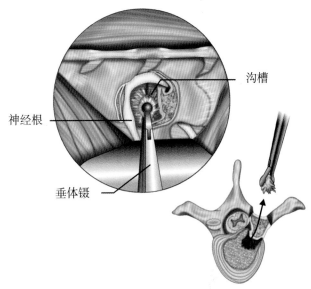

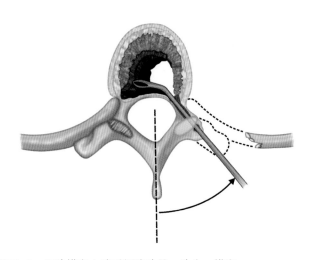

图28-7：经椎弓根入路暴露范围。使用髓核钳与刮匙去除椎间盘组织。

图28-8：经肋横突入路需切除肋骨、肋头、横突。

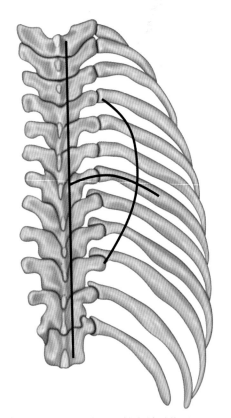

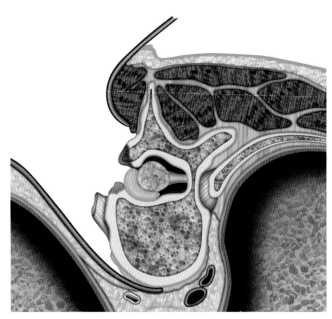

图28-9：旁正中弧形切口有助于扩大暴露范围。

图28-10：侧方胸腔外入路。

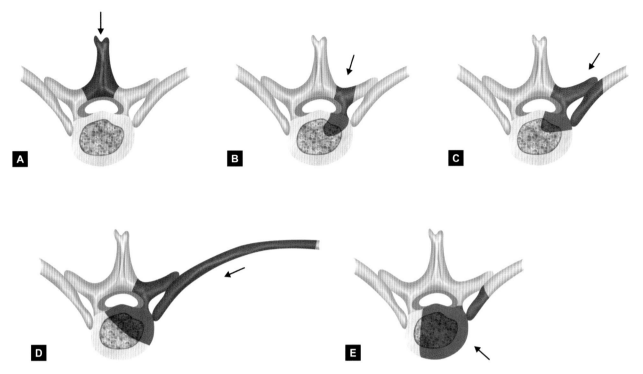

图28-11：胸椎的不同入路及其暴露范围。（A）后侧椎板切除入路；（B）经椎弓根入路；（C）经肋横突入路；（D）侧方胸腔外入路；（E）经胸腔腹侧入路。

▌关键点

- 胸椎椎间盘突出症的发生率较低，并且绝大多数是偶然被发现的。
- 伴或不伴膀胱功能障碍的脊髓压迫症是绝对的手术适应证。
- 对于胸椎椎间盘突出症来说，椎板切除术并不是一个可行的、安全的方法。
- 后路途径适合于偏向一侧的、非钙化性的、硬膜外的胸椎椎间盘突出症。
- 在不损伤其他重要结构的前提下，经椎弓根入路可暴露硬膜囊、神经根和椎间盘外侧。
- 肋横突切除后可提供更靠外侧的手术通路，但该入路无法暴露脊髓的腹侧面。
- 侧方胸腔外入路通过对肋骨更广泛的切除可以更好地暴露椎管前份，以便于对其充分减压。

- 经椎弓根入路、经肋横突入路和LECA的并发症发生率基本一致。
- 相较于前路手术，扩大化的后方入路具有以下优势：避免了切开胸壁；能够达到对脊髓360°减压；可以治疗跳跃性椎间盘突出症。对于无法耐受单侧肺通气的患者和患有高位胸椎椎间盘突出症的患者也非常适用。
- 后路手术对骨性结构进行广泛切除后，有必要进行内固定以提高脊柱稳定性。

▌参考文献

［1］Fessler R G, Sturgill M. Review: complications of surgery for thoracic disc disease. Surg Neurol, 1998, 49(6): 609–618.

［2］Dinh D H, Tompkins J, Clark S B. Transcostovertebral approach for thoracic disc herniations. J Neurosurg, 2001, 94(1 Suppl):38–44.

［3］ Wood K B, Blair J M, Aepple D M, et al. The natural history of asymptomatic thoracic disc herniations. Spine (Phila Pa 1976), 1997, 22(5):525-9; discussion 529-530.

［4］ McCormack B M, Benzel E C, Adams M S, et al. Anatomy of the thoracic pedicle. Neurosurgery, 1995, 37(2): 303-308.

［5］ Ebraheim N A, Xu R, Ahmad M, et al. Projection of the thoracic pedicle and its morphometric analysis. Spine (Phila Pa 1976), 1997, 22(3):233-238.

［6］ Brown C W, Deffer P A, Akmakjian J, et al. The natural history of thoracic disc herniation. Spine (Phila Pa 1976), 1992, 17(6 Suppl):S97-S102.

［7］ Debnath U K, McConnell J R, Sengupta D K, et al. Results of hemivertebrectomy and fusion for symptomatic thoracic disc herniation. Eur Spine J, 2003, 12(3):292-299.

［8］ Stillerman C B, McCormick P C, Benzel E C. Thoracic discectomy. In: Benzel EC, (Ed.). Spine Surgery. New York: Churchill Livingstone, 1999：369-387.

［9］ Simmons N E. Surgical techniques in the management of thoracic disc herniations. In: Schmidek H H, Roberts D W, (Eds). Schmidek and Sweet Operative Neurosurgical Techniques: Indications, methods, and results. Volume 2, 5th edition. Philadelphia: Saunders Elsevier, 2006： 2007-2016.

［10］ Hulme A. The surgical approach to thoracic intervertebral disc protrusions. J Neurol Neurosurg Psychiatry, 1960, 23:133-137.

［11］ Larson S J, Holst R A, Hemmy D C, et al. Lateral extra-cavitary approach to traumatic lesions of the thoracic and lumbar spine. J Neurosurg, 1976, 45(6):628-637.

［12］ Capener N. The evolution of lateral rhachotomy. J Bone Joint Surg Br, 1954, 36-B(2):173-179.

［13］ Delfini R, Di Lorenzo N, Ciappetta P, et al. Surgical treat-ment of thoracic disc herniation: a reappraisal of Larson's lateral extracavitary approach. Surg Neurol, 1996, 45(6): 517-522.

［14］ Resnick D K, Benzel E C. Lateral extracavitary approach for thoracic and thoracolumbar spine trauma: operative complications. Neurosurgery, 1998, 43:796-802.

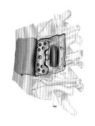

29 开放下经胸腔侧前方胸椎椎间盘切除术

皮国富 孙若宾 译
Patricia Zadnik, Daniel Sciubba

概述

开放下经胸腔侧前方入路，又称经胸腔入路，由Perot，Monroe和Ransohoff提出。该手术入路主要用于治疗中央型伴钙化的胸椎椎间盘突出症（TDH）[1, 2]。与侧方和后外侧入路相比，侧前方入路可对严重粘连的椎间盘组织进行广泛切除，同时又能保持较低的并发症发生率和死亡率[3]。

因为有胸廓、肋椎与肋横突关节的保护，胸椎较颈腰椎稳定，所以有症状的胸椎椎间盘突出症较颈椎、腰椎发病率低[4]。但是，由于胸椎的自然生理后凸，下胸椎受到的压力较上胸椎逐渐增加，特别是在活动度较好的下胸椎其发生进行性楔形变也较上胸椎明显[5]。正是因为上述受力不均衡的原因才导致胸椎椎间盘突出症多发生于T8或尾侧节段，其中大部分椎间盘突出为旁中央型（94%）[6]。胸段神经功能的亚临床改变往往很难察觉，这阻碍了对胸椎间盘突出症的诊断。当胸椎椎间盘突出症进展至有症状阶段时会导致直肠和膀胱功能障碍或者症状明显的疼痛[3, 6]。胸椎椎间盘摘除术是治疗有症状胸椎椎间盘突出症的最佳方法。

解剖结构的复杂使胸椎手术入路变得十分困难。复杂的胸椎结构包括紧贴于T11左前方穿行的降主动脉、邻近的胸膜与肺。胸段脊髓对医源性损伤的承受能力也十分脆弱，这是因为在胸段，根动脉与脊髓前后动脉的距离是最远的。为了使风险最小化，同时提高胸椎椎间盘切除的成功率，目前已经有多种手术入路可供胸椎椎间盘切除术选择。其中，开放下经胸腔侧前方入路可以提高脊髓腹侧的暴露范围，便于中央型椎间盘突出的切除[1, 2, 7]。后路椎板切开术、经肋横突关节切除术和经椎弓根入路治疗胸椎椎间盘突出症的成功率与预后都不相同[3, 6]。

手术适应证

胸椎椎间盘突出症是一种相对常见的疾病，自然人群的尸检中7%~15%都会发现存在胸椎椎间盘突出症，而在偶然的CT和MRI检查中检出率高达11%~37%[8-12]。尽管有症状的胸椎椎间盘突出症仅占总人口数的一小部分（0.25%~0.57%），但是症状却相当严重，其中包括直肠、膀胱、性功能和行走功能障碍。毋庸置疑，有症状的胸椎椎间盘突出症会显著影响患者的生活质量[6, 13]。

随着CT和MRI的普及，无症状的胸椎椎间盘突出症的检出率有明显的增长趋势。无症状的胸椎椎间盘突出症可能不会进展，所以偶然间发现的胸椎椎间盘突出症只需要定期观察而无须手术治疗[6]。有症状的胸椎椎间盘突出症会表现出轴向疼痛、运动功能障碍、跛行、勃起功能障碍或阴茎持续勃起症、直肠和膀胱功能失禁[6]。关于胸椎椎间盘突出症的研究结果表明，运动功能障碍（86.2%）是胸椎椎间盘疾病最常见的症状，其次是感觉障碍平面上升至椎间盘突出水平（65.5%）和疼痛（44.85%）[14]。

一些慢性胸椎椎间盘突出症可以迅速发展为急性的重度脊髓压迫症。而且患者可能出现不全瘫、体表感觉变化或者直肠/膀胱功能障碍。这些都是急诊手术的指征。在解除脊髓压迫后，患者症状的恢复往往都很理想。如果椎间盘突出很大，或发生在脊柱后凸的相关区域内，有证据表明，节段性狭窄或在突出节段有脊髓软化，或MRI的T2加权像存在明显的脊髓压迫，以上这几种情况很可能会发展为急性脊髓压迫症[14]。

伴有腹主动脉瘤的患者不能进行手术治疗，手术前应行CT检查以排除这类患者。与其他手术入路相比，开放下经胸腔侧前方入路更容易发生肺部并发症。所以术前也应重点检查其他风险因素，如肺部疾病。

椎间盘组织的性质也会影响手术方案的制订。坚硬伴钙化的椎间盘常见于慢性、无症状的胸椎椎间盘突出症。在术前影像或者术中探查时，坚硬的椎间盘组织常表现出钙化的迹象，并且在出现临床症状之前钙化灶会变得很大[14]。因为侧前方入路术野开阔能够暴露脊柱腹侧，而且在操作时不会对脊髓产生不必要的压迫[10, 15]，所以侧前方入路在治疗这类疾病中具有独特的优势。

与腰椎椎间盘突出症相比，后路椎板切除对于胸椎椎间盘突出症的治疗效果不佳。与经胸腔入路相比，其并发症发生率和死亡率都高。Fessler和他的同事们对近60年内的19项研究进行统计分析，在262例胸椎椎间盘突出症患者中，有88人接受了经胸腔入路治疗，其并发症发生率和死亡率分别是11%和0[3]。相反，接受后路单纯椎板切除术患者的并发症发生率和死亡率分别是59%和13%。因此，开放下经胸腔侧前方入路适用于胸椎椎间盘突出症位于T4节段以下且不合并严重肺部疾病的患者[16]。

内窥镜引导技术（如胸腔镜）可以在减小创伤的前提下进行手术操作、减少住院时间、降低感染风险和肋间神经痛发生率。但是开放下经胸腔入路仍有其独特的优势。胸腔镜下椎间盘切除术要求术者操作精细，而微创手术的长柄器械影响术者在脊髓周围进行精细操作。此外，这种依靠器械的操作缺乏精细的触觉反馈。微创手术的学习时间较长，大多数脊柱外科医生使用内窥镜的经验也很有限，目前报道的并发症发生率为10.9%~40.5%。若发生脑脊液漏（CSF）与血管大出血，很难通过内窥镜狭小的空间妥善处理[17-19]。

手术步骤

经胸腔侧前方入路是治疗中央型椎间盘突出症的一种手术入路。术前影像学检查确认病变的节段后决定患者的术中体位。术前通过CT检查观察评估钙化的程度，以帮助医生制订手术方案。对于T11水平以上的胸椎椎间盘突出症，患者应取侧卧位，并妥善垫高臀部的骨性突起。椎间盘突出位于T11节段以上的手术体位为左侧卧位，这样可以避免直接接触主动脉和腰膨大动脉。值得注意的是，下腔静脉可能难以牵拉至心膈角以下，所以对于T11节段的椎间盘突出症，右侧卧位可能是首选体位。使用双腔气管导管插管，便于术中进行单侧肺萎缩以扩大术野便于后续步骤的进行。

触摸棘突可以帮助术者识别解剖标志。术中透视检查也可以帮助术者通过计数肋骨（腰椎向上或者颈椎向下）来确认病变节段。如果病变位于胸椎中段，术前可请放射科医生放置标记物，以帮助术中确认病变节段。很多医生通过对比连续的MRI矢状图像与术中摄影来确定病变节段的位置。心胸外科医生的帮助对于术前准备非常关键。沿病变节段上两位的肋骨上缘做长短合适的切口至胸前壁（图29-1）。确认该肋骨后以骨膜下分离的方式剥离表面软组织，截取部分肋骨植骨用。

使用肋头作为解剖标志，暴露椎弓根外侧后将病变节段上、下的肋间血管离断、结扎。交感干也应一并暴露，必要时截断以便于暴露椎体。随后确认壁胸膜并将其制成组织瓣覆于主动脉表面以保护其免受机械损伤（图29-2）。如果肺部通气影响椎体暴露或壁胸膜组织瓣不能自由游离，术者可请麻醉师改变机械通气，以此来降低肺容量。在椎体和椎间孔充分暴露后，沿病变节段上、下的后纵韧带继续进行分离（图29-3）。可将丝线临时固定在后纵韧带下方切缘，以便于术中移动后纵韧带。后纵韧带上缘在术中也可移动，以便于改善术野。

然后，在病变节段上、下两椎体的侧方使用手钻进行截骨，直至暴露脊髓腹侧（图29-3）。同时，腹外侧暴露也能为钙化的椎间盘组织提供足够的活动空间。如果必要，术者可以切除上、下椎体的椎弓根以扩大暴露范围。钙化的程度和椎间盘突出的大小将决定椎体截骨的范围。

随后切开纤维环，然后用刮匙和髓核钳清除突出的椎间盘组织和软骨终板。用镊子移动后纵韧带的上切缘以达到钝性分离及松解的目的，直至暴露硬膜囊和神经根。若遇到钙化的椎间盘组织，应小心操作。将钙化的椎间盘组织向腹侧，即远离脊髓的一侧剥离（图29-3）。在去除椎间盘组织时，一旦暴露对侧神经根即表明减压足够充分。随后将椎间撑开器放于两椎

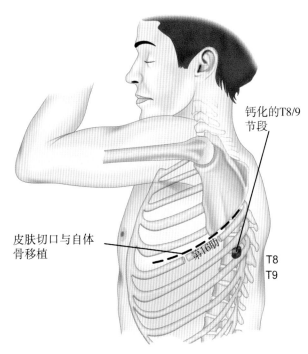

图29-1：计数病变节段的肋骨。虚线即为胸廓皮肤切口，钙化的椎间盘位于T8/9。第6肋作为骨移植材料。第6肋的截骨范围如图示。

体间的截骨空隙，以维持椎间距。

整个术中，病变节段上、下所有的神经根都应分离。通过连接于上、下肢的运动诱发电位和躯体感觉诱发电位来监测脊髓功能障碍。因为胸脊髓易受缺血性损伤的伤害，一定要识别术区的血管走行，如脊髓前动脉及其根动脉分支。如果在术中需要结扎单侧至少4个根血管，或需要结扎双侧根血管，或需要结扎腰膨大动脉，术者应先临时放置1枚动脉夹并观察10 min。如果没有任何变化，那么结扎这些动脉是安全的[7]。

将先前截取的肋骨修剪成大小合适的移植骨块并植入截骨空隙。随后将肋骨颗粒与脱钙骨基质植于移植骨块周围，以提高强度及移植存活率。如果切除的肋骨不够大，不足以放置在缺口中，可以使用腓骨或者髂骨移植。用4枚双皮质螺钉将一枚胸椎侧方钛合金钢板固定于上、下椎体。通过术中与术后影像学检

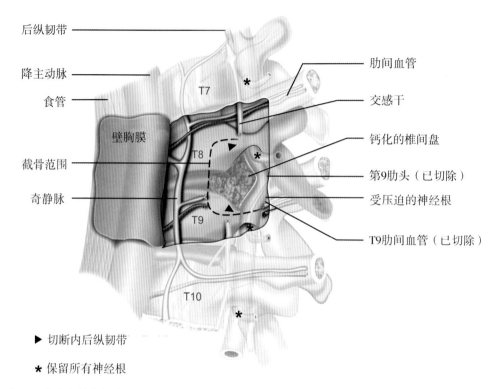

▶ 切断内后纵韧带

＊ 保留所有神经根

图29-2：切除壁胸膜后开放胸廓前外侧术野；虚线标记的是椎体切除范围。
资料来源：J Spinal Disord Tech，Volume 23，November 2，April 2010。

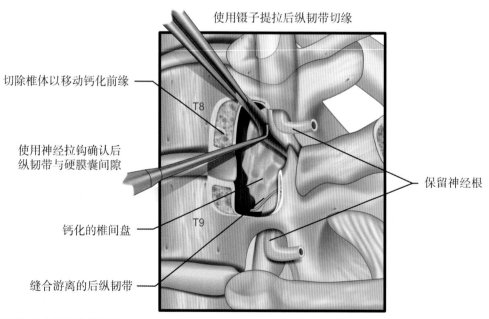

图29-3：椎体切除后去除钙化椎间盘。

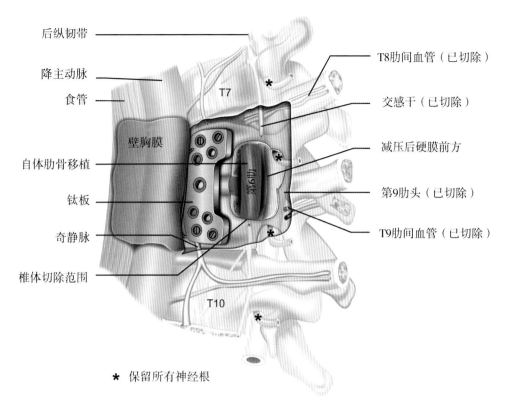

后纵韧带

降主动脉

食管

壁胸膜

自体肋骨移植

钛板

奇静脉

椎体切除范围

T7

T10

T8肋间血管（已切除）

交感干（已切除）

减压后硬膜前方

第9肋头（已切除）

T9肋间血管（已切除）

★ 保留所有神经根

图29-4：植入肋骨移植骨块及钛板。

查确认肋骨移植物的位置是否合适。于暴露侧行独立切口放胸腔引流管。所有的切口均按照标准进行缝合关闭（图29-4）。

潜在并发症

　　开放下经胸腔侧前方入路术后并发症因患者术前神经症状的不同而多样。在一项针对经胸腔入路治疗中央型胸椎椎间盘突出症的研究中，报道的并发症包括融合端压缩性骨折、由于接近主动脉需去除内固定、内固定失败。在该研究中，1例需要重新手术来置换松动的螺钉。肺部并发症包括张力性气胸和脓胸。术中并发症，如硬膜囊医源性损伤和脑脊液漏也有报道[7]。在一份19例胸椎椎间盘切除术研究的回顾性分析中，Fessler和他的同事指出，开放下经胸腔侧前方入路最常见的并发症是感染（3%），随后是继发性肺炎（2%）、肠梗阻（1%）、肺栓塞（1%）、压缩性骨折（1%）及截瘫（1%）。约7%伴有脊髓压迫症的患者在椎间盘切除术后发生神经症状恶化，约48%的患者症状可能没有任何临床缓解[3]。

关键点

- 开放下经胸腔侧前方入路胸椎椎间盘切除术是一种能够安全治疗中央型胸椎椎间盘突出症的技术。
- 与侧前方入路相比，通过后路椎板切除行椎间盘切除的并发症发生率和死亡率都高。

- 当使用开放下经胸腔侧前方入路时，应仔细选择患者并积极处理术后肺部并发症。

参考文献

［1］ Perot P L, Monroe D D. Transthoracic removal of midline thoracic disc protrusions causing spinal cord compression. J Neurosurg, 1939, 31:452-458.

［2］ Ransohoff J, Spencer F, Siew F et al. Transthoracic removal of thoracic disc, Report of three cases. J Neurosurg, 1969, 31:459-461.

［3］ Fessler R G, Sturgill M. Review: complications of surgery for thoracic disc disease. Surg Neurol, 1998, 49(6): 609-618.

［4］ Shea K G, Schlegel J D, Bachus KN, et al. The contribution of the rib cage to thoracic spine stability. In Proc eedings Int Society for the study of the lumbar spine, 1996, Vermont: 150.

［5］ Edmonson S J, Singer K P. Thoracic spine: anatomical and biomechanical considerations for manual therapy. Manual Therapy, 1997, 2(3):132-143.

［6］ Stillerman C B, Chen T C, Couldwell W T, et al. Experience in the surgical management of 82 symptomatic herniated thoracic discs and review of the literature. J Neurosurg, 1998, 88(4):623-633.

［7］ Ayhan S, Nelson C, Gok B, et al.Transthoracic surgical treatment for centrally located thoracic disc herniations presenting with myelopathy: a 5-year institutional experience. J Spinal Disord Tech, 2010, 23(2):79-88.

［8］ Abbott, Retter R H. Protrusions of thoracic intervertebral disks. Neurology, 1956, 6(1):1-10.

［9］ Aresni C, Nash F. Thoracic intervertebral disc protrusion: a clinical study. J Neurosurg, 1960, 17:418-430.

［10］ Awwad E E, Martin D S, Smith K R, et al. Asymptomatic versus symptomatic herniated thoracic discs: their frequency and characteristics as detected by computed tomography after myelography. Neurosurgery, 1991, 28(2):180-186.

［11］ Williams M P, Cherryman G R. Thoracic disc herniation: MR imaging. Radiology, 1988, 167(3):874-875.

［12］ Wood K B, Garvey T A, Gundry C, et al. Magnetic resonance imaging of the thoracic spine. Evaluation of asymptomatic individuals. J Bone Joint Surg Am, 1995, 77(11):1631-1638.

［13］ Carson J, Gumpert J, Jefferson A. Diagnosis and treatment of thoracic intervertebral disc protrusions. J Neurol Neurosurg Psychiatry, 1971, 34:68-77.

［14］ Yi S, Kim S H, Shin H C, et al. Outcome of surgery for a symptomatic herniated thoracic disc in relation to preoperative characteristics of the disc. Acta Neurochir (Wien), 2007, 149(11):1139-1145; discussion 1145.

［15］ Delfini R, Di Lorenzo N, Ciappetta P, et al.Surgical treatment of thoracic disc herniation: a reappraisal of Larson's lateral extracavitary approach. Surg Neurol, 1996, 45(6):517-522; discussion 522-523.

［16］ Mulier S, Debois V.Thoracic disc herniations: transthoracic, lateral, or posterolateral approach? A review. Surg Neurol, 1998, 49(6):599-606; discussion 606-608.

［17］ Huang T J, Hsu R W W, Sum C W, et al. "Complications in thoracoscopic spinal surgery. A study of 90 consecutive patients." Surg Endosc, 1999, 13:346-350.

［18］ McAfee P C, Regan J R, Zdeblick T, et al. "The incidence of complications in endoscopic anterior thoracolumbar spinal reconstructive surgery. A prospective multicenter study comprising the first 100 consecutive cases." Spine, 1995, 20:1624-1632.

［19］ Watanabe K, Yabuki S, Konno S, et al. Complications of endoscopic spinal surgery: a retrospective study of thoracoscopy and retroperitoneoscopy. J Orthopedic Science, 2007, (12)1:42-48.

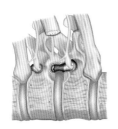

30 胸腔镜下胸椎椎间盘切除术

皮国富 李凯龙 译
Justin C Clark, Curtis A Dickman

概述

胸椎由骨性结构与柔韧的椎间盘组成。与颈椎、腰椎相同，其纤维环也有损伤的可能。纤维环损伤后髓核向外膨出或突出压迫脊髓或神经根引发根性症状、脊髓压迫症状及相应体征。

尽管影像学检查出胸椎椎间盘突出的发病率为11.1%~37%[1-3]，但是有临床表现的胸椎椎间盘突出极为罕见。其发生率约为1/100万[4]。胸椎椎间盘突出症发生率之低被认为与胸椎僵硬有关。尽管每个节段都有活动度，但与相邻的颈椎、腰椎相比，其活动度要小得多。胸椎活动度小与其关节突冠状面关系及肋骨关节面相关[5]。

治疗胸椎椎间盘突出症的手术方法有很多。在早期手术治疗胸椎椎间盘突出症时，外科医生发现单纯后路椎板切除术有很高的神经损伤率，这是无法接受的[6-9]。从单纯椎板切除术失败案例中得到的教训是必须明确椎间盘突出的位置，精确切除并且尽可能小地向脊髓传导力，甚至不传导任何力。胸椎椎间盘外侧或极外侧突出可以通过后外侧入路，如肋骨横突切除术或经椎弓根入路手术。但是中央型突出须从前外侧入路，如胸廓切开术或胸腔镜入路进行手术（图30-1）。

使用胸腔镜治疗胸椎疾病的历史可以追溯到20世纪90年代。胸腔镜最主要的适应证之一就是胸椎椎间盘突出症。虽然胸腔镜可以处理T1~12整个胸椎，但是由于是单侧暴露，所以限制了其应用范围，而且胸腔镜无法到达脊柱后侧与对侧椎弓根。

有意采用胸腔镜治疗胸椎疾病的术者需注意，胸腔镜操作技术难度较高，其学习时间较长。因为术者需要在脊髓周围使用胸腔镜，所以其潜在的并发症相对较高。虽然内镜的手术方法与开放手术无太大差异，但是术者对器械的熟悉程度、操作技巧会有很大的差别。胸腔镜下手术与大多数外科医生所熟悉的传统开放手术不同。

解剖

胸椎位于颈椎与腰椎之间，有12个椎体，每个椎体头、尾两侧均由椎间盘相联系。大多数节段椎间盘周围都与肋骨相关节。但T11、T12例外，其肋骨与相应椎体互为关节。椎间盘突出的命名方法已在本书其他部分详述，此处不再重复。

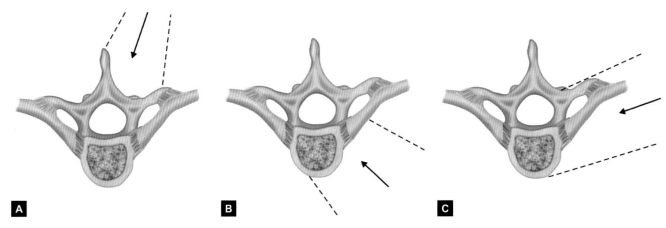

图30-1：（A）经椎弓根入路；（B）经胸膜入路；（C）经肋横突入路。

胸腔镜入路使术者可以直视胸椎椎体前面。尽管胸椎每个节段，甚至每个方向（左、右）的表面解剖结构都不一样，但是胸椎椎体覆盖的大体结构还是相同的。主动脉沿椎体左侧下降。奇静脉收纳胸部右侧静脉。半奇静脉收纳胸部左侧静脉而后横行注入奇静脉。上腔静脉与下腔静脉于胸椎前方横行注入右心房（图30-2）。相应的节段动、静脉在与相应节段神经会合前横越相应椎体并沿相邻肋骨下走行。

交感干与神经节纵行跨过肋头，在越过肋头节段血管上方时可被观察到。在尾侧，内脏大神经与内脏小神经从交感链发出。胸导管是一个重要的结构，但是其走行变异较多。胸导管沿胸椎右侧向上走行至T5椎体前方横越椎体至左侧上行汇入左侧锁骨下静脉。这些结构前方即为食管、气管、心肺系统。在这些结构中走行的神经有迷走神经及其分支与神经丛，以及向尾侧走行并支配膈的膈神经（图30-2）。

生物力学

椎体之间的关节由关节突关节与椎间盘构成。胸廓与胸椎靠肋横突关节、肋椎关节相联系使得胸椎更加稳定。胸椎的活动度较颈椎与腰椎明显下降。胸椎屈伸范围为4°~12°，侧方活动度为6°~9°，轴向活动度为2°~9°。这种相对较高的硬度有利于驱散受力，使得胸椎节段罹患椎间盘突出症的概率较颈椎、腰椎小得多。

手术适应证

在胸腔镜下胸椎椎间盘切除术应用的前10年内其应用范围较广，包括巨大的椎间盘突出症及钙化的椎间盘[11]。此后术中经验及术后患者效果使得外科医生不得不更改此术式的适应证范围。近期，有学者报道了121例胸腔镜下胸椎椎间盘切除术患者的疗效[12]。其手术适应证为：柔软的或仅有前方骨化且较小的椎间盘突出（突入椎管区域占总面积<40%），非肥胖患者且胸腔解剖结构正常，T4~11区域内椎间盘突出症[12]。

笔者不建议使用胸腔镜去除巨大的或已发生骨化的椎间盘组织。去除骨化椎间盘及当椎间盘穿破硬膜需行硬膜修补时，传统胸廓切开手术是更安全、更便捷的选择。对于肥胖症患者，由于其胸膜脂肪较厚可能阻碍胸腔镜的视野，越来越多的学者也不建议在这种情况下使用胸腔镜。根据笔者的经验，位于T3~4以上及T11~12以下的椎间盘突出更适合使用开放术式处理。

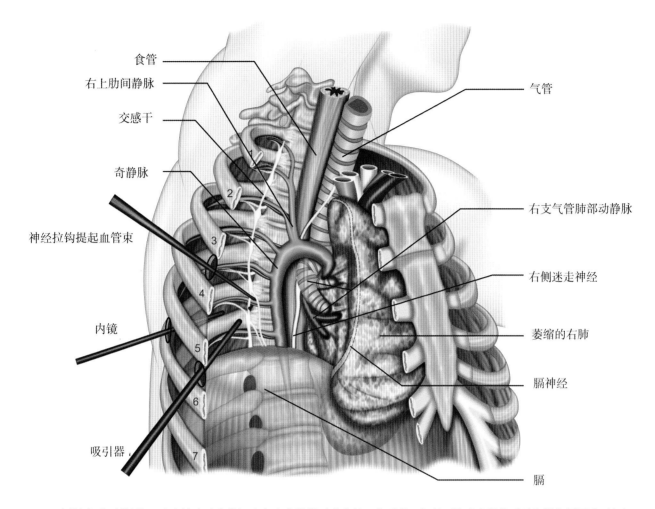

食管

右上肋间静脉

交感干

奇静脉

神经拉钩提起血管束

内镜

吸引器

气管

右支气管肺部动静脉

右侧迷走神经

萎缩的右肺

膈神经

膈

图30-2：胸椎周围解剖结构。胸腔镜为治疗椎间盘突出症提供了满意的工作通道，但是要注意在操作时避免损伤周围重要组织。

胸腔镜也可用于多节段的胸椎椎间盘突出切除。此时可以使用单侧胸腔镜入路、双侧胸腔镜入路或开放联合胸腔镜入路。若相邻两节段均行椎间盘切除，则建议在切除椎间盘后对其进行融合处理。

仅有神经根症状的患者可先行严格的保守治疗如口服镇痛药物、选择性神经根阻滞。若保守治疗无效，才可考虑手术治疗。但表现为脊髓压迫症状或体征的患者需要急诊手术治疗。表现为与椎间盘突出相关的急性发作脊髓压迫症状与体征的患者应紧急减压手术，以避免造成永久的神经功能损害。

胸腔镜也有一些优势。在对病变组织进行彻底处理时，保留了胸壁正常的组织层次，减少了术后疼痛与呼吸系统并发症，更利于患者恢复。胸腔镜可直视脊髓前侧面，使得彻底的减压及重建可被实施。

由于存在致密的胸膜粘连可能，已经在入路侧实施过胸廓切开术的患者是胸腔镜下手术的禁忌证。合并严重心肺疾病的患者及5周岁以下的患者由于其无法承受单侧气管插管及单侧肺通气，所以无法采取胸腔镜下手术。如前文所述，巨大并伴有钙化的椎间盘突出可能突入硬膜囊，所以采取开放胸廓切开术更为适宜。

不论何种术式治疗胸椎椎间盘突出难度都很大。胸段脊髓无法承受术中任何形式的压迫、牵拉、移位等。但是如果不干预，这种病变预后极差。事实上，凡是已经出现脊髓压迫症状的患者若不经手术治疗最终都要走向截瘫。

手术步骤

术前须仔细研究相关影像以确定手术适应证，制订手术方案、确认能定位手术节段的解剖标志物。胸椎非常难以定位。影像学标志，如异常的肋骨有助于术中定位，所以术前须仔细寻找这类标志物。通常可将显影的标记物在术前安置于椎弓根或相邻的肋头内以便于在术中定位责任节段[13]。

右侧胸腔镜入路为胸椎椎间盘切除术的常见入路，因为在右侧移动神经、血管相对容易。但是若胸椎椎椎间盘突出症偏左侧，那么左侧胸腔镜入路则更为合适。此时，左侧入路可以在直视下取出椎间盘组织，这样更安全、有效。当选定入路方向后，使用双腔气管内插管对患者进行选择性气管插管以使患者在术中达到单侧肺通气。由于此术式在大血管周围操作，所以必须留置大口径静脉通路。

有脊髓压迫症状的患者应给予预防性甲强龙干预，用量与脊髓损伤标准一致。应用体感诱发电位并记录基线水平。如果患者主要为脊髓压迫症状并伴有神经损伤，笔者常在术中监测患者的动作诱发电位。

患者取侧卧位，入路侧朝上，对侧肺通气。妥善垫高患者所有骨性突起。笔者习惯悬吊上位手臂以减少周围神经损害。使用术中透视确定手术节段后，用记号笔标注手术切口与内镜进入点。

按常规方法消毒、铺巾后，将内镜通过小切口沿肋骨间隙紧贴肋骨上缘插入，这样可避免损伤走行于肋骨下缘的血管、神经束。常规需要3个切口：1个用于高分辨内镜、2个为操作通道。

进入胸腔后即可将肺萎缩，为操作预留出安全空间。此时可使用多种方法再次确认手术节段是否准确。可使用内镜确认肋骨序数，也可通过术中摄影确认椎体、肋骨序数而推断节段位置。最终可以看到术前安置的显影标记物。

确认手术节段后即可将椎体表面覆盖的胸膜切开、分离。此步操作可暴露椎间隙、肋骨、神经血管结构。横越术野的节段血管须结扎分离。使用骨膜剥离子将肋骨下方血管、神经束牵开（图30-3）。

随后切除肋骨近端及椎弓根下部，制作1个窗口以利于术中观察硬膜。观察到硬膜后使用椎板咬骨钳将此窗口扩大，将窗口扩大至能够看清硬膜腹侧至对侧椎弓根，这样方可切除椎间盘。当此工作区域建立后即可使用细小的工具，在不损伤脊髓的前提下将椎间盘切除（图30-4）。

是否在术中对患者进行融合处理是很难抉择的。在单节段胸腔镜下胸椎椎间盘切除术中，笔者一般不行融合处理，因为单纯的微创椎间盘切除很少会引起脊柱不稳[14]。但是如果有如下情况应给予融合处理：术中为了能够安全切除椎间盘而破坏的椎体骨质较多，患者胸椎间盘突出节段较多，合并骨质疏松症，之前已在该节段实施过椎间盘切除术，胸腰段交界处椎间盘突出。若术后患者出现脊柱不稳的症状或体征，可从前路或后路再行融合处理。

手术结束前应对脊髓受压的情况进行全面的评估。使用血管钳或电凝对术野区充分止血。在直视下留置胸腔引流管并复张肺部。胸腔引流的压力为-20 cmH$_2$O。若术中发现硬膜破裂则应将胸腔引流管放入水密环境中以防蛛网膜下腔-胸膜瘘的形成。若出现脑脊液漏，在腰部留置引流以减少髓内静水压。术后自控式镇痛泵及口服镇痛药物是有效的镇痛方式。当引流量小于100 mL/d时即可拔出胸腔引流管。

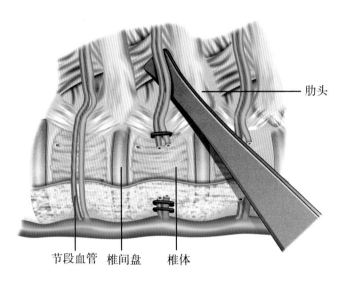

图30-3：使用骨膜剥离子从椎间盘旁边的肋骨下提拉血管、神经束。

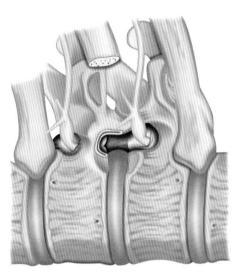

图30-4：胸腔镜下切除胸椎椎间盘需要切除近端的肋头并切除在目标椎间盘上、下椎体，以便于在操作时看到硬膜并给予充分的保护。

▌潜在并发症

　　由于胸腔镜下切除椎间盘需从胸腔经过，所以有可能损伤手术入路周围的主要结构，如大血管。术者应做好在紧急情况下行胸腔切开术的准备。虽然术区紧邻很多器官，但是术后最常见的并发症多与呼吸系统有关，如肺不张、胸腔积液、血胸及感染。少见的并发症有损伤胸导管致乳糜胸、食管损伤。插入镜头及制作工作通道引起肋间神经损伤及切断节段神经也时有发生。

▌关键点

- 临床表现仅为与胸椎椎间盘突出相关的根性症状的患者可以接受一段时间的保守治疗。
- 由胸椎椎间盘突出症引起的脊髓压迫症状通常预后较差，只要患者可承受手术均应急诊手术处理。
- 必须要确认手术节段是否正确。

- 在严格筛选患者的前提下，胸腔镜下胸椎椎间盘切除术是一种安全、有效的微创术式。
- 学习掌握胸腔镜的手术技巧很有难度，且学习时间较长。

▌参考文献

［1］Awwad E E, Martin D S, Smith K R, et al. Asymptomatic versus symptomatic herniated thoracic discs: their frequency and characteristics as detected by computed tomography after myelography. Neurosurgery, 1991, 28: 180–186.

［2］Williams M P, Cherryman G R, Husband J E. Significance of thoracic disc herniation demonstrated by MR imaging. J Comput Assist Tomogr, 1989, 13:211–214.

［3］Wood K B, Garvey T A, Gundry C, et al. Magnetic resonance imaging of the thoracic spine. Evaluation of asymptomatic individuals. J Bone Joint Surg Am, 1995, 77:1631–1638.

［4］Carson J, Gumpert J, Jefferson A. Diagnosis and treatment of thoracic intervertebral disc protrusions. J Neurol Neurosurg Psychiatry, 1971, 34:68–77.

［5］White A A, Panjabi M M. The problem of clinical instability in the human spine: A systematic approach. In: White AA,

Panjabi MM (Eds). Clinical Biomechanics of the Spine. Philadelphia: Lippincott, 1978:236-251.

[6] Arseni C, Nash F. Thoracic intervertebral disc protrusion: a clinical study. J Neurosurg, 1960, 17:418-430.

[7] Hulme A. The surgical approach to thoracic intervertebral disc protrusions. J Neurol Neurosurg Psychiatry, 1960, 23:133-137.

[8] Kumar R, Dunsker S B. Surgical management of thoracic disc herniations. In: Schmidek H H, Sweet W H (Eds). Operatiave Neurosurgical Techniques. Philadelphia: WB Saunders, 1995:1895-1904.

[9] Stillerman C B, Weiss M H. Surgical management of thoracic disc herniation and spondylosis. In: Menezes AH, Sonntag VKH (Eds). Principles of Spinal Surgery. New York: McGraw-Hill, 1996, 581-601.

[10] Akdemir G, Misra M, Dujovny M, et al. Microanatomy of thoracic spine foramina and ligaments. In: Dickman CA, Rosenthal DJ, Perin NI (Eds). Thoracoscopic Spine Surgery. New York: Thieme, 1999:69-78.

[11] Hott J S, Feiz-Erfan I, Kenny K, et al. Surgical management of giant herniated thoracic discs: analysis of 20 cases. J Neurosurg Spine, 2005, 3:191-197.

[12] Wait S D, Fox D J, Kenny K J, et al. Thoracoscopic resection of symptomatic herniated thoracic discs: Clinical Results in 121 patients. Spine (Phila Pa 1976) DOI: 10.1097/BRS.0b013e3182147b68, 2011.

[13] Binning M J, Schmidt M H. Percutaneous placement of radiopaque markers at the pedicle of interest for preoperative localization of thoracic spine level. Spine (Phila Pa 1976), 2010, 35:1821-1825.

[14] Broc G G, Crawford N R, Sonntag V K, et al. Biomechanical effects of transthoracic microdiscectomy. Spine (Phila Pa 1976), 1997，22:605-612.

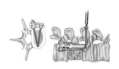

31 前路胸椎椎体切除融合术

皮国富 马俊杰 韩钰 译
Jason W Savage, Thomas A Zdeblick

概述

在20世纪早期，胸腰椎前方入路主要用于治疗脊柱结核（Pott's disease）。尽管这种手术最初适用于腰骶椎疾病，但是目前其被广泛应用于治疗胸椎感染[1-4]。近年来，由于手术技巧、脊柱内固定的发展，如自体/异体移植物、椎间融合器应用，越来越多的椎体畸形可通过前路手术成功治愈[1]。

前路胸椎椎体切除融合内固定或无内固定术最常见的适应证是创伤与脊柱肿瘤[5-11]。并发症少见，包括融合术后假关节形成、顽固性椎体不稳、椎间盘突出或退变。在创伤治疗中，前路椎体切除融合术最常见的适应证是伴有神经损害与节段不稳的爆裂骨折，因为此类骨折前柱支撑丢失较多（图31-1）。总体而言，笔者将爆裂骨折定义为节段后凸>25°引起节段不稳，并在影像学有后方韧带合并损伤的依据（棘突间隙增大，关节突关节分离或脱位，这些在MRI T2加权像有高信号表现）。有顽固性疼痛及迟发型神经损害的患者也是该手术适应证。在某些情况下，前路手术较后路手术更有优势。其能提供更直观的术野从而达到对神经组织彻底减压，重建前柱应力结构，更易达到满意的矫形效果。

不论是转移性肿瘤还是原发性肿瘤都可以通过前方入路治疗。对于转移性肿瘤，前方手术适应证是单节段或2个节段椎体病理性骨折导致骨性或肿瘤后移压迫椎管[5]。年龄、并发疾病、骨质量、肿瘤类型等很多因素都会影响术者选择该术式。对椎体内的原发肿瘤整块切除也可以通过前方入路实现。

术前准备

CT与MRI影像资料对术前准备至关重要，应仔细评估。确定不稳定类型与病变（肿瘤、创伤、感染等）范围，以确定术中减压与融合的范围。通常，T4~6的前方入路需从右侧胸廓切开进入，这样可以避开纵隔使入路更简捷。另一方面，T7~12常使用左侧胸廓切开入路。这样可以免除对肝脏的牵拉，便于术者在主动脉附近操作，其较右侧纤弱的下腔静脉更安全。通过MRI了解血管的走行。少数情况下，主动脉为左极外侧走行，这时可选择右侧入路。

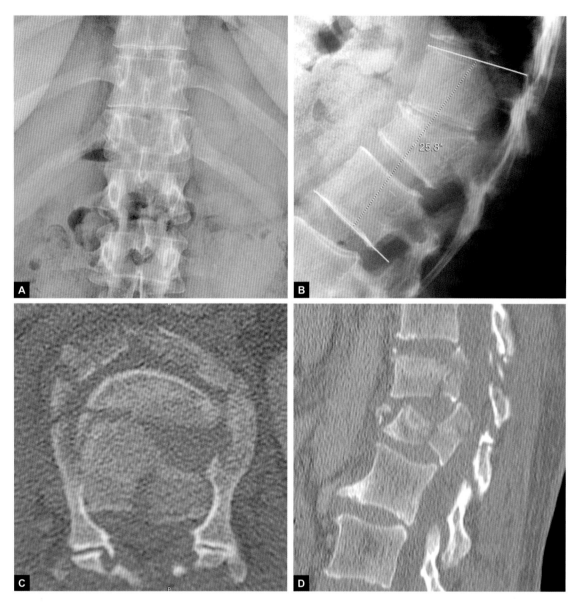

图31-1：（A）T12爆裂骨折，正位摄片发现椎弓根间距增宽；（B）侧位摄片提示明显后凸畸形（约25°），前柱高度明显降低；（C）另一位T12和L1爆裂骨折患者，轴位CT显示终板与突入椎管的L1骨折块相连；（D）矢状CT清晰地显示出2个受累节段及矢状畸形。

术前除了对病变结构进行常规检查外，还需要对患者的心肺功能做出评估，包括系统的临床检查与正规的肺功能测定。如果手术人员没有经过严格的训练或没有熟悉掌握经胸腔入路，此术式须在胸外科医生帮助下完成。

手术步骤

患者体位

患者仰卧于标准的可透视手术台进行全麻诱导。若要暴露T10以上节段需使用双腔气管插管，这样可以使用单侧肺通气，便于牵拉胸内组织以更好地暴露椎体。少数情况下无法使用双腔气管，可以使用支气管阻塞器。随后将患者呈侧卧位摆放，并将所有骨性突起妥善垫高。使用巾卷或垫子将腋部垫高避免腋动、静脉受压。体位安放完成后须感受桡动脉搏动，确认上肢无静脉阻塞后再消毒铺巾。当处理胸腰交界处（T12~L2）时，可屈曲髋关节与膝关节使腰大肌放松。手术体位达成后，术者需确认术区可行正侧位摄影后方能进行下一步。

手术入路

如前文所述，T4~6节段行右侧胸廓切开入路，T7~12节段行左侧胸廓切开入路。切口应位于目标间隙或椎体上方约2个间隙高度水平[1]。可通过术中摄影确定切口的位置是否合适。

沿病变节段相应肋骨做长4~6英寸（10~15cm）手术切口（如第6肋对应T8，第10肋对应T12）。切口向头侧至近端肋角处，向尾侧延伸至远端肋骨尖（图31-2）。沿切口分离背阔肌，锐性分离前锯肌暴露肋骨。很少有需要切除后方菱形肌的情况。因为此手术入路不是肌间隙入路，所以出血会很多，需要使用电刀仔细止血。

可以从肋间隙或切除肋骨后进入胸腔。切除肋骨可以扩大术野，而且切掉的肋骨可以作为移植骨块使用。沿肋骨上缘进入胸膜腔可以规避肋骨下缘沟内的血管、神经束。此时应请麻醉师使同侧肺萎缩。沿肋骨切开壁胸膜并轻轻向前内侧牵拉肺部。使用湿润的腹腔垫片与宽大可变形的拉钩牵拉肺部与胸壁[1]。术中常使用Bookwalter（Codman，Raynham，MA）撑开系统或Martin's Arm（Hayden Medical Inc，Santa Clarita，CA）撑开系统。当肺部被妥善充分牵开后，即可看到后纵隔组织：降主动脉、奇静脉、半奇静脉、骨性结构。即使病变节段常伴有血肿与畸形，术中仍需要在目标节段头、尾两侧间隙植入椎管穿刺针确定处理节段的

准确性。通过术中摄影确定节段准确性后，在椎体前方的胸膜做纵行切口。在暴露某些节段时，食管需要被牵拉才能暴露椎体前侧。使用烟卷引流管或者钝性牵开器牵拉食管。

如果目标节段位于胸腰交界处（沿第10、11肋，暴露T12~L2），应从膈下进入腹膜后间隙。当看到膈上、下面后使用电凝在其边缘内侧2 cm沿胸壁标注一条界线。沿此线使用电凝分离膈肌并用多点缝线固定。沿内侧分离至膈脚时，使用电刀将其与脊柱附着点离断。随后术者安置肋骨撑开器，暴露T12、L1、L2椎体侧面。

最重要的一步是环形暴露椎体表面的节段血管。笔者习惯使用电凝暴露节段血管，以平行的方式在节段血管上、下暴露至骨面。用右向小血管夹夹闭节段血管，并结扎处理。可以使用丝线或钉夹（Ligaclip）对血管进行结扎。目标椎体的节段血管都需要被分离。在椎体中段结扎这些血管很重要，有助于血管的对合。

分离节段血管后，对目标椎体上、下节段侧面行骨膜下剥离。向前，椎体暴露至少要到达前正中线。向后，至少要暴露椎弓根侧面。此时使用脑膜剥离子感触椎间孔的位置。T11近端的节段需要切除覆盖在椎间隙表面的肋头。而T12远端的节段需要向后方牵拉腰大肌。达成满意的术野暴露后，可进行减压与融合操作。

椎体切除与融合

术野暴露完成后，切除病变（创伤、感染、肿瘤等）节段上、下椎间盘。使用10号手术刀沿纤维环外侧向前切至前正中线。随后将小而锋利的Cobb骨膜剥离子放于椎间隙内分离纤维环与终板软骨附着的椎间盘组织。使用刮匙与髓核钳清除椎间盘组织。对侧的纤维环较为完整地保留下来。

切除目标椎体上、下椎间盘后即可开始椎体切除

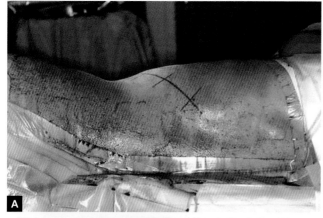

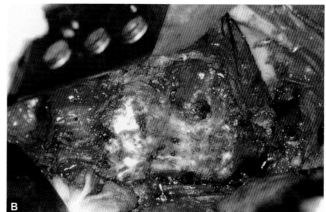

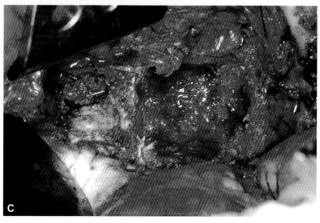

图31-2：患者呈俯卧位，头向右，脚向左。腋下垫高，双臂妥善放好。此图沿第11肋做皮肤切口。

工作。笔者一般习惯使用大骨钳进行椎体切除。此过程常以零散的方式进行，去除的骨块随后可用作移植骨块（肿瘤与炎症除外）。在椎体中部及前部咬出一个深至对侧椎体骨皮质的骨槽。术前应在CT上仔细测量骨槽的深度。当椎体前侧及入路对侧留有菲薄的骨皮质时，开槽工作即完成。

若为爆裂骨折，此时后方压迫椎管的骨折碎片依然存在。随后即可对椎管进行减压。首先使用磨钻将骨折碎片打磨菲薄，笔者习惯使用5 mm球头磨钻。使用锋利细小的长柄刮匙将骨折块从硬膜附近刮到前方骨腔内。随后使用刮匙与髓核钳将骨折块从椎管内去除（图31-3）。此时硬膜外出血会很多，所以术者操作必须迅速并使用凝血酶浸泡的明胶海绵与双极电凝止血，维持术野清晰。此步最难处理的是与上位椎间盘后方纤维环粘连的骨折块，必须使用锐性分离才能将这种骨折块去除。

当看到椎管横径内硬膜向前方截骨腔内膨起即说明减压较为彻底。从椎管内可触及对侧椎弓根即说明减压较为充分。接下来即可处理终板，先用刮匙去除终板软骨，再用磨钻去除骨皮质。这些都是植骨的准备工作。若存在畸形，此时可以对畸形进行矫正复位。节段后凸主要的复位方法是用手推顶椎的棘突。同时把椎体撑开器或椎板撑开器放入骨空腔顶住上、下终板（图31-4）。

使用卡尺测量椎间距离。把长短合适的椎间融合器或移植骨块植入其内。移植骨块应填充骨折椎体内的骨松质，或使用肋骨。笔者习惯使用自体腓骨或肱骨移植骨块，但也可使用钛网。使用打入器将植骨结构植入间隙内，植入位置应尽可能跨越椎管水平，靠近对侧椎弓根。当植骨结构入位后即可撤出撑开器，通过植骨结构本身的稳定即可维持脊柱畸形的复位状态（图31-5）。

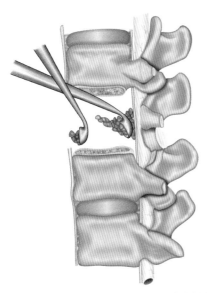

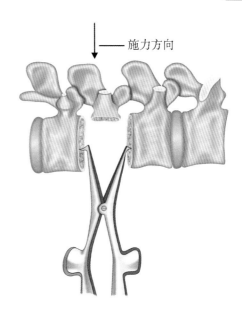

施力方向

图31-3：椎体切除术。先使用剥离子、刮匙、髓核钳切除骨折椎体上、下椎间盘。椎体切除先使用钳子随后再用高速磨钻，最后使用刮匙去除靠近椎管的骨质结构。随后可以看到硬膜膨入骨腔内。术者须先确认整段椎管都被减压，再使用高速磨钻打磨终板使其平行。

图31-4：由助手对顶椎施加压力先行复位。此外也可以将撑开器放入终板中线靠前处。这样可以复位骨折也可以矫正后凸畸形。

截骨区域上、下节段的稳定性取决于内固定。内固定可分为钉板固定与钉棒固定。不论何种固定都要保持内固定与椎体侧面结构贴合完美。这将大大减少与内固定相关的并发症。这可能需要去除植骨结构周围的终板，同时也要在固定板贴合面上、下咬出骨槽。在植入内固定时，患者一定要保持绝对侧卧位。当患者体位稍向后仰时，术者植入螺钉进入椎管或损伤对侧神经根的风险就提高很多。若患者稍向前倾，那么植钉时就有可能损伤血管[12]。术前应通过CT或MRI确定钉道方向及深度，并在术中摄影帮助下实时调整。在锁紧内固定之前应对植骨结构行加压处理，但加压力度不宜过大（图31-6）[13]。术中正、侧位摄影可以帮助确认内固定及植骨结构的位置（图31-7）。植骨结构的理想位置应位于穿越椎管水平并靠近对侧椎弓根处。

彻底止血后反复冲洗切口，留置胸腔引流管并逐层关闭切口。若有需要可先修补膈，可使用连续缝合也可使用单纯间断缝合。肋间对合应使用不可吸收的粗缝线，按照椎间暴露层次逐层缝合前锯肌、背阔肌及皮肤。术后应鼓励患者下床步行，并逐步增加运动量。术后应对临床表现与影像学结果进行严密随访，以确保没有术后并发症及脊柱不稳定情况。

▍并发症

很多术者都建议使用胸椎前路手术减压、固定脊柱，并且临床效果较为满意[14-18]。虽然此入路为前路减压、矫形提供了良好的术野，但其主要的缺点也与经胸腔或腹膜后入路相关。此术式最常遇到的并发症是术野暴露或节段减压不足。术者必须选择合适的肋间隙以使操作空间最大化。同时，术者必须确定术中减压充分，若可触及对侧椎弓根内壁即说明减压充分。减压范围也应该向头、尾两侧延伸至终板面。

遗憾的是，胸腰椎前路手术术后并发症发生率较

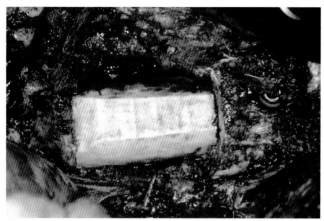

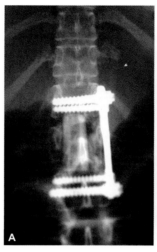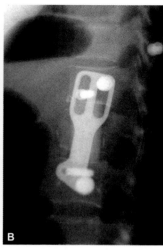

图31-5: 当复位完成后使用植骨结构维持复位状态。笔者习惯使用肱骨或腓骨移植骨块。使用磨钻打磨移植骨块至尺寸合适。将椎体切除后的自体骨粒植入术区。一定要确认能看到硬膜,防止骨移植过程对硬膜再次压迫。

图31-7: (A)正位片; (B)T12不稳定爆裂骨折术后侧位片。

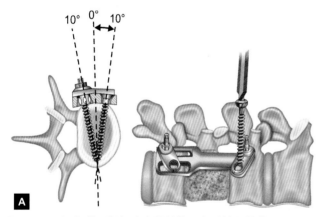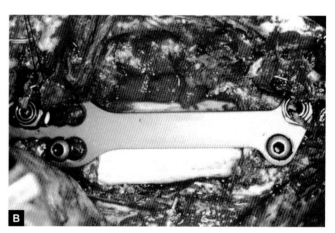

图31-6: (A)使用螺钉稳定植骨体及相关植骨结构; (B)固定板与植骨结构最终的位置。额外的植骨粒应植入植骨结构的前方间隙。

高。并发症发生率约为45%,主要包括呼吸系统、心血管系统、消化系统并发症。总体死亡率约为5%,30 d死亡率约为2.8%[1]。也就是说,虽然前路手术在一定条件下很有优势,但是其风险较高。因此,术者一定要认识到多学科交叉合作的重要性,并且仔细制订术前、术中、术后的治疗方案。

▌关键点

• 前路胸椎椎体切除融合术多用于创伤(爆裂骨折)与肿瘤的治疗。

• 切口应位于目标椎体或椎间隙上方两个椎间隙处。

• 若目标椎体位于胸腰椎交界处,则应在膈肌下方进入腹膜后间隙。

- 使用磨钻截骨，用刮匙与髓核钳去除骨折块。
- 当看到椎管横径内硬膜向前方截骨腔内膨起即说明减压较为彻底。
- 使用肱骨或腓骨植骨块重建脊柱序列并使用钉板系统加固。
- 术后并发症发生率较高，应联合应用多学科方法管理患者。

▌参考文献

[1] Pettiford B L, Schuchert M J, Jeyabalan G, et al. Technical challenges and utility of anterior exposure for thoracic spine pathology. Ann Thorac Surg, 2008, 86:1762–1768.

[2] Ito H, Tsuchiya J, Asami G. A new radical operation for Pott's disease: report of ten cases. J Bone Joint Surg Am, 1934, 16:499–515.

[3] Hodgson A R, Stock F E, Fang H S Y, et al. Anterior spinal fusion the operative approach and pathological findings in 412 patients with Pott's disease of the spine. Br J Surg, 1960, 48:266–275.

[4] Richardson J D, Cambpbell D L, Grover F L, et al. Transthoracic approach for Pott's disease. Ann Thorac Surg, 1976, 21:552–556.

[5] Bradford D S, Zdeblick T A (Eds). Master techniques in orthopaedic surgery: the spine, 2nd edition. Lippincott Williams & Wilkins, 2004.

[6] Bradford D S, McBride G G. Surgical management of thoracolumbar spine fractures with incomplete neurologic deficits. Clin Orthop, 1987, 218:201–216.

[7] Dunn H K. Anterior stabilization of thoracolumbar injuries. Clin Orthop, 1984, 189:116–124.

[8] Gaines R W, Carson W L, Satterlee C C, et al. Experimental evaluation of seven different spinal fracture internal fixation devices using nonfailure stability testing. The load-sharing and unstable mechanism concepts. Spine, 1991, 16:902–909.

[9] Ghanayem A, Zdeblick T A. Anterior instrumentation in the management of thoracolumbar burst fractures. Clin Orthop, 1997, 335:89–99.

[10] Kallemeier P M, Beaubien B P, Butterman G R, et al. In vitro analysis of anterior and posterior fixation in an experimental unstable burst fracture model. J Spinal Disord Tech, 2008, 21:216–224.

[11] McDonough P W, Davis R, Tribus C, et al. The management of acute thoracolumbar burst fractures with anterior corpectomy and z-plate fixation. Spine, 2004, 29: 1901–1909.

[12] Ghanayem A J, Zdeblick T A. Anterior instrumentation in the management of thoracolumbar burst fractures. Clin Orthop Relat Res, 1997, 335:89–100.

[13] Kim D H, Henn J S, Vaccaro A R, Dickman C A (Eds). Surgical anatomy and techniques to the spine. Elsevier Inc, 2006.

[14] Clohisy J C, Akbarnia B A, Bucholz R D, et al. Neurologic recovery associated with anterior decompression of spine fractures at the thoracolumbar junction (T12–L1). Spine, 1992, 17:S325–S330.

[15] Eismont F J, Bohlman H H, Soni P L, et al. Pyogenic and fungal vertebral osteomyelitis with paralysis. J Bone Joint Surg Am, 1983, 65:19–29.

[16] Fidler M W. Anterior and posterior stabilization of the spine following vertebral body resection. A postmortem investigation. Spine, 1986, 11:362–366.

[17] Kostuik J P. Anterior fixation for burst fractures of the thoracic and lumbar spine with or without neurological involvement. Spine, 1988, 13:286–293.

[18] McDonnell M F, Glassman S D, Dimar J R, et al. Perioperative complications of anterior procedures on the spine. J Bone Joint Surg Am, 1996, 78:839–847.

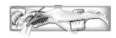

32 胸椎侧弯前路松解融合术

皮国富　王卫东　鲁俊杰　译
Jonathan Mason, Vincent Arlet

概述

解剖

开放性和胸腔镜技术都是行之有效的矫正胸椎侧弯技术。胸椎前路开放手术的安全性和有效性已经得到证实，并且随着微创胸腔镜术式的出现及应用，前路松解融合术再次成为治疗畸形程度较轻（Cobb角<65°）的独立术式。此外，与其他术式联合应用还可以达到改善严重侧弯畸形程度的目的[1-4]。近年来，由于椎弓根螺钉固定技术的发展，胸椎后路手术的矫形能力得到了质的提高[5-7]。但目前前路手术的应用范围还在讨论和探索阶段。虽然存在很多争议，胸椎侧弯前路松解融合术仍具有其独到的优势。

由于胸椎周围结构的解剖关系较为复杂，全面深入地掌握胸椎及其周围软组织的解剖关系极为重要。涉及胸椎的手术常会进入其周围潜在的间隙进行操作，所以扎实的解剖知识有助于在术中保护包括纵隔、肺和大血管在内的重要器官组织。为了达到前路松解的效果，需切除多节段的椎间盘及前纵韧带等组织。交感干肋横突关节附近处沿胸椎走行，术中应注意保护。暴露目标节段的椎间隙时常需结扎相应的节段血管，进行操作时应尽量远离椎间孔区域，避免损伤该处神经根组织和血管。应当注意，每根肋骨均与其相对应的椎体和上一位椎体相连接，而对于下胸椎而言，每根肋骨与其相对应的肋骨相关节。

手术适应证

胸椎侧弯前路松解融合术的临床应用目前尚存在很大争议[8]。胸椎前路松解融合术可单独用于治疗伴有非结构性腰椎弯曲的胸椎畸形。而相较于传统后路开放手术，采用微创胸腔镜术式可以显著减少出血量、减轻术后疼痛、提高美观程度及缩短康复时间。同时，该术式也可以作为后路内固定融合矫形术的一期治疗方案来提高矫正畸形的能力。但对严重畸形的病例是否应采取前路松解融合术，目前仍存在很大的争议。近期，一些研究也证实，对于Lenke 1型畸形的患者使用后路内固定融合矫形术时，仅需额外多融合1个节段就可以达到与前后路联合手术几乎相当的去旋转和矫形能力[9]。与后路内固定融合矫形术相比，单纯前路松解融合术并不能获得相似的矫正效果[10]。由于椎弓根螺钉强大的矫形能力，前路松解融合术作为一种辅助手段目前仅用于Cobb角接近100°的严重畸形[6,7]。而对于Cobb角为70°~100°的畸形，单纯后方入路矫形即可取得与前后路联合手术相同的效果[5]。在一项包含54名畸形程度超过90°的患者的研究中，前后路联合手术与单纯后路内固定融合矫形术在融合节段数量和术前、术后的Cobb角并无显著差异[11]。与后路内固定融合矫形术相比，虽然前路松解可以明显改善畸形的灵活度，但是其临床效果很难被量化。在对小部分患者手术前、后的影像学检查对比中发现，广泛的前路松解可以使脊柱的灵活度增加5.5°。另一项研究选择应用胸腔镜对胸椎进行前路松解，其结果表明，脊柱在支点侧屈试验中可获得近10°的改善[6,12]。尽管存在争议，但对于严重的后凸畸形和侧弯畸形辅助进行前路松解仍是一种可行的方案。由于相关研究的样本量较少，很难进行高水平分析来准确地评估前路松解术的临床及影像学优势。此外，由于前路松解手术的并发症在术后对肺功能有很大影响，特别是很多严重畸形的患者，肺功能已经很差，这一点也阻碍了其发展。虽然现在有一些文献认为，辅助进行前路松解有助于提高矫形能力，但其在术中能否真正地提高矫形程度还有待验证[8]。综上所述，尽管存在争议，但前路松解融合伴或不伴内固定植入仍是一项需要重视的技术。

手术步骤

患者体位为侧卧位（图32-1）。术中可根据术者与麻醉师的习惯采用双腔通气气管插管技术，也可以不采用此技术。在植入螺钉时，一定要调整手术床保持手术床、患者与地面的垂直关系。左侧或右侧卧位均可，但一般习惯从脊柱侧弯的凸侧进行暴露，以便于获得更好的手术视野。在患者腋下使用腋垫，以避免臂丛及腋动、静脉受压。将术侧上肢妥善地

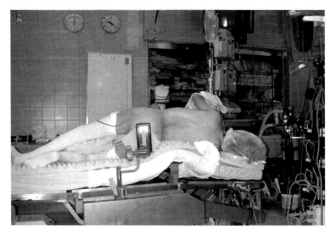

图32-1：胸椎侧弯前路松解融合术常规体位。

放置于头顶，另一侧上肢固定于上肢托板上。下肢应垫软垫，避免腓神经受压。在经胸手术入路中，切除手术节段对应的肋骨可以优化手术视野；同时，切除的肋骨用作自体骨移植物。术前准备中，确定要切除肋骨的节段是很重要的一步。从畸形顶端椎体向胸廓外界的垂切线做一条垂线，通过此二线的交点可以确定需切除的肋骨。总体而言，如需暴露T6~12，若脊柱柔韧性好，则仅需切除T6肋骨。但当治疗僵硬性侧弯或肋骨走行过于水平的患者时，还应该将固定上端所对应的上一个节段的肋骨切除。在切开皮肤前，应确定所需截除肋骨的节段（图32-2）。用电刀自肋角至肋软骨处切开皮肤、皮下组织及背阔肌和前锯肌（图32-3）。暴露上胸椎时，应在棘突及肩胛骨之间做弧形切口。必要时可切除部分表浅斜方肌和深层的菱形肌。为避免胸长神经损伤，条件允许的情况下可从前锯肌起始部进行分离。此时，术者即可触及肩胛骨下间隙，通过触摸可从头端向尾端计数肋骨。可将能够触及的最头端肋骨视为第2肋，从第2肋向尾侧计数肋骨。切开目标肋骨表面的骨膜，并将骨膜从肋骨表面完全剥离。切除肋骨后要确保肋骨切缘光滑。然后谨慎切开壁胸膜进入胸腔，妥善放置肋骨间撑开器（图32-4）。切开脊柱前方覆盖的胸膜，使用内

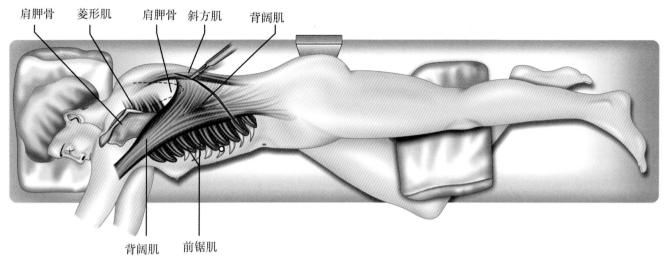

肩胛骨　菱形肌　　肩胛骨　斜方肌　　背阔肌

背阔肌　　前锯肌

图32-2：在拟切除肋骨处切开皮肤。

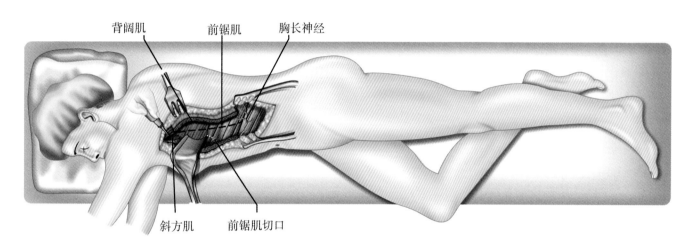

背阔肌　　　前锯肌　　胸长神经

斜方肌　　前锯肌切口

图32-3：找到背阔肌与斜方肌后使用电刀沿皮肤切口切开这些肌肉，使用同一种方法分离前锯肌。

镜专用设备或"花生米"将前纵韧带与肋头之间的胸膜组织清理干净，以便于后期内固定的植入，在操作中应及时使用丝线或止血钳进行止血（图32-5）。如果仅做前路松解手术，可以保留周围的血管。当完成对椎体和椎间盘组织的暴露后，应及时确认手术节段是否准确。配合使用环形牵开器和自动撑开器可以进行创伤更小的操作，其手术切口长度至少可以减小1/2。如果采用微创入路，可在透视下使用脊柱定位针帮助定位手术节段。使用刮匙、椎板钳、髓核钳按常规方式切除椎间盘并处理终板，制备植骨床。适当打薄前纵韧带厚度有利于向椎间隙内植入骨粒，特别是儿童，其前纵韧带非常厚，可以将其打薄呈组织瓣样结构，这样有利于维持移植骨的位置。切除后纵韧带可以获得理想的矫形效果。切除后纵韧带后即可将肋骨头切除。肋头可以作为螺钉进入的标志，进钉点即位于肋头前方（图32-6）。目前，可供术者选择的前路内固定材料有多种，如螺钉或"U"形钉配套固定单棒或双棒。使用双螺钉重建要好于使用单螺钉加衬

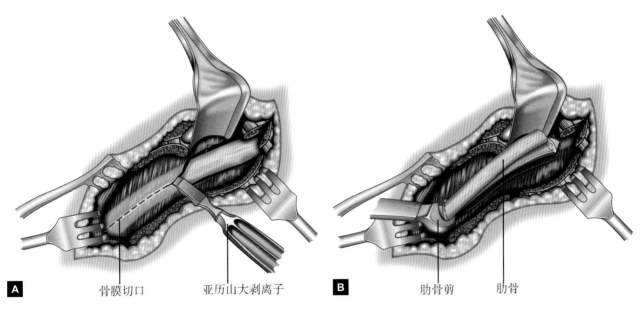

A 骨膜切口   亚历山大剥离子   **B** 肋骨剪   肋骨

图32-4：对拟切除的肋骨进行骨膜下剥离，并使用肋骨剪将其切除。随后将下方骨膜与壁胸膜切开进入胸腔。

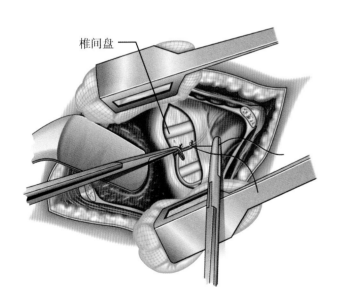

椎间盘

图32-5：将胸膜从椎体前方剥离，并用丝线或血管夹结扎节段血管，进行止血。

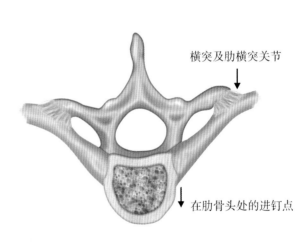

横突及肋横突关节

在肋骨头处的进钉点

图32-6：可将前纵韧带打薄以利于植骨，在植入螺钉时应以肋头为解剖标志。

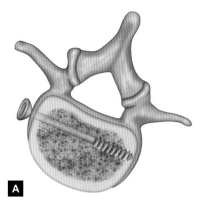 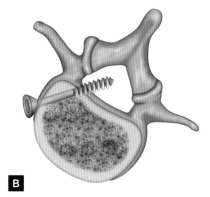 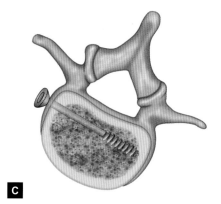

图32-7：顶端椎体向术者旋转，螺钉的方向应远离术者，以避免进入椎管。

垫，尤其对于胸腰段来说，这样可以更好地控制后凸畸形。应植入螺距为2 mm的钝头螺钉并穿透双侧骨皮质。一定要保持手术床水平且脊柱与地面垂直，以防止进钉时误入椎管内。若顶端椎体朝术者旋转则在植钉时螺钉应调整角度使其倾向术者对侧（图32-7）。矫形后椎体的自然中立角度应与地面垂直。将同种异体移植物或自体肋骨移植物植入椎间隙。从头侧开始固定金属棒，这样可有效避免螺钉拔出，因为椎体下部螺钉的把持力更高。由于内固定物从脊柱侧弯凸侧植入，在这个过程中对侧弯顶端椎体椎间隙持续的下压力有利于畸形的矫正。逐层关闭壁胸膜，留置1~2根胸腔引流管，并从手术节段肋骨下方肋间隙引出以利于引流。术后第1日患者即可下床活动。若引流液小于50 mL则可于术后2~3 d拔除胸腔引流管。

潜在并发症

值得庆幸的是，神经相关的并发症比较少见，发生率低于1%。平行于椎体终板植入椎弓根螺钉，可避免损伤脊髓的血供，防止神经相关并发症的发生。胸廓切开常伴有术后长期的切口处疼痛，而且会常伴有短暂的肺功能下降。主要的并发症和肺部有关，包括肺炎、血胸、气胸、黏液栓或肺不张等[13]。

关键点

- 单纯前路松解融合术适用于Cobb角小于65°的特发性脊柱侧弯。

- 对于复杂的僵硬性胸段侧弯可考虑行联合应用伴或不伴植入内固定的前路松解融合和后路内固定融合矫形术。

- 研究表明，单独应用椎弓根螺钉植入治疗70°~100°的严重侧弯时，其所获得的临床效果与国际脊柱侧凸研究会（SRS）指南的临床效果相似。

- 前路松解融合术最常见的并发症为肺部相关并发症，发生率可达50%。

参考文献

［1］ Giacomo T D, Francioni F, Diso D, et al. Thoracic non-oncologic anterior approach to the thoracic spine. Interactive Cardiovascular and Thoracic Surgery, 2011, 12:692–695.

［2］ Newton P O, Wenger D R, Mubarak S J, et al. Anterior release and fusion in pediatric spinal deformity. A comparison of early outcome and cost of thoracoscopic and open thoracotomy approaches. Spine, 1997, 22(12): 1398–1406.

［3］ Kamimura M, Ebara S, Kinoshita T, et al. Anterior surgery with short fusion using the Zielke procedure for thoracic scoliosis: focus on the correction of compensatory curves. J Spinal Disord, 1999, 6:451–460.

［4］ Levin R, Matusz D, Hasharoni A, et al. Miniopen thoracoscopically assisted thoracotomy versus videoassisted thoracoscopic surgery for anterior release in thoracic scoliosis and kyphosis: a comparison of operative and radiographic results. Spine J, 2005, 5:632-638.

［5］ Luhmann S J, Lenke L G, Kim Y J, et al. Thoracic adolescent idiopathic scoliosis curves between 70 degrees and 100 degrees: is anterior release necessary? Spine, 2005, 30(18):2061-2067.

［6］ Hempfing A, Ferraris L, Koller H,et al. Is anterior release effective to increase flexibility in idiopathic thoracic scoliosis? Assessment by traction films. Eur Spine J,2007,16:515-520.

［7］ Arlet V, Jiang L, Ouellet J. Is there a need for anterior release for 70－90 degrees thoracic curves in adolescent scoliosis? Eur Spine J,2004,13(8):740-745.

［8］ Arlet V. Anterior thoracoscopic spine release in deformity surgery: a meta-analysis and review. Eur Spine J,2000, 9(Suppl 1):S17-S23.

［9］ Potter B K, Kuklo T R, Lenke L G. Radiographic outcomes of anterior spinal fusion versus posterior spinal fusion with thoracic pedicle screws for treatment of Lenke Type 1 adolescent idiopathic scoliosis curves. Spine, 2005, 30(16):1859-1866.

［10］ Lenke L G. Anterior endoscopic discectomy and fusion for adolescent idiopathic scoliosis. Spine, 2003, 28(15 Suppl):S36-S43.

［11］ Dobbs M B, Lenke L G, Kim Y J, et al. Anterior/posterior spinal instrumentation versus posterior instrumentation alone for the treatment of adolescent idiopathic scoliotic curves more than 90 degrees. Spine, 2006, 31(20):2 386-391.

［12］ Cheung K M, Lu D S, Zhang H, et al. In vivo demonstration of the effectiveness of thoracoscopic anterior release using the fulcrum-bending radiograph: a report of five case. Eur Spine J, 2005, 21:1-5.

［13］ Cheung K M C, Ghazi S A. Review article: Approach-related complications of open versus thoracoscopic anterior exposures of the thoracic spine. J Orthopaedic Surg, 2008, 16(3):343-347.

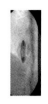

33 胸椎极外侧椎间融合术

皮国富　黄世磊　译
Vijay Agarwal, Robert E Isaacs

概述

椎间融合术已经被成功地应用于退变性脊柱病变的治疗[1-7]。然而，传统开放手术存在较多并发症，如术中出血量较多、肌肉与软组织的医源性损伤、肌肉去神经化、肌力下降和术后疼痛等[8]。鉴于上述并发症，微创手术近年来备受推崇，因为通过微创手术可实现以下3个目标：①减少与手术入路相关的并发症；②缩短术后康复时间；③可以更早地恢复日常活动。但是，在微创手术的发展过程中，一些挑战阻碍了其推广与应用。大多数微创手术需要借助经通道暴露和可视化内镜实现。但是，经通道共轴操作对解剖结构的暴露非常有限，而且操作窗口仅能提供2D的平面效果，极大地影响了术野。因缺乏立体的解剖暴露、术野受限，所以对脊柱解剖结构三维空间的熟练掌握与解剖标志的精确辨识就显得十分重要。此外，在通道辅助下于更小的窗口进行操作对技术的要求较高，学习过程漫长且难度较大[9]。这些技术上的挑战也使得微创手术的预期效果受到不同程度的影响。脊柱极外侧椎间融合（XLIF）的概念由Pimenta首次提出，并在2001年应用于腰椎疾病的手术治疗[10]。该术式可以利用长3~4 cm的皮肤切口直接经由腹膜后间隙到达脊柱的前外侧面。该手术的主要适应证为退变性脊柱疾病、骨折和退变性脊柱侧弯。

XLIF最初用于腰椎疾病的治疗，但其处理胸椎疾病的文献报道很少[9]。事实上，前路脊柱手术入路是基于胸椎结核的治疗发展起来的[11]。传统入路依赖于开放性胸廓切开，有较高的并发症发生率和死亡率，如失血过多、高感染率、明显的术后疼痛、更长的住院时间和对重症监护的高需求[12-16]。另外，利用胸腔镜到达胸椎前方具有较好的临床效果[17, 18]。经胸腔镜胸椎手术指征与传统开放手术大体相似，已经成为一种标准的微创手术。但相比传统术式，其对手术操作的技术要求较高，阻碍了该术式的进一步推广。为了解决高并发症发生率与高死亡率等问题，胸腔镜在胸椎手术中得到了长足的发展。而XLIF的出现使其创伤性更小，并发症与死亡率更低。更重要的是，XLIF相比于胸腔镜对操作技术的要求低，这也是其能得以推广的决定性因素。总之，微创脊柱手术技术近年发展十分迅速。作为一种创伤较小的胸腰椎前路技术[9]，XLIF可以为椎间隙的撑开、减压和融合等操作提供直视化的术野。

手术适应证

XLIF的手术适应证与传统开放手术相似，包括椎间盘突出、肿瘤、创伤、侧弯和椎间盘炎/骨髓炎（表33-1）。胸交感神经切除术后椎间盘切除术是最常见的胸椎内镜手术[17]。该技术的禁忌证包括不适宜行前路手术的情况，如有严重椎体旋转的胸椎畸形、系统性感染、经历过多次胸椎前路手术且伴有严重的瘢痕增生与组织粘连，以及严重呼吸功能受限、高呼吸道压力与不能耐受单肺通气等。由于胸锁关节、胸骨柄和神经、血管的存在，无论是开放手术还是微创手术，上胸椎(T1~4)是手术的禁区。总之，术者选择XLIF具有相当多的优势。极外侧入路不需要胸外科医生协助暴露。与标准的前路手术不同，XLIF可保留前纵韧带和后纵韧带，在保持脊柱正常生物力学上有显著的优势。另外，在整个手术过程中，肺部可进行正常的呼吸运动。

大量研究证明，胸腔镜手术相比于传统开放手术，不仅减小了切口还降低了手术出血量，减少了术后重症监护的需求，缩短了胸腔置管时间，减少了术后感染率及疼痛，同时缩短了平均住院时间[12-16]。与传统的经胸腔前路微创手术相比，XLIF的主要优势是规避了长时间的肺萎缩并且减少了术后出现继发性肺不张的概率[9]，这使得XLIF成为肺功能较差患者的理想手术方式。这些患者往往不能耐受传统的经胸腔前路微创手术，因为在手术时需要进行肺部萎缩。近期的研究结果显示，采用XLIF治疗胸椎退变性侧弯，具有较好的早期临床和影像学结果，并发症较少[19-22]。在一篇涵盖22位患者的回顾性分析中，Karikari报道了XLIF的初步临床经验及近期临床效果，这些患者均符合经胸腔手术的适应证，如变性脊柱侧弯、肿瘤导致的病理性骨折、融合术后邻近节段退变、胸椎间盘突出和椎间盘炎/骨髓炎[9]。共有47个节段进行了处理，所有的患者术后6个月随访时的影像学证据均显示达到了椎间融合的目的。在平均时长为16.4个月的随访过程中，95.5%的患者表示手术干预对其产生了有益的影响。

现有研究结果显示，XLIF可成功地用于胸椎疾病的治疗，并且具有较少的手术并发症和较好的临床效果。虽然其对矢状面畸形的矫正程度不如传统开放手术[9]，但是XLIF所带来的潜在优势可能超过了传统手术的风险。目前，仍需要进行长周期、大样本的临

表33-1：胸椎术式选择

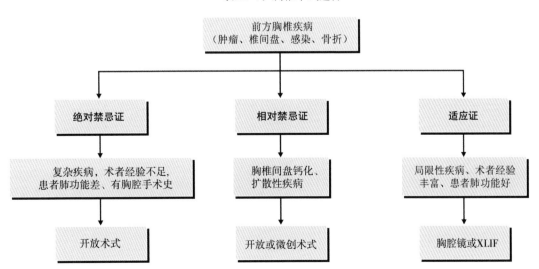

床研究来验证XLIF的融合率、疼痛的持续缓解率和准确的并发症发生率等。

手术步骤

术前准备

因为一般不需要萎缩肺，所以进行标准的单腔气管内插管即可。气管插管完毕后，协助患者取侧卧位，妥善垫起患者体表突出部位。在消毒铺巾之前，须行绝对侧位摄影。应确保使椎间隙和椎体与地面垂直。对于存在冠状面畸形的患者，可能需要调整手术床的位置（调整至Trendelenburg位或旋转术床），不仅要使椎间盘与地面垂直，而且棘突到两侧椎弓根的距离亦应相等。然后在皮肤上标记实施手术的椎体或椎间盘节段。一般来说，在胸椎节段可以通过1个手术切口暴露2个节段的椎间盘；而在腰椎节段，可以通过1个手术切口暴露2~3个节段的椎间盘。常规方式

消毒铺巾后，于皮肤标记目标节段处做与椎间隙等长的切口。切开皮肤后，使患者处于高通气状态以使其保持呼吸幅度，利于初级牵开器的放入。随后，在患者暂停呼吸的几秒内，于手术节段区域做切口造成小气胸。切口应位于肋骨上方，避免损伤神经、血管。

胸椎入路

术者用手指推移肺组织以免肺部受到损害，沿椎体前方放置次级牵开器。为尽量降低胸腔内容物受损的风险，当牵开器向内侧脊柱移动时应尽量沿胸壁向后方成角，同时须间断将牵开器向腹侧缓慢移动以促进肺排气，这样就可以使肺部离开胸廓壁。此时，向下施加较小的力使肺部向腹侧移动，并确保牵开器抵住脊柱。待牵开器安全放置后，采取术中摄像确认牵开器的位置，并进行必要的调整以确保工作通道处在合适的位置（图33-1）。在逐级扩张后，放置工作通道。在放入牵开器、逐级扩张及进行术中透视时，需要对患者进行间歇性的通气。在此期间，麻醉医生恢

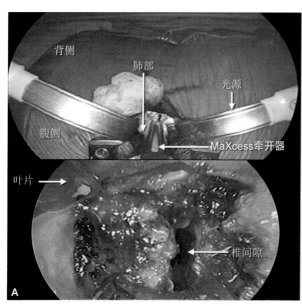
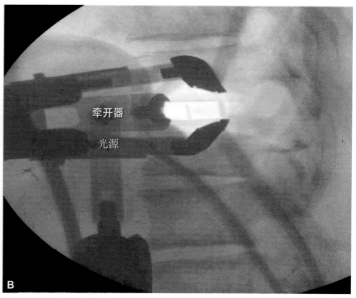

图33-1：（A）放入撑开器。上方：T11~12的XLIF术中摄影。放入MaXcess牵开器。应注意通道方向与标准腰椎XLIF相反。后方叶片朝向腹侧，将肺部牵拉至术野外。下方：上图的顶面观。肺部已被牵拉出术野。（B）术中侧位摄影。

复通气时，术者应保持器械稳定。牵开器放置的位置与标准腰椎XllF位置相反，后方的叶片朝向腹侧，使肺部远离手术区域。使用垫片有助于使肺部保持在牵开器的外侧。之后应给予完全机械通气支持，牵开器需要调整时需改变通气方式。在胸椎中段，因为肋头跨越、覆盖椎间隙，常需要切除肋头（图33-2）。在胸腰段不必切除肋头。

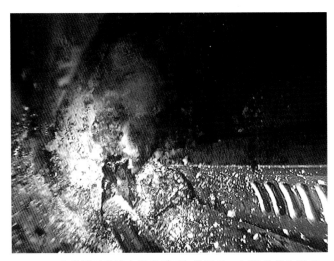

图33-2：充分暴露胸椎中段常需要切除肋头。切除肋骨头后观。

胸腰椎入路

为暴露T12~L1和L1~2，术者必须穿过肋纵隔隐窝并控制膈的运动，而这些在进行偏头侧节段的操作时是不必要的。如果手术已经到达更远端脊柱，术者常可感受到膈的下缘。如果术者计划处理近端的节段（T10~11或更高节段），笔者建议先暴露头端的节段，之后可以从膈的上方与下方一起控制其运动。接下来，术者可用手指将膈沿胸廓壁推离需操作的空间（T12~L1从膈上入路，L1~2从膈下入路）。这样可以确保膈上的开口位于膈与胸壁毗连的部分，便于手术后期进行修复。对于之前没有控制膈的情况，术者仍可处理该区域。这些病例中，通过腹膜后间隙仍可进入T10和T11肋骨之间的肋间隙（该肋间隙在影像学

检查中常覆盖L1~2椎间隙）处理L1~2节段病变。如上所述将膈向头侧推移，紧贴胸壁确保入口主要位于膈以下位置。对于T12~L1，并不需要进入腹膜后间隙（除了膈角的区域），但必须小心谨慎地通过两肋之间进入胸腔，并且在下方处理膈。在这些病例中，虽然不常见到肺组织或偶尔只见到少量的肺组织，但是笔者仍按上文所述使呼吸暂停。当需调整牵开器位置时，用手指将膈向腹侧下方推离，以便于牵开器向椎体移动。

行椎体切除时常需要结扎相应的节段动脉，但行椎间盘切除和矫形手术则不需要结扎血管。此后，即可按标准的胸廓切开或胸腔镜手术进行操作。对于椎体切除手术，接下来需要进行椎间盘切除术（图33-3）。如果需要进一步减压，如椎体切除并辅以内植物固定融合，可使用磨钻、椎板咬骨钳、骨凿和刮匙将其逐步切除。该操作会在脊髓前方造成很大的组织缺损。移除残留的椎体后壁骨质即可暴露椎管前方的后纵韧带。当彻底完成椎间盘切除和椎体切除的工作后，可以进一步去除后纵韧带以达到对脊髓的彻底减压。术中应及时进行正侧位摄影，确保操作的范围能够实现彻底的减压。随后即可开始处理终板，但要保留终板的皮质面。在内植物植入前、后进行术中摄影确定内植物位置。

关闭

当确定内植物位置合适后，即可撤出牵开器，并于贴近脊柱的位置留置胸腔引流管。应重新于皮肤表面做新切口，将胸腔引流管从中穿出。在首次行不伴有椎体切除的腰椎和胸腰椎融合术时，笔者常让患者在水浴中进行Valsalva动作以排除气胸的可能性。确认无气体泄漏后，在手术室移除胸腔引流管。在涉及严重的气胸或多发气胸时，笔者常保留胸腔引流管并且在X线下确认后于恢复室内拔除。冲洗切口并逐层连续缝合（图33-4）。

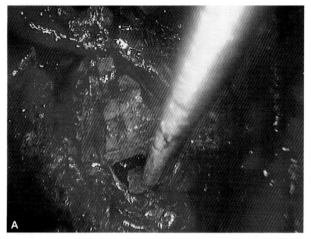
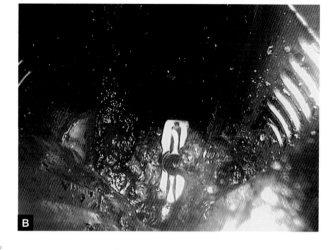

图33-3：（A）胸椎中段椎体切除后术中摄影；（B）植骨后。

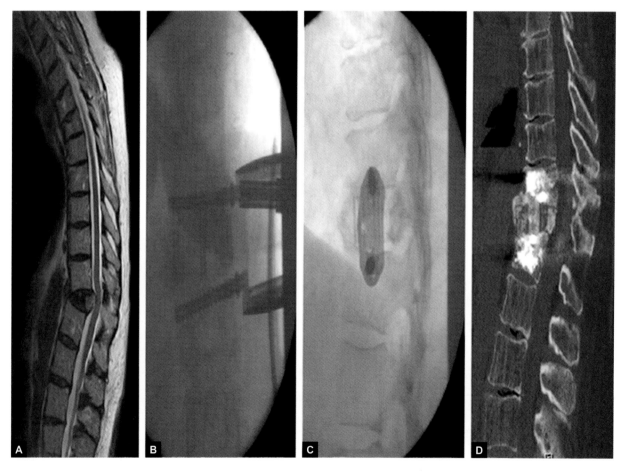

图33-4：XLIF标准操作。（A）矢状位T2加权像示T11肿瘤致椎体压缩压迫椎管，后凸畸形；（B）术中X线示切除T11椎体并于T10、T12植入螺钉与椎间融合器；（C）侧位摄影示椎体高度恢复；（D）术后1年CT示融合良好且后凸畸形矫形满意。

潜在并发症

和胸腔镜相比，尽管XLIF的临床经验还十分有限，但该技术为大多数胸椎疾病提供了更加可行和安全的术式选择。学习难度不及胸腔镜。XLIF潜在并发症主要为严重的心肺并发症，所以医生应该对胸腔的解剖具有全面的了解。此外，在治疗胸腰段的病变时，术者对膈的控制和修复必须小心谨慎。潜在并发症包括迟发气胸或血胸、膈疝、大血管损伤和胸廓切开术后疼痛综合征。值得注意的是，在早期的应用中，Karikari并没有报道任何手术并发症。如前所述，该技术对畸形矫正的程度不如传统开放入路。

关键点

- 对于胸椎疾病来说，XLIF是一种可行和安全的治疗方法。
- 该技术具有所有已知的微创入路的益处，是外科医生治疗胸椎疾病的有力手段。
- 尽管其在畸形的矫形程度上不如传统开放手术，但其微乎其微的创伤性使得高龄患者与术前并发症较多的患者也能够耐受胸椎手术。
- 虽然短期的临床效果很满意，但是该技术的有效性和安全性尚需要长期研究进一步论证。

参考文献

［1］ McAfee P C, DeVine J G, Chaput C D, et al. The indications for interbody fusion cages in the treatment of spondylolisthesis: analysis of 120 cases. Spine, 2005, 30 (6 Suppl):S60–S65.

［2］ Resnick D K, Choudhri T F, Dailey A T, et al. Guidelines for the performance of fusion procedures for degenerative disease of the lumbar spine. Part 2: assessment of functional outcome. J Neurosurg Spine, 2005, 2(6): 639–646.

［3］ Brantigan J W, Steffee A D, Lewis M L, et al. Lumbar interbody fusion using the Brantigan I/F cage for posterior lumbar interbody fusion and the variable pedicle screw placement system: two-year results from a Food and Drug Administration investigational device exemption clinical trial. Spine, 2000, 25(11):1437–1446.

［4］ Fritzell P, Hagg O, Wessberg P, et al. 2001 Volvo Award Winner in Clinical Studies: Lumbar fusion versus nonsurgical treatment for chronic low back pain: a multicenter randomized controlled trial from the Swedish Lumbar Spine Study Group. Spine, 2001, 26(23):2521–2532；discussion 32–34.

［5］ Kuslich S D, Ulstrom C L, Griffith S L, et al. The Bagby and Kuslich method of lumbar interbody fusion. History, techniques, and 2-year follow-up results of a United States prospective, multicenter trial. Spine, 1998, 23(11): 1267–1278; discussion 79.

［6］ Slosar P J, Reynolds J B, Schofferman J, et al. Patient satisfaction after circumferential lumbar fusion. Spine, 2000, 25(6):722–726.

［7］ Whitecloud T S, Castro F P, Brinker M R, et al. Degenerative conditions of the lumbar spine treated with intervertebral titanium cages and posterior instrumentation for circumferential fusion. J Spinal Disord, 1998, 11(6):479–486.

［8］ Eck J C, Hodges S, Humphreys S C. Minimally invasive lumbar spinal fusion. The J Am Acad of Orthop Surgeon, 2007, 15(6):321–329.

［9］ Karikari I O, Nimjee S M, Hardin C A, et al. Extreme lateral interbody fusion approach for isolated thoracic and thoracolumbar spine diseases: initial clinical experience and early outcomes. J Spinal Disord Tech, 2011, 24 (6):368–375.

［10］ Pimenta L. Lateral endoscopic transpsoas retroperitoneal approach for lumbar spine surgery. ［Unpublished data］. In press, 2001.

［11］ Hodgson A R, Stock F E, Fang H S, et al. Anterior spinal fusion. The operative approach and pathological findings in 412 patients with Pott's disease of the spine. The B J Surg, 1960, 48:172–178.

［12］ Beisse R, Muckley T, Schmidt M H, et al. Surgical technique and results of endoscopic anterior spinal canal decompression. J Neurosurg Spine, 2005, 2(2): 128–136.

［13］ Han P P, Kenny K, Dickman C A. Thoracoscopic approaches to the thoracic spine: experience with 241 surgical procedures. Neurosurg, 2002, 51(5 Suppl):S88–S95.

［14］Khoo L T, Beisse R, Potulski M. Thoracoscopic-assisted treatment of thoracic and lumbar fractures: a series of 371 consecutive cases. Neurosurg, 2002, 51(5 Suppl): S104-S117.

［15］Landreneau R J, Hazelrigg S R, Mack M J, et al. Postoperative pain-related morbidity: video-assisted thoracic surgery versus thoracotomy. Ann Thoracic Surg, 1993, 56(6):1285-1289.

［16］Mack M J, Regan J J, Bobechko W P, et al. Application of thoracoscopy for diseases of the spine. Ann Thoracic Surg, 1993, 56(3):736-738.

［17］Kaiser M G, Haid R W, Subach B R, et al. Comparison of the mini-open versus laparoscopic approach for anterior lumbar interbody fusion: a retrospective review. Neurosurg, 2002, 51(1):97-103; discussion 5.

［18］Tiusanen H, Seitsalo S, Osterman K, et al. Retrograde ejaculation after anterior interbody lumbar fusion. European spine journal: official publication of the European Spine Society, the European Spinal Deformity Society, and the European Section of the Cervical Spine Research Society, 1995, 4(6):339-342.

［19］Anand N, Rosemann R, Khalsa B, et al. Mid-term to long-term clinical and functional outcomes of minimally invasive correction and fusion for adults with scoliosis. Neurosurg focus, 2010, 28(3):E6.

［20］Tormenti M J, Maserati M B, Bonfield C M, et al. Complications and radiographic correction in adult scoliosis following combined transpsoas extreme lateral interbody fusion and posterior pedicle screw instrumentation. Neurosurg Focus, 2010, 28(3):E7.

［21］Wang M Y, Mummaneni P V. Minimally invasive surgery for thoracolumbar spinal deformity: initial clinical experience with clinical and radiographic outcomes. Neurosurg Focus, 2010, 28(3):E9.

［22］Dakwar E, Cardona R F, Smith D A, et al. Early outcomes and safety of the minimally invasive, lateral retroperitoneal transpsoas approach for adult degenerative scoliosis. Neurosurg Focus, 2010, 28(3):E8.

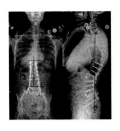

34

成人胸腰椎侧弯畸形单纯
后路矫形

皮国富 刘宏健 马胜利 译

Manish K Kasliwal, Justin S Smith, Christopher I Shaffrey

概述

　　成人脊柱侧弯畸形包括自童年或青春期已开始进展的畸形或成年后初发畸形[1]。成人脊柱畸形的发病率难以准确统计，但是现已报道的老人脊柱畸形发病率约为60%[2]。近10年内由于外科手术技巧及内固定的迅速发展，针对成人脊柱畸形的手术治疗方法发展很快，这也加剧了相应手术方法的变革。在过去的几年中，关于脊柱矢状序列与相关骨盆参数对矫形后整体疗效的重要性已被渐渐接受[3-7]。越来越多的脊柱外科医生认识到良好的术后效果不仅取决于对受累神经组织的减压，维持脊柱的生理矢状序列对其也非常重要。这两方面对减小术后并发症都很重要[6, 7]。最近一些研究证明了内植物使用寿命与影像学相关数据之间的关联性，并强调了整体矢状序列、骨盆后倾及脊柱骨盆相关数据的协调性恢复至一定范围内与良好的预后密切相关[3-5, 7, 8]［矢状面纵轴（SVA）小于5 cm，骨盆倾斜角（PT）小于25°，腰椎前屈角（LL）与骨盆投射角（PI）呈一定比例］。任何矫形手术的目的都是通过尽可能少的融合活动节段以骨盆为中心重塑一个稳定平衡的脊柱。患者脊柱解剖特点、脊柱生物力学特性、脊柱周围组织、手术技巧及内固定的矫形能力及多方面因素相互作用决定了能否重建出稳定、无痛的脊柱。成人胸腰椎畸形的单纯后路矫形手术在以前只适用于畸形程度较小、柔软的畸形、为前路手术准备或是无法承受360°矫形的患者[9, 10]。随着手术技巧及内固定的发展，很多在过去只能通过360°矫形的病例如今可以通过椎弓根螺钉以及积极后路松解手术｛[广泛的关节突切除术、后路或经椎间孔椎间松解融合术、截骨术、全椎体切除术（VCR）]｝仅行后路手术即可达到有效的治疗[11]。生物力学研究为改善椎弓根螺钉植入技术及提高内植物强度与硬度提供了更多思路。在这些研究的推动下，对于螺钉直径、钉道位置、深度、骨密度、钉道攻丝、生物材料、固定棒直径、横联及补充固定物的应用（骨质疏松患者使用甲基丙烯酸甲酯）的重要性得到了广泛认同。

手术适应证

　　成人脊柱侧弯常于60岁时发作，表现为椎管狭窄症状并伴有进行性加重的腰背部疼痛、神经根放射痛或复合症状[6, 12-14]。成人脊柱侧弯冠状面角度每年进展1°~6°（平均每年进展3°）。Cobb角大于30°，顶椎旋转超过Ⅱ级，侧方滑移超过6 mm或髂嵴连线横越L5椎体都是侧弯畸形高速进展的表现[6]。保守治疗是治疗成人脊柱侧弯的首选方法，包括应用一系列抗感染药物、肌松药，硬膜外注射类固醇，神经根阻滞及关节突关节注射药物[7, 13-16]。作为控制疼痛的药物治疗与物理治疗的辅助手段，水疗可能对改善肌肉疼痛、不适及肌肉张力有帮助。支具治疗并不能明显阻止畸形的进展，但是其稳定作用可以减轻疼痛。因为支具有导致肌肉萎缩与肌肉功能失调的潜能，所以并不建议长时间佩戴。

成人脊柱畸形的手术治疗目的有阻止畸形进展/矫正畸形、减轻疼痛及改善机能。与脊柱曲度相关的轴性或根性顽固性疼痛是成人脊柱畸形手术治疗最常见的手术指征[13, 14, 17]。如果保守治疗无效，就应考虑手术治疗。以下情况应优先考虑手术治疗：患者脊柱畸形有进展的风险（如胸椎畸形>50°~60°，腰椎畸形>40°）、胸椎后凸畸形大于60°、腰椎后凸畸形大于5°、有症状的矢状序列不佳、有神经损害症状的患者（如根性疼痛、神经源性跛行）[1, 6, 7, 17-19]。有记录的畸形进展及平衡失代偿也是手术指征。尽管一些学者认为受损的肺功能也是手术指征[17]，但是Korovessis等在一项平均随访时间约为23年的研究中发现，未治疗的成人脊柱侧弯患者与正常人中自然的退变相比较，肺功能并没有明显的差异[20]。

治疗成人脊柱畸形的传统方式是经胸腔切开或胸腹入路的前路手术加后路固定融合术[8, 12, 15, 20-24]。目前单纯后路手术包括椎弓根螺钉技术、截骨技术、经椎间孔椎间融合术（TLIF）、骨形态形成蛋白（BMP-2）等。在不牺牲矫形程度、融合率及手术疗效的前提下，这些技术尽可能地减小了前路手术的必要性[11]。最近的一些研究表明，有经验的术者可以通过单纯后路手术达到冠状面、矢状面的有效矫形[8, 12, 21, 25-27]。单纯后路手术的主要优势是避免了前路手术及其相关并发症，减少了手术时间并且免除了分期手术的必要性[11]。单纯后路手术通过椎板切除与关节突切除即可完成神经减压。当前路手术风险过大时可考虑应用单纯后路手术，特别是接受过前路手术治疗或放疗后腹膜后结构受到波及引起腹膜后瘢痕组织增生致其相应的腹膜后血管损伤的病例[11, 27, 28]。当患有严重的血管硬化及中动脉扩张时，前路手术的风险也非常大。

尽管如此，前路手术依然适用于接受过放疗、后路椎板切除等骨性结构切除、骨质疏松症。但是随着后路内固定植入、后路截骨技术、TLIF等技术的推广，更多的手术治疗方案选择偏向单纯后路手术。

术前准备

成人脊柱畸形手术治疗的术前准备工作是非常重要的。在尝试使用后路手术矫形前应准确测量以下数据以使矫形效果最佳化。

- 直立位下36英寸（约91cm）正、侧位X线检查在术前对充分评估畸形程度很重要。仰卧位下中立位与本定位影像可评价畸形的柔韧性。术前应仔细收集站立位影像的相关数据，如矢状与冠状序列、骨盆相关数据（骨盆投射角、骨盆倾斜角、腰椎前屈角度与骨盆投射角的关系）、椎体是否有侧方滑移、L3与L4椎体终板倾斜角、腰椎前屈角度损失程度（图34-1）[3-5]。

- 仔细评估可引起患者症状的脊柱畸形及在未治疗情况下可引起以后症状加重或脊柱序列不良的畸形。可通过选择性神经阻滞或经椎间孔椎管注射的方法评估神经根受牵连的程度。如果在注射或阻滞后症状明显缓解，则表明该处应对神经组织减压。在确定需要固定融合的节段时应涉及以下病变节段，如有明显的关节突关节病变、椎间盘退变、脊柱滑脱、脊柱侧移。当存在矢状序列不良时，即使椎间盘只有轻度的退变，大多数情况下也建议对L5/S1行融合固定处理。

- 在冠状位与矢状位确定脊柱畸形的相对柔韧性并确定达到预期矫形效果所需的矫形程度与截骨类型[21，26-29]。

- 评估需要进行神经减压处理的节段数目以缓解所有神经压迫症状。

- 应全面了解前期手术效果及情况，如前期手术神经减压范围、前期手术内固定位置及情况、全面评估之前椎体融合。翻修手术时也应对前期手术的潜在并发症，如假性硬膜膨出进行评估。

- 在决定是否融合时，应充分考虑结构性或非结构性侧弯特性。非结构性侧弯总体而言是柔韧的，其Cobb角在本定位时较直立位时明显改善，并且其退行性病变的程度也最小。在治疗胸腰段侧弯时，凡是在Cobb角内的椎体都建议行融合处理（表34-1）。

- 确定头侧与尾侧融合的范围。有证据表明应将融合固定节段向头侧延伸至更为稳定的T10或T11椎体，

这可能会减少固定至T12或L1椎体所引起的交界性问题。总体而言，T10与T11椎弓根较L1椎弓根更大。若涉及胸椎隐匿的特发性畸形或胸椎后凸畸形的老年患者，特别是当胸椎明显畸形或胸椎后凸角大于50°时，术前策略决定就变得相对复杂。在这些情况下，头端的固定范围应延伸至T2、T3或T4节段。缺乏大量的客观数据证实这些病例是否达到了最佳融合节段，这些仅仅是笔者的习惯（表34-1）。对于有近端交界性后凸畸形进展趋势且较为疑难的病例可采取延迟畸形进展的方法。在T10或T11处将固定棒留取足够的长度以便于与头侧的内固定相连。

- 尽管对成人脊柱退行性侧弯的手术治疗在疼痛缓解与功能恢复方面都较非手术治疗有明显优势[10，13，14]，术前仍应对手术的风险、效果、替代方案以及手术效果都进行充分讨论。因为手术治疗很少能彻底治愈所有症状，其仅仅是最大限度地缓解神经根症状或神经源性跛行并改善姿势及直立能力。

- 评估患者的营养及医疗状况以确定合理的手术方案，包括骨质评估。但是不能过分重视术前身体状况及风险因素的评估环节，如围手术期忌吸烟、预防深静脉血栓形成。术中及围手术期使用

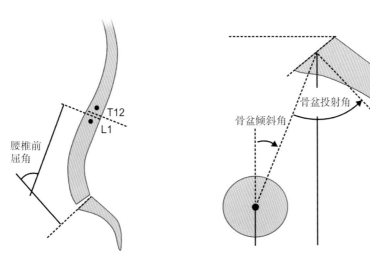

图34-1：测量腰椎前屈角、骨盆投射角、骨盆倾斜角。腰椎前屈线即L1~S1的Cobb角。骨盆投射角是S1上终板中点与股骨头中心连线与S1上终板中垂线的夹角。骨盆倾斜角是S1上终板中点与股骨头中心连线与经过股骨头中心的垂直线的夹角。

间歇性压力泵（SCD）非常重要[30]。在有大血管栓塞史或肺栓塞高危人群中，术前植入下腔静脉过滤装置也是一项预防措施[31]。

手术步骤

为了从后路进行成人脊柱侧弯矫形术，应将患者呈俯卧位置于Jackson手术台，并将所有的骨性突起处垫高。必须保证髋关节充分后伸以使腰椎前屈角度最大化。在术中应尽量避免低压麻醉，因为会降低脊髓血供，这就使风险性远远超过其所带来的益处。术中可联合使用间歇性加压装置和防血栓袜子与血液回收装置（细胞回收）。术中应合理预防性静脉输注抗生素。对所有矫形手术而言，笔者建议使用术中神经监测系统，其包括体感诱发电位监测和动作诱发电位监测。最近，在大多数脊柱重建手术中使用抗纤溶药物（抑肽酶、氨甲环酸、6-氨基己酸）得到了广泛的认同[32]。在2007年，美国食品药品管理局出于对术后并发症（如肾衰竭、心肌梗死、脑血管意外及死亡）的担忧禁止了抑肽酶的使用。氨甲环酸（TXA）是一种人工合成抗纤溶氨基酸衍生物，其可阻止手术区域的纤维蛋白溶解过程。TXA于20世纪70年代首次合成，其与氨基己酸相似，但功效却是前者的10倍。目前，针对在儿童[32-35]或成人脊柱融合患者中TXA使用

表34-1:成人胸腰椎畸形的术前准备与评估

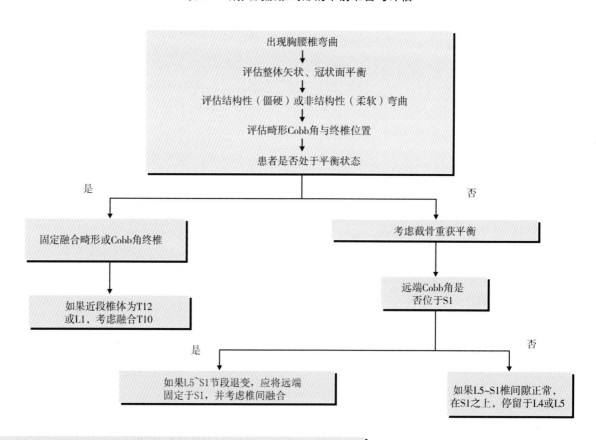

的安全性与功效性的研究正在积极开展[32, 36]。在大多数脊柱矫形术中，笔者习惯在术中使用10 mg/kg的静脉负荷剂量，随后使用每小时1 mg/kg的维持剂量，直至皮肤缝合结束。

术前应仔细评估融合节段范围，确定融合节段的范围后（大部分是从下胸椎至骶骨，偶尔从上胸椎至骶骨）从后正中线切开皮肤。切至胸背筋膜层后放置撑开器。向两侧将椎旁肌肉剥离至横突顶点，在剥离过程中保持骨膜下剥离，可以减少出血量及对椎旁肌肉的血供干扰。但是也不能过分强调减少出血量。要努力避免损伤上节段邻近关节突关节及棘间、棘上韧带。应充分暴露关节突关节及所有的骨性结构，以利于融合。

术前应充分评估每位脊柱畸形患者的特点，并以此选择最佳的手术方案及后路松解与减压的技术。诸如冠状与矢状序列、神经压迫的范围与严重性、畸形缓解的姿态及骨质等因素都可影响手术方案的选择。治疗青少年特发性脊柱侧弯的传统矫形方法仅包括后路复位技术（转棒、悬臂弯曲、加压或撑开钉棒），其在没有后路松解技术的帮助下很难达到理想的矫形效果。后路松解技术的目的是通过椎板切除、关节突切除、椎间盘切除、椎体截骨或全椎体切除等技术达到增加畸形的柔韧性。椎弓根螺钉应于两侧植入计划融合节段的头端至尾端的椎弓根内。当融合节段涉及骶骨时，笔者习惯使用骶骨皮质螺钉并沿骶岬方向植入，同时植入髂骨螺钉并于L5~S1间隙行TLIF手术以使融合率最大化。椎弓根螺钉技术与骨盆固定技术会在本书的其他章节详细论述。在L2以上节段至S1节段辅以骨盆固定是非常必要的。

后路矫形的方法是根据畸形不同的特点而制定的，表34-2中列出了矫形手术的几个关键步骤。

冠状面矫形技术

成人脊柱冠状面曲度是坚硬、固定的。术前仰卧位下本定像与支点本定像可以帮助判断钉棒矫形的范围。没有充分的后路松解仅通过钉棒矫形会增加椎体骨折与内固定松动、断裂的风险。多节段双侧关节突切除或多节段chevron截骨（"V"形截骨）可以改善脊柱的柔韧度。随后，通过椎弓根螺钉植入、减压、后路松解术（SPO）再次获得脊柱的柔韧性。在侧弯凸侧行TLIFs与双侧关节突切除术可以达到以下目的：增高椎间孔高度减压神经根、矫正并固定侧方滑脱、沿凸侧矫形、通过相应椎间盘与骨赘切除达到节段松解效果。椎间植骨术也能增加融合率并且维持矫形效果。术中摄影对判断是否以最小程度截骨及椎间融合达到的矫形效果的帮助并不大。

在胸腰段畸形达到充分的柔韧度后，将侧弯凸侧的固定棒预弯至其预定的矢状曲度并逐步固定于腰椎节段。固定棒的胸椎部分悬浮，仅将腰段用顶丝固定。在侧弯凸侧原位矫形与减压可以帮助确定最终的矫形轮廓。在柔韧性差的畸形节段旋棒矫形幅度一定要尽量小，整个过程要谨慎小心。凸侧固定棒安置完成后，可以同样的方法安置预弯后的凹侧固定棒。对凸侧进行加压处理可以帮助前屈的恢复并获得冠状面的矫形。

当有明显的冠状失代偿出现时，应采取更为积极的后路方法，如非对称经椎弓根截骨或全椎体切除以达到冠状面的矫形与脊柱序列的恢复。

表34-2：畸形与单纯后路矫形关节步骤

冠状面畸形
- 在凸侧行单边TLIF
- 椎弓根螺钉+预弯固定棒
- 椎体截骨术或全椎体切除术对明显的冠状面畸形进行减压

矢状面畸形
- 一次或多次SPO
- 一次或多次多节段截骨
- 一次经椎弓根截骨

冠状面与矢状面畸形
- 全椎体切除术
- 一次或多次非对称SPO
- 一次或多次非对称经椎弓根截骨

矢状面矫形技术

针对矢状面畸形矫正有多种截骨技术。SPO、多节段截骨、PSO治疗僵硬的矢状面畸形已于前文描述，在本书其他章节还会详细论述[27, 28]。尽管SPO与多节段截骨的术语是可以相互替代使用的。但是SPO常导致前纵韧带的断裂，而多节段截骨或Chevron截骨则是通过椎间隙而达到矫形目的。在后文这两种截骨均被称为SPO。

治疗僵硬的矢状序列不良的方法包括后路截骨术，其可缩短脊柱后柱。手术截骨方案包括单节段或多节段的SPO、PSO，以及SPO联合PSO。SPO不需要截除前、中柱结构，通过移动椎间隙矫正畸形（每个节段矫形度数为5°~10°）。在行PSO或全椎体切除前应先将临时固定棒固定牢固，以防止突然出现脊柱移位致使神经损伤。PSO需在椎体后方进行楔形截骨术，其所能达到的矫形角度更大（约30°）[25, 28]。此方法对矫正僵硬性矢状面畸形的患者或骨性融合节段非常有效。

全椎体切除是治疗有矢状、冠状面畸形的严重性脊柱畸形最为积极的方法。全椎体切除可在此类疾病的治疗中获得最大的矫形效果[26, 27, 37]。有些病例因为严重的胸腰段畸形可呈现严重的脊柱后侧凸畸形或躯体失平衡。在这种情况下，冠状面代偿性侧弯常常是相对僵硬的。全椎体切除可以移动椎体并能处理椎体的前、后柱。全椎体切除术需要彻底切除所有后柱，对神经组织进行大范围的暴露。在胸椎节段需将肋头从横突上切除下来，并沿椎体侧壁将软组织以骨膜下剥离的方式彻底分离。随后将肋头从肋椎间隙平面切除。将头、尾两端的椎间盘彻底切除（图34-2A~C）。在不破坏椎体后壁的前提下对椎体进行分块切除，椎体后柱应保留至切除术最后以保护硬膜囊（图34-2D、E）。全椎体切除常需要前柱结构性支撑物以防止脊髓过度缩短致使神经损害。脊柱缩短距离不超过3.5 cm才能降低脊髓损害的风险，这一点被普遍接受。可以使用普通的融合器或可扩张融合器达到防止过度缩短脊髓的目的（图34-2F）。在全椎体切除术中必须使用神经生理监测。随后用固定棒替换临时固定棒，并通过旋棒与加压操作矫正畸形。

在减压与截骨操作时可以获得大量的移植骨。在有关PSO与全椎体切除术的报道中，假关节形成的概率很高。根据所行手术的不同，可选择多种扩补骨材料，如同种异体骨松质/皮质移植、rhBMP-2联合自体骨移植。在美国，在脊柱后路融合术中使用BMP至今并没有获得批准。对保留的骨质结构表面充分去皮质化可以使融合成功率最大化。在筋膜层下放置引流可以降低血肿与积液的风险，在使用BMP-2的患者中此项措施特别有效。逐层紧密缝合肌肉、筋膜及皮下，最终使用订皮机关闭皮层。

根据术中情况、血流动力学状态、麻醉情况可以术后立即拔管或于术后第1日拔管。当患者清醒并可配合检查时应立即进行神经功能评估。如若出现新的神经功能损害症状应立即进行影像学检查，根据损害症状的程度进行X线、脊髓造影、CT、MRI等检查。新发的神经损害症状可以表现为神经根麻痹，甚至脊髓性瘫痪。如果发现机械性的神经压迫存在，如椎弓根螺钉错位、骨性压迫、血肿压迫，则应考虑再次进入手术室行探查手术。如果发生了无法解释的神经损害症状，特别是在长节段矫形手术后，应去除固定棒恢复脊柱原有序列。在经椎弓根截骨或脊柱滑脱矫形时，单节段的神经根损害症状是常见的，甚至术前可以预料到。若缺乏神经直接受压的影像学证据，则神经损害症状会随着时间慢慢恢复。在整个恢复期都应持续使用防下肢血栓袜与间歇性加压装置。自术后第1日起，笔者就常规预防性使用防下肢深静脉血栓（DVT）形成药物（皮下注射肝素，5 000 IU，bid）。行走锻炼等物理治疗应在术后尽早进行。根据引流量，笔者常于术后第3日拔除引流管。在术后早期应尽量避免使用非固醇类抗炎药物。

病例回顾

女性患者，65周岁。在经历了长期的背部疼痛后进行了L2~5的减压融合内固定手术。在一段短暂的缓解期后，该患者再次以进行性加重的背部疼痛、偏向右侧的姿势困难及下肢放射性疼痛再次入院。术前评估发现其胸腰段有明显的向右侧退变性侧弯及椎管狭窄。其T10~L4的Cobb角为50°、至少10 cm的矢状面正平衡、向右侧的冠状面失平衡、L5~S1间隙Ⅱ度椎体滑脱（图34-3A）。该患者从T10~S1节段进行内固定并辅助双侧髂骨钉、充分的神经减压、T12及L1的

SPO、L5~S1的TLIF、L2非对称PSO，并且沿T10~S1节段使用自体/同种异体骨及骨形态形成蛋白进行后方融合处理。术后6个月随访发现患者症状明显改善。该患者之前的侧弯畸形得到矫正，并且矢状与冠状平衡都在正常范围（图34-3B）。

并发症

随着麻醉、血液回收、内固定系统的改善，成人脊柱畸形的矫正术后并发症明显减少。如果考虑到僵硬性畸形所带来的多种病症，整体的并发症发病率并不

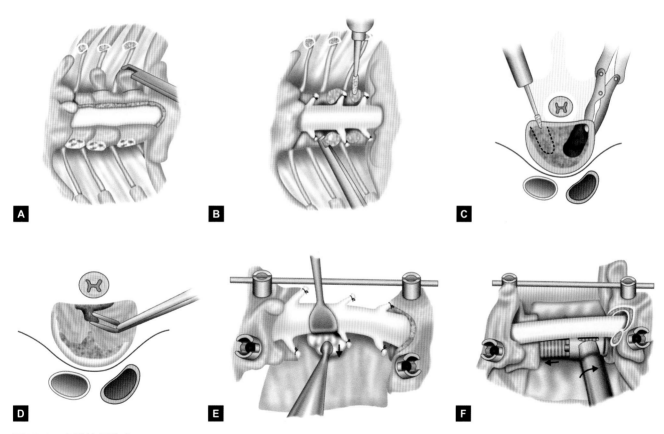

图34-2：全椎体切除术。

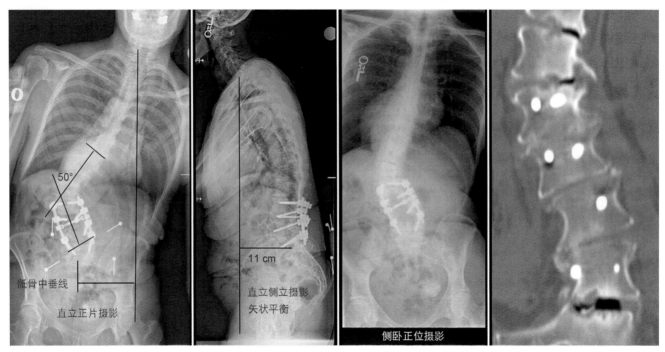

图34-3A：术前脊柱全长正、侧位X线摄影与冠状CT显示之前内固定情况及严重的胸腰部退变性侧弯，向后方及右侧11 cm的位移，仰卧位正位摄影提示弯曲部分柔韧。

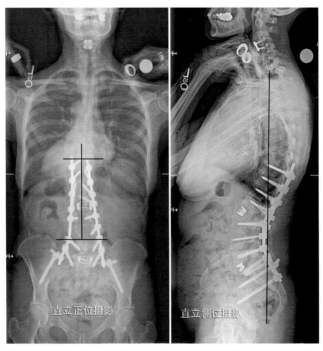

图34-3B：术后正、侧位X线摄影提示矫形满意，矢状平衡恢复，冠状平衡满意。

高[38-40]。并发症的发生率与以下因素有关：手术入路、畸形节段、患者年龄、术者经验。神经功能恶化尽管很少发生，但是据报道也有1%~5%的发生率[40]。术后感染可分为深层感染与浅层感染，各个研究所报道深层感染的发生率为1%~8%[39]。切口的感染可能需要二次手术清理。其他一些早期术后并发症包括术中硬膜损伤致脑脊液漏、深静脉血栓形成、肺栓塞、尿路感染、肺炎、心肌梗死、中风，甚至死亡[38-40]。术后视觉减退是一种罕见却极为严重的并发症，在大部分脊柱手术中其发生率为0.02%~0.2%；高血压、低血容量、并发的肾脏或眼部疾病都被证明是其发生的风险因素[41]。两种最常见的术后长期并发症：①钉棒断裂及螺钉松动；②近端交界性后凸畸形[42, 43]。防止固定节段终止于后凸节段或顶椎附近是降低术后出现进行性后凸畸形风险的有效措施。使用长节段内固定跨越胸腰交界处及后凸顶点也可防止出现上述情况。假关节形成是关节融合术后主要的风险，如果假关节形成引起相应症状则需要手术治疗。由于固定节段长度与范围不同、融合技术的不同，假关节形成率为5%~30%[17, 18, 44]。

关键点

- 单纯后路矫形是治疗大多数脊柱畸形有效的策略，其矫形效果与前后路联合矫形相当。
- 目前已有从360°矫形向单纯后路矫形过度的趋势，特别是当患者无法承受多重入路或已经接受了前后路联合矫形手术时，后路手术优势较明显。
- 截骨术与椎体切除术的应用可以帮助术者对大范围的僵硬性侧弯/后凸畸形进行矫正治疗。其效果与360°矫形相当，甚至超过其疗效。
- 恢复矢状序列、使腰椎前屈与骨盆相关数据值相协调是优化临床效果的重要手段。
- 尽管手术入路较为单一，但是术者仍应十分小心。因为这些激进的矫形术可能会导致严重的并发症。

参考文献

[1] Schwab F J, Smith V A, Biserni M, et al. Adult scoliosis: a quantitative radiographic and clinical analysis. Spine, 2002, 27:387–392.

[2] Schwab F, Dubey A, Gamez L, et al. Adult scoliosis: prevalence, SF–36, and nutritional parameters in an elderly volunteer population. Spine (Phila Pa 1976), 2005, 30: 1082–1085.

[3] Lafage V, Schwab F, Patel A, et al. Pelvic tilt and truncal inclination: two key radiographic parameters in the setting of adults with spinal deformity. Spine (Phila Pa 1976), 2009, 34:E599–E606.

[4] Schwab F, Patel A, Ungar B, et al. Adult spinal deformity-postoperative standing imbalance: how much can you tolerate? An overview of key parameters in assessing alignment and planning corrective surgery. Spine (Phila Pa 1976), 2010, 35:2224–2231.

[5] Schwab F J, Lafage V, Farcy J P, et al. Predicting outcome and complications in the surgical treatment of adult scoliosis. Spine (Phila Pa 1976), 2008, 33:2243–2247.

[6] Glassman S D, Berven S, Bridwell K, et al. Correlation of radiographic parameters and clinical symptoms in adult scoliosis. Spine, 2005, 30:682–688.

[7] Glassman S D, Bridwell K, Dimar J R, et al. The impact of positive sagittal balance in adult spinal deformity. Spine, 2005, 30:2024–2029.

[8] Boachie-Adjei O, Ferguson J A, Pigeon R G, et al. Transpedicular lumbar wedge resection osteotomy for fixed sagittal imbalance: surgical technique and early results. Spine, 2006, 31:485–492.

[9] Ali R M, Boachie-Adjei O, Rawlins B A. Functional and radiographic outcomes after surgery for adult scoliosis using third-generation instrumentation techniques. Spine (Phila Pa 1976), 2003, 28:1163–1169;discussion 9–70.

[10] Shapiro G S, Taira G, Boachie-Adjei O. Results of surgical treatment of adult idiopathic scoliosis with low back pain and spinal stenosis: a study of long-term clinical radiographic outcomes. Spine(Phila Pa 1976), 2003, 28: 358–363.

[11] Good C R, Lenke L G, Bridwell K H, et al. Can posterioronly surgery provide similar radiographic and clinical results as combined anterior (thoracotomy/thoracoabdominal)/posterior approaches for adult scoliosis? Spine (Phila Pa 1976), 2010, 35:210–218.

[12] Berven S H, Deviren V, Smith J A, et al. Management of fixed sagittal plane deformity: outcome of combined anterior and posterior surgery .Spine, 2003, 28:1710–5; discussion 6.

[13] Smith J S, Shaffrey C I, Berven S, et al. Operative versus nonoperative treatment of leg pain in adults with scoliosis: a retrospective review of a prospective multi-center database with two-year follow-up. Spine (Phila Pa 1976), 2009, 34:1693–1698.

[14] Smith J S, Shaffrey C I, Berven S, et al. Improvement of back pain with operative and nonoperative treatment in adults with scoliosis. Neurosurgery, 2009, 65:86–93;discussion 4.

[15] Bradford D S, Tribus C B. Current concepts and management of patients with fixed decompensated spinal deformity. Clin Orthop Relat Res, 1994, 64–72.

[16] Fritzell P, Hagg O, Wessberg P, et al. Chronic low back pain and fusion: a comparison of three surgical techniques: a prospective multicenter randomized study from the Swedish lumbar spine study group. Spine, 2002, 27:1131-1141.

[17] Bradford D S, Tay B K, Hu S S. Adult scoliosis: surgical indications, operative management, complications, and outcomes. Spine (Phila Pa 1976), 1999, 24:2617-2629.

[18] Edwards C C, Bridwell K H, Patel A, et al. Thoracolumbar deformity arthrodesis to L5 in adults: the fate of the L5-S1 disc. Spine (Phila Pa 1976), 2003, 28:2122-2131.

[19] Swank S, Lonstein J E, Moe J H, et al. Surgical treatment of adult scoliosis. A review of two hundred and twenty-two cases. J Bone Joint Surg Am, 1981, 63:268-287.

[20] Korovessis P, Piperos G, Sidiropoulos P, et al. Adult idiopathic lumbar scoliosis. A formula for prediction of progression and review of the literature. Spine (Phila Pa 1976), 1994, 19:1926-1932.

[21] Ahn U M, Ahn N U, Buchowski J M, et al. Functional outcome and radiographic correction after spinal osteotomy. Spine, 2002, 27:1303-1311.

[22] Arlet V, Jiang L, Ouellet J. Is there a need for anterior release for 70-90 degrees masculine thoracic curves in adolescent scoliosis? Eur Spine J, 2004, 13:740-745.

[23] Berven S H, Deviren V, Smith J A, et al. Management of fixed sagittal plane deformity: results of the transpedicular wedge resection osteotomy. Spine, 2001, 26:2036-2043.

[24] Boachie-Adjei O, Bradford D. The Cotrel-Dubousset system—results in spinal reconstruction. Early experience in 47 patients. Spine, 1991, 16:1155-1160.

[25] Bridwell K H, Lewis S J, Edwards C, et al. Complications and outcomes of pedicle subtraction osteotomies for fixed sagittal imbalance. Spine, 2003, 28:2093-2101.

[26] Suk S I, Chung E R, Kim J H, et al. Posterior vertebral column resection for severe rigid scoliosis. Spine, 2005, 30:1682-1687.

[27] Suk S I, Chung E R, Lee S M, et al. Posterior vertebral column resection in fixed lumbosacral deformity. Spine, 2005, 30:E703-E710.

[28] Bridwell K H, Lewis S J, Lenke L G, et al. Pedicle subtraction osteotomy for the treatment of fixed sagittal imbalance. J Bone Joint Surg Am, 2003, 85-A:454-463.

[29] McDonnell M F, Glassman S D, Dimar J R, et al. Perioperative complications of anterior procedures on the spine. J Bone Joint Surg Am, 1996, 78:839-847.

[30] Epstein N E. Efficacy of pneumatic compression stocking prophylaxis in the prevention of deep venous thrombosis and pulmonary embolism following 139 lumbar laminectomies with instrumented fusions. Journal of Spinal Disorders & Techniques, 2006, 19:28-31.

[31] Rosner M K, Kuklo T R, Tawk R, et al. Prophylactic placement of an inferior vena cava filter in high-risk patients undergoing spinal reconstruction. Neurosurgical Focus, 2004, 17:E6.

[32] Baldus C R, Bridwell K H, Lenke L G, et al. Can we safely reduce blood loss during lumbar pedicle subtraction osteotomy procedures using tranexamic acid or aprotinin? A comparative study with controls. Spine, 2010, 35:235-239.

[33] Neilipovitz D T, Murto K, Hall L, et al. A randomized trial of tranexamic acid to reduce blood transfusion for scoliosis surgery. Anesthesia and Analgesia, 2001, 93:82-87.

[34] Sethna N F, Zurakowski D, Brustowicz R M, et al. Tranexamic acid reduces intraoperative blood loss in pediatric patients undergoing scoliosis surgery. Anesthesiology, 2005, 102:727-732.

[35] Shapiro F, Zurakowski D, Sethna N F. Tranexamic acid diminishes intraoperative blood loss and transfusion in spinal fusions for duchenne muscular dystrophy scoliosis. Spine, 2007, 32:2278-2283.

[36] Wong J, El Beheiry H, Rampersaud Y R, et al. Tranexamic acid reduces perioperative blood loss in adult patients having spinal fusion surgery. Anesthesia and Analgesia, 2008, 107:1479-1486.

[37] Devlin V J, Boachie-Adjei O, Bradford D S, et al. Treatment of adult spinal deformity with fusion to the sacrum using CD instrumentation. J Spinal Disord, 1991, 4:1-14.

[38] Acosta F L, McClendon J, O'Shaughnessy B A, et al. Morbidity and mortality after spinal deformity surgery in patients 75 years and older: complications and predictive factors. J Neurosurg Spine, 2011, 15:667-674.

[39] Sansur C A, Smith J S, Coe J D, et al. Scoliosis research society morbidity and mortality of adult scoliosis surgery. Spine (Phila Pa 1976), 2011, 36:E593-E597.

[40] Smith J S, Sansur C A, Donaldson W F, et al. Short-term morbidity and mortality associated with correction of thoracolumbar fixed sagittal plane deformity: a report from the scoliosis research society morbidity and mortality committee. Spine (Phila Pa 1976), 2011, 36:958-964.

［41］Baig M N, Lubow M, Immesoete P, et al. Vision loss after spine surgery: review of the literature and recommendations. Neurosurg Focus, 2007, 23:E15.

［42］DeWald C J, Stanley T. Instrumentation-related complications of multilevel fusions for adult spinal deformity patients over age 65: surgical considerations and treatment options in patients with poor bone quality. Spine (Phila Pa 1976), 2006, 31:S144-S151.

［43］Emami A, Deviren V, Berven S, et al. Outcome and complications of long fusions to the sacrum in adult spine deformity: luque-galveston, combined iliac and sacral screws, and sacral fixation. Spine (Phila Pa 1976), 2002, 27:776-786.

［44］Lapp M A, Bridwell K H, Lenke L G, et al. Long-term complications in adult spinal deformity patients having combined surgery: a comparison of primary to revision patients. Spine (Phila Pa 1976), 2001, 26:973-983.

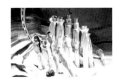

35 经皮椎弓根钉-棒植入矫形术

皮国富　王卫东　孙建广　译

Neel Anand, Thomas Phillips, Jeffrey Toll, Eli M Baron

■ 概述

脊柱微创手术（MISS）与传统开放手术相比，具有组织创伤小、术中出血量少的优点[1-3]。虽然该技术常用于短节段的融合和椎间盘切除术，但是MISS在脊柱畸形的外科矫正中也能够发挥出同样重要的作用。伴有内固定植入的脊柱融合手术往往出血量较大（360~7 000 mL，平均术中出血量为1 500 mL）[4-5]，而且传统开放脊柱畸形矫正手术的并发症发生率可高达70%[6]。因此，MISS成了颇有吸引力的成人脊柱畸形外科矫正的治疗手段。

以前就有外科医生论证了脊柱微创矫形手术治疗脊柱畸形的技术可行性[1]。笔者报道了该手术的中远期预后，并得出了两者远期效果相同的结论[7]。同样，笔者也对后路经皮椎弓根钉-棒系统治疗成人脊柱畸形的矫正进行了综述。

■ 手术适应证

经皮椎弓根钉-棒植入矫形术可用于治疗成人脊柱畸形，以及退变性、特发性或医源性脊柱侧弯等多种侧弯畸形（图35-1）。在实施畸形矫正融合术之前，应完善术前准备。术前应完善包括脊柱全长站立位和Bending位X线片（评估侧弯部分活动性）、CT和MRI在内的影像学检查。同时也应充分考虑患者的骨密度，因为严重骨质疏松的患者可能不适合进行脊柱矫形手术。而对于轻微骨质疏松患者，在植入螺钉时可辅以骨水泥进行椎体强化治疗，以提高治疗效果。

在行经皮椎弓根钉-棒植入矫形术前，患者往往需要进行多节段经肌间隙椎间盘切除、融合术（图35-2）。这样不仅可以对畸形进行部分矫正，甚至在一些病例中可以避免进行截骨矫形的必要。通过侧方椎间盘切除与融合可以达到对责任节段的关节突关节进行松解的目的，并且有助于提高经皮椎弓根钉-棒植入后矫形的程度。然而，值得注意的是，相对于后者，侧方椎间盘切除和融合只能达到较有限程度的畸形矫正（图35-2、图35-18）。

但在对僵硬性脊柱后凸矫正时，笔者并不推荐使用经皮椎弓根钉-棒固定术。而包括Ponte截骨、SPO和经椎弓根截骨在内的截骨术需要广泛的暴露以显露整个椎体。在截骨节段常需行广泛的骨膜下剥离，以利于移除骨质。经皮椎弓根钉-棒植入在截骨节段以上或以下部分发挥作用。

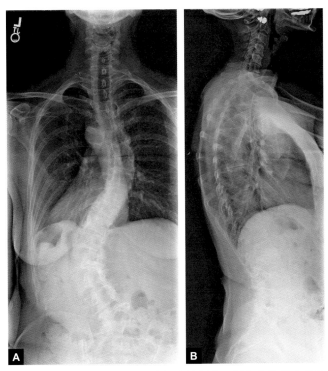

图35-1：53岁女性，患有特发性脊柱侧弯，脊柱全长站立位片提示该患者矢状位T10~L4节段向左呈55°弯曲且伴有腰骶部倾斜，在冠状位T5~9呈34°的代偿性弯曲。该患者表现为进展性侧弯畸形。

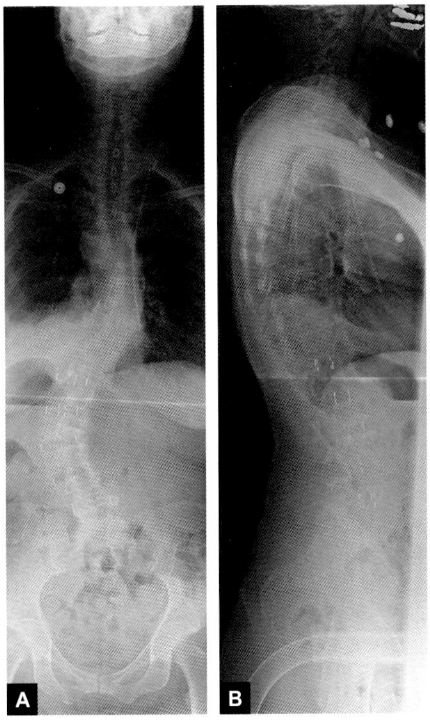

图35-2：脊柱全长站立位X线片，T12~L5行侧方入路椎间盘切除和椎间融合术。胸腰段弯曲减小至50°，胸部弯曲仍为34°。提示侧方入路椎间盘切除和椎间融合术并未提供显著矫形效果。

手术步骤

这里展示的原则和技术适用于大多数经皮椎弓根钉–棒系统。笔者的大多数经验来自CD Horizon® Longitude® 椎弓根钉–棒系统（Medtronic Sofamor Danek, Memphis, TN）的使用。

患者取俯卧位，确保手术床周围有足够空间能旋转C臂完成正位像、侧位像和斜位像的拍摄。因为椎弓根在矢状面和横断面上呈现不同的角度，应避免有任何物体（如衬垫、支架）阻碍透视，这样可以达到脊柱解剖最佳的可视化。摆放体位时应避免在植入内固定时使脊柱出现后凸，同时应确保所有

受压部位和肢体有足够的支撑。笔者更倾向于使用Jackson手术床。

术中影像学标志

手术室应配备C臂，术前应预先进行正位和侧位摄影以确保能够获得满意的椎弓根影像。正位和侧位投影角度应与椎弓根螺钉植入处最近的椎体终板平行，终板的C臂投影应呈现出线形影而不是圆形。在正位像上，棘突应位于相应两侧椎弓根间中点处。也可采用O形臂透视仪或其他神经外科导航系统。

皮肤切口

在绝对正位像上关节突关节和横突交界区，沿椎弓根外侧缘的皮肤投影做皮肤切口。笔者习惯将10号

或15号手术刀放置于皮肤上作为标记物来确定切口的位置（图35-3）。确认皮肤切口位置后，做一长约18 mm的纵行切口切开皮肤及筋膜组织。

寻找椎弓根

将大号Jamshidi穿刺针（经皮工具针）从皮肤切口穿过筋膜与肌肉层刺入穿刺点，左侧椎弓根穿刺针保持在椎弓根投影的10点位置，右侧椎弓根穿刺针保持在椎弓根投影的2点位置。使穿刺针顶端在正位像上恰好位于椎弓根的外缘（图35-4）。当穿刺针刚刚穿越骨皮质时，应进行行术中透视，确认穿刺针处于正确位置后再将穿刺针刺入深部。用骨锤轻敲穿刺针尾端，缓慢进入椎弓根。在距皮肤表面约20 mm的穿刺针处做一标记，作为穿刺针进入椎体深度的间接标识。在进针过程中，正位投影中穿刺针应尽量位于椎弓根的中心（图35-5）。当在侧位像上看到穿刺针的尖端到达椎体后壁的骨皮质时，正位像上穿刺针的位置不应超过椎弓根横径投影距离的2/3。当穿刺针刺入深度超过椎弓根长径的2/3且进针深度距骨性起始点为20 mm时，即可确保导针可以安全进入椎体内。

对于固定节段最头端的螺钉而言，在植钉时稍稍降低其在椎弓根内的位置可以减少对上关节突的侵犯。

取出针柄和穿刺针

旋转闭锁开关至"解锁"位置，缓缓地向外拉动Jamshidi针尾部针柄以取出穿刺针，在操作中应确保穿刺针套管留置于椎弓根内。

插入导丝

通过留置于椎弓根内的套管插入导丝。导丝尖端应钝圆，它可以很好地感知椎体并且确定穿刺针没有向外侧穿出(图35-6)。随后即可旋转套管，并逐渐将其取出椎弓根。应小心操作，以免将导丝拔出。重复步骤3~5完成全部导丝的插入。

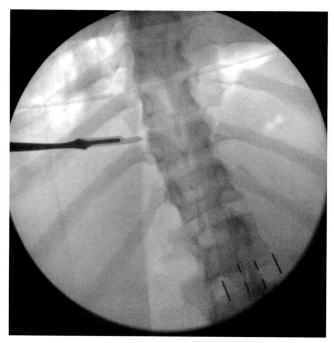

图35-3：正位像提示15号刀片被椎弓根外缘固定在皮肤上。在椎弓根外缘做一长约18 mm的垂直切口。

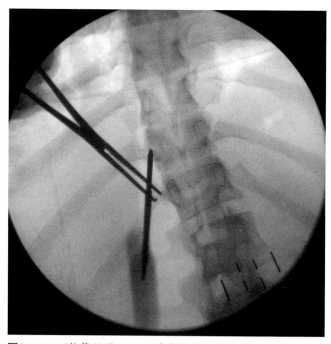

图35-4：正位像显示Jamshidi穿刺针位于T11椎弓根外缘。

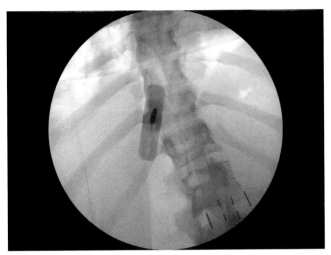

图35-5：正位像显示Jamshidi穿刺针进入椎弓根。

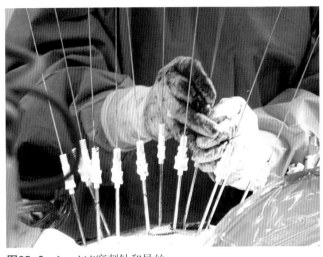

图35-6：Jamshidi穿刺针和导丝。

撑开肌间隙

撑开筋膜和肌肉以利于椎弓根螺钉植入。使用扩张器撑开软组织，在撑开肌肉与筋膜时应来回成90°画圆的方式，用力进行撑开操作，以便于后期空心螺钉的植入（图35-7）。扩张器必须抵在骨性结构表面以防止软组织的回缩。

取出内部扩张器

取出第一和第二级扩张器，而导丝和第三级扩张器则继续留在切口内。这样可以在后期的攻丝操作中起到保护组织、提供术野的作用。必须小心取出第一和第二级扩张器以确保导丝的位置没有变动。

准备钉道

通过第三级扩张器将空心丝攻沿导丝拧入，并对椎弓根进行攻丝处理。随后，在术中摄影的监控下依次对头端节段进行攻丝处理（图35-8）。在这个过程中，一定要保证丝攻沿导丝方向进入椎弓根。在整个过程中应通过术中摄影监测导丝是否发生移位。攻丝结束后即可撤出丝攻，撤出丝攻时一定要谨慎小心，

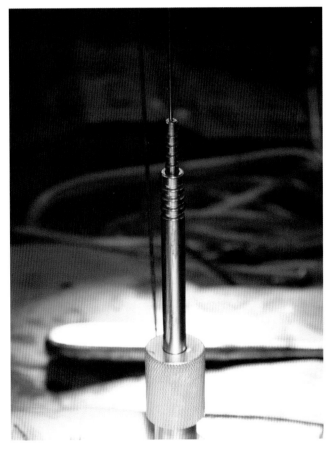

图35-7：扩张器。

确保导丝留置于钉道内。如果丝攻进入过深，则在撤出丝攻时有可能带出导丝。为了避免此种情况，在撤出丝攻时应将导丝向前移动至越过丝攻顶端，之后再撤出丝攻。

植入椎弓根螺钉

将长度和直径合适的螺钉与延长器组合，并去除第三级扩张器。随后将组装好的螺钉通过导丝植入椎弓根（图35-9）。侧位透视可以实时监控植钉情况。当椎弓根螺钉进入椎体并获得一定的把持力后，即可取出导丝以免其前进过深。此时应注意皮肤切缘，应将其拉起并包绕延长器。重复步骤6~10完成其他节段螺钉的植入。

对齐延长器

当所有的延长器都已完成植钉后，旋转延长器使其指示标志与旋钮均向内侧或均向外侧转至空缺处。这样一来延长器的空缺处即可排成一线对齐，便于金属棒从螺钉尾部穿过。

选取金属棒长度

将金属模棒放于椎弓根螺钉延长器旁并紧贴皮肤。模具应适当弯曲，确保测量装置的所有部分都与皮肤接触。根据测量装置的度数来预估植入金属棒的长度（图35-10）。

准备与植入金属棒

将金属棒固定于植棒器。采用弯棒器对其进行适当的预弯，使其类似于正常腰椎和胸椎的弯曲程度（图35-11）。随后通过最头端的延长器植入金属棒或在头端距顶端延长器约1 cm处做一垂直切口以辅助植入金属棒（图35-12）。必须严格确保金属棒穿行于筋膜下方，如果需要，应切开筋膜。金属棒从头端的延长器进入切口并于筋膜下穿行第一个延长器的开口。

通过术者的双手感知寻找第一个延长器的开口。

然后将确认工具放入延长器内来确定金属棒是否已经穿行其内。如果工具上的标记消失，则证明金属棒未穿过延长器。金属棒穿过第一个延长器后，操纵植棒器把手引导金属棒穿过剩余的延长器。通过触感

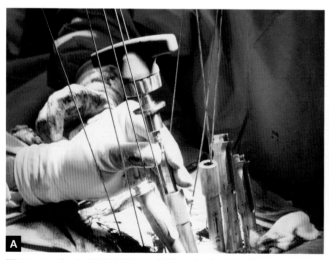
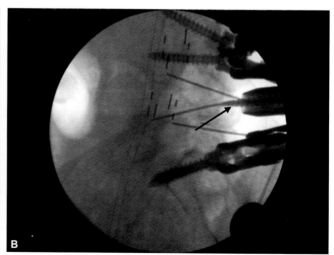

图35-8：（A）通过导丝插入套管；（B）透视确认进入深度。

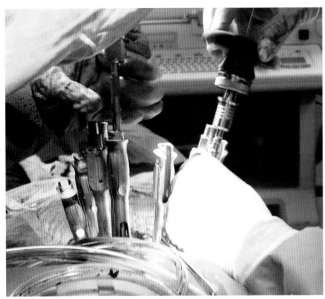

图35-9：通过导丝植入椎弓根螺钉和延长器。注意需撤出牵开器。

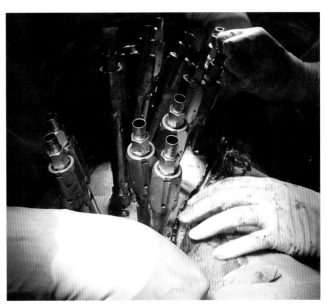

图35-10：排列延长器使其指示槽相对，采用模具估计矫形棒所需长度。

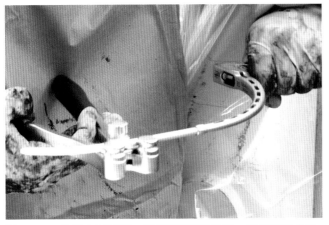

图35-11：选定金属棒后，将其固定于植棒器，然后弯曲成正常胸腰椎的弯曲程度。

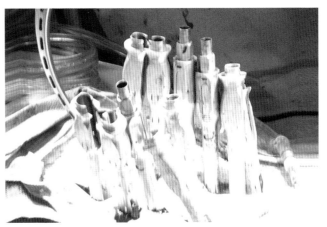

图35-12：通过延长器植入金属棒。

反馈、术中透视及植棒确认工具来确认金属棒的植入过程（图35-13）。当确认金属棒已经穿过所有的延长器后，进行术中侧位摄影以确保金属棒在头端和尾端螺钉处留有合适长度。金属棒在矢状面和冠状面上亦应位于合适的位置。

通过金属棒进行复位

保持植棒器位于合适的位置，并利用棘轮样的工具将每个延长器内的固定棒压至底部。压棒的过程应从最尾侧的节段开始向头侧进行（图35-14）。所有的延长器操作窗显示为"RD"（"减压"）后，压棒

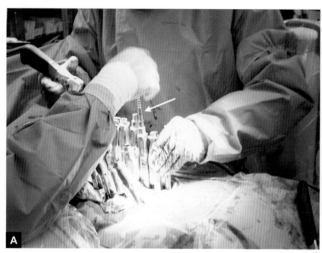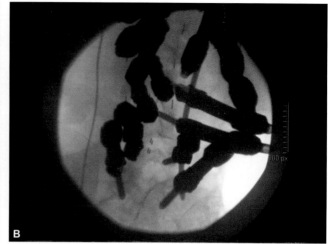

图35-13：（A）植棒确认工具显示金属棒穿过了延长器，注意确定金属棒位于螺钉头端的线条；（B）正位像提示金属棒正确地穿过螺钉头端和延长器。

的过程才算结束。将金属棒压至延长器底端很重要。如果一个延长器内的金属棒压至底端（完全压棒状态），而其他延长器没有压至底端，在复位时很可能导致延长器从椎弓根螺钉上脱落。

锁定螺钉与启动锁定机关

将顶丝固定于扳手上并沿延长器放入钉尾，锁紧螺钉（图35-15）。在锁死顶丝的过程中，术者应保持延长器的位置不变，并保证每一枚顶丝都成功启动锁定机关。如果顶丝迟迟不能进入钉尾螺纹区，可松解延长器1.5圈缓解其对钉尾的压力，以便于顶丝成功进入钉尾。在这个过程中，需要严格保持植棒器在矢状面的序列，避免金属棒在顶丝固定之前在患者体内发生旋转。

加压/撑开

根据患者的自身情况及术者对矫形的要求适当地进行压缩/撑开操作。暂时拧紧1枚顶丝，这种临时锁定的延长器或椎弓根螺钉在加压和撑开时可发挥杠杆的作用。而在需要加压/撑开的节段，则可将相应顶丝松开。将加压/撑开器放于延长器上，操作时要尽可能靠近皮肤。施行加压或撑开（图35-16）。操作完成后，将松开的顶丝重新拧紧。一旦加压或撑开完成，之前暂时固定的顶丝即可锁死。如果需要，可重复上述操作进行加压/撑开。

移除置入器和延长器

通过拉动扣环后方的小卡齿将植棒器从金属棒上撤出，即打开扣环松开金属棒。应在最头端的螺钉实现最终的复位之前完成。

所有顶丝均已锁死后，利用复位工具松解所有延长器，延长器被松解后可以听到清脆的响声，位于两侧的旋钮全部弹出。若两侧旋钮未弹出，应进一步松解延长器。向内侧或外侧摇动延长器并向外牵拉，即可将延长器从椎弓根螺钉上取下。重复该步骤直到取出所有延长器。

缝合切口

充分冲洗切口，用0号可吸收缝线间断缝合筋膜层。皮下和真皮层采用2-0和3-0可吸收缝线间断缝

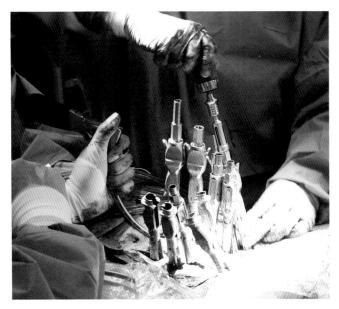

图35-14：从尾侧到头侧进行压棒。

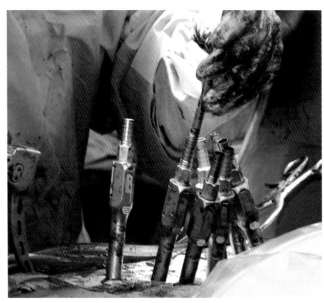

图35-15：通过延长器将顶丝固定于钉尾。

合。皮肤切口用无菌敷贴覆盖。

注意事项

根据Lehman等[8]描述，笔者常采用三皮质螺钉植入。Lehman等采用骨盆入口位透视来确认螺钉进入骶岬尖端（图35-17）。之后在骶岬处置入椎弓根螺钉，但是对于翻修手术来讲并不需要植入骶骨螺钉，因为髂骨螺钉可能是更好的选择。如果须向骶骨进行融合，笔者常规采用Trans 1公司的轴向3D螺钉，其可为L5~S1之间的区域提供可靠的固定。对于翻修手术，优先选取S2 Alar Iliac（S2AI螺钉），因为该螺钉与其他椎弓根螺钉呈直列式排列，所以不需要链接器[9]。上述植钉的过程可以经皮或微创的方式完成。此外，笔者习惯对进行椎间隙融合的节段使用重组人类骨形态发生蛋白-2（rhBMP-2），并加以局部去除的骨组织和去矿化的骨基质以实现后外侧融合。通常，笔者会通过与植入螺钉相同的切口暴露关

节突关节，之后去除关节突关节皮质部分并植入内植物。在胸椎节段可采用通道暴露关节突关节。

根据冠状面的畸形情况来决定优先植入哪一侧金属棒。通常在腰椎节段，应先植入凸侧的金属棒；而对于胸椎节段来说，应先考虑植入凹侧的金属棒。应严格固定金属棒在矢状位方向上的位置，直到一系列

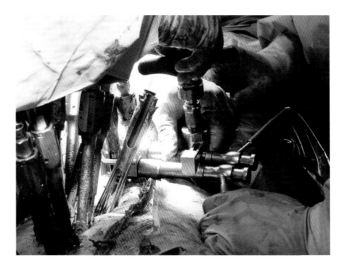

图35-16：加压器对椎弓根螺钉进行加压。

的延长器从尾侧到头侧完全撤出，这可以帮助矫正顶端椎体的侧方移位。如果需要进一步矫正顶端椎体则可进行反方向旋转操作。然后将顶丝从尾端至头端依次固定牢固。

结论

经皮椎弓根钉-棒植入矫形术可以矫正大部分成人脊柱畸形。如协同使用侧方经肌间隙入路行椎间盘切除融合术，不仅能矫正多种类型的侧弯畸形，而且可避免进行截骨术（图35-18）。精准的术中摄影和谨慎小心的操作是获得良好结果的前提条件。和开放矫形手术相比，微创矫形手术拥有相似的长期临床结果，同时其出血量更少，组织破坏程度更小。

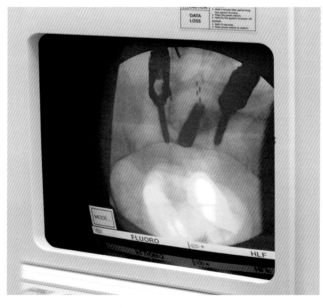

图35-17：骨盆入口位透视确认三皮质椎弓根螺钉植入。注意，这里存在Trans 1公司的轴向3D螺钉。

关键点

- 进行经皮椎弓根钉-棒植入矫形术需具备完善的术前和术中影像系统。

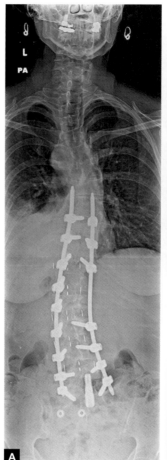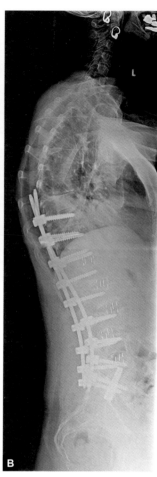

图35-18：脊柱全长站立位影像。侧方入路椎间盘切除和椎间融合术、L5~S1节段经骶骨椎间盘切除和椎间融合术、经皮椎弓根钉-棒植入矫形术后。胸腰段弯曲减小至23°，胸部畸形减轻至24°。经皮椎弓根钉-棒植入矫形术实现了主要的畸形矫正。

- 先用正位像定位椎弓根，后用侧位像确定头尾方向。

- 该术式可以很大程度地矫正顶端椎体的侧移，尽管笔者常规采用侧方经肌间隙入路行椎间盘切除和椎间融合，其作用可能还是松解关节突关节，并不能进行矫形。

- 在对延长器内金属棒行压棒处理时，应保持金属棒在矢状面和冠状面的位置和方向不变。

- 必须小心确保金属棒从筋膜层下方通过，而不是其上方。
- 植入骶骨椎弓根螺钉时推荐采用骨盆入口位透视确认三皮质螺钉的位置。
- S2AI螺钉可以和其他螺钉呈线形排列，便于经皮对骨盆进行固定。
- 在未进行椎间融合的节段进行关节突融合。

参考文献

［1］ Anand N, Baron E M, Thaiyananthan G, et al. Minimally invasive multilevel percutaneous correction and fusion for adult lumbar degenerative scoliosis: a technique and feasibility study. J Spinal Disord Tech, 2008, 21:459–467.

［2］ Eck J C, Hodges S, Humphreys S C. Minimally invasive lumbar spinal fusion. J Am Acad Orthop Surg, 2007, 15:321–329.

［3］ Park Y, Ha J W. Comparison of one-level posterior lumbar interbody fusion performed with a minimally invasive approach or a traditional open approach. Spine, 2007, 32:537–543.

［4］ Hu S S. Blood loss in adult spinal surgery. Eur Spine J, 2004, 13(Suppl 1):S3–S5.

［5］ Moller H, Hedlund R. Instrumented and noninstrumented posterolateral fusion in adult spondylolisthesis—a prospective randomized study: part 2. Spine, 2000, 25: 1716–1721.

［6］ Baron E M, Albert T J. Medical complications of surgical treatment of adult spinal deformity and how to avoid them. Spine, 2006, 31:S106–S118.

［7］ Anand N, Rosemann R, Khalsa B, et al. Mid-term to long-term clinical and functional outcomes of minimally invasive correction and fusion for adults with scoliosis. Neurosurg Focus, 2010, 28:E6.

［8］ Lehman R A, Kuklo T R, Belmont P J, et al. Advantage of pedicle screw fixation directed into the apex of the sacral promontory over bicortical fixation: a biomechanical analysis. Spine, 2002, 27:806–811.

［9］ O'Brien J R, Matteini L, Yu W D, et al. Feasibility of minimally invasive sacropelvic fixation: percutaneous S2 alar iliac fixation. Spine, 2010, 35:460–464.

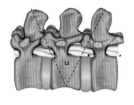

36

Smith-Petersen截骨术和经椎弓根椎体截骨术

皮国富　刘宏建　寇红伟　译

Ahmad Nassr, Quanqi Cui, Michael J Yaszemski

概述

对于患有脊柱疾病的成人，脊柱矢状位失衡被认为是导致其脊柱功能障碍的重要相关因素[1]。随着患者对矢状位平衡代偿能力的逐渐降低，要保持步态平衡所需的力量就会明显增高。这会导致临床上常见的"平背综合征"，患者往往存在双目不能直视前方、腰背部疲劳、髋关节和膝关节屈曲甚至挛缩的症状，这些都是为了代偿脊柱矢状序列的前移。平背综合征最常见的病因包括术后腰椎生理前屈的丢失、强直性脊柱炎、创伤或感染继发的脊柱后凸。目前，有很多方式可以干预这些畸形。针对前方矢状面失衡的治疗术式包括SPO和PSO。SPO包括椎体后方附件的切除和经椎间隙延长前柱长度，继而达到对脊柱进行矫形的目的。PSO需要同时去除脊柱的前柱与后柱，并以前纵韧带和椎体前方骨皮质作为铰链来实现矫形效果。两种术式的选择需结合临床情况，以及脊柱畸形的程度和灵活度。

解剖和生物力学

脊柱由33块椎骨组成。在矢状位，正常脊柱存在4个生理弯曲：颈椎和腰椎向前屈，胸椎和骶椎后凸。脊柱矢状位的稳定与否是以C7椎体向下的垂线定义的，正常的情况下该垂线应与S1椎体后上角相交。解剖上轻微的变异对机体并无影响，但常导致C7椎体的垂线向前或后移动，但不超过L5~S1椎间盘3 cm（图36-1）[2]。衰老和退行性改变常会造成腰椎生理前屈的丢失，这是临床上前方矢状位失衡的主要病因。在无症状的个体中，腰椎前屈角度为64°±10°。下腰椎是腰椎前屈的主要形成部位，而功能障碍已被证实与前方矢状位失衡具有线性关系[1]。

骨盆参数被认为是脊柱序列的主要调节因素。骨盆入射角（Pelvic Incidence, PI）被认为是固定的骨盆参数，并和维持脊柱稳定所要求的腰椎前屈（Lumbar Lordosis, LL）呈线性相关。Schwab在这些症状的治疗中提出了一个和这两个参数有关的公式[3]：

LL=PI+9°（±9°）

胸椎的进行性后凸畸形同样也会造成矢状位失衡。等于或大于50°的胸椎后凸即可被认定为后凸畸

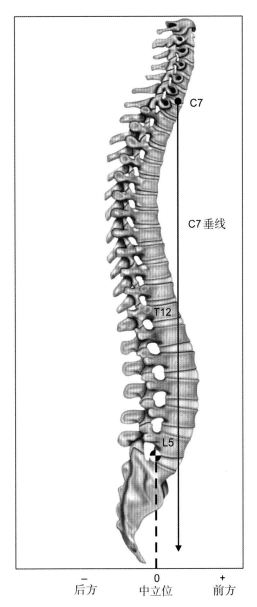

图36-1：C7椎体垂线和从C7到腰骶椎的重力线的关系。

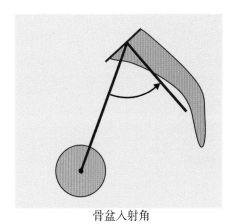

骨盆入射角

图36-2：骨盆入射角，由过S1终板中点的垂线和终板中点到股骨头的连线组成。

的垂线仍然穿过L5~S1的椎间盘。而在Ⅱ型矢状位失衡（整体型）中，该垂线向前方的移位超过L5~S1椎间盘5 cm以上[4]。

在矢状位失衡的治疗中，可以运用多种截骨方法来达到矫正矢状面畸形的目的。通过截骨可以实现不同程度的骨质切除。畸形的类型、部位和灵活性常影响截骨方法的选择。

SPO可通过切除黄韧带、下关节突和部分棘突来达到矫形的目的，切除范围有时也会包括部分上关节突。截骨后通过加压封闭后方骨质缺损并间接延伸脊柱前柱以达到对畸形的矫正。这部分操作常在椎间隙水平进行。该术式最大的矫正能力约为10°。如果前路撑开过度，需要进行单独的前路植骨术。临床上常利用多节段SPO来进行矫形。如果截骨范围涉及冠状位顶端椎体，那么制订手术方案时应慎重，因为SPO截骨很可能会加重患者冠状位失衡。

PSO是涉及椎体前后柱的楔形截骨。其截骨范围包括切除椎板、关节突关节、椎弓根，并楔形截取椎体，但是要保留椎体前方皮质和与之接触的前纵韧带。该术式通过封闭骨缺损处向后成角、缩短脊柱后柱并加压达到矫正畸形。PSO在单个节段即可完成高

形。进行性胸椎后凸常由姿势不平衡、先天异常、骨质疏松、脊柱退变性关节炎、强直性脊柱炎、脊柱结核和感染等原因引起。

矢状位的失衡可以分为两种类型。在Ⅰ型矢状位失衡（节段型）中，脊柱只有一个区域呈后凸畸形；然而，该节段之上或之下节段的椎间盘常会对后凸进行代偿并表现为过度前屈，这使得矢状位C7椎体向下

达35°的矫形。这种术式常用于矫正脊髓水平下的腰椎节段，在谨慎制订手术方案后也可将该术式应用于存在脊髓的脊柱中上节段，并且可以达到同样的矫正效果。对于冠状面畸形可以采用不对称截骨方式予以矫正。

手术适应证

截骨术的手术适应证为僵硬性的矢状面畸形，伴或不伴冠状位不稳。患者往往为平背畸形，经严格的保守治疗无效。腰背部疲劳、疼痛，伴有前方矢状位失衡，行走距离缩短，而且不能平视前方。

手术步骤

手术准备

术前与麻醉人员就患者病情、症状及是否适合手术进行讨论是很有必要的。应用梅菲尔德头架或头颅牵引弓悬吊头部，同时避免眶部受压。由于手术出血量较大，可使用术中自体血回输系统。术中使用多种神经生理监测装置可以有效、实时监测神经功能是否受损。特别是在矫正畸形时，该方法较为灵敏。笔者推荐使用运动诱发电位（Motor Evoked Potentials，MEPs）、体感诱发电位（Somatosensory Evoked Potentials，SEPs）及肌电图（Electromyography，EMG）。在缺乏神经监测设备时，于截骨闭合后行术中唤醒试验很有必要。使用可弯曲/可透射线的、垫有四脚垫的手术床，患者取俯卧位并呈屈曲姿势（图36-3）。这样的体位有助于减压操作及矫形能力的最大化。当截骨完成后，可将手术床恢复平直，有助于截骨平面的闭合。Jackson手术床也可以达到同样的效果。有的术者建议，患者取侧卧位或坐位，在清醒状态下利用局部麻醉进行手术。但是，这种方式因为一些显而易见的原因并不经常使用。

SPO和多节段（Zielke/Ponte）截骨

SPO是后方闭合性楔形截骨，其会导致前方脊柱的延伸。该术式于1945年被提出并用于治疗风湿性关节炎[5]，切除关节突关节和黄韧带，然后强行闭合后方以达到矢状面矫形的目的。该术式需要对脊柱前柱强行折骨，因此常用于治疗脊柱强直。一般来说，每1 mm的截骨可以实现1°的畸形矫正，一个节段的椎体最多可进行15°的矫形。制订术前方案时，应明

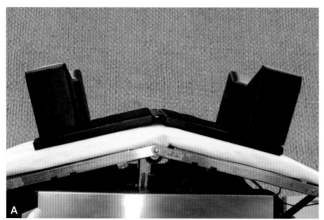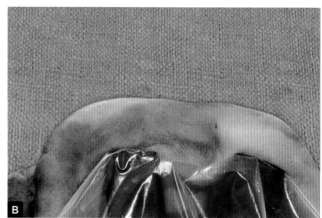

图36-3：（A）垫有四脚垫、可弯曲的手术床；（B）患者呈俯卧位，躯体屈曲。

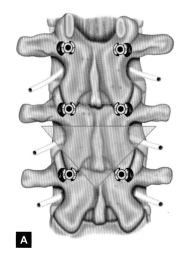
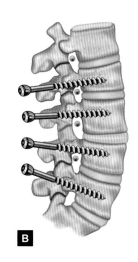
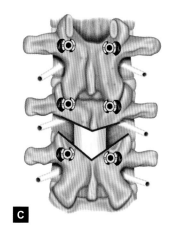
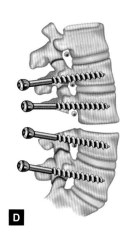

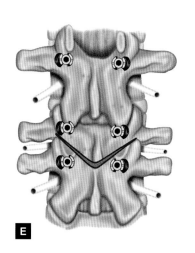
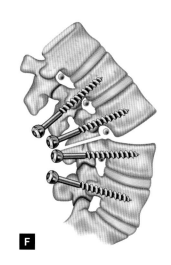

图36-4：（A、B）椎体后方和侧方视角，可见SPO截骨范围包括双侧下关节突、部分上关节突、椎板和棘突；（C、D）后方和侧方视角，显示截骨术后；（E、F）后方和侧方视角，显示截骨处已闭合。

图36-5：（A）对舒尔曼后凸畸形行多节段的截骨术；（B）截骨处显示良好的骨质接触。

确截骨的部位和矫形的程度。在更尾端的节段进行截骨可以产生更大程度的头侧矫形效果，但是这会导致尾端固定部位的减少，尤其是对于骨质疏松患者需要慎重考虑。如果前方截骨空隙过大，为防止假关节形成和脊柱失稳，需行前路脊柱融合术。

　　相对于单节段截骨，Puschel和Zielke于1982年提出多节段截骨治疗后凸畸形的方法，Ponte又于1984年对该方法进行了详细的论述[6，7]。该方法是对活动性较好的脊柱进行多个节段的截骨，截骨的方法如上文所述。这种方法常被用来治疗舒尔曼后凸畸形

（Scheuermann's kyphosis）。脊柱前方被牵拉延长，但延长的程度受前方椎间盘和前纵韧带的限制。随着脊柱内固定系统的不断发展，该技术的矫正能力也逐渐得以提升，如今已可以通过多节段截骨进行大范围的矫形。

　　常规消毒铺巾后，以融合的节段为中心沿后正中线切开皮肤。行骨膜下分离，暴露棘突、关节突关节和横突。在切开关节突关节之前，需行术中透视来确定手术节段，以确保融合节段邻近的软组织不受破坏。对施行截骨部位上、下节段进行固定。也可先行

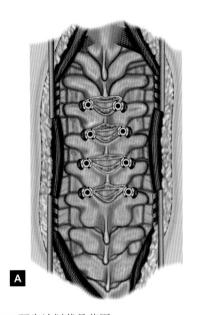

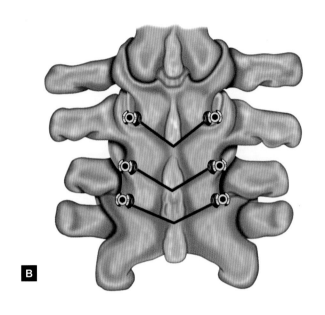

图36-6：PSO预先计划截骨范围。

截骨，这取决于术者的习惯。固定与截骨的顺序选择必须基于脊柱内在的稳定性及预计要切除的截骨量。使用高速骨钻或骨刀将两侧下关节突连同部分上节段棘突和椎板一并去除（图36-4A、B）。将黄韧带和部分上关节切除直到其与椎弓根平齐。保存截取的骨质并去除表面的软组织，以便于随后的关节融合使用。小心谨慎地进行"V"形截骨，这样可使后柱在融合固定时具有最大的骨质接触面积（图36-4C、D）。小心对上、下椎板进行潜行扩大，使矫形后的椎管能够为神经组织提供足够的空间。当截骨处闭合时，需进行频繁的神经系统功能监测。如果出现任何超越基线的改变均应再次开放截骨处并行进一步减压，这有可能是硬膜膨胀或者截骨处狭窄所导致的（图36-4E、F）。对于颈胸段继于强直性脊柱炎所形成的严重后凸畸形可使用该术式进行治疗；但是对于原发性腰椎强直或融合畸形，该技术则因为延伸脊柱前部所造成的严重血管并发症并不被提倡。相反，在脊

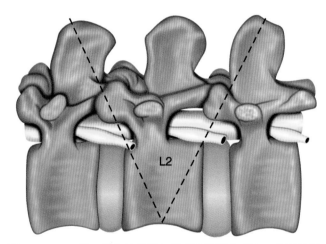

图36-7：PSO第一部分的截骨包括后方附件和棘突，保留椎弓

柱灵活性较好的情况下，多节段截骨可以对多个节段行同样的操作来实现较大程度畸形的矫正（图36-5）。这种方法被广泛应用于舒尔曼后凸畸形的治疗中。值得注意的是，该术式可加重冠状面畸形的严重程度，所以在遇到合并冠状面畸形的患者时应慎重使用该技术。

PSO

　　PSO是一种通过后方入路截除椎体前、后柱来实现矫形的手术方式。该术式最早由Thomasen于1985年提出。与牵拉前柱而达到矫形的SPO相比，该术式损伤血管的风险更低[8]。Bridwell于2004年对该术式进行了更为详细的描述[9]。一般来说，单节段即可完

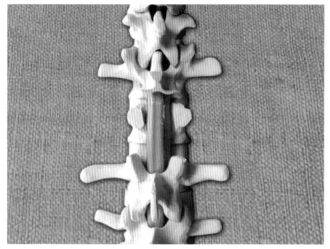

根保护神经根和硬膜囊。

成高达30°的矫形。虽然该术式的单节段矫形效果非常理想，但和经典的多节段截骨术相比，该术式的术中出血量更多、神经损伤风险更高，所以该术式对外科操作的技巧要求更精细、更严苛。

　　手术切口与暴露方式同上述SPO。暴露达成后即可进行椎弓根螺钉的植入工作。固定节段的范围应涵盖截骨节段（多为L2或L3）上、下三个节段。该截骨方案需要切除截骨节段的椎板、椎弓根、椎体楔形部分，以及上、下邻近节段的部分椎板和关节突关节（图36-6）。无冠状面畸形存在时应进行对称截骨。不对称截骨不仅可以矫正冠状面畸形，还可以对矢状面畸形进行矫正。

　　手术的第一部分包括切除后方附件和关节突关节。术者一定要在截骨上、下邻近节段进行SPO。可联合使用咬骨钳和椎板钳，并尽可能多地保存切除的骨质以留作移植骨用于后续的融合固定。切除横突，但要保留椎弓根并尽可能维持神经根管和椎管的完整性，以保护神经（图36-7）。在操作时，应及时地移动上、下的神经根并妥善加以保护。

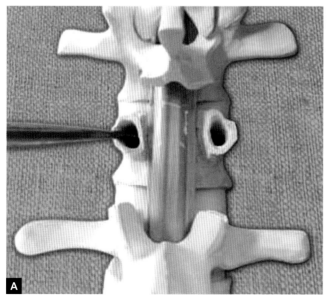
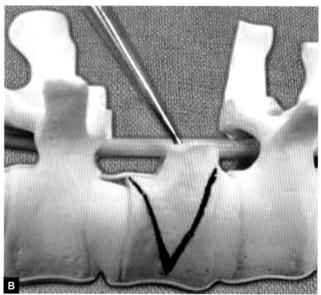

图36-8：（A）通过椎弓根刮除椎体的骨松质；（B）楔形切除椎体骨松质时要非常小心。

使用大号刮匙通过椎弓根刮除椎体内部的骨松质。小心地去除预先计划进行楔形切除的椎体的骨松质；注意，不能过度（图36-8）。保存椎体前方的皮质和前纵韧带作为截骨的铰链。骨松质去除完毕，即可切除椎弓根并使其与椎体后缘平齐。

对椎体两侧行钝性骨膜下分离直到椎体前方骨皮质不与软组织粘连。注意操作时要维持在骨膜下部分剥离以避免损伤节段血管。剥离过程中常有出血，采用止血材料或轻压止血。于椎体两侧放入有延展性或链接而成的牵开器保护软组织。根据预定角度，联合应用咬骨钳和椎板钳去除椎体侧壁。保留的椎体后壁骨皮质是唯一——块能够阻挡截骨闭合的骨性结构。同时前纵韧带和前方骨质也被保留（图36-9）。

在各个方向上活动硬膜以确保硬膜的腹侧面有足够的空间可以容纳神经组织。沿椎体后壁对硬膜下静脉进行电凝止血。随后使用反向刮匙将椎体后壁残留的骨

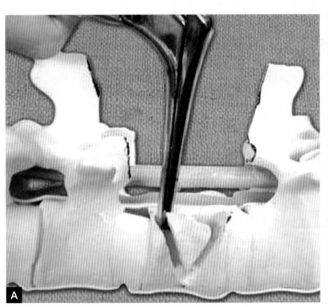
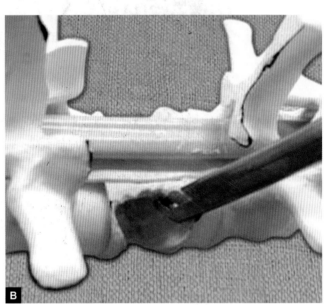

图36-9：（A）切除椎体侧壁；（B）仅保留椎体后壁。

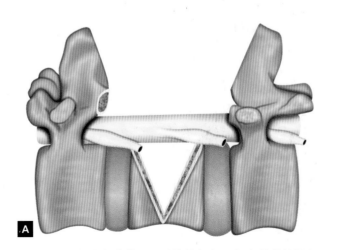
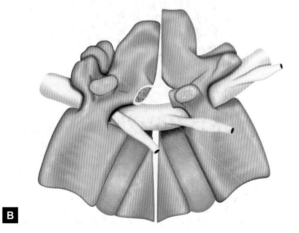

图36-10：（A）侧位像，显示截骨完成；（B）截骨处闭合，三个节段椎体并置。

皮质向腹侧压入截骨腔内。通过复位手术床使脊柱和髋关节后伸，达到闭合截骨腔的目的（图36-10）。常通过对椎弓根螺钉的加压完成对截骨面加压；但是，对于骨质疏松患者需要谨慎加压，避免在加压的过程内固定对骨组织造成切割效应。在矫形复位时，常使用SEPs、MEPs和EMG对神经组织进行监测。当截骨处闭合后，如有需要可扩大中央椎板切除的范围以确保神经结构不受直接的压迫及减少硬膜的膨胀。也可以通过术中唤醒试验确认患者神经功能是否完好。

▌潜在并发症

对脊柱畸形行截骨矫形的技术难度很大。PSO术中出血量较大。硬膜撕裂、神经损害、假关节形成等均有可能发生。完善的术前计划和谨慎的操作可以降低，但并不能消除并发症发生的可能性。术者需对上述情况有妥善的应对措施。

▌关键点

• SPO和PSO均可用来治疗矢状位失衡。

• 截骨术难度较大，严格控制适应证范围才能确保良好的术后效果。

• 对于仅需10°~20°矫正的较小畸形，SPO即可完成矫形，但可能需要同时进行脊柱前路固定。

• 对于大于30°的矫形，PSO也许是更好的选择。

▌参考文献

［1］ Glassman S D, Bridwell K, Dimar J R, et al. The impact of positive sagittal balance in adult spinal deformity. Spine (Phila Pa 1976), 2005, 30(18):2024-2029.

［2］ Gelb D E, Lenke L G, Bridwell K H, et al. An analysis of sagittal spinal alignment in 100 asymptomatic middle and older aged volunteers. Spine (Phila Pa 1976)，1995，20(12):1351-1358.

［3］ Schwab F, Lafage V, Patel A, et al. Sagittal plane considerations and the pelvis in the adult patient. Spine (Phila Pa 1976), 2009, 34(17):1828-1833.

［4］ Booth K C, Bridwell K H, Lenke L G, et al. Complications and predictive factors for the successful treatment of flat-back deformity (fixed sagittal imbalance). Spine (Phila Pa 1976), 1999, 24(16):1712-1720.

［5］ Smith-Petersen M N, Larson C B, Aufranc O E. Osteotomy of the spine for correction of flexion deformity in rheumatoid arthritis. Clin Orthop Relat Res, 1969, 66:6-9.

［6］ Puschel J, Zielke K. Corrective surgery for kyphosis in bekhterev's disease—indication, technique, results (author's transl). Z Orthop Ihre Grenzgeb, 1982, 120(3): 338-342.

［7］ Ponte A, V B Siccardi G. Surgical treatment of Scheuermann's hyperkyphosis., in Progress in Spinal Pathology: Kyphosis. In: W R (Ed.). Bologna, Italy: Aulo Gaggi, 1984:75-81.

［8］ Thomasen E. Vertebral osteotomy for correction of kyphosis in ankylosing spondylitis. Clin Orthop Relat Res, 1985(194):142-152.

［9］ Bridwell K H, Lewis S J, Rinella A, et al. Pedicle subtraction osteotomy for the treatment of fixed sagittal imbalance. Surgical technique. J Bone Joint Surg Am, 2004, 86 (A Suppl 1):44-50.

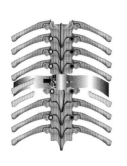

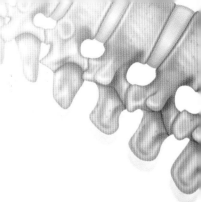

37

胸椎后路椎体切除术

皮国富　刘宏建　王卫东　译
Marco Ferrone, Christopher M Bono

概述

解剖

胸椎由12块椎骨组成，每块椎骨都与两侧相应的肋骨构成关节。从头侧到尾侧，椎体的形态、直径、走向在不断变化。其中，T1椎体与C7椎体相同，具有冠状位关节突关节面和心形的椎体；T12椎体则与L1相似，具有矢状位的关节突关节面和圆形的椎体。中间的胸椎节段形态基本一致，T2~8的每个椎体上、下均具有两个半关节面。两个相邻椎体的相邻半关节面共同与一根肋骨的肋头构成关节，此关节往往跨越椎间盘间隙，使得椎间盘组织更为稳定。正确理解肋头和椎体的解剖学关系对于术中识别正确手术节段和决定肿瘤切除的边界来说是十分重要的（图37-1）。例如，第4肋头和第4椎体下部的半关节面与第5椎体上部的半关节面相关节，而且跨越T4~5椎间盘。另外，每个胸椎横突的腹侧面亦与相对应的肋骨的肋结节处形成关节。

不同的是，T1胸椎上部的半关节与第1肋骨相关节，其下部的半关节与第2肋骨相关节，即T2肋头横跨T1~2椎间隙。T9椎体则仅有上部的半关节与相应肋

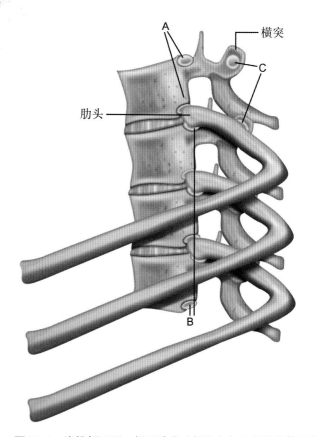

图37-1：胸椎侧面观，提示肋头（标注）与上节段椎体下方半关节面相关节。图中"A"为上一节段和下一节段的上半关节面；"B"为前面观，显示横突具有关节面；"C"显示肋骨后部也有关节面。

骨形成关节，同时T10、T11、T12椎体与对应肋骨构成单独的关节，且并不跨越椎间隙。

胸椎椎体的宽度、长度和高度从头侧到尾侧逐渐增加。和腰椎相比，胸椎椎弓根与椎体后壁的连接更靠椎体上部。尽管从头侧到尾侧椎弓根的高度逐渐增加，但对于椎弓根螺钉植入最关键的因素——椎弓根横径，其则在T4~8处最小[1]。一般来说，T1、T2椎体的椎弓根的直径是较大的。

胸椎关节突关节中，上关节突起自椎板、椎弓根与横突的交界处。下关节突为椎板下缘的延伸部分，并且位于下位椎体上关节突的后方。对于大多数胸椎关节突关节来说，关节面处于冠状位。胸椎关节突关节形成了一个运动弧线，其中心靠近前方椎体的中部，这样的特点允许胸椎做轻度的屈伸运动。

胸椎椎板宽阔且厚实，每一个椎板覆盖在邻近下一节段的椎板之上，形成了"叠瓦状"的排列。棘突在冠状面上呈三角形并且向尾侧倾斜，同样形成了"叠瓦状"排列。事实上，胸椎棘突的尖端可与尾端长达2个节段的椎板上部相重叠。

从生物力学角度考虑，胸椎与其他可活动的脊柱椎体不同。因为胸椎参与了胸廓的构成。事实上，胸廓为胸椎至少提供了其所需强度的31%~40%[2, 3]。胸椎的稳定性通过前文所述的肋骨与椎体两侧及横突形成的关节而得到大幅度的加强，这些关节周围致密强韧的韧带可进一步增强稳定性。

▌手术适应证

后方入路行胸椎椎体切除可以治疗多种疾病[4-9]。该技术最常用于脊柱肿瘤的切除。此外，笔者还常将其用于创伤性骨折与感染的治疗。不同的手术适应证其手术目的也不一样；一些情况下对受累椎体进行切除就可以达到理想的效果，但在其他的情况下，则应对椎体进行广泛的切除直至切缘病理检查呈阴性。根据不同的情况可对该技术进行相应的改变。该技术的优点是仅通过后路可治疗椎体前柱的病变，而避免了前路手术的并发症和切开胸廓的风险。

▌手术步骤

麻醉诱导成功后，常规行气管插管，患者应进行静脉插管并连接于监测系统。达成后，将患者呈俯卧位安置于可透射线的手术床上，并用四脚垫将患者垫高。笔者习惯将患者双侧上肢用手术巾包裹固定于身体两侧，这样可使肩关节向前方滑动以提供更好的上胸椎侧方透视效果。所有的骨性突起应用软垫支撑，腹部悬空以减小腹压。

在切开皮肤之前，进行透视来确保所有的骨性标志可以清楚地辨认且能暴露全部的病变节段。之后对手术区域常规进行消毒铺巾。在固定节段水平，沿后正中线从头侧至尾侧切开皮肤。按照标准操作进行骨膜下分离暴露。对决定进行椎体切除的节段，应同时暴露其全部的横突和相应的肋骨内侧2~3 cm的范围。暴露完成后，应用电凝对切口进行仔细的止血处理。

由于椎体附件内的病变往往与邻近节段正常骨组织无明显区别，因此确定手术椎体十分重要。可以通过术中透视从颈椎或腰椎开始计数，根据术前影像学结果确定病变椎体。术前在行栓塞手术的同时放置不透光的标志物同样可以帮助确定正确的手术节段。

在进行椎体切除工作之前，应先植入椎弓根螺钉（图37-2）。笔者习惯对椎体切除节段上或下三个节段行内固定。螺钉植入后，即可根据生理曲度对两根金属棒进行预弯，并将其中的一根临时固定于一侧的椎弓根螺钉。如果手术需要进行畸形矫正，当矫形复位达成后则应对此根临时固定的金属棒进行再次折弯或是重新植入1根金属棒。当金属棒临时固定完成后，须在正位像和侧位像上确定内固定的位置。笔者推荐在截骨的过程中保持单侧金属棒临时固定的状

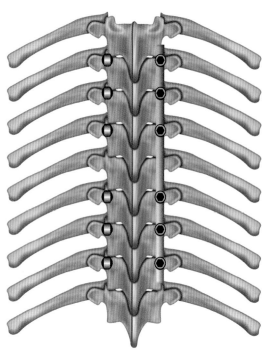

图37-2：进行骨质切除前植入椎弓根螺钉，以维持稳定性。笔者偏好于手术节段上或下三个节段行内固定。

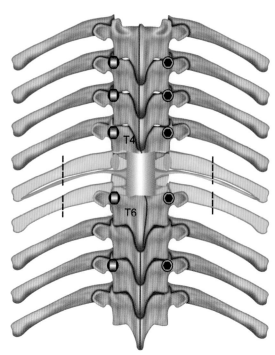

图37-3：彻底切除手术椎体的椎板和关节突关节。如对T5节段行椎体切除需去除T4~5和T5~6的关节突关节。之后，切除相应肋骨自肋角以内的骨质。

态，这是为了防止脊柱在大面积骨质切除后出现医源性移位。

接下来，对病椎进行全椎板和关节突关节切除。除非进行附件处整块肿瘤切除，常规应去除上、下2个相邻节段的关节突关节，以确保后续可以充分行单节段后外侧椎体切除。例如，对T5节段行椎体切除需去除T4~5和T5~6的关节突关节。之后，切除相应肋骨自肋角以内的骨质（图37-3）。必须小心辨认走行于肋骨下缘的神经血管束，沿肋骨进行骨膜下暴露可避开此结构。如果术中需要应用带血管蒂的肋骨进行重建，则该神经血管束应被妥善保护。在操作的过程中一定要谨慎避免损伤肋骨深面的胸膜。如果胸膜破裂，则可能发生气胸。因此在术中同麻醉师进行及时的交流是相当重要的。应将横突一并切除，以便于肋骨的切除。

随后，于肋骨角处使用肋骨剪切除肋骨，如果肋骨不是病变标本的一部分，则可以将其从肋椎关节与肋横突关节脱出。可以使用小号Cobb骨膜剥离子小心地将肋头与椎体分离。将切除的肋骨小心地从术野中取出。为了能够彻底暴露目标椎体，应将其另一根邻近的肋骨以同样的方式切除。

对于病变节段，此时唯一保留下的后方附件结构是椎弓根。在充分保护脊髓的前提下，用髓核钳或磨钻去除椎弓根，直至其与椎体后壁平齐。此时病变节段对应的胸椎神经根应被截断，用缝线或止血钳进行结扎。结扎神经根的操作必须在距离脊髓几毫米以外的范围进行，以免破坏硬膜囊造成脑脊液漏。

此时，术野中应包括上一节段椎体的底面、上位椎间盘、需要切除的椎体、下位椎间盘、下一节段椎体与椎弓根的顶面（图37-4）。之后，沿椎体侧面向

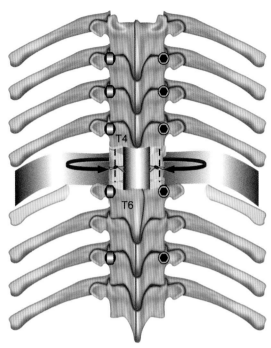

图37-4：术野中应包括上一节段椎体的底面、上位椎间盘、需要切除的椎体、下位椎间盘、下一节段椎体与椎弓根的顶面。之后，沿椎体侧面向前方进行骨膜下分离。使用伸展牵开器和湿润的垫片以降低胸膜损伤的风险。

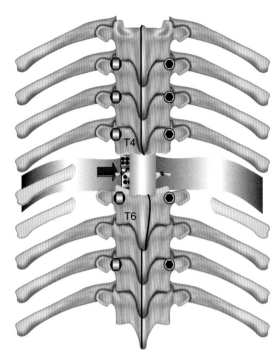

图37-5：笔者习惯使用可扩充椎间融合器。

前方进行骨膜下分离直至椎体前面。在操作时，使用可伸展牵开器和湿润的垫片以降低胸膜损伤的风险。此时，即可在椎体和椎间盘完美的侧方视角进行椎体切除工作。

　　根据手术目的不同，可以分块蚕食地去除椎体（骨髓炎或转移性疾病），也可以对整块椎体进行完整的切除。对于分块蚕食法切除椎体，术者可以用刮匙、咬骨钳、磨钻挖空椎体直至形成一个较大的空腔。之后，使用打骨器或反向刮匙将椎体后壁（通常包括肿瘤组织）推向前方空腔。在整个操作过程中一定要确保切除的组织和神经结构无任何粘连，以避免对硬膜囊造成牵拉或形成脊髓扭转，进而彻底切除上、下椎间盘组织，并围绕椎体行骨膜下剥离。随着对周围软组织的充分松解和骨质的切除，即可轻松地从术区去除椎体。直视下确认全椎体切除是否充分。

但是，脊髓前方的组织无法通过肉眼直接看到，可采用牙科镜来观察脊髓前方的组织是否完全切除。

　　后外侧椎体切除后进行脊柱前方结构重建很有难度。此步有多种器械或材料可供使用，如可扩张椎间融合器、钛网、骨水泥［聚甲基丙烯酸甲酯（PMMA）］、自体移植骨、同种异体移植骨，可联合应用上述材料。笔者习惯使用可扩张椎间融合器，因为其可延伸的特性使得其相对容易植入（图37-5）。当移植物或融合器植入后需用术中透视确定内植物的方向与位置。内植物位置调整完成后，即可固定另一侧的固定棒。如果需要对脊柱进行加压处理，应在锁紧固定棒之前进行。

　　彻底冲洗切口。胸腔内的任何血块都应及时清理。将一条红色橡胶管留置在胸部，并围绕其进行闭合。在闭合筋膜层后由于负压作用，红色橡胶管会自

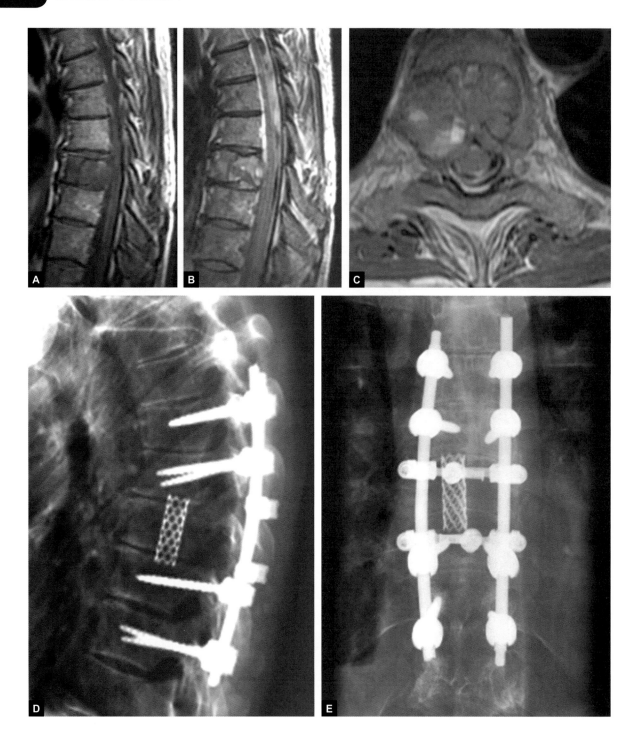

图37-6：54岁女性,主诉背部疼痛和放射痛。（A）T1加权像显示T10椎体出现乳腺癌骨转移。（B）T2加权像。（C）水平面T2加权像，受累椎体向后涉及椎管并压迫脊髓。行双后外侧方入路椎体切除并应用不可扩张钛网融合器进行前方重建。因为椎体前方的一部分被保留维持稳定，故仅对其上、下各两个节段进行固定。（D、E）术后2年影像学结果提示重建后的脊柱影像。临床情况方面，患者很满意由此及化疗控制肿瘤带来的生活质量的提高。

动退出。出现气胸时，须在胸部留置胸腔引流管以维持肺部扩张。用可吸收缝线缝合肋间肌。然后，使用骨刀或磨钻去除后外侧部分的骨皮质，充分制备植骨床。将融合材料植于准备好的植骨床上。闭合切口前应留置引流管以防止症状性硬膜下血肿的形成。之后用可吸收缝线逐层缝合椎旁肌、胸部筋膜、皮下组织和表皮下组织。如果计划进行术后放疗，推荐使用尼龙线缝合切口而不是皮钉，因为尼龙线可以在体内停留更长时间。离开手术室之前，进行胸部透视以确保没有医源性气胸。图37-6是一个真实病例的术前、术后影像学结果。

潜在并发症

　　胸椎后路椎体切除术是一项伴随大量出血和其他并发症的手术方式。患者的造血功能必须正常并且要有充足的手术备血，如浓缩红细胞、冰冻血浆和血小板。和麻醉师及时交流很重要，尤其在椎体切除时，由于出血量巨大因而很容易出现血流动力学不稳定现象。主动脉或腔静脉损伤虽然不常见，但仍有可能发生；若发生，应紧急请胸外科医生或血管外科医生给予帮助。神经功能监测系统可以在整个手术中帮助探查和保护神经结构。

关键点

- 后方或后外侧入路行胸椎切除适用范围较广。
- 该术式可用于较大范围病变的治疗。
- 该术式对技术要求较高，且存在潜在大出血等严重并发症的风险。

参考文献

［1］ Cinotti G, Gumina S, Ripani M, et al. Pedicle instrumentation in the thoracic spine. A morphometric and cadaveric study for placement of screws. Spine, 1999, 24:114-119.

［2］ Watkins R, Watkins R, Williams L, et al. Stability provided by the sternum and rib cage in the thoracic spine. Spine, 2005, 30:1283-1286.

［3］ Oda I, Abumi K, Lu D, et al. Biomechanichal role of the posterior elements, costovertebral joints, and rib cage in the stability of the thoracic spine. Spine, 1996, 12:1423-1429.

［4］ Good C R, Lenke L G, Bridwell K H, et al. Can posterior-only surgery provide similar radiographic and clinical results as combined anterior (thoracotomy/thoracoabdominal)/posterior approaches for adult scoliosis? Spine, 2010, 2:210-218.

［5］ Ruf M, Harms J. Posterior hemivertebra resection with transpedicular instrumentation: early correction in children aged 1 to 6 years. Spine, 2003, 18:2132-2138.

［6］ Been H D, Bouma G J. Comparison of two types of surgery for thoraco-lumbar burst fractures: combined anterior and posterior stabilisation vs. posterior instrumentation only. Acta Neurochir, 1999, 4:349-357.

［7］ Wang Y, Zhang Y, Zhang X, et al. Posterior-only multilevel modified vertebral column resection for extremely severe Pott's kyphotic deformity. Eur Spine J, 2010, 10:1436-1441.

［8］ Murakami H, Kawahara N, Demura S, et al. Neurological function after total en bloc spondylectomy for thoracic spinal tumors. J Neurosurg Spine, 2010, 3:253-256.

［9］ Xu R, Garcés-Ambrossi G L, McGirt M J, et al. Thoracic vertebrectomy and spinal reconstruction via anterior, posterior, or combined approaches: clinical outcomes in 91 consecutive patients with metastatic spinal tumors. J Neurosurg Spine, 2009, 3:272-284.

第四部分
腰骶椎技术

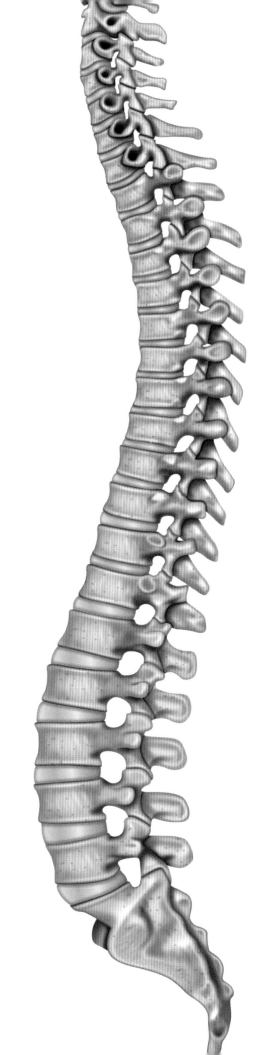

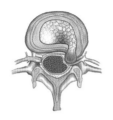

38 腰椎椎间盘微创切除术

皮国富　孙建广　韩　钰　译
Jason C Eck

概述

解剖

椎间盘是由内部的髓核和外周的纤维环组成的。髓核中含有大量的2型纤维蛋白和蛋白多糖，这些物质提高了椎间盘组织的耐压强度。纤维环主要由1型胶原纤维构成。这些纤维相互交错，提高了椎间盘的抗拉强度。当椎间盘发生衰老和退变，髓核就会失去一些压应力（compressive resistance），这使得作用于纤维环的压力不断上升以致纤维环的外侧纤维结构出现裂隙。这正是椎间盘突出得以发生的解剖学基础。椎间盘突出分为三种，即突出型（protrusion）、脱出型（extrusion）、游离型（sequestration）（图38-1）。突出型是指因纤维环外围纤维组织的轻度损害致部分髓核组织突出至纤维环以外，突出组织的基底部要比越过纤维环外缘的组织要宽。而在脱出型中，突出于纤维环外的组织更多，其突出部分的直径较基底部要宽大。游离型椎间盘突出是指从残存椎间盘分离的一块椎间盘组织游离于椎管内。

椎间盘突出也可以按照解剖位置分类，即中央型、旁中央型、椎间孔型和极外侧型（图38-2）。中央型突出位于纤维环的后正中线上。旁中央型是最常见的类型，其突出物多沿着后纵韧带边缘较后正中线稍偏向外侧；椎间孔型突出物在椎间孔；极外侧型多在椎间孔外缘以外。

腰椎神经根于相应椎体的椎弓根下缘穿出椎管。中央型与旁中央型突出压迫下位神经根（traversing nerve root），而椎间孔型和极外侧型压迫上位神经根（exiting nerve root）。如L4~5间隙水平的中央型或旁中央型突出压迫L5神经根，而椎间孔型与极外侧型突出则压迫神经根（图38-3）。

手术适应证

腰椎髓核摘除术是治疗神经根性症状的一种常见术式。在美国，每年髓核摘除术的病例超过200 000例[1]。

通过抗炎药物、物理治疗、推拿按摩及类固醇药物注射等保守治疗，腰椎神经根性症状及坐骨神经痛会渐渐得到缓解。

针对腰椎间盘突出症的保守治疗与手术治疗之间的对比，已经进行了很多的随机对照试验（RCTs）[2-4]。Weber报道了术后1年手术治疗明

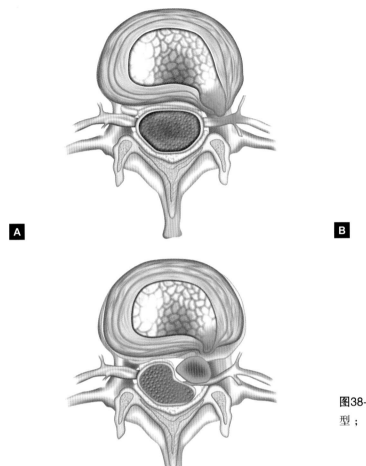

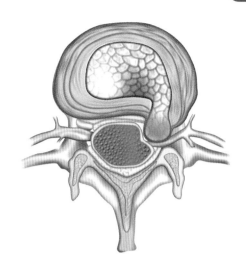

图38-1：腰椎椎间盘突出的分类。（A）突出型；（B）脱出型；（C）游离型。

显优于保守治疗，但这种优势在术后4~10年已经不是那么明显了[3]。Peul等同样报道了术后12周手术治疗的明显优势，但在术后1年时这种优势已经荡然无存。在脊柱患者疗效研究（Spine Patient Outcomes Research Trial, SPORT）中，Weinstein等报道，在术后4年，通过综合的治疗分析得出接受手术的患者比仅应用保守治疗的患者受益更显著[4]。

关于施行髓核摘除术的最佳时机目前还存在争议。在未发现神经功能损害时，尝试给予6周至3个月的保守治疗是合理的。在这个时段内，若患者感觉无明显缓解甚至继而出现顽固性症状，通常应考虑手术

干预。对于出现运动功能障碍或进行性神经损害的患者，笔者建议应尽早行手术治疗。为了防止永久性的大、小便功能障碍，对于引起马尾神经综合征（CES）的、较大的中央型突出应行急诊手术。

手术步骤

患者取俯卧位，所有的骨性突起都必须垫起。为了降低腹内压力、避免静脉瘀血及硬膜外血肿的发生，摆放体位时可应用Wilson支架（Wilson frame）、Kambin支架（Kambin frame）、Andrews体位架（Andrews frame）或

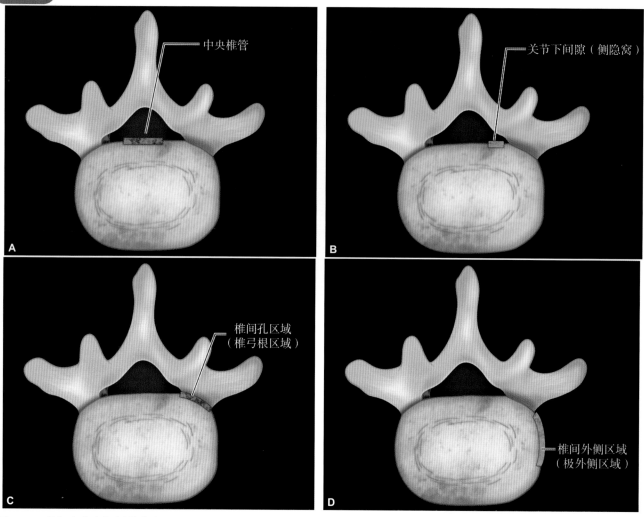

图38-2：椎间盘突出解剖学分类。（A）中央型；（B）旁中央型；（C）椎间孔型；（D）极外侧型。

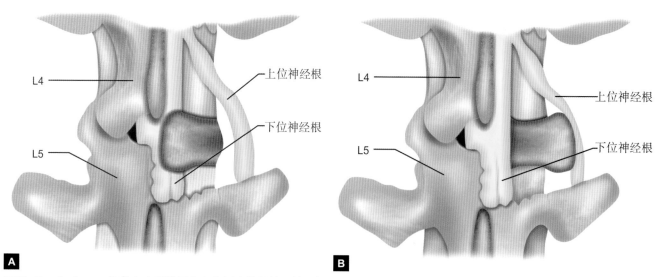

图38-3：（A）L4~5的旁中央型椎间盘突出压迫伴行的L5神经根；（B）L4~5椎间孔型椎间盘突出压迫穿出的L4神经根。

大型果冻胶垫。当完成消毒、铺巾等术前准备后，需要确定手术节段。有时，一些骨性标志可以帮助确定手术节段，如髂嵴最高点对应L4、L5节段。对于皮下软组织较厚的患者或有意减小手术切口时，可将腰椎穿刺针放置于假定的术区，并通过侧位透视调整并确立所需的切口位置。

手术节段确定后，以此节段为中心在脊柱后正中线上开一3~5 cm的切口，分离至腰筋膜层后放入自动撑开器。然后用单极电凝骨膜下分离患侧的椎旁肌，使之从棘突、椎板上游离至关节突关节内侧。因为剥离一直在骨膜下层进行，所以肌肉组织出血及血管离断等情况很少发生。在暴露时必须小心谨慎以免破坏关节突关节囊。对侧的肌肉组织可以不用剥离。需要切除的是上位椎板的下1/2与下位椎板的上1/2，充分剥离椎板面附着的肌肉组织。此时可应用深层组织撑开器扩大手术视野，如McCulloch自动撑开器。

随后要确定手术节段的椎板间隙（图38-4A）。可放置一个显影工具，如骨膜剥离子于椎板间隙标记手术节段。并通过侧位透视证实是否为正确的手术节段。应用手术放大镜或显微镜可以帮助放大术野。使用刮匙松解黄韧带与椎板面的附着处（图38-4B）。随后使用椎板咬骨钳（Kerrison rongeur）做半椎板切除以扩大视野（图38-4C）。也可以使用高速磨钻做半椎板切除。此过程必须小心谨慎，以免破坏关节突关节及椎弓峡部。有时，特别是在L5~S1间隙时，若椎板间隙有足够的操作空间可不必做半椎板切除。多余的黄韧带组织可以用椎板咬骨钳咬除。使用双极电凝对硬膜外静脉丛行止血操作并可融化硬膜外脂肪组织。

从椎板间隙间可以确认硬膜囊及上位神经根的位置（图38-4D），在探查上位神经根位置和牵拉神经根与硬膜囊时必须小心，以免对神经根造成牵拉性损伤。

在椎间盘游离脱出或者巨大脱垂时，正常的解剖学结构可能发生变化。上位神经根可能向背侧移位，脱出的椎间盘组织可能嵌插在上位神经根与硬膜囊之间。可以应用神经根拉钩轻轻将神经根与硬膜向内侧牵拉以暴露其覆盖的椎间盘。应用双极电凝或者止血药物达到止血效果并清除椎间盘表面覆盖的硬膜外静脉丛。当椎间盘被暴露后，确认脱出的组织并咬除。这样即可充分暴露上位神经根，使之活动度提高。随后用刀切除部分纤维环以进入椎间盘间隙内，使用不同角度的髓核钳（pituitary rongeur）充分咬除在椎间隙内游离的椎间盘组织（图38-4E）。此过程必须小心谨慎，以免髓核钳从椎间盘前方穿出引起血管损伤，此外髓核钳只能在椎间隙内撑开以降低可能对硬膜囊及上位神经根的伤害。当完成髓核摘除后，必须对椎管及椎间隙内进行探查，以免漏掉残存的椎间盘组织，上位神经根也需探查是否存在其他压迫。如果已证实存在椎间孔狭窄，还应用椎板咬骨钳对其进行咬除减压。最后应用神经剥离子对硬膜囊及上位神经根探查，以确定是否有足够的活动空间。

使用静脉留置针对椎间盘间隙及切口处用大量生理盐水冲洗，应用双极电凝充分止血，必要时可使用止血药物。若想尝试提高恢复效果可在上位神经根做硬膜外类固醇激素注射[5]。可应用脂肪组织或是其他人工合成材料填于硬膜周围以减少硬膜周围瘢痕组织的形成，但是这种方法缺少确凿的证据去证明其有效性[6]。随后，逐层缝合腰部筋膜层、皮下组织及皮肤，无菌敷料覆盖包扎。

术后只要能耐受疼痛就可允许患者下床行走。基于患者疼痛缓解的情况和外科原则适时办理出院。在一些情况下，患者通常在手术当日即可出院回家，剩下的大多数患者也可于第2日早晨出院。术后不需要支具固定，可以通过佩戴腰围提高舒适感。活动限制往往是根据外科原则制定的，包括术后6周内禁做提物、弯腰、扭转等动作。

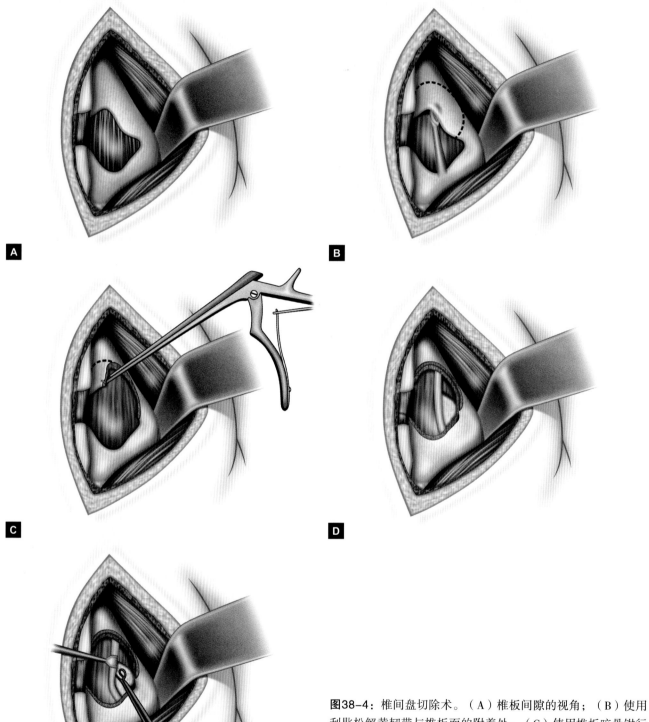

图38-4：椎间盘切除术。（A）椎板间隙的视角；（B）使用刮匙松解黄韧带与椎板面的附着处；（C）使用椎板咬骨钳行半椎板切除；（D）脊髓与上位神经根暴露成功；（E）使用髓核钳将突出椎间盘组织去除。

潜在并发症

腰椎椎间盘切除术相关的并发症相对来说比较少见。复发是腰椎椎间盘切除术最主要的并发症，其发生率大概为5%~30%。其他常见的并发症发生率为1.5%~15.8%，包括手术部位错误、感染、蛛网膜炎、硬膜外纤维化、神经损伤、血肿形成、血管损伤。

关键点

- 很多腰椎间盘突出病患者无须手术即可出现症状改善。
- 手术短期内的效果要明显优于保守治疗，但是长期效果两者相似。
- 腰椎椎间盘切除术最常见的并发症是椎间盘突出的复发。
- 其他潜在的并发症有感染、血肿、手术部位错误、神经根损伤、硬膜撕裂和血管损伤。

参考文献

［1］Taylor V M, Deyo R A, Cherkin D C, et al. Low back pain hospitalization: Recent United States trends and regional variations. Spine, 1994, 19(11):1207-1212.

［2］Peul W C, van Houwelingen H C, van den Hout WB, et al. Surgery versus prolonged conservative treatment for sciatica. N Engl J Med, 2007, 356(22):2245-2256.

［3］Weber H. Lumbar disc herniation: A controlled, prospective study with ten years of observation. Spine, 1983, 8(2):131-140.

［4］Weinstein J N, Lurie J D, Tosteson T D, et al. Surgical versus nonoperative treatment for lumbar disc herniation. Spine, 2008, 33(25):2789-2800.

［5］Rasmussen S, Krum-Moller D S, Lauridsen L R, et al. Epidural steroid following discectomy for herniated lumbar disc reduces neurological impairment and enhances recovery. Spine, 2008, 33(19):2028-2033.

［6］Roonberg K, Lind B, Zoega B, et al. Peridural scar and its relation to clinical outcome: a randomized study on surgically treated lumbar disc herniation patients. Eur Spine J, 2008, 17(12):1714-1720.

［7］Lee J K, Amorosa L, Cho S K, et al. Recurrent lumbar disk herniations. J Am Acad Orthop Surg, 2010, 18(6):327-337.

［8］McGirt M J, Garces Ambrossi G L, Datoo G, et al. Recurrent disc herniation and long-term back pain after primary lumbar discectomy: review of outcomes reported for limited versus aggressive disc removal. Neurosurgery, 2009, 64:338-345.

［9］Erkut B, Unlu Y, Kaygin M A, et al. Iatrogenic vascular injury during lumbar disc surgery. Acta Neurochir (Wien), 2007, 149(5):511-516.

［10］Fallah A, Massicotte E M, Fehlings M G, et al. Admission and acute complication rate for outpatient lumbar microdiscectomy. Can J Neurol Sci, 2010, 37(1):49-53.

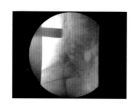

39 经通道微创椎间盘切除术

皮国富 孙建广 韩 钰 译
Patrick Shih, Peter Lee, Richard G Fessler

概述

传统椎间盘切除术是治疗腰椎间盘突出症的常规方法。自1934年Mixter与Barr阐明了腰椎间盘突出症的病理生理学和治疗机制后，微创椎间盘切除术（MID）得到了长足的发展[1]。Yasargil和Caspar报道了大批接受显微镜辅助手术治疗的病例[2, 3]。如今每年约有300 000例患者接受这一术式治疗。而回访的结果表明，这种手术的成功率较高，手术并发症较少[4]。

传统开放下微创椎间盘切除术（COM）需要通过后正中切口入路对附着于椎板的肌肉组织进行骨膜下剥离。切除椎板、黄韧带，牵开硬膜囊与神经根后即可充分暴露椎间盘区域。但这种术式对脊柱后张力带的破坏是导致术后脊柱失稳的潜在风险。此外，这种开放入路对椎旁肌组织的剥离造成了软组织创伤，会引起术后腰背部疼痛。1997年，腰椎间盘突出症的微创手术治疗开始推广[5]。旁正中肌间隙入路在这些微创手术中得以应用。在放置扩张工作通道前通过应用逐级扩张套管系统分离肌组织可以达到避免、减小对脊柱后张力带的破坏的目的。这一技术的学习过程与多方面因素相关。对于解剖结构的了解是成功掌握微创椎间盘切除术的关键[6-10]。当术者熟练掌握这门技术时，传统开放手术与微创手术的手术时间几乎相等，但微创手术的术中出血量更少[11]。在围手术期，微创手术的麻醉药应用与平均住院日较之开放手术都更少[11, 12]。

手术适应证

微创手术的适应证与传统手术基本一致。通常只要是因旁中央或中央型椎间盘突出压迫腰神经根导致腰椎神经根症状（如下肢疼痛、麻木、无力）都属于此手术的适应证。患者经过严格保守治疗后无效也是此手术的适应证。严格的保守治疗通常指包括一系列物理治疗和硬膜外注射类固醇药物（3次/年）的治疗。对于保守治疗无效、症状频繁发作严重影响生活质量，甚至导致运动功能进行性减退的患者均应考虑手术干预。

微创手术对于肥胖患者也很有优势。对于肥胖患者，传统手术往往需要长切口才能达到满意的暴露效果，因此挑战性很大。与传统手术相比，微创手术对肥胖患者的疗效及预后基本相同[13]。而在针对肥胖患者行微创手术时，预测通道的理想长度是非常重要的。在手术开始前必须确保通道有足够的长度。

对于已经接受过传统开放或者微创手术治疗再次复发的患者也可以选择微创手术治疗[14]。微创手术也可应用于伴有马尾神经症状的巨大椎间盘突出的情况[15]。

手术入路

在成功完成气管插管及麻醉诱导后，将患者呈俯卧位放置于Wilson支架上（图39-1A）。常规消毒、铺巾后，将固定扩张通道的自由臂固定于手术床床旁架上。由于手术床的设计不同，可将床架连接器于铺巾前安置于床架上。通过术中正位摄影定位棘突的位置确定后正中线的位置。于后正中线患侧旁15 mm取旁正中切口。这种定位方法不受制于患者的身材。通过使用可显影的工具（如初级扩张套筒），在侧位摄影中确定正确的手术节段与合适的通道置入方向以确定正确的进入点（图39-2A）。对进入点处皮下注射麻醉药物与肾上腺素达到局部麻醉后用尖刀做一小切口。将1根克氏针插入切口直至触及椎板（图39-2B）。再次通过术中摄影定位。向头、尾两侧扩大切口以适应扩

张通道的直径（如18 mm）。同时要确保此切口深至能切开浅筋膜层。后将逐级扩张套筒沿克氏针放入椎板表面（图39-2C~E）。

当撑开至所需的直径后，将1枚长短合适的工作扩张通道经套管放入并连接至自由臂固定系统。使用术中摄影定位后将逐级扩张套筒取出，只留扩张工作通道于切口内。如需要对工作通道进行调整，可松解自由臂使通道在头尾侧与内外侧两个方向上倾斜。随后将内窥镜或显微镜连接于1个通道固定器并置入通道内，将通道内的操作可视化（图39-3）。也可在术中使用小型医用放大镜。

放入工作通道后，往往会有一层薄薄的软组织残留于椎板面，可用单极电凝将其去除。为了防止在操作过程中误切入椎板间隙而破坏硬膜囊，在处理椎板面残留的软组织前，最好先用单极电凝笔的尖端感触一下骨性椎板面。充分暴露骨性椎板面后，要确认椎板的下缘和棘突的基底部。用直刮匙将附着于椎板下缘的肌肉组织与黄韧带刮除，然后将一反向刮匙（upgoing curette）放于椎板下缘，并通过术中侧位摄影定位。

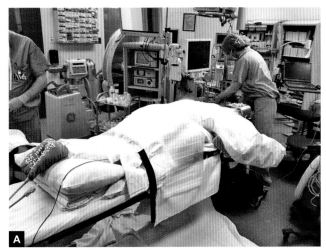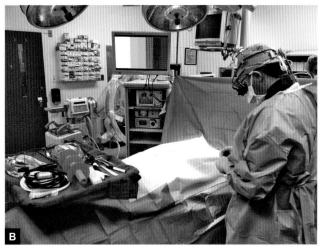

图39-1：（A）将患者呈俯卧位置于Wilson支架；（B）常规方式消毒、铺巾。

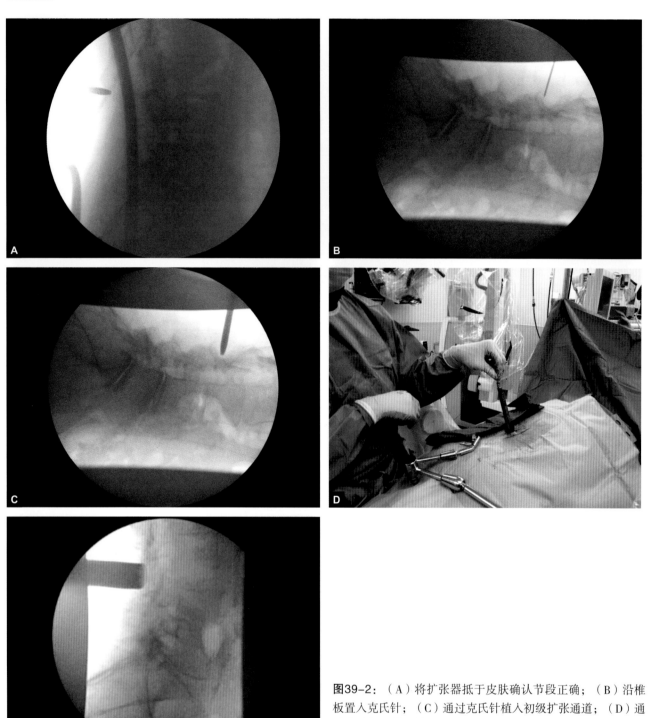

图39-2：（A）将扩张器抵于皮肤确认节段正确；（B）沿椎板置入克氏针；（C）通过克氏针植入初级扩张通道；（D）通过皮肤切口植入扩张通道；（E）扩张通道置于椎板后在术中摄影的表现。

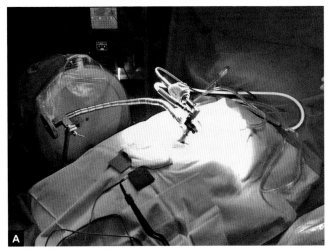 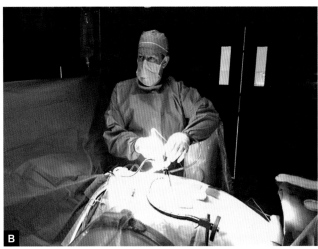

图39-3：（A）通道连接于手术床固定装置；（B）通过工作通道操作并观察监视器影像。

随后用椎板咬骨钳从椎板下缘起做椎板切除术（图39-4）。通常从椎板下缘向头侧做椎板切除直至黄韧带在椎板内面的附着点，即可暴露硬膜。

随后可用高速磨钻向外侧打磨椎板以提供足够的横向暴露，但注意不要切除过多的椎弓峡部和关节突关节内侧。判断头、尾侧椎板切除的程度是否合适，可将一反向刮匙放置于已切除的椎板边缘下，然后用侧位摄影测量。此长度要与术前影像学测量的数值对比，以确定是否需要扩大切除范围，以便有足够的空间处理突出的椎间盘。当完成椎板切除术后，可用反向刮匙分离硬膜囊与黄韧带。黄韧带与其覆盖的硬膜外脂肪可用椎板咬骨钳去除。一旦硬膜囊的外侧与过往神经根被暴露，用一脑膜剥离子向内侧轻轻牵开过往神经根。可用双击电凝处理硬膜、神经根旁残存的硬膜外脂肪与硬膜外静脉。

下一步是分离突出的椎间盘组织与硬膜间的间隙，可用刮匙（downgoing curette）、弯头剥离子或神经拉钩完成这一步骤。只有将此间隙暴露，才能用神经根拉钩向内侧更大幅度地牵开神经根（图39-5）。如果出血使术野不佳，可应用带吸引器的神经根拉钩，同时使用双击电凝对硬膜外静脉进行止血操作（图39-6）。此

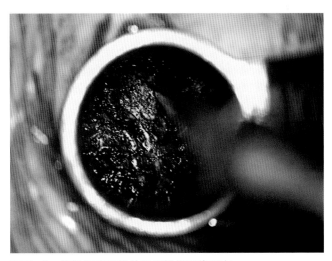

图39-4：将椎板咬骨钳放置于椎板下缘下方。

时，可清楚地看到突出的椎间盘组织。韧带下椎间盘突出时，经常能看到一个小隆起。用纤维环切刀切开后纵韧带与纤维环。然后用不同角度及型号的髓核钳去除突出或游离的椎间盘组织（图39-7）。在清除椎间盘组织时，有些突出组织在硬膜下方难以处理，使用刮匙有时会比较奏效。也可以用一把神经拉钩把椎间隙内剩余的游离椎间盘随便剔除。当突出的椎间盘被去除后，立即用双极电凝与经凝血酶浸泡过的明胶海绵对

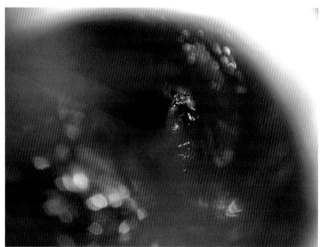

图39-5：向内牵开神经根。

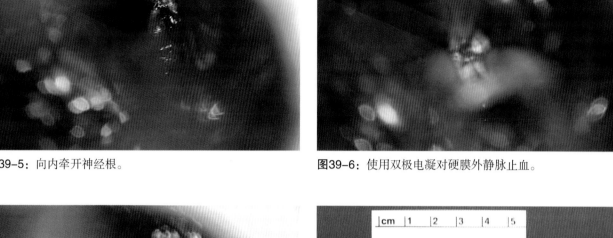

图39-6：使用双极电凝对硬膜外静脉止血。

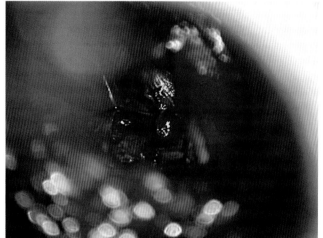

图39-7：透过纤维环缺损处可见椎间盘被切除。

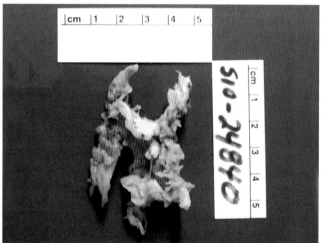

图39-8：通过工作通道切除的大块椎间盘组织。

硬膜外出血行止血操作。对于骨面的渗血可用骨蜡均匀涂抹。完成止血后用抗生素仔细对术野进行冲洗。

　　随后将扩张通道从自由臂上松解、撤下。撤出扩张通道后，术者需要立即探查肌肉组织内的出血情况，假如发现有出血点可用双极电凝止血。当扩张通道系统完全撤出后，用带有1-0可吸收薇乔线的GU-46针（弧度为5/8，长度为21 mm）对筋膜层关闭缝合。皮下层可用3-0可吸收薇乔线行单纯间断缝合，皮缘对齐用组织黏合剂黏合。

潜在并发症

　　与其他所有外科手术一样，微创椎间盘切除术也有相应的手术并发症。与传统开放手术相比，微创手术所致的脑脊液漏概率无明显增高。即便如此，微创手术也有很多风险[16]。除了在切除椎板、黄韧带、髓核时会导致硬膜破裂，在手术开始时用克氏针引导定位时，如果导针进入椎板间隙也有导致硬膜破裂的风险。安置完扩张通道后对软组织剔除时假若电刀误入椎板间隙也有导致硬膜破裂的风险。对于大部分的硬膜破裂，为了防止术后脑脊液漏的发生，需要使用硬膜密封胶修补破裂处。当硬膜破裂较大时，应用显微持针钳（Castroviejo needle holder）与推结器相配合，以5-0或6-0聚丙烯缝线（prolene suture）对破裂处行一期缝合修补。出现硬膜破裂的患者需要保持平卧位24 h。理论上，微创手术后出现有症状的脑脊液漏的风险较开放手术更小，因为微创手术所留下的无效腔体积更小。

任何外科处理都有发生感染的风险，但是与开放手术相比，微创手术的术后感染率要更低[17]。这可能是由于扩张通道将皮缘与术区组织完全分隔开来，而且狭窄的通道也阻止了术者手部触及术区。正是由于这两个因素，通道下微创手术的感染率几近为0。

传统开放手术的术后椎间盘突出复发的概率大约为12%[18]。根据报道，微创手术的术后复发率为9.5%[19]。这些数据表明两种术式的术后复发率大致相同。

关键点

- 即使通道下微创椎间盘切除术与传统椎间盘切除术有很多相同点，但其因设备与技术的不同，学习过程也不同。
- 手术中准确用克氏针定位对确定手术节段与通道植入角度都很重要。
- 在切除椎板时，避免对峡部与关节突关节过多的破坏可以降低术后医源性脊柱不稳发生的风险。
- 在插入克氏针和使用电刀切除时，必须当心不要侵犯椎板间隙，以防止发生硬膜破裂。
- 通过扩张通道的小切口对大部分突出椎间盘组织的切除是可行的（图39-8）。

参考文献

[1] Mixter W J, Barr J S. Rupture of the intervertebral disc with involvement of the spinal canal. N Engl J Med, 1934, 211:210–215.

[2] Caspar W. A new surgical procedure for lumbar disc herniation causing less tissue damage through a microsurgical approach. Adv Neurosurg, 1977, 4:74–80.

[3] Yasargil M G. Microsurgical operations for herniated lumbar disc. Adv Neurosurg, 1977, 1977(4):81–82.

[4] Bruske-Hohlfeld I, Merritt J L, Onofrio B M, et al. Incidence of lumbar disc surgery. A population-based study in Olmsted County, Minnesota, 1950–1979. Spine (Phila Pa 1976), 1990, 15(1):31–35.

[5] Foley K T, Smith M M. Microendoscopic discectomy. Tech Neurosurg, 1997, 3:301–307.

[6] Jhala A, Mistry M. Endoscopic lumbar discectomy: experience of first 100 cases. Indian J Orthop, 2010, 44(2): 184–190.

[7] McLoughlin G S, Fourney D R. The learning curve of minimally-invasive lumbar microdiscectomy. Can J Neurol Sci, 2008, 35(1):75–78.

[8] Parikh K, Tomasino A, Knopman J, et al. Operative results and learning curve: microscope-assisted tubular microsurgery for 1-and 2-level discectomies and laminectomies. Neurosurg Focus, 2008, 25(2):E14.

[9] Perez-Cruet M J, Foley K T, Isaacs R E, et al. Micro-endoscopic lumbar discectomy: technical note. Neurosurgery, 2002, 51(5 Suppl):S129–S36.

[10] Franke J, Greiner-Perth R, Boehm H, et al. Comparison of a minimally invasive procedure versus standard microscopic discotomy: a prospective randomised controlled clinical trial. Eur Spine J, 2009, 18(7):992–1000.

[11] German J W, Adamo M A, Hoppenot R G, et al. Perioperative results following lumbar discectomy: comparison of minimally invasive discectomy and standard microdiscectomy. Neurosurg Focus, 2008, 25(2): E20.

[12] Harrington J F, French P. Open versus minimally invasive lumbar microdiscectomy: comparison of operative times, length of hospital stay, narcotic use and complications. Minim Invasive Neurosurg, 2008, 51(1):30–35.

［13］ Tomasino A, Parikh K, Steinberger J, et al. Tubular micro-surgery for lumbar discectomies and laminectomies in obese patients: operative results and outcome. Spine (Phila Pa 1976), 2009, 34(18):E664-E672.

［14］ Smith J S, Ogden A T, Shafizadeh S, et al. Clinical outcomes after microendoscopic discectomy for recurrent lumbar disc herniation. J Spinal Disord Tech, 2010, 23(1):30-34.

［15］ Shih P, Smith T R, Fessler R G, et al. Minimally invasive discectomy for the treatment of disc herniation causing cauda equina syndrome. J Clin Neurosci, 2011.

［16］ Than K D, Wang A C, Etame A B, et al. Postoperative management of incidental durotomy in minimally invasive lumbar spinal surgery. Minimally Invasive Neurosurg, 2008, 51(5):263-266.

［17］ O' Toole J E, Eichholz K M, Fessler R G. Surgical site infection rates after minimally invasive spinal surgery. J Neurosurg Spine, 2009, 11(4):471-476.

［18］ Ambrossi G L, McGirt M J, Sciubba D M, et al. Recurrent lumbar disc herniation after single-level lumbar discec-tomy: incidence and health care cost analysis. Neurosurgery, 2009, 65(3):574-578; discussion 578.

［19］ Moliterno J A, Knopman J, Parikh K, et al. Results and risk factors for recurrence following single-level tubular lumbar microdiscectomy. J Neurosurg Spine, 2010, 12(6):680-686.

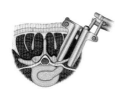

40 极外侧型椎间盘突出症

王卫东　孙建广　译
Scott D Hodges

概述

1934年，Mixter与Barr首次提出了椎间盘对神经根的压迫机制[1]。诸如脊髓造影等早期的影像学检查方法对一些类型的椎间盘突出症的诊断不够充分也不够准确。正是由于影像学方法的限制，直至1974年Abdullah才首次提出了极外侧椎间盘突出的分型[2]。常规CT检查提高了极外侧椎间盘突出诊断的准确性，但即使是脊髓造影后CT扫描也很难对极外侧椎间盘突出做出全面的诊断，甚至有时漏诊。由于对软组织分辨度较高，MRI使我们对包括椎间孔与极外侧型在内的各型椎间盘突出症的认知与诊断的准确性得到了提高[3]。如今对极外侧椎间盘突出症诊断最为准确的是侧位MRI扫描。由于侧位MRI扫描的层面与椎间孔平面平行，所以诊断的准确性最高[4]。当病史明显体现出神经根压迫但影像学检查却无相应体现时，对诊断唯一有帮助的检查方法是椎间盘造影后CT扫描。这种方法经常能在CT水平层面上显示不易察觉的椎间孔型与极外侧型突出[5, 6]。

1974年，Abdullah对极外侧型与椎间孔型的解剖

学机制的报道使大家对这两种分型的理解得到了质的提高。过去所有的脊髓神经压迫不论是椎间盘突出还是椎管狭窄均被归为一类。随着对解剖结构认知的提高，一些学者已把神经根穿出通道细分为三个解剖学区域。当涉及何种术式能达到神经彻底的减压时，每个区域都有其独特的意义。对椎间盘突出的常见分型包括中央型、旁中央型、椎间孔型与极外侧型[7]。中央型、旁中央型与内侧椎间孔型本章不做详述。对于外侧椎间孔型、椎弓根外侧的极外侧型突出可以通过下述几种方法治疗（图40-1）。

极外侧型腰椎间盘突出症占所有腰椎间盘突出的12%[8-10]。针对极外侧型的手术治疗占所有腰椎间盘手术的4.8%~6.5%[11, 12]。极外侧型突出绝大部分发生在L3~4、L4~5、L5~S1节段。其中最常见的节段是L4~5，L3~4与L5~S1的发生率几乎相同[6, 7, 13]。

若有解剖结构的变异，必须采用与常规L2~5入路不同的手术入路。椎间隙的角度、髂嵴与髂骨翼的位置变化都会导致椎间孔和极外侧区域的狭窄。L5~S1的局部解剖变异也需要针对极外侧突出调整手术入路[14]。

手术适应证

神经根在外侧椎间孔或极外侧区域受到压迫而导致急性或慢性神经根症状，经6周保守治疗症状无缓解的患者都是合理的手术适应证。常见的非手术治疗包括观察、药物治疗、物理治疗、椎间孔类固醇药物注射与日常活动的改变[10, 15, 16]。相关解剖学研究表明，上位神经根邻近于椎间隙水平，且神经与周围组织间很多韧带组织相连（图40-2）。正是由于神经根与椎间盘在结构上的相邻近，且神经根的位置常常固定不变，极外侧型椎间盘突出的患者与常见的旁中央型突出的患者相比，其临床主诉更为强烈。通常，极外侧型突出出现神经功能损害表现的概率更高[6]。

局部解剖学最重要的发现是多裂肌群与最长肌群间的肌肉间隙，通过这个间隙可以直达责任椎间隙的横突。经肌间隙入路最早由Wiltse推广，旨在将肌肉损伤降至最低限度，同时为进入极外侧区域提供更直接的入路。对于开放式手术3~4 cm的切口足矣，而微创手术2 cm的切口也能完全满足手术需要（图40-3）。必须完全掌握责任节段椎间孔外侧与极外侧区域的骨性解剖标志。

这些结构包括上位与下位椎弓根、横突与椎弓峡部的内缘。横突间韧带是一个关键的解剖结构。脊神经后支从横突间韧带中份自前向后发出。以前脊神经后支常被作为寻找背根神经节和上位神经根的解剖标志[12]。寻找脊神经后支非常费时，往往需要多余的暴露与切除。上位神经根被脂肪组织包绕，紧贴于下位横突的内上缘，沿横突前方走行。上位神经根周围的解剖学结构包括椎间盘、腰动脉分支、椎间孔内韧带、经椎间孔韧带、背根神经节和脊神经分支。这些解剖结构可在头灯照射下用手术放大镜或显微镜清晰辨明。

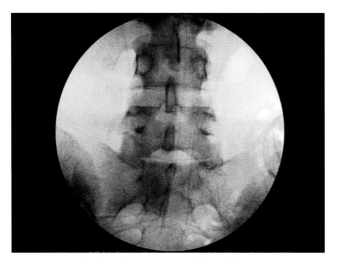

图40-1：针对侧方区域、椎间孔区域及极外侧区域的椎间盘突出可通过极外侧入路治疗。

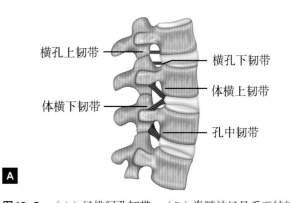

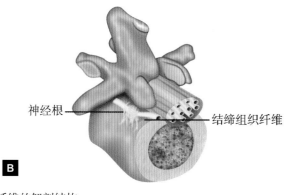

图40-2：（A）经椎间孔韧带；（B）脊髓神经悬系于结缔组织纤维的解剖结构。
资料来源：（A）Spine, Volume 20#16, 1999, 2010；（B）Spine, Volume 19, 1994：2710。

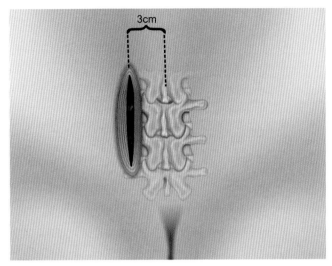

图40-3：皮肤切口示意。

在临床上，75%的极外侧型突出表现为股神经压迫症状，25%表现为坐骨神经压迫症状[12]。L2、L3节段的近端极外侧型突出常表现为持续发作且严重的下肢疼痛，而腰骶部的疼痛症状较轻。其下肢疼痛的症状常放射至腹股沟前方和大腿前方，止于膝关节水平面。因为这一临床表现，在鉴别诊断中往往需要与髋部与膝部的原发疾病相区别。充分的髋部、膝部体格检查与X线检查可以排除髋部与膝部原发疾病。其他需要鉴别的疾病包括糖尿病性肌萎缩[15]。

手术步骤

L2~5

术前影像学检查一定要仔细，以确定是否有解剖学变异，如先天性阻滞椎、半椎体或其他骨性结构异常。术前必须对MRI仔细研究，以确定突出的准确位置，确定突出是完全在椎间孔外还是向椎间孔内侧突出。如果患者的年龄较大或合并畸形，如节段性侧弯、周围骨赘形成、椎体旋转畸形，必须通过带有矢状面与冠状面的CT检查充分了解椎间孔周围与极外侧

区域的骨性解剖结构。术前MRI可以大体显示内侧最长肌群与外侧的多裂肌群间的肌间隙。可通过MRI扫描的比例尺测量出肌间隙至棘突的距离。MRI上的测量数据可用于术前切口的定位（图40-4）。使用同样的方法可以得到腰筋膜后层至极外侧椎间盘区域的大概距离，这样就可以估计出入路的深度（图40-5）。总体来看，从头侧至尾侧节段，中线到椎旁切口的距离是递增的趋势（图40-6）。

将患者麻醉后呈俯卧位置于手术床，患者必须被稳固地安置于手术床上，如果术中需要使用定位导航设备，患者的体位可能会发生改变，这就会使解剖标记发生变动。

常规消毒、铺巾后，使用带有无菌罩的C臂进行术中定位，并标记出将要处理的椎间隙的位置，同时也要标记出需处理侧的椎弓根、椎弓峡部及横突的位置。所有这些解剖结构在C臂辅助下都是可以看到的，可以用无菌标记笔在体表标记出相应的位置。这时可在后正中线至上、下两横突中点连线间标记出入口点，这一数值在术前已通过测量得出（图40-7）。

根据微创或开放等不同的手术方式做2~4 cm纵行皮肤切口。纵行切开皮下筋膜的范围基本与皮肤切口范围一致，切开筋膜层时需将切缘两侧的筋膜层提起在直视下操作，同时施以钝性分离较易确定肌间隙位置。通过肌间隙钝性分离至横突的这一过程是无创的，出血量也是最小的。当触及上、下位横突时，把一显影标记物放于其中，通过C臂透视证实所暴露的节段是否正确。确定暴露节段准确无误后，施行微创手术，选用自动牵开器或扩张通道皆可。在暴露下位横突、下关节突外上侧及上位椎弓根下份、上位横突椎、椎弓峡部时对肌肉的剥离程度一定要保持在最小。横突间韧带常附着一层菲薄的肌肉层，需要小心向内侧将其清除至能看到横突间韧带前方。对于体型较大的患者，向术者对侧倾斜患者有助于下关节突外上侧的术野暴露。如果关节突关节的骨化与增生非常

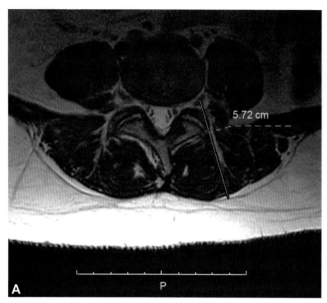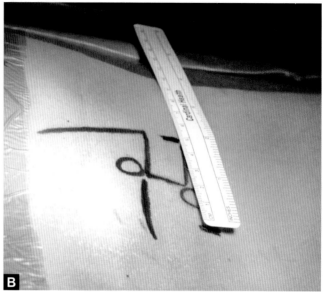

图40-4：（A）通过轴位MRI测量皮肤至筋膜层的距离（肌间隙深度）；（B）在皮肤表面画出相应切口。

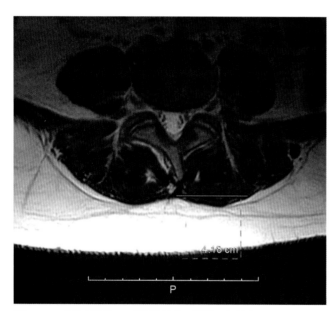

图40-5：通过轴位MRI测量棘突至肌间隙距离。

严重，可用3 mm的金刚钻将周围的骨化组织去除，也可去除下关节突侧上方3~4 mm的骨面。

在横突间韧带内下方常有血管分支穿过，可用双极电凝对之加以处理。暴露下位横突内上侧50%即可达到充分的暴露效果。没有必要完全暴露上位横突。

可以用15号手术刀或2~3 mm金刚钻将横突间韧带从下位横突上缘附着处的内侧50%游离开，随后横突间韧带即可向上或外侧翻折。拨开横突间韧带后即可发现被脂肪组织所包裹的上位神经根于横突间韧带内缘前走行。用钝头神经根拉钩轻柔地从周围脂肪组织找出神经根，通过对神经根内下份仔细分离定位神经根的位置，而后从远端向近端滑动即可找到椎间隙的侧份。大多数情况下，椎间隙与下位横突上缘的距离一般不超过4 mm。如果对神经根与椎间隙位置关系存在任何疑问，在术中都应及时用C臂行正、侧位摄影以明确位置。若用显微镜辅助手术，通常能看到上位神经根上的韧带附着，可以用手术刀将其分离。硬膜静脉常从椎弓根上缘穿出，需用双极电凝加以处理。将神经根向头外侧轻轻扒开，极外侧区域的椎间盘突出即可暴露。如若发现游离的椎间盘组织，用小髓核钳将其取出。在去除松散的髓核组织时，髓核钳只能在椎间隙时才能打开并且要避免向前推进，否则有可能造成前方血管组织的损伤。当术中所见与术前MRI可能不符时，需要及时标记所操作间隙并用C臂行正、

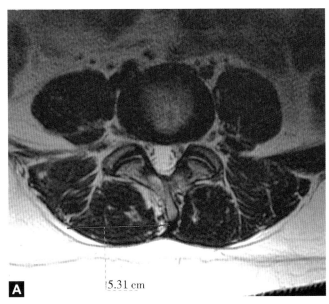 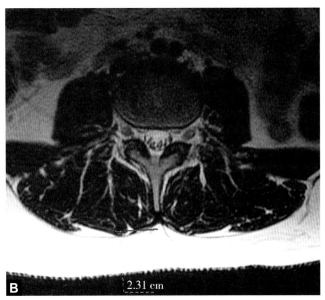

图40-6：L2与L5轴位MRI测量出的棘突至肌间隙筋膜距离。

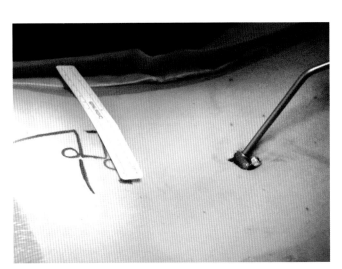

图40-7：头尾侧横突间距离。

侧位摄影，标记的位置必须与术前MRI的病变区相符。如果术前轴位、矢状位影像学结果证实突出组织已进入椎间孔的外侧，需用金刚钻将关节突关节外上侧的一小部分及椎弓峡部外侧1/4去除以更好地暴露椎间盘。而去除椎弓峡部外侧1/4并不会增加脊柱不稳的风险[17]。椎体终板边缘的任何骨赘都需用金刚钻去除，以确保不会对上位神经根造成压迫。减压完成

后冲洗椎间隙及术区，用双极电凝止血，必要时可用止血剂。切口在撑开器撤除后无须引流。筋膜层用0号薇乔线缝合。皮下与皮肤根据术者的习惯缝合。用0.5%布比卡因加肾上腺素对椎旁肌肉组织及皮下组织行局部麻醉处理，有局麻禁忌的患者可忽略此步。患者在手术结束2~3 h后即可出院回家。包扎敷料可在术后72 h去除，随之即可淋浴。除非有相关禁忌证，术后10 d内应规律服用非处方（OTC）抗感染药物。如果术后恢复顺利，患者在术后1个月即可随意活动。

L5 ~ S1

L5~S1极外侧区域的手术体位、消毒、铺巾都与L2~5的操作一致。术中需用C臂透视定位并标记术侧的髂嵴、骶骨翼的近端及L5横突的位置，L5、S1椎弓根与L5椎弓峡部的位置也要标明。通过标记物确定椎间隙冠状面位置，同时通过C臂侧位确定矢状面位置。在患者一侧画一条线与椎间隙的矢状位角度相平行，而且这条线要尽可能向后延长。从后正中线至侧切口间距离应与骶后坡线相交，而这两条线的交点即

为切口正中心。从此点向上、下延伸做一条长2~4 cm
的切口。在L2~5节段，沿皮肤切口长度切开皮下筋膜
即可满足对手术暴露的需要。但是腰骶交界处竖脊肌向
远端汇集，肌间隔也越来越少。正是由于这点，需先
在切口近端向寻找肌间隙，后向远端做钝性、锐性分
离。通常需向远端将肌肉与筋膜层做锐性分离。当触及
L5~S1关节突关节、L5横突、骶骨翼时可行钝性分离。
不论是开放式撑开器还是微创式撑开器都是自外上向
内下平行于极外侧椎间隙放入体内（图40-8）。L5~S1
入路方向是自上向内下，L2~5的入路方向是向内上方
的。肌肉的剥离程度至少要能暴露L5的横突、L5椎弓
峡部、S1上关节突与骶骨翼这些骨性结构。在侧方，
髂嵴的存在常会影响手术操作范围。将患者向术者对
侧倾斜较上位节段更易于暴露腰骶交界处的椎间盘极
外侧区域。当骨性结构被仔细暴露后，用3 mm的金
刚钻或3 mm椎板咬骨钳将L5横突下部约50%的部分去
除。横突下部被去除后，髂腰韧带即可被部分松解，
这样就可以将其向外下侧牵开（图40-9）。用3 mm金
刚钻去除椎弓峡部外侧1/4以扩大操作空间。腰动脉的
分支常包绕上位神经根，需用双极电凝或止血剂控制
出血。在横突下缘的前内侧可以探查到上位神经根的

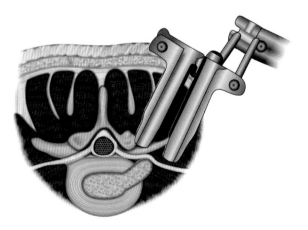

图40-8：通道扩张器进入椎间孔外侧椎间盘突出区域。
资料来源：Neurosurgery/Focus. Volume 25, 2008：2。

上缘。一旦确定神经根的位置后，神经根与椎弓根、
椎间盘之间的韧带连接需小心松解剥离，用双极电凝
小心处理硬膜外静脉，通过这些处理即可见到神经根
的外下缘。L5~S1关节突关节与骶骨翼常会有增生的
骨赘压迫神经根，可用2~3 mm的金刚钻去除这些增
生骨赘从而减压神经根。松解椎间孔内及椎间孔外的
韧带结构后，在可视操作下轻柔地移动神经根以暴露
椎间盘侧方区域。L5神经根通常会遮挡整个极外侧区
域的椎间盘，必须极为轻柔地向头侧牵开神经根暴露
此区域。假如施加在神经根后支的压力过大，会造成
L5神经根支配区域的剧烈疼痛，所以牵拉神经根时必
须小心谨慎。当看到极外侧突出的椎间盘组织可先做
一"十"字切口，然后用小号髓核钳行如前文所描述
的髓核摘除术。术中所见须与MRI结果相符。引流管
的留置、切口的关闭及术后的管理均与L2~5节段所采
用的方法一致。

潜在并发症

椎间盘突出复发是目前为止最常见的并发症，复
发率约为30%[18, 19]。

相对更为严重却少见的并发症有神经根损伤、
感染、硬膜纤维化、血管损伤、腹膜后穿孔、结肠损
伤、血肿形成[20, 22]。

关键点

- 极外侧型椎间盘突出约占所有椎间盘突出的12%。
- 与常见的旁中央型突出相比，极外侧型突出的临床
  主诉与影像学发现更为典型。
- 75%的极外侧型突出表现为股神经压迫症状。
- 经腔镜或定位系统辅助的经肌间隙极外侧Wiltse入
  路在减小对周围组织破坏的同时提供了针对极外侧
  型更为直接的手术入路。

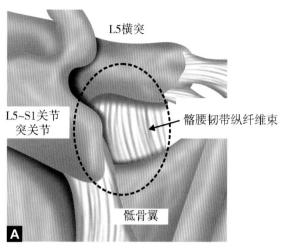
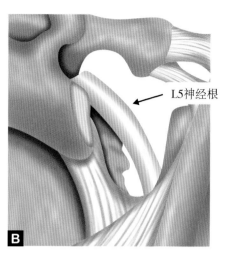

图40-9：拟减压范围示意。L5神经根穿过腰骶韧带、骶骨翼、L5椎体。
资料来源：J Neurosurg Spine. Volume 12，2010：75。

- 去除椎弓峡部外侧1/4可扩大手术术野，且不影响脊柱的稳定性。
- L5~S1的极外侧型突出需要一个与冠状面和矢状面成角的入路。

参考文献

[1] Mixter U J, Barr J J. Rupture of the intervertebral disc with involvement of the spinal cord. New England Journal of Medicine, 1934, 211:210–214.

[2] Abdullah A F, Ditton E W III, Byrd E B, et al. Extreme lateral lumbar disc herniation clinical syndrome and special problems of diagnosis. J Neurosurg, 1974, 41: 229–234.

[3] Epstein N E, Epstein J A, Carras R, et al. Far lateral lumbar disc herniations and associated structural abnormalities. An evaluation in 60 patients of the comparative value of CT, MRI and myelo/CT in diagnosis and management. Spine, 1990, 15:534–539.

[4] Heo H, Lee M S, Sheen S H, et al. Simple oblique lumbar magnetic resonance imaging techniques and its diagnostic value for extraforaminal disc herniation. Spine, 2009, 34(22):2419–2423.

[5] Segnarbieux F, Van de Keltt E, Camden E, et al. Disco-computed tomography in extraforaminal and foraminal lumbar disc herniations: influence a surgical approach. Neurosurg, 1994, 34(4):643–647.

[6] Maroon J C, Kopitnik T A, Schulhof L A, et al. Diagnosis and microsurgical approach to far lateral disc herniations in the lumbar spine. J Neurosurg, 1990, 72:378–372.

[7] Epstein N E. Evaluation of varied surgical approaches used in the management of 170 far lateral disc herniations: indications and results. J Neurosurg, 1995, 83: 648–656.

[8] Abdullah A F, Wolber P G, Warfield JR, et al. Surgical management of extreme lateral lumbar disc herniations. Review of 138 cases. Neurosurg, 1988, (22): 648–653.

[9] Siebner H, Faulkner K. Frequency and specific surgical management of the far lateral lumbar disc herniations. Acta Neurochir (Wein), 1990, 105:124–131.

[10] Epstein N E. Foraminal and far lateral lumbar outcome disc herniations: surgical alternatives and outcome measures. Spinal Cord, 2002, 40:491–500.

[11] Porchet F, Chollet-Bornand A, de Tribolet N. Long term follow up of patients surgically treated by the far lateral approach for foraminal and extraforaminal lumbar disc herniations. J Neurosurg, 1999, 90:59–66.

[12] O'Hara C J, Marshall R W. Far lateral lumbar disc herniations. J Bone and Joint Surg, 1997, 79(6):943–947.

[13] Melvill R L, Baxter B L. The intertransverse approach to extra-foraminal disc protrusion in the lumbar spine. Spine, 1994, 19(23):2707–2714.

[14] Pirris S M, Dhall S, Mummaneni P V, et al. Minimally

invasive disc herniations at the lumbosacral junction using an operating microscope: case series and review of the literature. Neurosurg Focus, 2008, 25(2): E101-E105.

[15] Weiner B K, Fraser R D. Foraminal injections far lateral disc herniations. J Bone Joint Surg, 1997, (79B)5:804-807.

[16] Erhard R E, Welch W C, Liu B, et al. Far lateral disc herniation: case report, review of the literature and a description of nonsurgical management. J Manipulative Physiol Therap, 2004, 27(2):E3.

[17] Ivanov A A, Faizon A, Ebraheim N A, et al. The effect of removing the lateral part of the pars interarticularis on stress distribution of the neural arch in lumbar foraminal microdecompression at L4-L4 and L4-5. Spine, 2007, 32(22):2462-2466.

[18] Lee J K, Amorosa K, Cho S K, et al. Recurrent lumbar disc herniations. J Acad Orthop Surg, 2010, 18(6):327-337.

[19] McGirt M J, Ambrossi G L, Datoo G, et al. Recurrent disc herniation and long term back pain after primary lumbar discectomy: review of outcomes reported for limited vs aggressive disc removal. Neurosurg, 2009, 64:338-345.

[20] Erkut B, Unlu Y, Kaygin M A, et al. Iatrogenic vascular injury during lumbar disc surgery. Acta Neurochir (Wien), 2007, 149(5):511-516.

[21] Fallah A, Massicotte E M, Fehlings M G, et al. Admission and acute complication rate for outpatient lumbar microdiscectomy. Can J Neurol Sci, 2010, 37 (1):49-53.

[22] Wiltse L L, Bateman J G, Hutchinson R H, et al. The paraspinal sacrospinalis-splitting approach to the lumbar spine. J Bone Joint Surg, 1968, 50:919-926.

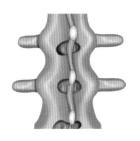

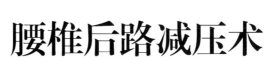

41

腰椎后路减压术

王卫东　李向前　译

Robert Eastlack, Payam Moazzaz

概述

切除椎板或扩大椎板进行的腰椎减压术是大部分腰椎手术的重要步骤。尽管这些操作的目的都是解除椎管与神经根的压迫，但是操作中的减压方法是不完全相同的。

第一例椎板切除术由伦敦大学外科系的Victor Alexander Haden Horsley教授在1887年完成。自那时起，腰椎的椎板切除术就已基本定型。如今，先进的影像学检查使我们能够针对减压范围做更为准确的术前评估。MRI影像是术前评估的金标准，对于无法进行MRI检查或体内有金属植入物致MRI伪影过大的患者，脊髓造影后的CT检查就显得非常重要了。影像学检查结果对减压方法的选择至关重要。对于绝大部分椎管狭窄的病例，仅对关节突关节与韧带增生的节段做局部减压即可达到满意的效果。但是先天性椎管狭窄的患者需要用更复杂的方法去扩大椎管。

手术步骤

暴露

脊柱后路减压的暴露方法基本相同，通过单侧入路扩大同侧及对侧椎板时，只需对术侧进行暴露即可。

结合术前摄影的结果，通过触摸骨性标志物可以确定手术切口的大概位置。也可以将椎管穿刺针放置于拟定的节段后，通过侧位摄影确定节段是否正确及切口位置是否合适。大多数情况下，L4~5间隙与髂嵴最高点在同一水平面。骨盆最高点水平的棘突间隙即为L4~5间隙水平。通过从最下位的棘突间隙（L5~S1棘突间隙）向头侧计数至准确的节段，这种定位方法也是可行的。局麻达成后，在相应节段的后正中线做切口，之后完成对椎旁组织的暴露。

最好从棘突的侧壁开始做骨膜下剥离。将多裂肌等椎旁肌组织仔细地从棘突及椎板上剥离后向外侧牵开肌肉组织。暴露至关节突关节附近时一定要谨慎，要保护关节囊不受破坏。随后即可暴露峡部的侧面。为了防止医源性骨折的发生，至少要保留7~8 mm的峡部结构。暴露完成后可用Wiltse、深Gelpie、McCullough撑开器等撑开组织。如果是单侧暴露可应用Taylor撑开器。术野暴露后可通过术中摄影再次确认手术节段。

减压

经典椎板切除术

经典椎板切除术也称全椎板切除术，棘突与椎板作为一个整体被整块去除。整块椎板去除后，即将椎管最大限度地扩大。所以这项技术特别适合先天性椎管狭窄的患者。所处理椎板头、尾两侧的棘上韧带、棘间韧带需被切除。使用高速磨钻或骨刀切除下关节突，但至少要保留50%的外侧下关节突（图41-1）。在上位节段重复上述步骤即可暴露椎板的头侧面。而后使用高速磨钻或咬骨钳打薄椎板骨质面，在椎板两侧开槽后用椎板咬骨钳在开槽的骨面下将深部的骨皮质从尾侧至头侧切除。在这一过程中，用弯刮匙或椎板咬骨钳的尖端刮除椎板面内侧的黄韧带及包膜组织。当两侧的骨槽完全切开后，用咬骨钳夹住棘突轻轻提起，将其从下方的黄韧带上撕下，同时用刮匙将韧带组织从椎板面刮除。去除棘突与椎板后，再将残余的骨块、韧带与关节囊组织去除，即可达到对椎管、侧隐窝及椎间孔的彻底减压。

只是由于韧带与关节突关节增生而引起的狭窄，减压范围可以更有针对性。这些病例中，往往不需要暴露头侧的关节突关节，因为只有覆盖增生的黄韧带的部分椎板需要被切除。这意味着将保留黄韧带附着点头侧的椎板（图41-2）。一旦暴露下位的关节突关节（如切除L4椎板，L4~5关节突关节即为下位关节突关节）与椎弓峡部的外侧缘，只需去除尾侧间隙的棘上韧带与棘间韧带。然后用咬骨钳咬除棘突下部1/2~2/3的骨质直至看到黄韧带。随后用高速磨钻以画圈的方式打薄椎板与关节突内侧骨质，显露韧带层（图41-3A）。用刮匙将表浅部分的黄韧带从下位椎体椎板上缘的附着处刮除，这样既可向头端提起表浅部分的黄韧带并将其折起利于暴露术野（图41-3B）。用弯刮匙以画圈的方式将韧带纤维从椎板的腹侧与关节突内侧刮除。用椎板咬骨钳将椎板的切缘修整光滑，为去除剩余黄韧带组织做准备。将一把Woodson拉钩从头侧或尾侧沿后正中线的骨性嵴放置于黄韧带之下（图41-4）。向上提起Woodson拉钩的同时用15号手术刀在拉钩的上方切开韧带。用髓核钳夹住提起黄韧带切口一侧，将黄韧带下Hoffman

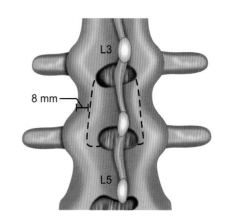

图41-1：切除目标节段上关节突内下面（阴影标注）及上位节段（使得能够进入目标椎板的头侧面便于椎板切除）。

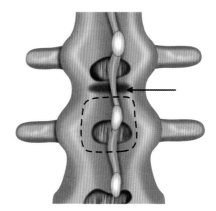

图41-2：注意切除椎板的限制，保留切除椎板的头侧面（阴影/尖头）。

韧带与硬膜外脂肪组织与黄韧带内面分离。最好用弯头刮匙或4号Penfield剥离子将黄韧带从上、下位椎板的附着处完全游离。如果剩下的部分韧带及关节囊组织只附着于椎管的侧壁，可用大号刮匙将其从椎管侧壁刮除干净（图41-5）。同样方法处理对侧，随后用椎板咬骨钳彻底清理侧隐窝及椎间孔内残余的软组织与骨性突起。椎板切除的范围向头侧应至黄韧带的附着点，这样就会在头端残留部分椎板。正是由于有部分椎板被保留，再次处理上一节段时就会更安全、容易。

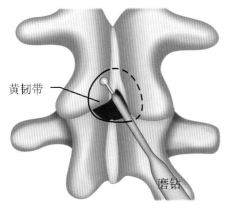

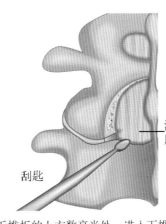

图41-3：（A）使用磨钻将椎板呈圆弧形切割，切除范围包括下部邻近椎板的上方数毫米处。进入下椎板此处时常需要切除表面韧带组织，这一步操作可使用垂直刮匙。（B）此步要保护深部韧带不受损以充当保护硬膜的作用。潜行切除椎板头侧部分暴露韧带附着点。

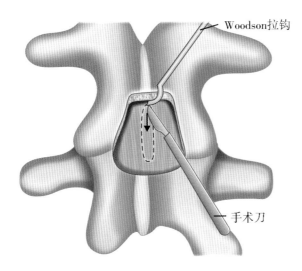

图41-4：可将Woodson拉钩于头侧（最容易）或尾侧的中缝放置于韧带下方并完成旋转。

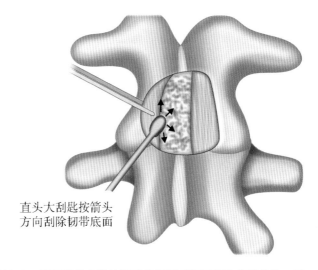

图41-5：当韧带从中线处被平分后即可使用刮匙将其从头、尾两侧的附着处游离。使用髓核钳钳夹中份向侧方牵拉。以此种方法轻轻牵拉韧带与关节囊组织，使用直头刮匙将韧带关节囊复合体硬膜面的硬膜外脂肪、硬膜外血管刮除。朝向腹侧刮除这些韧带，当刮匙进入侧隐窝时要谨慎小心。使用大号刮匙清除侧隐窝部位的韧带、关节囊附着，但要确保硬膜不被刮匙所伤。操作时将力量集中于刮匙尖部，将附着在关节突的韧带碎片刮除。从对侧操作时会更加容易，因为刮匙头可直接接触侧隐窝的底面。

双侧椎管扩大术

双侧椎管扩大术最早由McCulloch与Young提出，可以认为是椎板切除术的一种改良式式。此方法保留了棘间、棘上韧带及棘突。此术式的切口以棘突间隙为中心，切口的范围大致等同于微创椎间盘切除的切口。可先在两侧暴露（可能需要的切口较长）再安置各式各样的撑开器（Wiltse、深Gelpie撑开器）。暴露一侧后，可先安置椎板拉钩或McCullough腰椎自动撑开器，待另一侧暴露后再调整撑开器的位置。使用高速金刚磨钻切除包括棘突基底部在内的椎板部分（图41-6）。当暴露韧带后，即如前所述处理黄韧带的表浅及深部。用刮匙小心地将黄韧带及关节囊从关节突内侧附着处刮除，也可用椎板咬骨钳将其清除。由于棘突的存在，直头髓核钳并不能进入侧椎管区，但弯头的可以完全进入同侧的侧隐窝及椎间孔。必要时可向外侧扩大关节突切除范围以扩大术野，方便对侧隐窝与椎间孔做彻底的减压处理。侧隐窝、椎间孔区域的视野与操作安全性主要受到解剖结构、切口深度及其他一些因素的制约。在临床上，从对侧入路处理本侧侧隐窝与椎间孔能获得更大的操作空间。

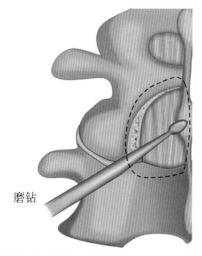

图41-6：使用磨钻完成标准椎管切开后，再次使用磨钻潜行切除棘突基底部，从两侧暴露中线区的黄韧带。使棘突留置于背侧，棘上韧带、棘间韧带保持完整。

在这些病例中会使用到下文所述的方法，即将棘突的基底部切除，以更为倾斜的角度进入对侧的侧隐窝与椎间孔（图41-7）。

单侧入路双侧椎管扩大术

通过单侧暴露对双侧行减压处理的技术与前文所述的方法基本一致。这种方法只需暴露一侧的椎板。然后将椎板拉钩放置于关节突外侧用力压或用kerlix束带绑束牢固，也可用McCullough腰椎自动撑开器撑开。此术式保留了棘上、棘间韧带。用高速磨钻行椎板扩大切除术，切除范围包括棘突基底部内面骨质（图41-6）。当暴露黄韧带后，按前文所述的方法切除韧带即可。与之前不同的是，需用刮匙将对侧的黄韧带从椎板内面刮除（图41-8）。用高速磨钻将对侧的椎板内面骨质打薄至对侧关节突内侧。术野的暴露是此术式的关键点，术中使用手术放大镜、显微镜及充分的光源对保持术野十分重要。解剖学变异与患者肥胖程度都会制约术中的暴露范围，若术中不能达到足够的角度去减压对侧的椎间孔与侧隐窝，需要改变术式，双侧暴露完成减压可能是更好的选择。假如术野足够理想，磨钻处理对侧椎管后即可从椎板与关节突内面切除黄韧带。用椎板咬骨钳将剩余的骨块从椎板切缘处去除，随后即可将双侧黄韧带组织完全去除。可通过上文所述的使用Woodson剥离子的方法进入黄韧带下，也可用弯头刮匙从侧隐窝开始轻轻游离黄韧带。棘突的存在影响对同侧椎间孔的扩大减压，因为椎板咬骨钳无法进入曲折的椎间孔区域。打薄棘突的侧壁或使用弯头椎板咬骨钳可使这步操作更容易。在此术式中，对侧术野的暴露非常易于达到，也非常理想。

▎易失误点

严重的椎管狭窄都适用于这些方法，但是在单侧或者双侧暴露时都必须小心，因为这两种术式的术野

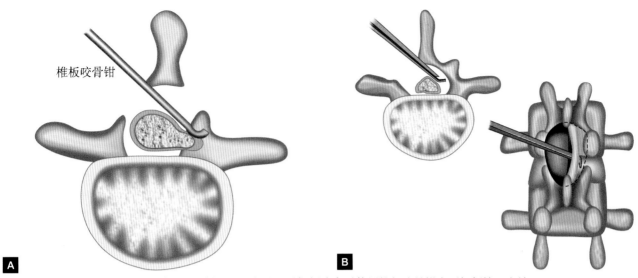

图41-7：由于同侧垂直入路被棘突所限制，所以在进入对侧侧隐窝时使用椎板咬骨钳会更加便捷、有效。

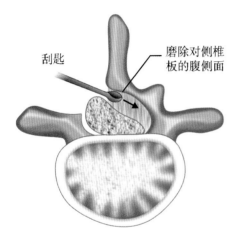

刮匙

磨除对侧椎板的腹侧面

图41-8：磨除棘突腹侧及部分对侧椎板腹侧后暴露黄韧带，使用中型或小型刮匙松解韧带位于头、尾两侧及侧隐窝的骨性附着点。

与操作范围是非常有限的。在这种情况下，使用传统的椎板切除术、切除棘突是更安全的选择，除非术者对椎板扩大椎管减压术很有经验且信心充足。

　　对于手术安全性的考虑也涉及对粘连组织的处理。关节囊与其他的一些瘢痕组织可能与硬膜囊粘连得很严重。要尽量分离硬膜囊、韧带、关节囊。如前所述，可以用刮匙将硬膜外脂肪组织与黄韧带分离开。如果不能完全分离，须不断地去除韧带及关节囊组织直至留下与硬膜囊粘连的部分，切不能冒险切除硬膜。

　　在分离黄韧带与硬膜囊时要格外注意Hoffman韧带，如果将组织从该区域扯下而不是慢慢分离，Hoffman韧带会像拉链一样将硬膜囊撕裂。发现Hoffman韧带后，用双极电凝或小组织剪将其横断，然后继续切除黄韧带。

■ 关键点

- 对于肥胖、先天性椎管狭窄及椎管极度狭窄的患者最好使用传统的椎板切除术或双侧椎管扩大减压术，不推荐使用单侧暴露的双侧椎管扩大术。
- 术前仔细评估影像学结果对确立手术方案很有帮助。
- 不论使用何种方法，最主要的目的是安全有效地彻底解除神经压迫。
- 当周围组织与硬膜粘连而无法分离时，最好将粘连的部分留在硬膜囊上，而不要轻易切除硬膜。

参考文献

［1］ Bernstein A J, Spencer D L. En-Bloc ("Trap-Door") lami-
nectomy of the lumbar spine. Surgical Techniques for the
Spine. In: Haher T R, Merola A A (Eds), Thieme, 2003:
208.

［2］ Bresnahan L, Ogden A T, Natarajan R N, et al. A bio-
mechanical evaluation of graded posterior element removal
for treatment of lumbar stenosis: comparison of a mini-
mally invasive approach with two standard laminectomy
techniques. Spine, 2008, 34:17–23.

［3］ Cavusoglu H, Kaya R A, Turkmenoglu O N, et al. Midterm
outcome after unilateral approach for bilateral decompres-
sion of lumbar spinal stenosis: 5 year prospective study.
Eur Spine J, 2007, 16:2133–2142.

［4］ Costa F, Sassi M, Cardia A, et al. Degenerative lumbar spinal
stenosis: analysis of results in a series of 374 patients treated
with unilateral laminotomy for bilateral microdecompres-
sion. J Neurosurg Spine, 2007, 7:579–586.

［5］ Hong S W, Choi K Y, Ahn Y, et al. A comparison of
unilateral and bilateral laminotomies for decompression of
L4–L5 spinal stenosis. Spine, 2011, 36: E172–E178.

［6］ McCulloch J A. Microsurgical spinal laminotomies. In:
Frymoyer J W (Ed.). In: The Adult Spine: Principles and
Practice. New York, NY: Raven Press, 1991, 1765–1784.

［7］ Sasai K, Umeda M, Maruyama T, et al. Microsurgical bilat-
eral decompression via a unilateral approach for lumbar
spinal canal stenosis including degenerative spondylolis-
thesis. J Neurosurg Spine, 2008, 9:554–559.

［8］ Weiner B K, Walker M, Brower R S, et al. Microdecompression
for lumbar spinal canal stenosis. Spine, 1999, 24:2268–2272.

［9］ Wiltse L L, Kirkaldy-Willis W H, McIvor G W D. The treat-
ment of spinal stenosis. Clin Orthop, 1976, 115: 83–91.

［10］ Yagi M, Okada E, Ninomiya K, et al. Postoperative outcome
after modified unilateral-approach microendoscopic
midline decompression for degenerative spinal stenosis. J
Neurosurg Spine, 2009, 10:293–299.

［11］ Young S, Veerapen R, O'Laoire S A. Relief of lumbar
canal stenosis using multilevel subarticular fenestrations
as an alternative to wide laminectomy: preliminary report.
Neurosurg, 1988, 23:628–633.

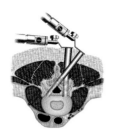

42

微创腰椎后路减压术

刘宏建　李向前　译

Justine Pearl, Daryl R Fourney

概述

随着社会老龄化的进展，腰椎管狭窄（LSS）的发病率也越来越高[1-3]。腰椎管狭窄常见于50~60岁人群，男女比例约为3:2。腰椎管狭窄多见于L4~5节段，其次为L3~4、L2~3、L5~S1节段。其发病机制包括退行性病变（腰椎峡部裂、腰椎滑脱）、先天因素、医源性因素及创伤因素。临床上也可见到多因素导致的腰椎管狭窄。目前为止，退行性改变是该疾病的主要发病原因[4]。腰椎管狭窄按照解剖学可分为中央型狭窄、侧隐窝狭窄和椎间孔狭窄。

退变性腰椎管狭窄可由多种因素引起，如黄韧带肥厚或膨突、关节突关节增生内聚、椎间盘突出与椎体滑脱，这些因素最终将导致中央椎管狭窄。中央型椎管狭窄的主要特征是韧带增生。临床上常将椎管的直径在轴向CT或MRI正中矢状面上小于10 mm或11 mm，作为椎管狭窄的影像学诊断标准。因为椎管的形状可为圆形、椭圆形、三叶草形，单依靠此数据并不能描述狭窄椎管（图42-1A）[4]。

中央型腰椎管狭窄可导致神经源性跛行，椎管侧方的狭窄可致患者出现坐骨神经痛症状。外侧椎管可以分为3个解剖学区域：入口区、走行区、出口区。入口区即所谓的侧隐窝；走行区位于峡部和椎弓根的下方；出口区即为椎间孔或神经孔（图42-1B）。侧隐窝位于椎弓根中部水平，前方为相应椎体的后外侧缘和椎间盘，后方为下位椎体的上关节突。由于上关节突的增生压迫神经，侧隐窝狭窄的患者可呈现根性痛（图42-2）。走行区可出现因峡部裂所致的神经压迫。关节突关节的肥大、椎间盘边缘骨赘的形成、黄韧带肥厚或椎间盘膨出均可致椎间孔处的神经根受到压迫。

手术适应证

腰椎管狭窄症状与临床影像学表现相辅相成[1, 2]。腰椎管狭窄常呈现为神经源性跛行或坐骨神经痛。神经源性跛行可表现为行走或站立时单侧或双侧骶尾区、臀部、大腿、小腿间歇性疼痛。患者常诉坐位或腰部前屈位时疼痛缓解。其病因可能与神经根的压迫与缺血有关。不同于神经源性跛行，坐骨神经痛是以腿部为主的持续性疼痛，改变体位时疼痛加重，且常有阳性神经症状（如坐骨神经支配区域无力、反射减

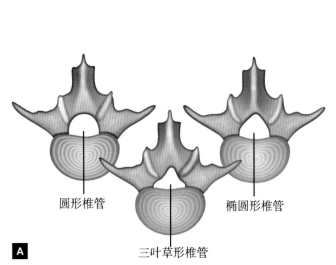

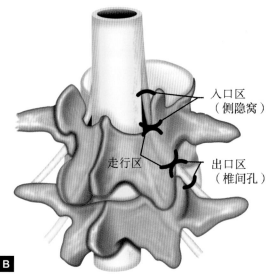

图42-1：（A）椎管的三种形状——圆形、椭圆形、三叶草形；（B）侧方狭窄的三个区域——入口区（侧隐窝）、走行区、出口区（椎间孔）。

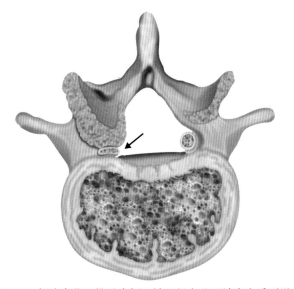

图42-2：侧隐窝位于椎弓内侧。神经根在此区域常会受到增生的上关节突的压迫（箭头）。

退、皮肤麻木）和神经根激惹试验（如直腿抬高试验）阳性结果。在一些患者身上，可同时出现间歇性神经源性跛行和持续性坐骨神经痛的症状。

若临床上合并其他症状，如不能解释的体重减轻、发热或寒战、大小便功能改变等需排除其病因。

其他的一些疾病也可引起以腿部为主的疼痛（如血管源性跛行、髋关节骨性关节炎、转子区滑囊炎），因此详细的病史和体格检查很有必要。

因为病情的严重程度与临床表现并不完全相关，在某种程度上，确切的手术指征仍存在争议，首先考虑的是保守治疗：短期的休息和生活习惯的改变、物理治疗、镇痛药物的应用及患者健康教育。但椎板切除术在治疗效果上明显优于非手术治疗[1]。近年来，微创手术，如棘突间内植物及内镜手术广受欢迎[5, 6]。

腰椎后路微创减压术的适应证与开放手术基本一致。尽管此术式能处理多个受累节段，但笔者还是推荐对单节段的狭窄使用此方法（图42-3）。尽管单切口能满足2个节段的减压需要，但通道的放置需更大的角度，这使得该技术更具有挑战性。向头、尾两侧稍延长切口或额外做独立的切口可使多节段手术操作更容易。

微创入路适用于中央型狭窄和侧隐窝狭窄。对于椎间孔的狭窄，由于难以在同侧获得理想的入路角度，同时亦难以暴露对侧椎间孔，故采取此入路难度极高。

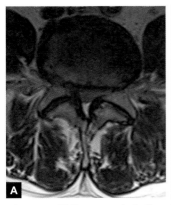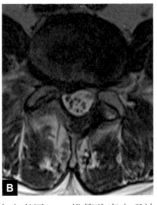

图42-3：轴位MRI T2加权像，本患者因L4~5椎管狭窄出现神经源性跛行。其采取微创后路减压术。因为椎间盘不是引起症状的原因，所以无须去除。（A）术前；（B）术后。

对于肥胖患者，该技术较有优势，但不适用于极度肥胖的患者，因为椎间撑开器无法到达腰椎后方的骨性结构表面。

微创手术的目的是在达到传统手术效果的同时减少对周围组织的破坏。良好的手术效果，尤其是术后恢复期短驱使很多患者选择该手术方法。微创入路术后疼痛症状较轻，患者术后可尽早活动。但是必须明确一点，目前为止，微创手术相对于传统术式的预期优势并未在临床随机研究中得到证实。大部分针对腰椎后路微创手术的研究都是基于自身对照的病例分析，缺乏对照组[5]。

手术步骤

临床上很难去定义"微创"，因为根据对解剖组织的不同处理方法（肌肉扩张或分离）、撑开器的应用及不同的视觉辅助系统（手术显微镜或内镜技术），微创手术又衍生出很多不同的术式。本章主要讨论经通道或柱式扩张器进行肌肉扩张或分离的手术方法，而不是传统的肌肉剥离的方法。

患者取俯卧位，躯干稍屈曲以使椎板间隙呈开放状态。很多手术床都可完成此过程。肩部、肘部、膝部及小腿等容易受压的部位都要充分垫高。常规消毒、铺巾，将扩张系统固定于手术床。笔者常将自由臂连接于手术床的侧架，以固定扩张系统。

对于单节段的狭窄，椎间盘水平或水平偏下往往狭窄最严重，因为其最接近黄韧带最为肥厚的位置。通过术中侧位摄影确认并标注责任间隙的位置，并在后正中线旁1.5 cm处切开。切口往往是在症状最重的一侧或根据侧方的病变情况而定。很多患者表现出双侧症状，在这些病例中，对于右利手的术者，笔者推荐从左侧做切口。切开皮肤前先对局部行麻醉处理。笔者一般做长约2 cm的切口，因为椎间撑开器的直径约为1.8 cm。也有用小口径通道的案例报道。

用一根克氏针插入切口，探查至关节突关节内侧。这一操作极有可能造成硬膜的意外破裂，特别是在L5~S1间隙，因为其椎板间隙较大。很多术者出于这方面的考虑不建议用此方法。尽量将克氏针与冠状面保持0°能降低这种风险。插入的过程中可配合摄影，定位理想的进入轨道。应用椎间撑开器系统逐级扩张肌肉（图42-4）。也可用柱式撑开器代替此步，不过撑开器的放入要在完成肌肉剥离操作后。最后通过正、侧位摄影检查扩张器的位置是否满意（图42-5）。随后即可将手术显微镜或内镜系统置于手术操作区。

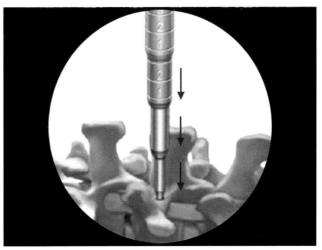

图42-4：在微创减压术中应用逐级扩张套管系统分离、撑开肌肉。

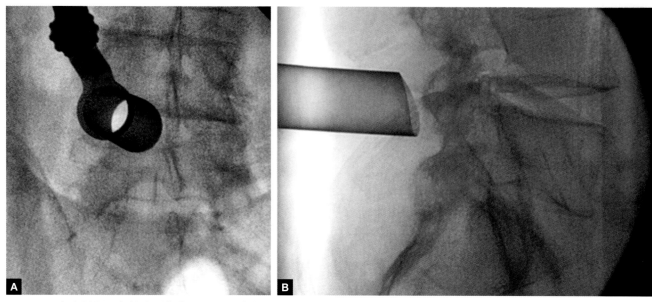

图42-5：术中摄影证实扩张系统位于L4~5间隙水平无误。注意撑开器要放置到位并能暴露上位椎板的尾侧缘与下位椎板的上缘。（A）术中正位片；（B）侧位片。

用髓核钳去除通道底部遮挡视线的肌肉、脂肪等软组织。脂肪组织也可用双极电凝去除。一旦暴露出上位椎板的骨性边缘，用4号脑膜剥离子或类似的工具在减压节段关节突的内侧描画出椎板的下缘。这一步对确定解剖学结构非常有益。确定此平面后即可用小号椎板咬骨钳切除椎板。笔者在用椎板咬骨钳完全游离椎板下间隙后才用磨钻，因为如果定位靠外的话，过早使用磨钻可能会对关节突关节造成破坏。

在切除椎板时必须谨慎，以免损伤硬膜。用弯头球探针探查韧带与硬膜间的间隙。用不同型号的椎板咬骨钳完成减压处理。

如果患者有神经根症状，此时应对椎间孔扩大减压，再次用弯头球探针探查神经根以确保其已松弛。

必要时可向对侧倾斜椎间撑开器，以完成对侧的减压（图42-6）。切记任何对通道角度的微调都会使通道底部的位置发生巨大的变化[7]。将通道倾斜放置完全可以满足对侧的减压处理，如切除对侧黄韧带组织、扩大对侧侧隐窝。但是并不能去除对侧椎板的侧份。

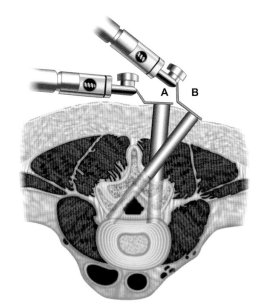

图42-6：椎间撑开器的两个植入点，"A"：外侧点位于椎板–关节突交界区，对同侧侧隐窝狭窄进行加压处理，"B"：内侧点位于椎板–棘突交界处，对中央椎管与对侧侧隐窝进行减压。

随后，注意力应放在止血与缝合切口上。通过双极电凝或止血剂完成止血操作，然后逐层关闭切口。因为切口较小，除非是较苗条的患者，一般患者的腰背部筋膜层缝合难度都较大。缝合完毕后常规包扎。

术后患者即可在能承受的范围内步行活动。何时能出院则基于患者疼痛症状的改善与术者的习惯。大多数情况下，手术当日患者即可出院，其余的也都在术后第1日早晨出院。患者术后无须佩戴支具。术者常根据自己的经验限制患者的活动种类，如术后6周内禁忌负重、弯腰及扭腰等动作。

潜在并发症

虽然腰椎后路微创减压术的手术并发症非常少，但也有发生，如硬膜意外破裂、神经根损伤、错误的手术节段与位置、减压不彻底、广泛的硬膜瘢痕形成和感染。由于术区的组织粘连与瘢痕形成，二次手术时脑脊液漏与硬膜破裂的可能性会更高。

关键点

• 对于神经源性跛行，手术治疗的长期和短期疗效都比非手术治疗好。
• 腰椎后路微创减压术需特别学习以下操作技巧：克氏针与通道的插入方法、在有限的术野中确认解剖学标志、在狭小通道中的操作技巧。

• 倾斜通道即可完成双侧的减压。对通道方向的细微调整即可使通道底部的位置发生巨变。

参考文献

［1］ Katz J N, Harris M B. Clinical practice. Lumbar spinal stenosis. N Engl J Med, 2008, 358:818–825.

［2］ Weinstein J N, Tosteson T D, Lurie J D, et al. Surgical versus nonsurgical therapy for lumbar spinal stenosis. N Engl J Med, 2008, 358:794–810.

［3］ Rampersaud Y R, Ravi B, Lewis S J, et al. Assessment of health-related quality of life after surgical treatment of focal symptomatic spinal stenosis compared with osteoarthritis of the hip or knee. Spine J, 2008, 8:296–304.

［4］ Botwin K P, Gruber R D. Lumbar spinal stenosis: anatomy and pathogenesis. Phys Med Rehabil Clin N Am, 2003, 14(1):1–15.

［5］ Fourney D R, Dettori J R, Norvell D C, et al. Does minimal access tubular assisted spine surgery increase or decrease complications in spinal decompression or fusion? Spine (Phila Pa), 1976, 35:S57–S65.

［6］ Kondrashov D G, Hannibal M, Hsu K Y, et al. Interspinous process decompression with the X-STOP device for lumbar spinal stenosis: a 4-year follow-up study. J Spinal Disord Tech, 2006, 19:323–327.

［7］ McLoughlin G S, Fourney D R. The learning curve of minimally invasive lumbar microdiscectomy. Can J Neurol Sci, 2008, 35:75–78.

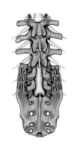

43 腰椎后路原位融合术

刘宏建　黄世磊　译
Scott D Daffner

概述

解剖

腰椎椎体为融合手术提供了充足的骨接触面积。融合是绝大多数腰椎手术的必要步骤，熟悉掌握腰椎骨性结构对实施融合手术至关重要。腰椎椎板上部较薄而下部相对较厚；关节突关节的关节面与矢状面基本一致，这是为了适应脊柱前屈与后伸等运动；神经根穿出椎间孔后，其后支发出属支分布于关节突及关节囊周围；腰椎峡部为连接上、下关节突的骨性结构，其在减压与融合操作时很重要，椎弓峡部代表椎板的极外侧面，在多数减压手术中要保留峡部。

腰椎横突位于关节突关节腹外侧。横突由骨皮质与骨松质组成，整体相对较薄。进行融合手术时，为了能够获得足够平坦、宽阔的植骨床，须将横突暴露出来。暴露横突时要小心避免将其折断，特别是骨质疏松的患者，要特别谨慎。上位神经根经下位椎体横突前侧下行（L3神经根经L4横突腹侧下行）。脊神经根背侧支发出内侧分支至关节突关节，发出中间支与外侧支至竖脊肌。如果完全暴露横突，则有损伤神经根的风险，可能导致相应区域的失神经支配及竖脊肌

萎缩。横突间有肌肉及筋膜组织分布，应从前方保护神经根。这些肌肉与筋膜组织的表面类似一张蹦床，为融合手术提供了一个连接上、下位横突的植骨床。

椎弓根为两个圆柱状骨性结构，连接前方的椎体及后方的椎板。椎弓根起自横突中线与椎弓峡部外侧缘的交点处，向腹侧走行。在从背侧向腹侧走行的过程中，椎弓根稍向内倾斜。椎弓根内倾角从头端至尾端逐渐增大，L1的内倾角约为12°，L5约为30°。S1椎体的变异很常见，其椎弓根内倾角较上位节段更大，约为39°。

不同节段的椎弓根直径也不同。L5的椎弓根最宽，约为18 mm，L1的最窄，约为9 mm。若准备在术中植入椎弓根螺钉，则术前须全面评估影像学检查结果，特别是水平层面的影像。

手术适应证

腰椎融合术的手术指征包括退行性、创伤、肿瘤或先天性因素所导致的椎体不稳或畸形（切除肿瘤对骨质结构破坏较重）。手术因素所致椎体不稳或畸形的风险较高时也要行融合处理。总体而言，手术治疗适

用于保守治疗无效的患者。在某些特定的情况下，如发生不稳定性骨折，无须行保守治疗可直接手术处理。

原位融合，顾名思义就是将脊柱按目前序列状态及位置固定，不做任何矫形和复位处理。此方法最经典的案例是退行性腰椎滑脱的治疗。很多证据已经证实，对于退行性滑脱与椎管狭窄的患者实施减压、融合处理的效果比单纯减压的效果更好[1]。在这些患者中，应用腰椎后路内固定物可使融合率提高[2, 4]。在最近一次系统性研究中，Jacobs等报道，针对峡部裂致轻度椎体滑脱采取后路融合术，术后效果的优良率可达60%~98%[4]。在特定的情况下（创伤），可不做减压只做融合处理。滑脱矫正的必要性一直存在争议。尽管矫正滑脱后可改善矢状序列，但也有较多的手术并发症，如神经根损伤、新发神经症状的出现[5]。Sailhan等仅通过内固定复位、融合而不做减压治疗高度的椎体滑脱（>50%），发现术后新发神经症状的发生率高达9.1%[6]。因此选择原位融合更为安全。

手术步骤

患者取俯卧位，垫高所有的骨性突起。摆体位时使用Jackson支架不仅可以维持腰椎的生理前屈角，还可以使腹部悬空，减小腹压，这样在减压椎管时可减少硬膜外静脉丛的出血。随后，常规消毒、铺巾。如果使用自体骨作为植入骨，还应对髂嵴后侧消毒、铺巾，以便进行取自体骨操作。在切开皮肤前通过X线摄影或触摸骨性标志物定位目标间隙。以目标间隙为中心，在上位棘突至下位棘突间做后正中切口。切开皮肤后按照腰椎后路常规方法暴露腰椎。在此过程中，灵活使用肌松药可使暴露变得更为容易。假如术中使用神经生理监测系统，特别是动作电位与肌肉

电生理监测，肌松药的使用将妨碍对神经生理变化的监测。暴露范围应尽可能彻底，至少要能达到峡部的外缘，尽可能暴露关节突关节、横突（图43-1）。当确认所处理间隙即为目标间隙后，再破坏关节突关节囊。此外，要尽可能去除椎板与横突表面的软组织。仔细对植骨床行骨膜下剥离，若有软组织残留将妨碍骨性融合的过程。使用内固定时，可在完成暴露后开始植入椎弓根螺钉。如果计划实施减压手术，也可在完成减压后再植入椎弓根螺钉。椎弓根螺钉的植入点是关节突关节的外侧垂线（或峡部的外侧缘）与横突水平平分线的交点（图43-2）。术中通过X线摄影辅助调整钉道方向，但这样会增加患者与术者的辐射暴露。选定进入点后，用尖钻或者3 mm磨钻去除骨皮质打开钉道入口。用扁钻探查椎弓根。钉道在矢状面应与上终板面平行，在冠状面的角度根据不同节段有小幅度的变化。在L1水平，扁钻以10°~15°的角度进入椎弓根。随后，每下降一个节段，此角度约增加5°。用扁钻探查椎弓根时必须小心，以免穿透椎弓根骨皮质或椎体前缘的骨皮质。拔出扁钻后，用球探探查椎弓根的四壁是否完整。然后将丝攻放入椎弓根，此步处理对骨密度较高的患者有很大的益处。攻丝后再次用球探探查椎弓根四壁。选用长短合适的椎弓根螺钉沿钉道植入椎弓根。原则上椎弓根螺钉的直径要尽量地接近椎弓根的直径。钉子的长度要以钉头进入椎体的75%为宜。钉子的最佳长度与直径因节段的不同与个体解剖学差异而不同。因此，术前对影像学检查细致的研究及术中对解剖结构的观察与触觉信息反馈都很重要。笔者习惯在安置金属棒前打磨处理植骨床的骨皮质。

接下来进行融合操作。用生理盐水将切口内的残余组织冲洗、清理干净。打磨完骨皮质后不再对切口冲洗。用高速磨钻将横突、椎板（如果未行减压手术）打磨至骨松质且骨面开始渗血为止（图43-3）。

笔者习惯用球头磨钻完成此步。使用较为锋利的磨钻时，要格外小心以免磨透椎板损伤硬膜囊。此外，关节囊应被切除并且打磨融合节段的关节突关节。随后将移植骨块植入去骨皮质后的横突、关节突关节及椎板表面（如果保留）。

逐层关闭切口。对于未做内固定融合手术的患者，应使用支具（LSO或TLSO）固定3个月以加强脊柱的稳定性，这样可促进骨性融合。假如使用了椎弓根螺钉，支具则不是必须佩带的，但短期内使用柔软的支具可提高患者舒适度。

▍并发症

腰椎后路融合术的并发症大致分为两类：由融合引起的并发症与由内固定引起的并发症。内固定可能带来的并发症包括：椎弓根螺钉植入位置不准确致硬膜破裂、神经根损伤、脊髓损伤和血管损伤。每枚螺钉因植钉失误所致硬膜破裂的概率约为0.1%、神经根损伤的概率为0~1%，而每位患者因植钉失误所致的硬膜破裂的风险为0~6%、神经损伤的概率为0.6%~10%[7]。此

外，椎弓根螺钉同其他内固定一样都存在钉棒断裂、内固定松动的可能，特别是在形成假关节区域的内固定更容易出现这种情况。Jacobs等通过一系列系统性回顾发现，内固定植入失败率大概为2%[4]。

与融合相关的并发症也常发生。总体而言，通过影像学证实的融合成功率为81%~100%[4]。变异度较高的假关节形成率为0~60%。Herkowitz等发现，单纯后路融合术治疗退变性滑脱时，假关节形成率约为36%，28%的患者滑脱甚至加重[1]。Fishgrund等报道，后路融合内固定术的融合率为82%，而单纯后路融合术的融合率为45%[2]。庆幸的是，有症状的假关节形成发生概率很小，很多假关节形成的患者只需观察即可。导致假关节形成的因素大致分为两类：患者自身因素与手术干预因素。这些因素包括患者年龄、营养、吸烟、糖尿病、NSAIDs药物、代谢紊乱（维生素D缺乏）及其他[8]。外科操作一定要细致，骨床表面的软组织一定要彻底清除且要暴露出骨松质[8]。目前的文献研究针对移植骨材料及添加剂的最佳搭配方案仍无明确报道，移植骨材料的选择（自体髂骨、术区所取的自体骨、松质同种异体骨、陶瓷基）、植

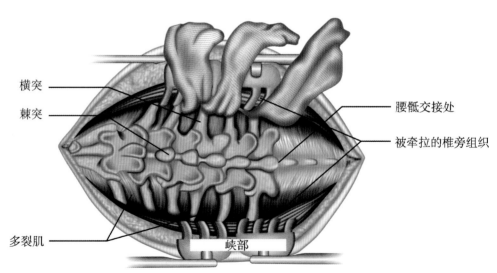

图43-1：腰椎融合手术应暴露侧方的横突。在确认融合节段是否正确前，应保留关节突关节囊。骨面的软组织应尽量去除以提高融合率。

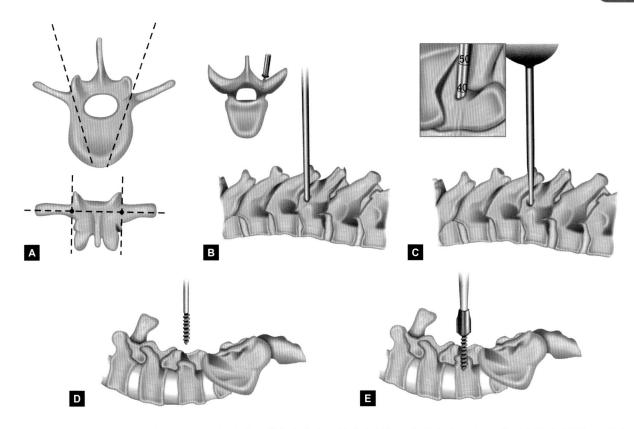

图43-2：椎弓根螺钉植入技术。（A）进钉点位于横突中线与上关节突外侧切线的交点；（B）使用磨钻或尖钻打开骨皮质；（C）使用扁探由椎弓根慢慢进入椎体，随后使用球探探查钉道，确认钉道四壁及腹部椎体壁完整；（D）使用丝攻再次沿钉道攻丝，并用球探再次探查钉道四壁；（E）将螺钉植入椎弓根内。最后通过术中摄影确认螺钉位置。

骨促进剂与添加剂（脱钙骨基质、骨形态生成蛋白）在骨融合过程中的作用不可忽视。异位骨形成也是常见的融合术后并发症。如果横突间筋膜破裂，植入骨可在腰大肌发生骨化。这种情况在侧后方融合时使用骨形态生成蛋白作为移植骨添加剂后更为常见[9]。

最具争议的并发症是邻近节段的退变。Ghiselli报道，有症状的邻近节段退行性病变（ASD）10年发生率约为36%[10]。Anandjiwala等报道，术前ASD是术后ASD的危险因素[11]。已有退行性病变的患者中，ASD究竟是与融合相关还是与患者的邻近节段正常的退行性病变有关目前还不确定，因为有症状的椎间盘退行性病变发生概率均一致。

▌ 关键点

- 已明确存在脊柱不稳、畸形的患者，应行融合手术。
- 原位融合不仅可提供稳定性，而且疗效较好，避免了减压手术所带来的神经损伤的风险。
- 清洁的植骨床是达到牢固融合的重要因素，在去除骨皮质前必须将椎板、横突表面的软组织清理干净。
- 使用内固定可提高融合率，但不一定都能改善术后效果。

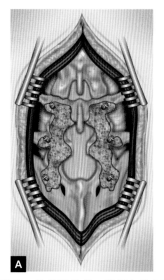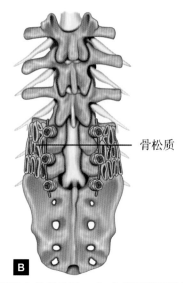

骨松质

图43-3：（A）对暴露的横突、关节突关节、椎板去骨皮质至渗血的骨松质；（B）随后将移植骨块植入去骨皮质区。

参考文献

［1］ Herkowitz H N, Kurz L T. Degenerative lumbar spondylolis-thesis with spinal stenosis: a prospective study comparing decompression with decompression and intertransverse process arthrodesis. J Bone Joint Surg Am, 1991, 73:802–808.

［2］ Fishgrund J S, Mackay M, Herkowitz H N, et al. Volvo award winner in clinical studies. Degenerative lumbar spondylolisthesis with spinal stenosis: a prospective rand-omized study comparing decompressive laminectomy and arthrodesis with and without spinal instrumentation. Spine, 1997, 22:2807–2812.

［3］ Kornblum M B, Fishgrund J S, Herkowitz H N, et al. Degenerative lumbar spondylolisthesis with spinal stenosis: a prospective long-term study comparing fusion and pseudar-throsis. Spine, 2004, 29:726–733.

［4］ Jacobs W C H, Vreeling A, DeKleuver M. Fusion for low-grade adult isthmic spondylolisthesis: a systematic review of the literature. Eur Spine J, 2006, 15:391–402.

［5］ Ogilve J W. Complications in spondylolisthesis surgery. Spine, 2005, 30:S97–S101.

［6］ Sailhan F, Gollogly S, Roussouly P. The radiographic results and neurologic complications of instrumented reduction and fusion of high-grade spondylolisthesis without decompression of the neural elements: a retrospective review of 44 patients. Spine, 2006, 31:161–169.

［7］ Tromanhauser S G, Jenne J W. Complications related to lumbar pedicle screw instrumentation. In: An H S, Jenis L G, (Eds). Complications of Spine Surgery: Treatment and Prevention. Philadelphia: Lippincott Williams & Wilkins, 2006, 103–109.

［8］ Yoon S T, Tsai K J. Lumbar pseudarthrosis. In: An H S, Jenis L G, (Eds). Complications of Spine Surgery: Treatment and Prevention. Philadelphia: Lippincott Williams & Wilkins, 2006, 121–134.

［9］ Mroz T E, Wang J C, Hashimoto R, et al. Complications related to osteoiologics use in spine surgery: a systematic review. Spine, 2010, 35:S86–S104.

［10］ Ghiselli G, Wang J C, Bhatia N N, et al. Adjacent segment degeneration in the lumbar spine. J Bone Joint Surg Am, 2004, 86:1497–1503.

［11］ Anandjiwala J, Seo J Y, Ha K Y, et al. Adjacent segment degeneration after instrumented posterolateral lumbar fusion: a prospective cohort study with a minimum five-year follow-up. Eur Spine J, 2011. (Epub ahead of print)

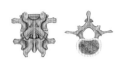

44 腰椎后路经关节突融合术

刘宏建　李向前　译
Joseph K Lee, Brian W Su

概述

经椎弓根固定腰椎融合术适用于椎体滑脱、退行性椎间盘疾病、脊柱侧弯、肿瘤及创伤等很多脊柱疾病。但其相关并发症较多，如螺钉破入椎管、血管损伤、神经根激惹和硬膜意外破裂等；远期并发症有因内固定或固定节段头侧的椎间盘摘除所导致的邻近节段退变。在这种情况下，腰椎后路经关节突融合术是外科医生另一个理想的选择方案。特别是当椎弓根断裂或狭小时植钉会比较困难，经关节突融合术是一个不错的替代方法。

经关节突融合这个概念最早由King提出[1]，后由Boucher在前者的基础上改用长螺钉以增加稳定性（图44-1A）[2]。Magerl随后提出了从对侧经椎板穿越同侧关节突关节的固定方法（图44-1B）[3]。近日，同侧关节突固定被广泛用于需腰椎前路融合而无须减压的患者[4, 5]。经皮关节突螺钉的应用也在不同程度上减少了开放手术所带来的并发症。

一些生物力学研究已经证实了椎弓根螺钉与同侧或对侧关节突螺钉具有相似的稳定性[6-8]。有些研究对比了前路融合联合关节突融合术与椎间融合术，发现

在单节段手术中，两者椎间隙的负荷波动相似[9]，在双节段手术中两者的生物力学特性几乎一致[10]。

Jacobs在一次前瞻性研究中对88位经椎板关节突融合术后患者随访16个月，发现临床改善率达93%，影响融合率达91%，平均融合时间为6个月[11]。Grob等对173位接受此手术的患者随访58个月也得到了相似的融合率[12]。临床对比研究中也得出相似的结论：经关节突固定融合与传统椎弓根螺钉固定的临床效果及影像学表现几乎一致[4]。这些研究也证实了经关节突融合的其他一些优势：较椎弓根螺钉而言，内植物松动率低[4]、邻近节段的退变更少[13]。

解剖

腰椎关节突关节是可动关节，周围有关节囊覆盖。关节突关节对腰椎的稳定性极为重要。关节突关节部分切除或全切后将导致进行性脊柱失稳，这一点足以证明其重要性[14, 15]。对关节突关节解剖结构的了解在植入关节突螺钉时十分重要。腰椎关节突关节的关节面从头至尾是逐渐变化的。Su等研究发现，在向尾端移动的过程中，在水平面上关节突关

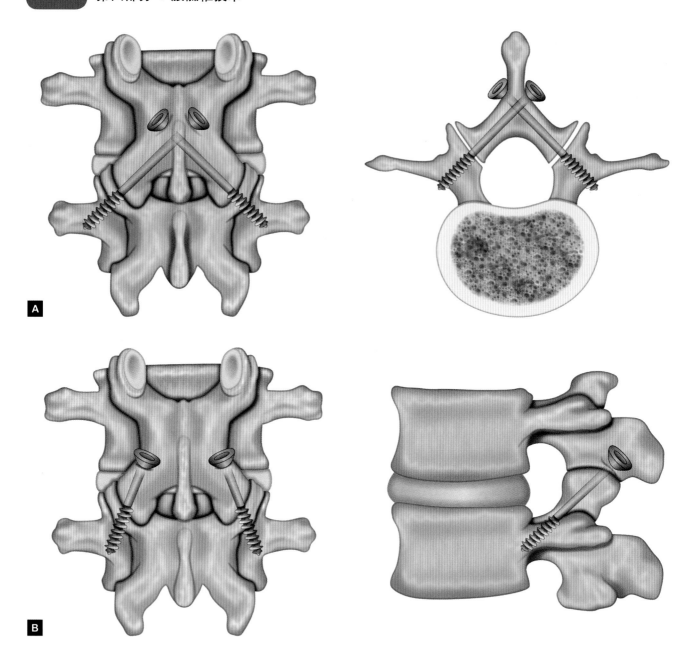

图44-1： （A）Magerl经椎板关节突固定；（B）Boucher同侧经关节突固定。
资料来源：Ferrara L A，Secor J L，Jin B H，et al. A biomechanical comparison of facet screw fixation and pedicle screw fixation：effects of short-term and long-term repetitive cycling. spine（Phila Pa 1976），2003，28（12）：1226-1234。

节的角度越来越小。L3关节突关节面角度在水平面约为21°，L4约为30°，L5约为38°，S1约为46°（图44-2A）[16]。L2~3及以上水平的关节面垂直角度较小，若要经关节面植入关节突螺钉，只能从对侧植入而不能从同侧植入。Su等也测量了关节突关节的尺寸与面积，高度为16.6~19.1 mm，最大宽度为15.7~17.3 mm，这大概能提供3.3 cm[2]有效植钉面积。L3~S1关节突螺钉的长度分别为32 mm、31 mm、49 mm（图44-2B）[16]。

手术适应证

关节突螺钉的适应证与椎弓根螺钉几乎一致。其适用范围为固定脊柱不稳（如腰椎滑脱）与提高椎间融合的后路固定。因为在对侧隐窝减压并行关节突部分切除术时经常会使用内固定，所以当关节突切除超过1/2时，笔者一般不建议行关节突螺钉固定。脊柱创伤需要多节段固定是关节突螺钉固定的相对禁忌证。而其绝对禁忌证包括关节突关节缺如、关节突骨折、椎弓峡部缺如或断裂、严重的骨质疏松症。椎板切除后，不能经对侧椎板行关节突关节螺钉固定术。

手术步骤

关节突螺钉可在开放手术中使用，亦可以经皮穿入。关节突关节固定可从同侧也可经椎板从对侧打入。经椎板对侧植入关节突螺钉约有10%的概率造成椎板破裂和植钉位置欠佳[5]。

但是在L3上位节段，由于关节突关节面与矢状面的夹角变化导致无法从同侧植入关节突螺钉[16]。同侧植入关节突螺钉在生物力学上的表现与对侧植入无差别，而且植入过程较对侧更为容易，在下腰椎，笔者更习惯从同侧植入关节突螺钉。经关节突关节固定常常是前路融合术后的后路固定措施，目前的技术发展方向多偏向于经皮对侧或同侧植入关节突螺钉，所以本章对开放手术技巧只做简单的介绍。

将患者呈俯卧位摆在可透X线的手术台（Jackson table）。常规消毒后铺巾，铺巾范围应暴露经皮进钉点。此点常在关节突关节投影的外上方。在经皮植钉时，同时使用两个方向投射（正侧位）可加快手术进展。Su等详细阐述了同侧经皮关节突螺钉进入点[16]。确定正确的手术节段后，通过正位摄影标注在冠状面的进入点。正位摄影可见到的重要解剖学标志包括椎弓根与上位节段的下终板面。因此应在正位摄影时做适当的倾斜以更好地投射出下终板面。进钉点在X轴（内外侧相）应位于上位椎体椎弓根内壁的垂线上，

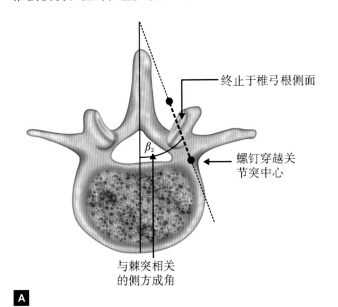

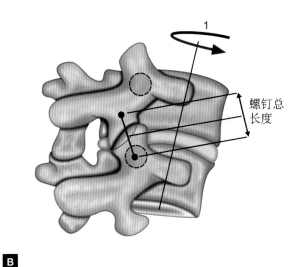

图44-2：（A）关节突关节与棘突的横向角度。腰椎关节突关节向尾侧移行时其角度越发水平；（B）穿越L3~4、L4~5、L5~S1的螺钉深度分别为32 mm、31 mm、49 mm。除了L5~S1间隙，其余螺钉长度在上、下关节突处几乎一致。

在Y轴（上下侧相）应在上位椎体下终板面切线上，即此二线的交点（图44-3A）。确定进钉点后，把空心螺钉的导针插入皮肤切口。导针在轴位要向外侧成角约15°（图44-2A），在矢状位向尾侧成角（L3~4约26°，L4~5约29°，L5~S1约31°）。

在正位像，导针应朝向下位椎体椎弓根中心走行并终于椎弓根外下象限，左侧为6~9点方向，右侧为3~6点方向（图44-3A）。在侧位像，导针应朝向椎弓根中心并终于椎弓根与椎体交汇区下1/2处（图44-3B）。当导针的位置较为理想时，用空心钻沿导丝钻透关节突关节。在侧位像上确定导丝与钻的位置十分重要，若误入椎弓根上方将进入椎间孔区域，这将导致神经根医源性损伤。当钉道打开、攻丝后植入长短合适的4.5 mm空心关节突螺钉。在一些经皮关节突螺钉系统中可应用半螺纹螺钉，其通过关节突关节时有应力滞后效应。

开放手术中从同侧植入关节突螺钉，在可视操作中，以椎弓根与椎板交界处为起点沿上述钉道的方向植入螺钉。一定要尽量穿过关节突关节中点。易于确定定位点及可以处理关节突骨皮质帮助植钉是开放手术的优势；此外，开放手术不需要空心螺钉系统在很大程度上减少了术中辐射暴露。不论是开放手术还是经皮螺钉，植钉完成后一定要透视以确定螺钉位置，透视的角度为关节突位（向植钉侧35°斜位）。必须确定关节突螺钉经过关节突关节面中心并终于椎弓根中心点或是"苏格兰猎犬眼"（图44-4）。

Magerl经椎板关节突固定术是一种经对侧关节突固定技术。由于在L3~4以上节段的关节面与矢状面成角，所以此技术特别适用于这些节段。但是此技术要求螺钉经过菲薄的椎板，所以对技术操作要求很高。为了准确地从对侧植入经皮关节突螺钉，术中需要多角度透视，如真实正位、侧位、45°斜位及脊柱头倾位。

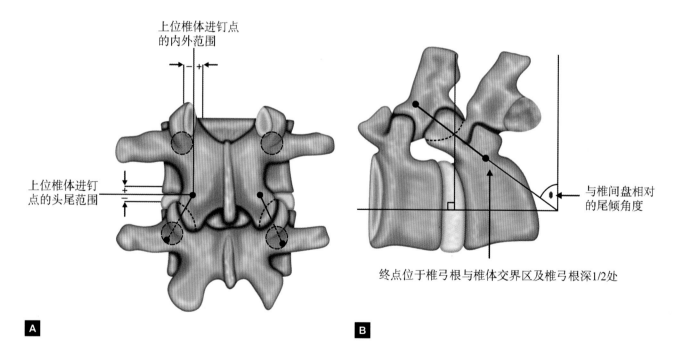

上位椎体进钉点的内外范围

上位椎体进钉点的头尾范围

终点位于椎弓根与椎体交界区及椎弓根深1/2处

与椎间盘相对的尾倾角度

A　　　　　　　　　　**B**

图44-3：（A）同侧经关节突螺钉固定。由内向外的钉道走行至上椎弓根的内缘。由上至下的走行应起始于头侧椎体的下终板。（B）腰椎向尾侧移行时其螺钉尾倾角越来越大。螺钉尖部应抵达椎弓根外下侧，即椎弓根椎体交界区域。

资料来源：Su B W，Cha T D，Kim P D，et al. An anatomic and radiographic study of lunbar facets relevant to percutaneous transfacet fixation. Spine CPhila Pa（976），2009，34（11）：E384–E390。

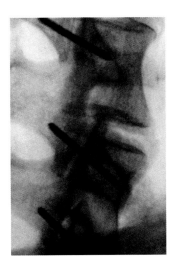

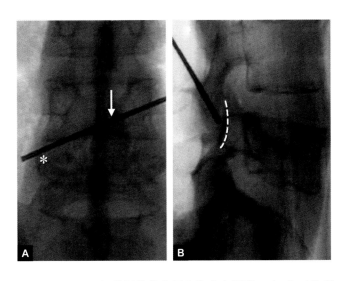

图44-4：关节突关节视角。朝向内植物一侧斜35°角，X线片可以显示内固定是否穿过关节突关节中心。导针应止于椎弓根中心，即"苏格兰猎犬眼"。

资料来源：Su B W, Cha T D, Kim P D, et al. An anatomic and radiographic study of lumbar facets relevant to percutaneous transfacet fixation. Spine Cphila Pa (976), 2009, 34 (11)：E384-E390。

图44-5：Magerl经椎板关节突固定的术中摄影。（A）正位摄影，引导针进入点应位于棘突尾侧1/3处，并朝向对侧关节突（星号）；（B）侧位摄影，导针应终止于椎弓根后缘（虚线）。

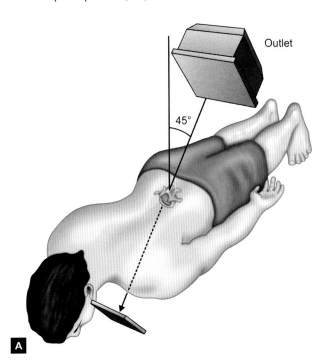

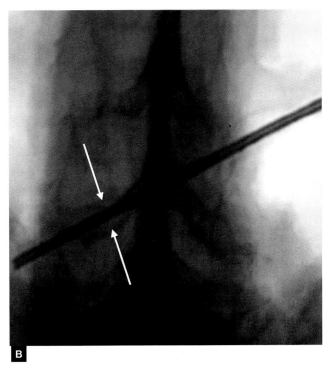

图44-6：椎管出口视角。（A）射线向尾端倾斜45°；（B）椎管出口摄影可以看到椎板壁（白箭头）。在钻入的过程中，引导针应时刻保持在椎板内。

资料来源：Phillips F M, Ho E, Cunningham B W. Radiographic criteria for placement of translaminar facet screws. Spine J, 2004, 4 (4)：465-467。

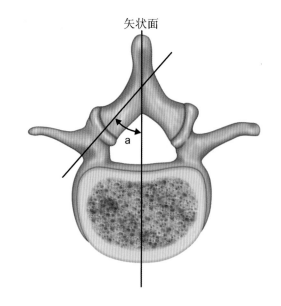

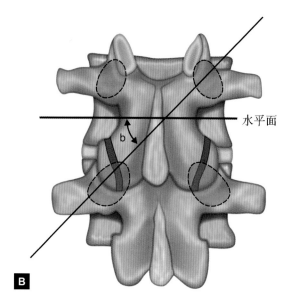

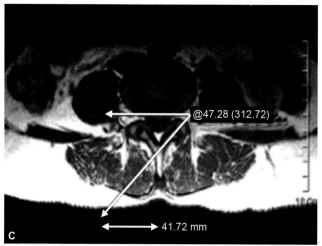

图44-7：（A）侧倾角；（B）经皮经椎板-关节突螺钉的尾倾角；（C）利用MRI重建图像，术者可以测量经椎板向关节突关节中心安全植入导针所需的角度。也可以确定皮肤切口位置。

资料来源：Shim C S, Lee S H, Jang B, et al. Fluoroscopically asssisted percutaneous translaminar facet screw fixation following anterior lumbar interbody fusion；technical report.Spine Cphila Pa （976），2005，30（7）：838-843。

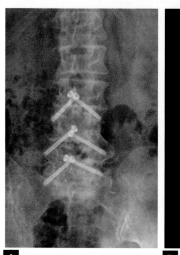

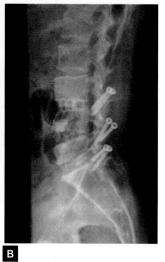

图44-8：前路融合+经皮椎板关节突螺钉固定术后正、侧位摄影。

资料来源：Shim C S, Lee S H, Jang B, et al. Fluoroscopically asssisted percutaneous translaminar facet screw fixation following anterior lumbar interbody fusion；technical report.Spine Cphila Pa （976），2005，30（7）：838-843。

Phillips等撰写了很多关于对侧经皮关节突螺钉固定指南。在真实正位摄影中，导针的进入点应在棘突基底下1/3处并朝向对侧的关节突关节（图44-5A）。在侧位摄影中，导针不应超过与横突平行的椎弓根后缘（图44-5B）。脊柱头倾位即射线向头侧倾斜30°~45°，这样可以投射出椎板的内面，在植钉的过程中应尽可能降低穿破椎板进入椎管的概率（图44-6）[17]。严谨的术前计划及应用CT轴位扫描确定钉道的侧倾角度能使植钉过程更为顺利。钉道侧倾角为起自棘突与椎板交接处经椎板中心与关节突关节中心至椎弓根后1/3的连线与垂直线的夹角（图44-7）。作为前方融合手术的补充，通过这种定位方法，Shim等经皮植入了65枚经椎板关节突螺钉（图44-8）[5]。

与经皮植入相比，开放手术植入经椎板关节突螺钉所引起的椎板破裂及潜在神经损伤的概率明显减少。进钉点同样在对侧椎板与棘突交界区域、棘突基底下1/3水平处。用螺钻沿椎板两骨皮质间进至关节突关节，最终进入横突的基底部。在攻丝与植钉的过程中为了保护神经组织，助手可将伍德森探针（Woodson probe）放于椎板内面保护硬膜囊。术中一定要进行C臂透视，证实螺钉是在椎板内并且通过关节突关节。

并发症

与内固定相关的并发症有关节突关节骨折、椎板破裂、硬膜意外破裂及由于螺钉进入椎间孔所引起的神经损伤。长期的手术并发症包括内固定失败及关节突关节未融合。若融合失败且出现相关症状，可以考虑通过椎弓根螺钉固定并进行侧后方融合。

关键点

- 对于一些脊柱疾病而言，经关节突固定与经椎弓根固定可达到相似的生物力学与临床疗效。
- 因为关节突关节面在L3~4以上节段几乎与矢状面平行，所以在这些节段应从对侧经椎板植入螺钉，而在L3~4、L4~5、L5~S1节段可从同侧植入螺钉。
- 同侧经皮植入关节突螺钉的解剖标志有椎弓根的内缘和上节段椎体的下终板面。螺钉向外下植入至椎弓根外下1/4。
- 不论是经皮植钉还是开放式植钉，术中摄影都非常重要。术中摄影可确保螺钉经过关节中心且不进入椎间孔。

参考文献

[1] King D. Internal fixation for lumbosacral fusion. J Bone Joint Surg Am, 1948, 30A(3):560-565.

[2] Boucher H H. A method of spinal fusion. J Bone Joint Surg Br, 1959, 41B(2):248-259.

[3] Magerl F P. Stabilization of the lower thoracic and lumbar spine with external skeletal fixation. Clin Orthop Relat Res, 1984, (189):125-141.

[4] Best N M, Sasso R C. Efficacy of translaminar facet screw fixation in circumferential interbody fusions as compared to pedicle screw fixation. J Spinal Disord Tech, 2006, 19(2):98-103.

[5] Shim C S, Lee S H, Jung B, et al. Fluoroscopically assisted percutaneous translaminar facet screw fixation following anterior lumbar interbody fusion: technical report. Spine (Phila Pa 1976), 2005, 30(7):838-843.

[6] Kandziora F, Schleicher P, Scholz M, et al. Biomechanical testing of the lumbar facet interference screw. Spine (Phila Pa 1976), 2005, 30(2):E34-E39.

[7] Deguchi M, Cheng B C, Sato K, et al. Biomechanical evaluation of translaminar facet joint fixation. A comparative

study of poly-L-lactide pins, screws, and pedicle fixation. Spine (Phila Pa 1976), 1998, 23(12):1307-12; discussion 1313.

[8] Ferrara L A, Secor J L, Jin B H, et al. A biomechanical comparison of facet screw fixation and pedicle screw fixation: effects of short-term and long-term repetitive cycling. Spine (Phila Pa 1976), 2003, 28(12):1226-1234.

[9] Mahar A, Kim C, Oka R, et al. Biomechanical comparison of a novel percutaneous transfacet device and a traditional posterior system for single level fusion. J Spinal Disord Tech, 2006, 19(8):591-594.

[10] Eskander M, Brooks D, Ordway N, et al. Analysis of pedicle and translaminar facet fixation in a multisegment interbody fusion model. Spine (Phila Pa 1976), 2007, 32(7):E230-E235.

[11] Jacobs R R, Montesano P X, Jackson R P. Enhancement of lumbar spine fusion by use of translaminar facet joint screws. Spine (Phila Pa 1976), 1989, 14(1):12-15.

[12] Grob D, Humke T. Translaminar screw fixation in the lumbar spine: technique, indications, results. Eur Spine J, 1998, 7(3):178-186.

[13] Tuli J, Tuli S, Eichler M E, et al. A comparison of long-term outcomes of translaminar facet screw fixation and pedicle screw fixation: a prospective study. J Neurosurg Spine, 2007, 7(3):287-292.

[14] Abumi K, Panjabi M M, Kramer K M, et al. Biomechanical evaluation of lumbar spinal stability after graded facetectomies. Spine (Phila Pa 1976), 1990, 15(11):1 142-147.

[15] Haher T R, O' Brien M, Dryer J W, et al. The role of the lumbar facet joints in spinal stability. Identification of alternative paths of loading. Spine (Phila Pa 1976), 1994, 19(23):2667-70; discussion 2671.

[16] Su B W, Cha T D, Kim P D, et al. An anatomic and radiographic study of lumbar facets relevant to percutaneous transfacet fixation. Spine (Phila Pa 1976), 2009, 34(11):E384-E390.

[17] Phillips F M, Ho E, Cunningham B W. Radiographic criteria for placement of translaminar facet screws. Spine J, 2004, 4(4):465-467.

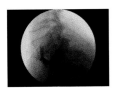

45

腰椎前路椎间融合固定术

王卫东　孙建广　马胜利　译
Ravi Ramachandran, Andrea Halim, Peter G Whang

概述

解剖

腰椎椎体自上而下逐渐增大，椎体两端有软骨终板与椎间盘组织，将不同节段椎体相隔。椎间盘由外层环状胶原纤维层（即纤维环）与其包绕的柔软且亲水的髓核组织构成。纤维环的主要作用是抵抗旋转负荷、屈伸负荷与轴向负荷。髓核的主要作用是承受压力（图45-1）。椎体前后方有前、后纵韧带附着，分别在脊柱的后伸与前屈活动中保持脊柱的稳定性，在胸腰段硬膜囊行走于椎管内（图45-2）。椎管的前壁为椎体、椎间盘与后纵韧带，侧壁为椎弓根与关节突关节，后壁为黄韧带、椎板及硬膜外脂肪。

腰椎前路椎间融合固定术的手术入路较为复杂，需要暴露腹部组织至椎体前方。由浅至深，解剖层次依次为皮肤、皮下脂肪层、腹直肌前鞘、腹直肌、腹直肌后鞘（该结构存在于弓状线平面以上）、腹横筋膜、腹膜（图45-3）。在腹膜后间隙可触及泌尿生殖系统结构，在L1~2水平可触及左肾，其周围由脂肪囊包裹并与左侧输尿管相连。依次牵拉腹膜组织及腹腔

器官暴露椎体前方的动、静脉主干血管。最前方的大血管是腹主动脉，其在L4~5椎间盘水平前方分叉为左、右髂总动脉。下腔静脉（IVC）位于腹主动脉的右后方（图45-4）。在分离该处血管时常可见椎旁淋巴组织、淋巴结等。

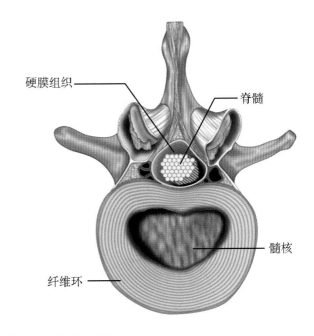

图45-1：椎间盘解剖。

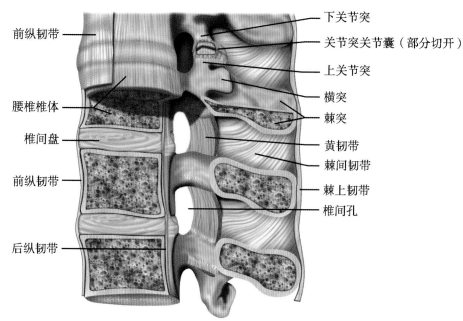

下关节突
关节突关节囊（部分切开）
上关节突
横突
棘突
黄韧带
棘间韧带
棘上韧带
椎间孔

前纵韧带
腰椎椎体
椎间盘
前纵韧带
后纵韧带

图45-2：脊柱矢状面解剖。

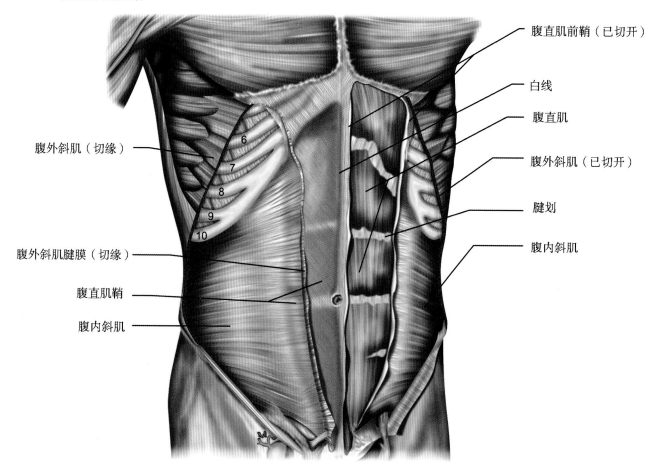

腹直肌前鞘（已切开）
白线
腹直肌
腹外斜肌（已切开）
腱划
腹内斜肌

腹外斜肌（切缘）
腹外斜肌腱膜（切缘）
腹直肌鞘
腹内斜肌

图45-3：腹部浅表解剖。

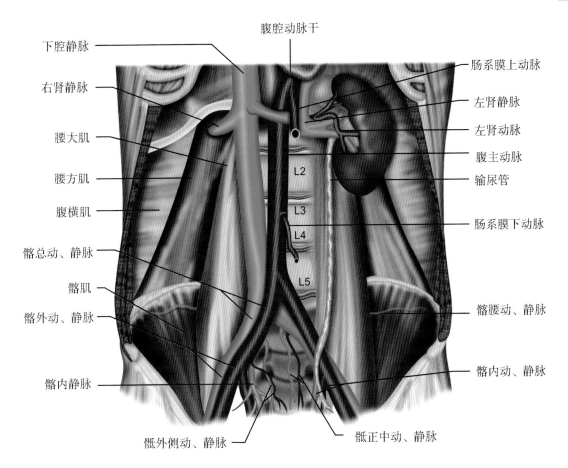

图45-4：腹部血管解剖。

下腔静脉 — 腹腔动脉干 — 肠系膜上动脉

右肾静脉 — 左肾静脉

腰大肌 — 左肾动脉

腰方肌 — L2 — 腹主动脉

腹横肌 — L3 — 输尿管

L4 — 肠系膜下动脉

髂总动、静脉 — L5

髂肌 — 髂腰动、静脉

髂外动、静脉 — 髂内动、静脉

髂内静脉 — 骶正中动、静脉

骶外侧动、静脉 —

一束束厚实的腰大肌从椎体发出将椎体严密包裹。很多互相独立的神经组织与之邻近或穿行其中，在术中需识别腰骶神经丛、骶前神经丛、生殖股神经、交感干等神经结构并保护其不受损害。

手术适应证

腰椎间盘退变很常见。施加于腰椎的异常生物应力与椎间盘的生化成分、组织血供、细胞代谢的进行性改变都可能造成腰椎间盘退变的发生。退变这一过程是由一系列病理改变组成的，这些病理改变有椎间盘脱水、纤维环破裂伴髓核组织突出、椎间隙高度下降、骨赘形成、终板硬化、真空现象，最终导致椎体间的自发融合（图45-5）。除椎间盘疾病外，关节突关节疾病所致的退变、椎弓峡部缺损断裂、椎体滑脱、脊柱侧弯、脊柱创伤与骨折、肿瘤及假关节形成均可导致轴向疼痛的症状。因椎间盘突出、关节突增生、节段不稳致侧方神经根或中央硬膜囊受压可分别表现为神经根症状与跛行症状。

严格的保守治疗包括药物治疗、物理治疗、腰椎注射药物及其他一些非手术治疗方式，保守治疗对很多有症状的患者都有效。但是如果经保守治疗后，仍有顽固性疼痛、神经根损害症状、严重的功能障碍，均应给予手术干预。在大多数情况下，在去除疼痛源与病理结构的同时为了保持脊柱的稳定性需行椎体融合术。椎间关节融合也能维持腰椎序列并限制脊柱在冠状面与矢状面的畸形进展。

目前，有很多融合方法，主要包括通过脊柱后柱

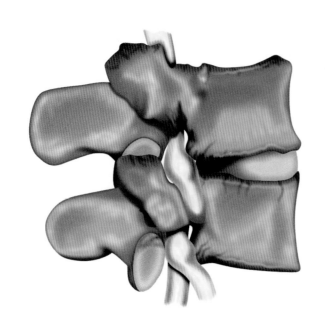

图45-5：椎间盘退变性疾病。

骨桥形成的侧后方融合与刺激椎间关节强直而达到的椎间融合两种方法。椎间融合的主要优点是其融合面积大，利于多平面畸形的矫形。由于能提高椎间隙与椎间孔的高度，椎间植入物可间接对神经组织减压。这些操作可通过前方入路、后方入路，甚至侧方入路完成。很多情况下前路更为理想，因为其能更直接暴露椎间盘区域，易于彻底切除椎间盘组织并且能植入体积较大的椎间植入物。同时其可规避首次后路术后瘢痕组织对正常解剖结构的影响，因此前路更适合于翻修手术。

而在暴露过程中致相应组织损伤是前路手术的弊端之一。因此，对于肥胖症、多次腹部与盆腔手术史、严重的血管疾病都是手术的相对禁忌证。当然，前路手术也无法直接对神经组织减压。单独使用前路固定也无法维持脊柱后柱张力带。

手术步骤

L2以上节段的暴露通常是通过侧前方入路。

L2~S1节段则是前方经腹膜后入路，这种方法可以减少对腹膜壁肌群的剥离从而减少手术创伤。经腹膜后剥离较经腹膜入路效果更好。与后者相比，其术后发生粘连、医源性肠道损伤、逆行性射精都较少见。首先将患者呈仰卧位放置于手术床，确保骨盆呈水平位。患者手臂可呈轻度外展位放置或交叉放于胸前。将体表所有的骨性突出垫起。必要时可将腰部垫高以获得更大前屈角度，这可改变最下方的椎间盘的角度，更利于术者术中的操作。在术中应用手术放大镜与头灯可以改善腹腔内狭小的视野。

切口的位置因所需处理的节段而不同。Pfannenstiel切口更加美观，对L5~S1的暴露更充分。正中切口与旁正中切口对多节段的暴露更有优势，因为此切口可沿腹直肌外缘向外下方延伸（图45-6）。

切开皮肤、皮下脂肪组织即可见到腹直肌前鞘并将其切开暴露腹直肌。腹直肌深部为腹横筋膜，其构成腹腔壁的一部分。在处理L4~5、L5~S1节段时，需做一弧形切口。此有助于术中对腹膜与输尿管向内侧的牵拉，只有这样才能进入腹膜后间隙（图45-7）。

相应血管的解剖位置制约了切口向头、尾两侧延伸的程度。左肾动、静脉位于L2椎体前方，不能向头侧延伸暴露更多节段。如前文所述，主动脉与下腔静脉在L4椎体或L4~5椎间盘前方分叉，而沿髂腰静脉发出的节段小血管常与这些大血管相交通。在术中须将这些血管向侧方牵开才能暴露L4~5甚至更远的椎间隙（图45-8）。当处理L5~S1间隙时，无须牵拉大血管，用电刀处理骶正中动、静脉后从血管分叉处下方即可进入椎间盘区域（图45-9）。虽然从腹部两侧都可暴露椎体，但是考虑到这些血管的解剖结构，左侧入路更适合L5~S1间隙。

笔者用外固定架将特制的撑开器连接于手术床。在进行前路椎间融合内固定术时，其可提供无遮挡的手术视野（图45-10）。暴露完成后即可发现隆起的椎间盘组织与凹陷的椎体。为了在后续的操作中减少出血量，必须仔细结扎椎体前方横行的节段血管。把椎管穿刺针插入椎间盘后，通过侧位摄影确定定位节段是否准确。定位完成后将髂腰肌从椎体及椎间盘组织附着处钝性分离。

切除椎间盘时先锐性切开纤维环再用髓核钳与椎板咬骨钳去除髓核组织[1, 2]。可用Cobb骨膜剥离子分离软骨终板结构，也可用刮匙从前方将其与残余的椎间盘组织一并刮除。在操作时必须谨慎小心，以免手术器械对周围血管组织或腹腔脏器造成损害。对伴有椎间隙减小且退变严重的椎间盘组织，笔者建议在椎间隙内使用撑开器以暴露椎体后缘。甚至可以切开后纵韧带提高椎间隙的高度，这样也可将突入椎管内的椎间盘组织去除，对中央的硬膜囊及侧方的椎间孔减压。若硬膜外出血，可用止血剂或双极电凝处理。

用刮匙、铰刀或磨钻将终板面处理至渗血，为椎间融合植骨做准备。但一定要保留充分的软骨下骨面以减小植入物沉降率。术前轴位影像学检查可测量椎体终板面的宽度，但是植入物最佳尺寸还需要使用试模确定。在此过程中也可用侧位摄影辅助选择植入物型号（图45-11）。前路椎间融合植入物的选择范围较广，有自体髂嵴骨块、同种异体股骨环骨及人工合成材料［碳纤维、聚醚醚酮（PEEK）、氮化硅］，人工合成材料常需要添加一些促进骨形成的骨诱导、骨生成物质。植入椎间植入物时应小心谨慎，使用正、侧位摄影确保植入物的植入深度合适（图45-12）。

很多外科医生可能会选择额外的固定物以防止椎间植入物从椎间隙退出。可将1枚骨松质螺钉植于下位椎体并沿椎间隙前方安置垫片充当支撑物。前路椎间融合术也会用到钉、板等内固定。内固定的使用不仅能提高椎间稳定性、降低植入物沉降率，而且还能提高融合率。必要时，前路椎间融合固定术可与后路减压固定术联合实施。

潜在并发症

前路术式的任何阶段都有可能发生恶性并发症。内脏、血管、输尿管等腹部结构的损害都将带来灾难性的后果。翻修手术及本身患有血管疾病的患者，其动、静脉撕裂损伤的发生率要更高。血管损害也可由手术操作、撑开器的安置等引起[3]。除了可能带来的血流动力学不稳定、失血等危险，血管损伤也可导致术后出现腹膜后血肿、假性动脉瘤、动静脉瘘的概

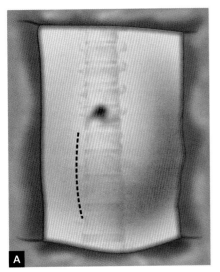 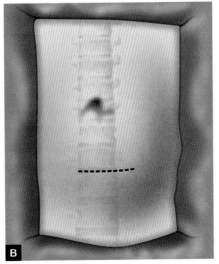 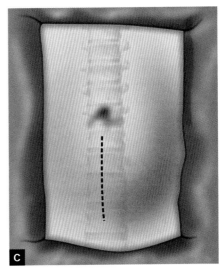

图45-6：（A）旁正中切口；（B）Pfannenstiel切口（横切口）；（C）中线切口。

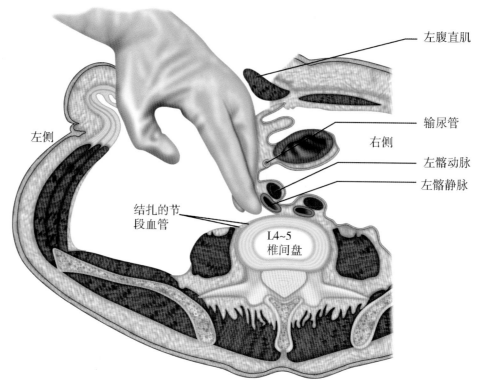

左腹直肌

输尿管

右侧

左髂动脉

左髂静脉

左侧

结扎的节段血管

L4~5椎间盘

图45-7：腹膜后入路。

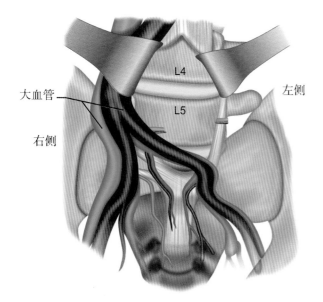

大血管

右侧

L4

L5

左侧

图45-8：暴露L4~5。

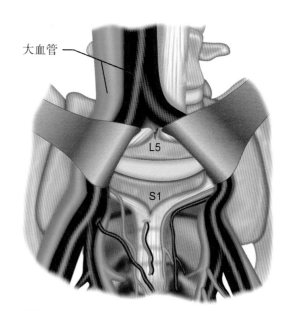

大血管

L5

S1

图45-9：暴露L5~S1。

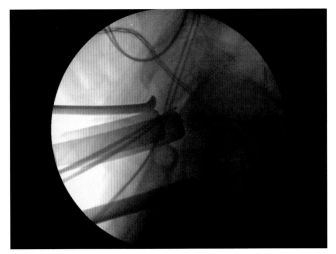

图45-10：腰椎椎间盘切除术中摄影。

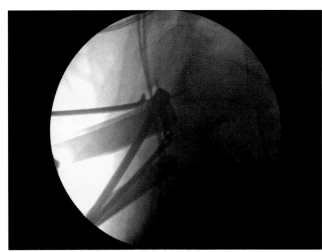

图45-11：放入撑开器后术中摄影。

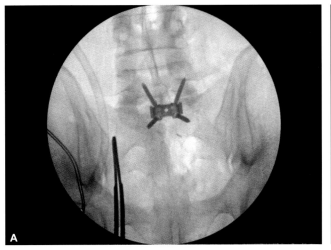

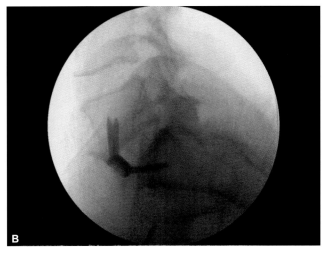

图45-12：植入物植入后术中正、侧位摄影。

率上升。假如遇到血管损伤，可以请血管外科医生协助修补血管。

　　前路椎间融合固定术后血栓形成较为常见，很多人认为这是由于术中对血管长时间的牵拉所致。特别是有潜在血管狭窄的患者，其出现血栓的概率更高。在一些严重的案例中，血栓的形成甚至会导致肢体的缺血。术中间断松开撑开器及在下肢末端使用术中脉搏血氧仪监测末梢灌注情况可减小血栓形成的概率。

　　神经根、腰神经丛及交感干等神经结构在前路融合术中都有潜在的损伤风险。术中的牵拉、压迫甚至神经撕裂都可导致神经损伤。神经损伤症状因损伤部位的不同而不同。

　　前路手术中一个比较特殊的神经损伤症状是逆行性射精。这种损伤常由暴露L5～S1节段时损伤了上腹下丛（SHP）所致[4]。

　　椎间植入物也会引起很多并发症，如植入物失败、移位、沉降/骨质吸收，甚至椎体骨折。与其他内固定手术一样，内固定植入位置不理想也会造成硬膜破裂及神经根刺激症状。前路椎间融合固定术所致的长期并发症有假关节形成所引起顽固性疼痛、进行性畸形与邻近节段退变。

最后，由于腹腔手术需要处理肠道，术后有出现肠梗阻的可能。对筋膜层、皮下组织及皮层关闭不充分会导致术后切口感染和切口疝。

才能暴露椎间盘，但是在L5~S1节段可直接进入椎间盘。

- 前路椎间融合固定术所致的恶性并发症较多，如内脏、血管损伤，血栓形成，神经损害，植入物所引起的并发症（沉降、移位）。长期并发症有假关节形成、继发性畸形、邻近节段退变。

■ 关键点

- 前路椎间融合固定术的适应证包括顽固性疼痛、神经功能恶化、椎间盘退变性功能障碍、椎间盘突出复发、节段不稳、畸形、侧后方融合术后的假关节形成。

- 通过腹中线、旁正中线或Pfannenstiel切口经腹膜后入路较经腹腔入路更有优势，前者的肠道损伤、逆行性射精、术后粘连的发生率都较低，所以为首选术式。

- 由于主动脉、下腔静脉常在L4椎体前方、L4~5椎间盘前方分叉，处理其上方的节段时需牵开血管

■ 参考文献

［1］ Vaccaro A R, Albert, T A. Spine Surgery, Tricks of the Trade. New York, N Y: Thieme, 2003.

［2］ Wiesel S, et al. Operative techniques in orthopaedic surgery. Philadelphia, P A: Lippincott Williams & Wilkins, 2010.

［3］ Brau S A, Delamarter R B, Schiffman M L, et al. Vascular injury during anterior lumbar surgery. Spine, 2004, 4: 409-412.

［4］ Sasso R C, Burkus K J, LeHuec J C. Retrograde ejaculation after anterior lumbar interbody fusion: transperitoneal versus retroperitoneal exposure. Spine, 2003, 28: 1023-1026.

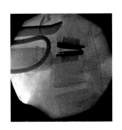

46

腰椎前路椎间盘置换术

王卫东　寇红伟　译

Issada Thongtrangan, Richard D Guyer

关键词： 腰椎、全椎间盘置换术、前路手术、外科技巧、术后管理、并发症。

概述

针对顽固性腰背痛的治疗策略一直以来存在很大争议。椎体融合术是治疗对保守治疗无效的椎间盘源性腰痛的金标准。尽管能达到坚固的骨性融合，但是最终都会因邻近节段的退变而行二次手术处理。这在年轻的患者中非常常见[1-3]。

理论上椎间盘置换术保留了脊柱活动度，可以防止邻近节段退变，相对于融合手术更具有吸引力。一些研究在疼痛缓解、功能活动及活动度方面得出了令人鼓舞的结果[4-12]。美国食品药品管理局（FDA）已经批准了人工椎间盘在腰椎手术中的应用。目前，有两种人工腰椎间盘，L3~S1使用的ProDisc-L（Synthes Spine；West Chester，PA），L4~S1可用Charité（DePuy Spine；Raynham）。椎间盘置换术后5年的随访研究证实，相较于融合术其可减少邻近节段退变的发生率[7-13]。

解剖

通常L3~4、L4~5椎间盘位于主动脉与髂动、静脉的后方。髂血管分叉处常在L4~5椎间盘水平。术者必须小心地将髂腰静脉分离出来并将之结扎。这样就可以将血管安全地从左侧向右侧牵开，保证良好的术野。在L5~S1节段需结扎骶正中动脉，以安全暴露L5~S1椎间盘。上腹下丛（SHP）分布于L5~S1椎间盘周围，在处理此区域时必须将电凝调小并且钝性分离周围组织，以防止男性患者术后出现逆行性射精。

腹主动脉在L4椎体前方分为左、右髂总动脉。左、右髂总动脉分别于S1水平分为髂内、外血管。髂内血管更靠近内侧。主动脉与腔静脉通过腰动、静脉与下腰椎椎体前方紧密交通。这些节段血管必须游离，以确保主动脉与腔静脉可以被牵开。由肌性组织构成的动脉较菲薄的静脉更易于分离，因此在处理L4~5椎间盘区域时常常建议从左侧（动脉侧）暴露。骶正中动脉起自主动脉在L4的分叉处，沿正中线下行越过骶岬终于骶骨前凹面。L5~S1椎间盘常在两条髂总动脉所形成的倒"V"形中间（图46-1）。但是也有解剖结构变异的情况出现，必要时需牵开血管才能暴露椎间盘。

弥漫性神经丛位于骶前区。L5~S1椎间盘前方的神经是上腹下丛的一部分，其接受T11~L3交感神经与主动脉周围神经丛的支配。损伤这些神经可能会造成男性患者射精障碍（逆行性射精）。上腹下丛的远端由骨盆神经的副交感神经支配（S2、S3、S4），这些神经对男性的勃起功能非常重要。当手术区域在低位骶椎的正前方、低位直肠、前列腺区域时，这些神经损伤的风险更高。

左输尿管沿腹后壁（腰大肌）下行。在骶髂关节区髂总动脉分支处，左输尿管与腹膜相包绕并固定于腹后壁。因为左输尿管在侧方，所以在涉及L5~S1的手术入路中并不会对操作构成影响。而处理L4~5间隙时，必须向侧方牵拉左输尿管才能暴露椎间盘（图46-1）。

手术适应证

人工椎间盘置换术的理想适应证是单节段退变性椎间盘疾病，并满足以下要求：椎间隙高度高于4 mm，关节突关节无骨性关节炎改变，无邻近节段退行性改变，椎体后柱完整，6个月保守治疗无效。

手术禁忌证包括：多节段退变，侧隐窝狭窄，活动性炎症，脊柱侧弯、不稳，关节突关节炎，后纵韧带缺如，骨质疏松症或骨量减少［双能X线吸收测定法（DEXA）T值小于-1］，金属高敏体质，骨性结构解剖异常，降主动脉、髂动脉血管瘤，以及主动脉、髂动静脉周围血管硬化。肥胖是此手术的相对禁忌证。

术前检查应包括：针对血液的综合检查，以及针对腰椎的影像学检查［腰椎正侧位摄影、过伸过屈位摄影、腰椎MRI、椎间盘造影、腰椎CT+椎间盘造影（非必要）、骨密度检测（DEXA）］。腰椎的影像

学检查非常重要，这些检查不仅可以发现隐匿性脊柱不稳，还可以评估椎间盘切除的难易程度。若L5~S1平面深入骨盆内，耻骨联合将会对前方入路构成阻碍。术者还须鉴别椎体前方是否存在血管解剖结构的变化。植入假体的最佳型号往往是通过术前对MRI与CT的检查结果测量而得出的。

手术步骤

虽然因植入假体的不同植入操作程序略有差异，但总体而言可分成以下四个基本步骤。

进入腹膜后间隙

患者取仰卧位，双臂置于胸前，手术节段水平对应手术台模块转轴处。通过调整手术床角度可使术中植入假体的过程更易于操作（图46-2）。常用左侧腹膜后入路（图46-3）。做4~6 cm的水平或垂直切口，并分离皮下组织，暴露并切开腹直肌鞘，将左侧腹直肌向侧方牵开。分离腹膜与腹横筋膜并向切口两端约2~3 cm的范围扩大。进入腹膜后间隙至腰大肌侧方，钝性分离后腹膜，并将输尿管和腹腔脏器等与髂血管分离。

暴露髂血管后，即可进入椎间盘区域。暴露L5~S1时，结扎骶正中血管、离断。L5~S1椎间盘位于大血管分叉处（图46-4）。在处理L4~5节段时，必须分离并结扎髂腰静脉。将血管向右侧牵开，交感干向左侧牵开，即可暴露椎间盘（图46-5）。

使用固定撑开器或手持牵拉器都能达到对椎间盘的完全暴露。暴露椎间盘前部组织时须使用钝性分离的方法。

切除椎间盘

通过术中正位摄影定位手术节段与椎体中线的位置。椎体中线对假体能否安置于合适的位置至关重

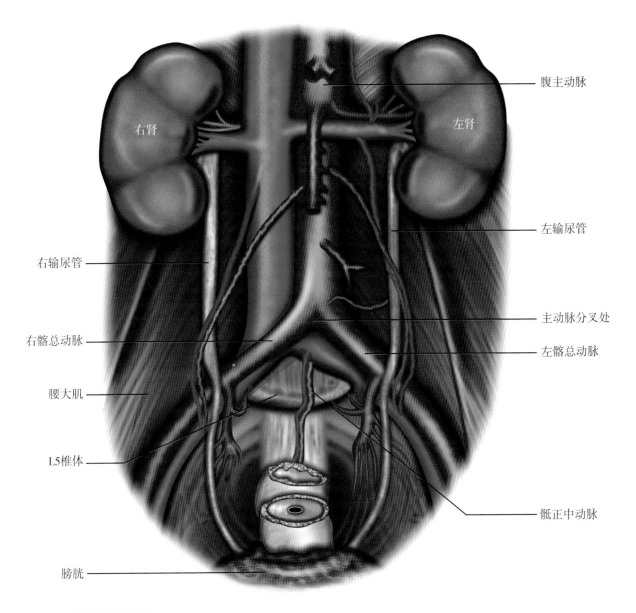

右肾

腹主动脉

左肾

左输尿管

右输尿管

主动脉分叉处

右髂总动脉

左髂总动脉

腰大肌

L5椎体

骶正中动脉

膀胱

图46-1：腹膜后间隙解剖。

要。调整术中摄影角度获得与术前检查一致的椎间隙真实正位投影（图46-6）。用1枚直径4.5 mm、长20~25 mm的螺钉植入椎间隙。此螺钉可作为定位标记物，以确定椎体正中线的位置（图46-7）。可用电刀将正中线在椎体面上标记出来，在整个手术过程中椎体的正中线都是一个重要的参考标志。切除椎间盘时可以将前纵韧带与椎间盘全部切除，也可仅从中

线切开一个小口并向两侧牵开取出髓核，安置完假体后再将两侧切缘复位缝合。尽管理论上重建前纵韧带可以保留更多的节段生物力学特性，但是很多术者发现在操作中此技术较难施行且实用性非常局限。笔者习惯全部切除前纵韧带，在操作中尽量保留纤维环的侧份。切除椎间盘时可使用刮匙、成角刮匙、环形刮匙、椎板咬骨钳。在去除软骨终板面时要谨慎小心，

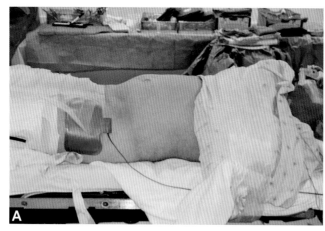
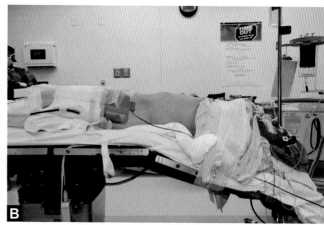

图46-2：患者取仰卧位，双臂放于胸前。

如果需要可使髂嵴位于术床翻折处，利于扩张椎间隙。

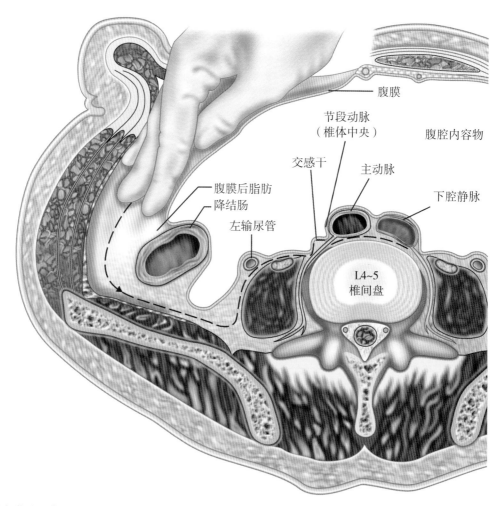

图46-3：经左侧腹膜后入路进入腰椎前侧［L4~5椎间盘、主动脉、节段动脉（椎体中央）、交感干、左输尿管、降结肠、腹膜后脂肪、腹膜、腹腔内容物、下腔静脉］。

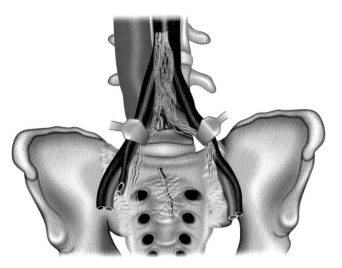

图46-4：在大血管分叉处暴露L5~S1椎间盘。

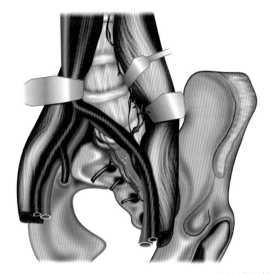

图46-5：从左侧暴露L4~5椎间盘，必须分离、结扎髂腰静脉。

切勿破坏骨性终板面。常使用椎间盘剥离子（disc elevator）或Cobb骨膜剥离子完成此步操作并将软骨椎间盘组织从终板面剥离下来。根据植入的假体不同，使用不同撑开装置撑开椎间隙与椎间孔。撑开椎间隙时要在平行撑开的前提下尽量达到满意的撑开效果，同时要小心，切勿破坏终板面。撑开器要尽量向后方终板放置。

撑开器安置完成后，椎间隙扩大可进一步清除残余的椎间盘组织，特别是椎间隙后外侧角。使用成角刮匙或类似工具松解后侧的纤维环与后纵韧带。在松解时需通过侧位摄影确定工具放入椎间隙的位置。适度调整手术床模块间的角度可使暴露、切除椎间盘等操作变得更容易。

假体型号的测量

使用与所要植入假体相对应的特制试模，通过术中正、侧位摄影评估试模是否覆盖足够多的终板面。必须尽可能多地覆盖终板面，降低术后出现假体沉降的可能性。但是若终板的面积过大，特别是使用方形基座时，可能会造成椎间孔的卡压引起术后神经根症状。

此时一定要明确椎体正中线的位置。若安装的是半限制型的假体（如ProDisc-L），椎体的正中线更为重要。术者可以通过很多可见的参照点确定试模的正中心。在术中正位摄影中，棘突至两侧椎弓根的距离应相等且上下棘突在一条连线上，因为椎体的轻度旋转或棘突的畸形这种定位方法并不是十分可靠（图46-6）。若术前的正位摄影已经证实有椎体的旋转等变异情况，在定位时应考虑此因素，此时可以通过试模两侧边缘至椎弓根的距离是否相等而确定假体的位置。最可靠的参照点是覆盖终板的假体边缘至椎体边缘的相对距离。根据患者特有的解剖与矢状序列情况，选择前屈角可调节的试模逐一测量确定理想的假体型号。一定要根据头、尾两侧椎间隙的高度确定责任间隙椎间隙的高度与前屈角度。另一个重要的参考标准是关节突关节，如果椎间隙的高度过高，在侧位摄影中会发现责任间隙的关节突关节是相互分离的。退变的椎间盘会导致椎间隙缩窄，而椎体在一段时间后也会发生一些改变去适应这些变化。如果椎间隙高度设置过高，对其周围组织的张力也会随之增高，特别是神经根的张力增高与关节突关节的分离。另一方面，如若椎间隙的高度设置过低，则会造成关节突关节的负荷过

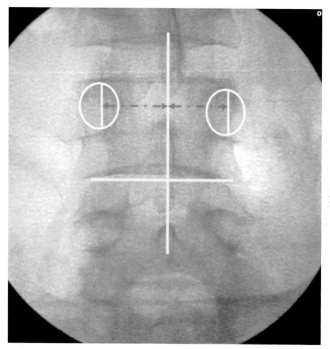

图46-6：真实正位摄影时上终板平行、椎弓根对称、棘突位于中央。

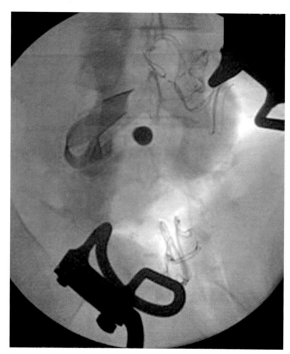

图46-7：向椎间隙内植入螺钉以确定椎体正中线。

高，可导致持续性疼痛与有症状的局限性节段不稳。所有的试模均有定位用的标记物，以确定其在椎间隙的位置。

例如，ProDisc-L试模在侧位摄影中的最佳位置应位于椎体的后沿。因为椎体活动的轴心位于椎体的后1/2，这样做可以获得更多的活动度。术者必须尽量选择最大尺寸的基座以扩大与椎体的接触面积，并根据正常邻近节段的椎间隙高度与前屈角调整试模。

确定了最佳尺寸、前屈角、植入位置后，通过3个参照物再次确定椎体正中线的位置：①无旋转的棘突；②假体边缘至上位椎体椎弓根的两侧距离相等；③假体两侧未覆盖的终板面距离相等（图46-8）。在使用骨凿处理终板前（安放ProDisc-L的主轴前期准备工作）一定要再次确定假体基座的植入位置是否理想。这一步对所有类型的假体安放都非常重要，特别是中线轴型假体，因为这种设计，术者只有一次机会准确安放假体。特制的骨凿可以在假体试模的柄上滑

动。在术中侧位摄影的辅助下将骨凿向前滑动至完全入位。此时，助手必须再次确认试模柄与椎体垂直。在骨凿完全入位前可以做一些微调。术者必须参照侧位摄影调整骨凿柄，使其与椎间隙平行，做一切槽（图46-9）。例如，在L5～S1间隙，使用骨凿穿入冠状面，于L5下终板做一平行于椎间隙的切槽。也可以使用骨凿切入两次以确保在每个椎体都能达到足够的深度。首先根据下位椎体的角度做一切槽，随后头稍倾根据上位椎体再做一切槽。

植入假体

将合适型号的底座或假体放于打入器后植入椎间隙。FlexiCore（Stryker Spine, Allendale NJ），Maverick（Medtronic；Memphis TN）与In Motion（Depuy Spine；改良Charité），这些假体都是一体植入椎间隙，降低了植入位置不理想的可能性。一体椎间盘假体的植入无须在植入金属基底后再植入内核，所以对椎间隙撑

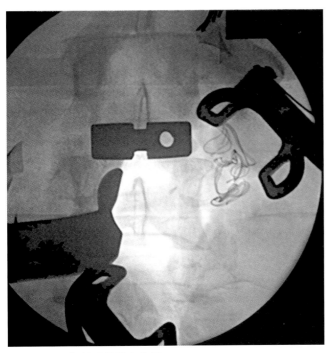

图46-8：理想的试模植入位置。

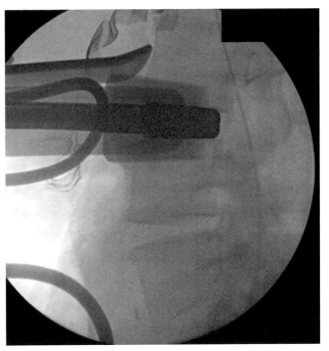

图46-9：使用骨凿对椎间隙切割。

开的高度要求较低。植入后再次通过侧位摄影确定假体后缘的位置。

但是诸如ProDisc-L等三段式椎间盘假体，还需准确测量合适的轴核尺寸并小心撑开椎间隙植入合适的位置。植入完成后通过术中摄影确定假体的位置。偶尔也会用特制的打入器对假体位置进行微调并固定头、尾两侧的假体位置（图46-10）。ProDisc-L假体系统需在最后将聚乙烯沿轨道植入金属槽内。这一过程必须在侧位摄影引导下进行，注意假体两基底后份间的缝隙（图46-11）。在撤离植入装置前，通过肉眼确定聚乙烯已完全进入金属槽内，这样假体的植入就基本完成了。最后要再次使用术中摄影确定聚乙烯与假体整体的位置。应在侧位摄影上看到聚乙烯内的标记物紧邻下部的金属底座（图46-12A）。最后一次术中摄影应确定假体整体的位置（图46-12）。在关腹之前应确认输尿管与血管的位置。用电刀充分止血。使用骨蜡处理渗血的骨面，以防止术后出现异位骨化。

风险与并发症

死亡、大出血及严重的神经损伤都是可能遇到的严重并发症。感染、出血、深静脉血栓、血栓性静脉炎、肠梗阻、尿潴留等并发症的发生率为5%～10%[9, 14-17]。左侧腹膜后入路若损伤左侧交感干，可出现左下肢发热症状，但是这些症状随时间会慢慢消失[18, 19]。遇到此情况时医护人员常会误认为是右下肢皮温降低，事实上是左下肢的皮温升高了。即使是手术经验丰富的术者主刀，男性患者逆行性射精的发生概率也有2%～10%[18, 19]。但是大多数患者会慢慢自愈。

术后管理

腰椎间盘置换术后恢复期相对较短。如果可以忍受，手术当日即可进流质饮食。术后可使用弹力袜（TEDs）和气压泵（SCDs）等预防深静脉血栓

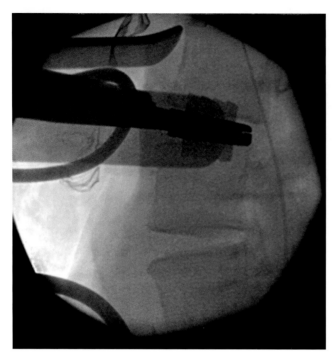

图46-10： 植入金属垫片。

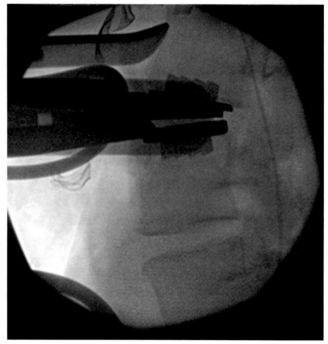

图46-11： 植入聚乙烯。

（DVT）。笔者一般不采取药物预防的方法，因为药物的使用会增加出血与血肿形成的风险。有些学者认为术后应对下肢行脉搏血氧仪检测血氧饱和度以便早期发现大血管的血栓形成。

在FDA组织的一次针对Charité假体的多机构前瞻性随机研究中，平均住院日为3~4 d，患者能够于术后6周正常工作。笔者自己统计的单节段置换的平均住院日为1~2 d。术后即可开始物理治疗，患者应尽早下床活动。术后2周后物理治疗的主要目的是维持责任节段的活动性、全身锻炼、强化植入的聚乙烯。这样的物理治疗要继续4周。

腰围的使用存在很大的争议。一些术者建议在植入Charité后3月内佩戴腰围。而在植入ProDisc-L后并不建议佩戴腰围，因为ProDisc-L假体本身就有一个很大的中央龙骨。笔者仅仅是为了保护切口的愈合建议患者佩戴腰围2周。患者术后应避免腰椎过伸位，笔者在术后2周就基本不限制患者的日常活动了，其接

下来的康复过程与单纯微创椎间盘切除术后的患者基本相似。

关键点

- 手术成功的关键是手术患者的严格筛选。
- 必须与年轻的男性患者讲明逆行性射精的风险。
- 通过研究术前的影像学检查结果，考量椎间隙与耻骨联合的位置才能确定手术是否可行。
- 在对L4~5间隙行椎间盘置换时应分离、结扎髂腰静脉。
- 在对L5~S1间隙行椎间盘置换时应分离、结扎骶正中动脉。
- 在处理L5~S1间隙时应尽量减少电刀的使用，避免损伤上腹下丛。
- 确定责任间隙，一定要注意分辨椎体间的变异（腰椎骶化、骶椎腰化等）。

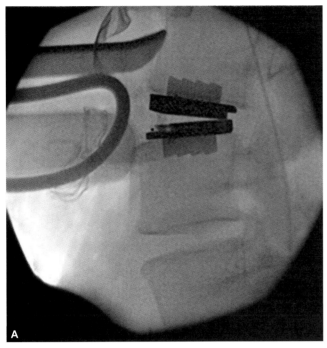
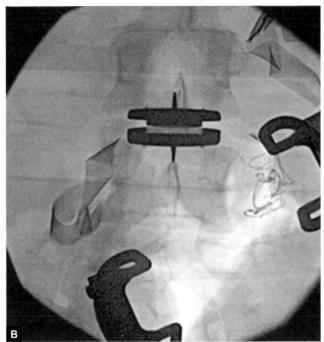

图46-12：（A）最终侧位摄影；（B）最终正位摄影。

- 彻底切除椎间盘，特别是后外侧的椎间盘组织，一定要彻底清除。
- 避免破坏椎体终板以防止骨折与内植物沉降的发生。
- 撑开器应平行放置，尽量靠近椎体后缘。
- 椎间盘切除后要活动、平衡周围的软组织，并松解后纵韧带。
- 标记椎体中线，术中摄影的位置要尽量与责任间隙平行。
- 选择大小合适的试模，以免过度填充椎间隙。
- 确保试模位于椎体的后份，以获得合适的旋转中心。
- 确保龙骨位于椎体中心，假体平行于椎间隙；这些操作都要在摄影辅助下完成。
- 在植入假体前要确定假体安装得当。
- 在撤出植入工具前，通过术中摄影再次确认假体的位置。

参考文献

[1] Harrop J S, Youssef J A, Maltenfort M, et al. Lumbar adjacent segment degeneration and disease after arthrodesis and total disc arthroplasty. Spine, 2008, 33(15):1701–1707.

[2] Hoogendoorn R J, Helder M N, Wuisman P I, et al. Adjacent segment degeneration: observations in a goat spinal fusion study. Spine, 2008, 33(12):1337–1343.

[3] Kanayama M, Togawa D, Hashimoto T, et al. Motion-preserving surgery can prevent early breakdown of adjacent segments: Comparison of posterior dynamic stabilization with spinal fusion. J Spinal Disord Tech, 2009, 22(7):463–467.

[4] Bertagnoli R, Yue J J, Nanieva R, et al. Lumbar total disc arthroplasty in patients older than 60 years of age: a prospective study of the ProDisc prosthesis with 2-year minimum follow-up period. J Neurosurg Spine, 2006, 4(2):85–90.

[5] Blumenthal S, McAfee P C, Guyer R D, et al. A prospective, randomized, multicenter Food and Drug Administration investigational device exemptions study of lumbar total disc replacement with the CHARITE artificial disc versus

lumbar fusion: part I: evaluation of clinical outcomes. Spine, 2005, 30(14):1565-1575.

［6］Cinotti G, David T, Postacchini F. Results of disc prosthesis after a minimum follow-up period of 2 years. Spine, 1996, 21(8):995-1000.

［7］David T. Long-term results of one-level lumbar arthroplasty: minimum 10-year follow-up of the CHARITE artificial disc in 106 patients. Spine, 2007, 32(6):661-666.

［8］Delamarter R B, Fribourg D M, Kanim L E, et al. ProDisc artificial total lumbar disc replacement: introduction and early results from the United States clinical trial. Spine, 2003, 28(20):S167-S175.

［9］Guyer R D, McAfee P C, Banco R J, et al. Prospective, randomized, multicenter Food and Drug Administration investigational device exemption study of lumbar total disc replacement with the CHARITE artificial disc versus lumbar fusion: five-year follow-up. Spine J, 2009, 9(5):374-386.

［10］McAfee P C, Cunningham B, Holsapple G, et al. A prospective, randomized, multicenter Food and Drug Administration investigational device exemption study of lumbar total disc replacement with the CHARITE artificial disc versus lumbar fusion: part Ⅱ: evaluation of radiographic outcomes and correlation of surgical technique accuracy with clinical outcomes. Spine, 2005, 30(14):1576-1583.

［11］Sasso R C, Foulk D M, Hahn M. Prospective, randomized trial of metal-on-metal artificial lumbar disc replacement: initial results for treatment of discogenic pain. Spine, 2008, 33(2):123-131.

［12］van den Eerenbeemt K D, Ostelo R W, van Royen B J, et al. Total disc replacement surgery for symptomatic degenerative lumbar disc disease: a systematic review of the literature. Eur Spine J, 2010, 19(8):1262-1280.

［13］Zindrick M R, Tzermiadianos M N, Voronov L I, et al. An evidence-based medicine approach in determining factors that may affect outcome in lumbar total disc replacement. Spine, 2008, 33(11):1262-1269.

［14］Freeman B J, Davenport J. Total disc replacement in the lumbar spine: a systematic review of the literature. Eur Spine J, 2006, 15(Suppl 3):S439-S447.

［15］Geisler F H, Blumenthal S L, Guyer R D, et al. Neurological complications of lumbar artificial disc replacement and comparison of clinical results with those related to lumbar arthrodesis in the literature: results of a multicenter, prospective, randomized investigational device exemption study of Charite intervertebral disc. Invited submission from the joint section meeting on disorders of the spine and peripheral nerves, March 2004. J Neurosurg Spine, 2004, 1(2):143-154.

［16］Guyer R D, McAfee P C, Hochschuler S H, et al. Prospective randomized study of the Charite artificial disc: data from two investigational centers. Spine J, 2004, 4(Suppl 6):252S-259S.

［17］Punt I M, Visser V M, van Rhijn L W, et al. Complications and reoperations of the SB Charite lumbar disc prosthesis: experience in 75 patients. Eur Spine J, 2008, 17(1): 36-43.

［18］Brau S A. Mini-open approach to the spine for anterior lumbar interbody fusion: description of the procedure, results and complications. Spine J, 2002, 2(3):216-223.

［19］Brau S A, Delamarter R B, Schiffman M L, et al. Vascular injury during anterior lumbar surgery. Spine J, 2004, 4(4):409-412.

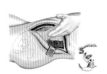

47

腰椎前路椎体切除术

皮国富 韩 钰 译

Jake Fennessy, Michael S Weinstein, Murray Cohen, Jeffrey A Rihn

概述

尽管腰椎前路椎体切除术较腰椎前路椎间融合术（ALIF）与椎间侧后方融合术更少见，但是其对一些难度大、挑战性高的脊柱疾病更为实用。这些疾病包括创伤、感染和肿瘤。这些病变若涉及椎体的话会引起脊柱不稳、后凸畸形，以及前方结构压迫神经组织引起的进行性神经症状。前路椎体切除术的优势在于可以切除前柱病灶（骨折、肿瘤、感染）、对神经组织的压迫直接减压、重建椎体的稳定性。能否成功而又安全地完成此术式关键在于术者对手术区域的解剖结构的掌握程度及对手术相关并发症的处理。因为此术式涉及的解剖结构较为复杂，通常需要在普外科或血管外科医生的帮助下完成术野的暴露工作。

手术适应证

目前，笔者所掌握的前路椎体切除术的手术适应证为涉及椎体的创伤、感染和肿瘤等病变。最常见的手术适应证是创伤所致的爆裂骨折，这种创伤目前占胸腰椎创伤的20%[1]。根据Francis Denis于1983提出

的三柱理论，爆裂骨折被定义为涉及前柱、中柱的骨折，其常伴有突入椎管的骨折块致神经组织受压[2]。尽管针对爆裂骨折行手术治疗还存在很大争议，但是伤后出现进行性神经功能障碍是手术的绝对适应证[1]。其他手术适应证包括50%及以上的椎管受压、椎体高度丢失大于50%、大于25°~30°的后凸畸形[1]。因骨折块向后方突入椎管内，从前方切除椎体在减压时能发挥最大的优势。这一结论在很多对比前、后路手术治疗爆裂骨折的研究中都得到了证实[3-6]。在治疗爆裂骨折时，前路手术的另一个优势就是可以通过植骨块或椎间融合器重建脊柱的稳定性。

椎间盘炎（椎间隙炎及椎体骨髓炎）常发生于腰椎，其是前路腰椎椎体切除术相对常见的手术适应证[7]。静脉注射抗菌药物、支具固定是首选的保守治疗方法，这种疗法对大多数椎间盘炎都有效[8]。但是对于已有骨质破坏、脊柱不稳、进行性神经功能障碍、硬膜外脓肿及静脉抗菌无效的患者，都应行前路椎体全切或次全切、扩大清创并重建脊柱稳定性[8-10]。前路手术在治疗这些疾病时具有巨大的优势，因为其可以在直视下去除病变椎体及椎间盘、直接对神经组

织减压、清理硬膜外脓肿、引流椎旁组织的脓肿并能重建受累节段的椎体[9]。

　　尽管脊柱转移恶性肿瘤较为罕见，但是在北美地区每年约有20 000例的病例报道，其中80%都侵犯椎体[11]。这些病例约有20%是涉及腰椎的转移瘤。当出现进行性神经功能障碍、导致脊柱不稳的广泛骨质结构破坏，以及对化疗不敏感或无效的肿瘤时都要行手术治疗[11, 12]。手术的成功率主要与肿瘤的类型相关且很不确定。Hirabayashi等报道，脊柱转移瘤的术后平均生存时间为11个月，症状缓解率为77%[13]。相对转移瘤而言，脊柱原发肿瘤极为罕见。脊柱原发肿瘤的手术治疗目的为整块完全切除。本章不再对其做详细讲解。

手术步骤

手术入路

　　为了能够顺利实施前路椎体切除术，必须完全暴露责任节段的椎体、其上下的椎间盘及其上位与下位椎体的1/2~2/3。如若术中需要植入内固定，则上位与下位椎体要尽可能完全暴露。前路进入椎体前方的入路有多种。经左侧斜切口或正中垂直切口的腹膜后入路是前路椎体切除术最常用的方法。切口类型及位置主要受以下因素影响：责任节段的位置、患者的身材、是否使用内固定、术者的习惯。仰卧位横向Pfannenstiel切口常用L5~S1前路融合术，在行椎体切除术时因其暴露程度有限，往往不适用。

　　腰椎前路手术中最常用且广泛适用的入路是右侧半侧卧位或全侧卧位下的左侧斜侧切口经腹膜后入路。尽管其L5~S1的暴露效果没有仰卧位下低位Pfannenstiel切口或正中垂直切口的腹膜后入路的暴露效果好，但仍然广泛用于L1~S1的所有节段。

　　因半侧卧位或侧卧位下的腹膜后入路在椎体切除中最为常用[14]，所以本章主要介绍这种方法。笔者常在切除L1~L3椎体时使用左侧侧方入路。

　　此手术常使用可透射的Jackson手术床，这样术中就可以行360°正、侧位摄影及普通透射。连接手术床的支架可以从前、后分别固定耻骨联合与腰骶部，以辅助体位摆放，托手架将左臂于胸前支撑起来。切记要用垫圈将右胸壁上部垫起，确保术中右侧臂丛不会受压。当切除L3、L4椎体时，常需要将患者呈半侧卧位摆放。此时，患者背部与水平面呈45°~60°夹角，腹膜内容物即可远离切口。如要切除L1、L2椎体，患者应呈绝对右侧卧位摆放，屈膝、屈髋约30°，以放松腰大肌（图47-1）。

　　常规消毒、铺巾后，使用术中摄影定位手术节段以确定切口的位置。在定位切口时可用到的体表标志物有第12肋、耻骨联合、左侧腹直肌外缘。从第12肋后1/2处沿腹直肌外缘至脐与耻骨联合的中点做一侧切口（Flank incision）（图47-2）。使用电刀分离至腹外斜肌腱膜后平行于腹外斜肌肌纤维和切口切开腹外斜肌。然后，平行于切口方向，用电刀切开腹内斜肌、腹横肌、腹横筋膜。在术中要尽量减少对术区肌肉的剥离，同时也要注意保护肌肉的神经支配。否则，术后会出现该区域的肌肉萎缩、疼痛、肿胀及瘢痕。笔者在确保暴露范围的前提下，尽可能使用钝性分离肌肉的方法防止上述情况发生。在涉及L1、L2节段的手术中，偶尔还需完全或部分切除第12肋。

　　在腹横筋膜下方可见到腹膜外脂肪组织与腹膜。使用手指钝性分离至腹膜后间隙，腹膜外的脂肪组织须从腰大肌与主动脉上分离下来，并将腹膜内容物向前内侧拨开（图47-3）。拨开后左肾、输尿管及性腺血管都还与腹膜囊相连。腰大肌的内侧紧紧附着于椎体，此时需要钝性分离二者。交感干即在两者交界处，处理时要避免损伤该神经。生殖股神经位于腰大肌的前内侧。股神经则由L2~4的神经根背侧支发出，

左侧暴露

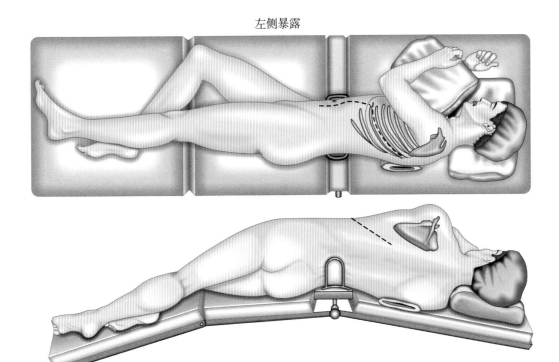

图47-1：患者取绝对右侧卧位。

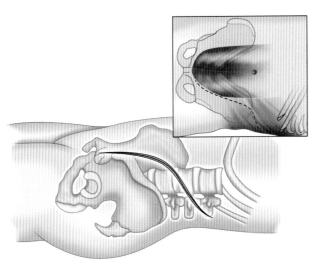

图47-2：左侧侧切口。

沿腰大肌肌纤维方向向远侧走行至腰大肌的外侧缘（图47-4）。要避免过多牵拉和分离腰大肌，以免损伤这些神经。暴露术野后牵拉腹腔内容物与腹后壁时

可使用各种撑开器（如Integra Omni-Tract, Integra Life Sciences, Inc., Plainsboro, NJ）。

主动脉与腔静脉通过节段动、静脉连系于椎体，必须将节段动、静脉依次结扎离断才能牵开主动脉与腔静脉（图47-5）。结扎节段动、静脉时不应从大血管分支处结扎，因为根部的出血很难控制。

将必要的节段动脉结扎分离后，使用Cobb骨膜剥离子或电刀从椎体后面至前面彻底暴露椎体。在使用电刀处理大血管周围时一定要小心，因为损伤血管后会导致大量出血。责任节段椎体上、下方的椎间盘均应完全暴露，并将穿刺针植入椎间隙作为标记物，通过术中摄影定位责任间隙。用Cobb骨膜剥离子或电刀暴露责任节段的椎弓根。使用4号脑膜剥离子触压椎体的后面以确定椎管的位置（图47-6）。确定椎体的后面与椎管的位置在切除椎体与椎间盘时极为重要，这样可以避免神经的意外损伤。

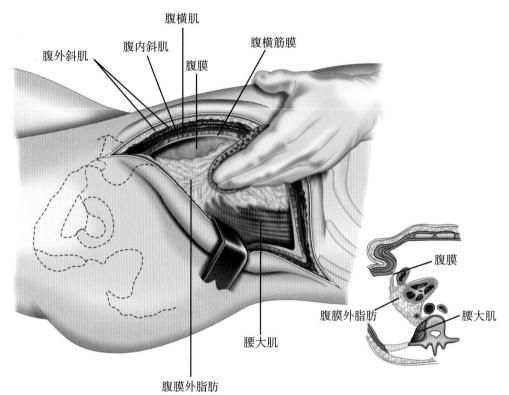

图47-3：分离腹外斜肌、腹内斜肌、腹横肌、腹横筋膜直至暴露腹膜外脂肪。随后将腹膜外脂肪与腹膜从腰大肌、主动脉的附着点分离，并向前内侧拨开腹膜囊及其内容物。

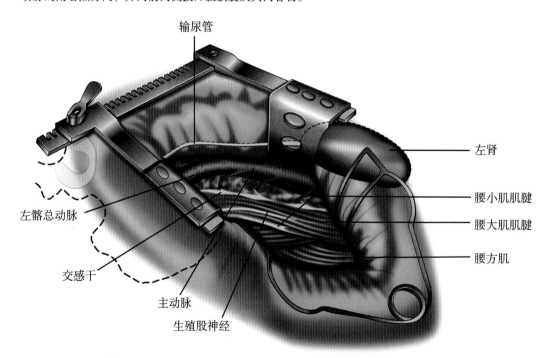

图47-4：腰椎侧方入路解剖，图示腰大肌、交感干、生殖股神经、主动脉、左髂总动脉、节段血管、输尿管。

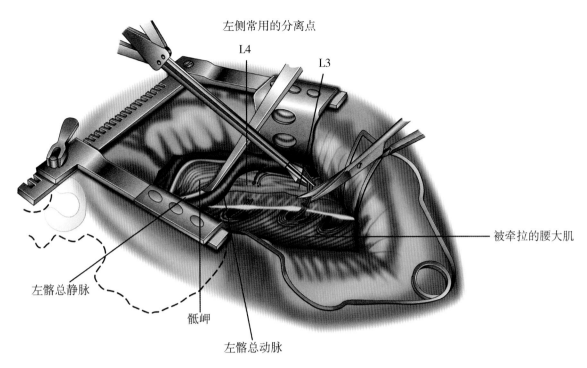

左侧常用的分离点

L4

L3

被牵拉的腰大肌

左髂总静脉

骶岬

左髂总动脉

图47-5：节段血管与椎间隙的关系。节段动脉位于椎体正中偏右、两椎间隙之间。节段血管必须被结扎离断才能将大血管从椎体前面移开。

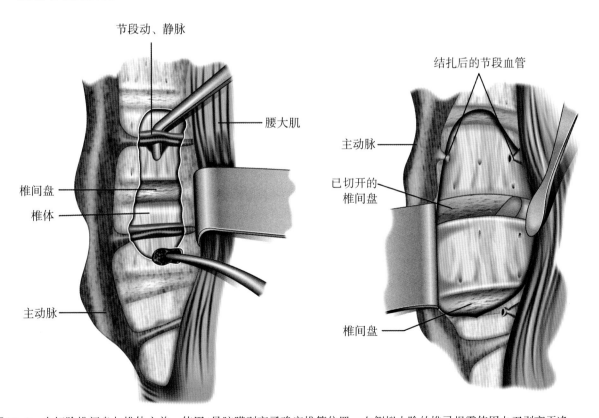

节段动、静脉

腰大肌

椎间盘

椎体

主动脉

结扎后的节段血管

主动脉

已切开的椎间盘

椎间盘

图47-6：在切除椎间盘与椎体之前，使用4号脑膜剥离子确定椎管位置。左侧拟去除的椎弓根需使用电刀剥离干净。

在暴露L4、L5椎体时，笔者常用仰卧位下的腹正中切口。暴露L3椎体常需做脐上切口，而暴露L4、L5椎体时可使用脐下切口。做L4、L5椎体切除术时常使用正中切口。于腹正中线切开皮肤后，沿白线分离皮下筋膜组织。暴露腹直肌后沿其血供走行钝性剥离即可在侧方触及腰大肌（图47-7）。完成上述操作后即进入腹膜前间隙，钝性或锐性切开腹横筋膜，向后侧钝性分离即可进入腹膜后间隙。进入腹膜后间隙后迅速确定腰大肌、髂总血管、髂外血管的位置。将左侧输尿管、生殖血管与腹膜囊一并向侧方牵拉。手术暴露过程中有时可见到精索与圆韧带。可将其分离并向外下侧牵拉（与腹腔和输尿管的方向相反）。左髂总动、静脉与主动脉需向右侧牵拉。如前所述，适当结扎、离断腰椎节段动、静脉有利于大血管的牵拉。下位腰椎的静脉汇总于髂腰静脉并最终汇于髂总静脉，髂腰静脉常被描述为L5静脉（图47-7）[15-17]。在暴露L4~5间隙时常会遇到髂腰静脉。此时必须结扎该静脉才能牵拉左髂总静脉。该血管的解剖学变异特点前文已述，在术中一定要灵活变通[15-17]。

若要暴露L5~S1节段，一定要注意保护上腹下丛与骶正中动、静脉。上腹下丛是位于L5~S1椎间隙前方的交感神经丛。该神经丛的损伤将导致男性患者术后出现可能无法治愈的逆行性射精。在分离该神经丛周围软组织时使用钝性分离并使用双极电凝或止血棉（Kittner sponge）处理活动性出血点能最大限度地减小该神经丛损伤的风险。L5~S1间隙靠近髂总静脉汇集处。骶正中动、静脉在L5~S1间隙前方垂直穿过，这些血管在暴露L5~S1间隙时需结扎并向侧方牵拉（图47-8）。因为前方被大血管覆盖，L5椎体切除术难度很大。因为L4、L5椎体前方血管较多，一般在切除椎体后重建稳定性时不使用钉棒或钉板固定系统。通常，在完成前路椎体切除椎间植骨或植入融合器后从后路重建椎体的稳定性。

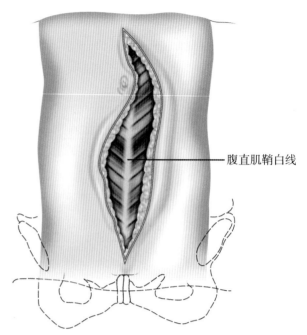

腹直肌鞘白线

图47-7：从耻骨联合至脐部的中线切口，切口可向近端绕过脐部延伸以暴露更多的近端节段。

椎体切除

当术野已充分暴露且椎体的后缘与椎管的位置被标明后就应把注意力放在切除椎体上。使用磨钻将责任节段左侧椎弓根磨至内侧骨皮质，使用椎板咬骨钳将剩余的椎弓根去除。这种方法可以使术者直接进入椎管的前侧。随后切除责任节段头、尾两侧的椎间盘组织。此过程如前所述，先用15号手术刀切开纤维环，再使用不同角度的刮匙、髓核钳去除椎间盘组织。在剥离终板软骨面时可使用扁头铰刀。在处理椎间盘组织时应充分暴露后纵韧带，使用椎板咬骨钳将其切除。完全切除椎间盘组织后即可开始椎体的切除工作。大多数情况下，都需将椎管内的骨或（和）软组织（感染或肿瘤）去除。在处理病灶前，使用高速磨钻和鹰嘴咬骨钳切除椎体的大部，在椎体的后缘与椎管内病变组织前方开辟一个腔隙。然后使用4号脑膜剥离子与Woodson拉钩分离后纵韧带与硬膜之间

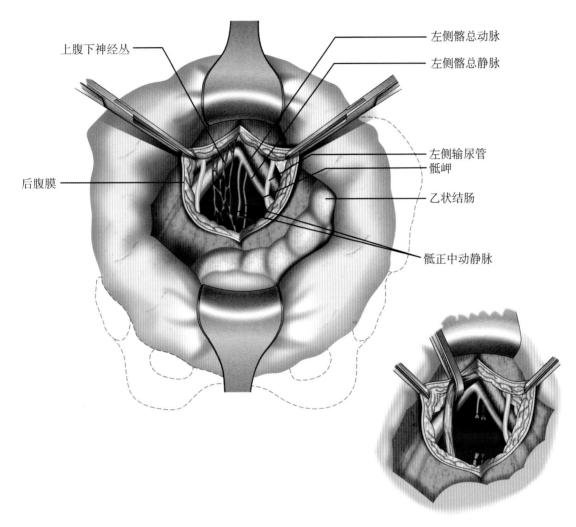

上腹下神经丛

左侧髂总动脉

左侧髂总静脉

后腹膜

左侧输尿管

骶岬

乙状结肠

骶正中动静脉

图47-8：上腹下丛与L5~S1节段的骶正中血管。上腹下丛应从L5~S1椎间隙前方钝性剥离，对骶正中血管应钝性分离后结扎。

的间隙。使用反向刮匙将椎管内的骨块和病变组织推至前方的腔隙，随后使用髓核钳将其取出。椎体切除与减压的范围一定要到达入路对侧。使用Woodson拉钩探查对侧的椎弓根以明确减压的范围是否已达对侧椎管。

当切除L5椎体时，患者取仰卧位，从前方向后方切除椎体；不是像上腰椎那样在半侧卧位下从左侧至右侧切除椎体。因此，切除L5椎体不需要暴露椎弓根。但是要确定椎体左、右两边缘并从前向后切除椎

间盘，这和颈椎椎体次全切除的方法一样。切除椎间盘后即可看到后纵韧带。在切除椎体时，后纵韧带是椎体后方的重要参照物。

椎体重建与稳定

完成椎体切除与神经组织减压后，接下来的主要任务是重建椎体稳定性。总体而言，重建被切除椎体的稳定性有两种方法。一种是植入结构性植骨块，另一种是植入椎间融合器。结构性植骨块可以是自体髂骨，也可以是同种异体骨（髂嵴或股骨）。如前文所

述，若暴露上腰椎或下胸椎时需切除肋骨，则切下的肋骨即可充当结构性植骨块。对于感染患者（椎间盘炎或椎体炎），使用自体植骨是更为明智的选择。对于椎体感染的病例，笔者建议在切除椎体前先完成取植骨块的工作，这样可以避免供骨区域的交叉感染。椎体切除后，将植骨块修剪成大小、形状合适的植骨块。随后可使用植骨打入器与骨锤将植骨块打入。为了减小植骨块突入椎管的可能，可将植骨块上、下两端修剪成"凸"形并使用磨钻在头、尾两侧的椎体终板上分别磨出与之相嵌合的骨槽。将植骨块两端凸出部嵌入骨槽内，缓缓地将植骨块打入合适的位置。此过程必须谨慎，以免植骨块打入过深突入椎管。

椎间融合器包括：钛网、可堆叠融合器系统、可扩张融合器（钛合金或PEEK）。由于植入方便且利于后凸畸形的矫形，可扩张融合器近年来备受推崇。选择大小合适的扩张器，将其植入椎体间并将融合器面与上、下椎体终板面对齐。转动融合器的扩张旋钮撑开融合器，在撑开的过程中融合器所提供的轴向力足以矫正后凸畸形。但是，在撑开融合器时必须小心避免破坏上、下终板，否则会导致术后椎体的不稳。在使用融合器时应在其内与其周围腔隙中填充足量的植骨粒以促进骨性融合。

当植入植骨块或椎间融合器后，使用前路或后路内固定提高椎体序列的稳定性。有很多前路内固定系统，如单边椎弓根螺钉棒系统，前路钉板固定系统，钢板、钉棒混搭固定系统。如果确定使用前路内固定系统，术前需在CT上测量椎体的宽度以指导术中螺钉的植入。前路的钉棒系统都是从左至右于椎体侧方植入的。但是，由于下腰椎的血管解剖结构与手术体位等特点的制约，L4、L5椎体切除术后不能使用前路内固定系统提高椎体的稳定性。这些节段的稳定性往往是通过后路内固定系统达成的。在前路内固定的植入过程中，需要使用术中摄影帮助螺钉植入，避免将螺钉植入椎管或上、下椎间隙。理想的螺钉植入位置应

为椎弓根水平，这样可在终板附近获得理想的钉棒把持力（图47-9）。

并发症

腰椎前路椎体切除融合内固定术后、围手术期并发症发生率为25%~30%，这些并发症或轻（输尿管炎）或重（死亡）[18, 19]。但是最常见的并发症是血管与神经损伤[20]。在侧方切口经腹膜后入路时，节段动静脉必须结扎、离断以避免术中出血量过多。在离断节段血管时一定要远离与大血管的交汇处以避免损伤大血管，否则术中会大量出血并需要很长的时间去修补血管。除此之外，在L4~5节段的髂腰静脉解剖变异较多，L5~S1节段的骶正中动脉若被损伤会导致大量出血，这些血管都必须妥善结扎、分离[14]。腰椎肿瘤、感染时，大血管周围的炎症反应与组织粘连现象非常常见。这使得术野的暴露过程极具挑战性，术中损伤血管的可能性非常大。血管损伤最常见的部位是左髂总静脉与腔静脉。由于血管壁较厚，髂总动脉与主动脉的损伤较少见。如果损伤这些大血管，出血量将会非常大。在暴露L4~5节段时，髂总静脉的损伤最为可怕。发生出血时一定要持续压迫止血。确定损伤的部位后，使用4-0聚丙烯丝线（prolene）进行缝合处理。如果血管周围存在明显的炎症反应且组织粘连严重，则血管壁的损伤不可能通过简单的缝合处理，需要与血管外科医生一起合作修补损伤的血管。

神经损害症状可能是由于损伤了交感干、生殖股神经、股神经及上腹下丛。在侧切口经腹膜后入路时，很容易辨别走行于椎体侧面的交感干。生殖股神经位于腰大肌的前内侧，必须加以保护。若损伤L5~S1间隙前方的上腹下丛将致使男性患者术后出现逆行性射精。腰椎前路融合术后逆行性射精的发生率为4%~8%，而经腹膜入路较腹膜后入路的发生率更

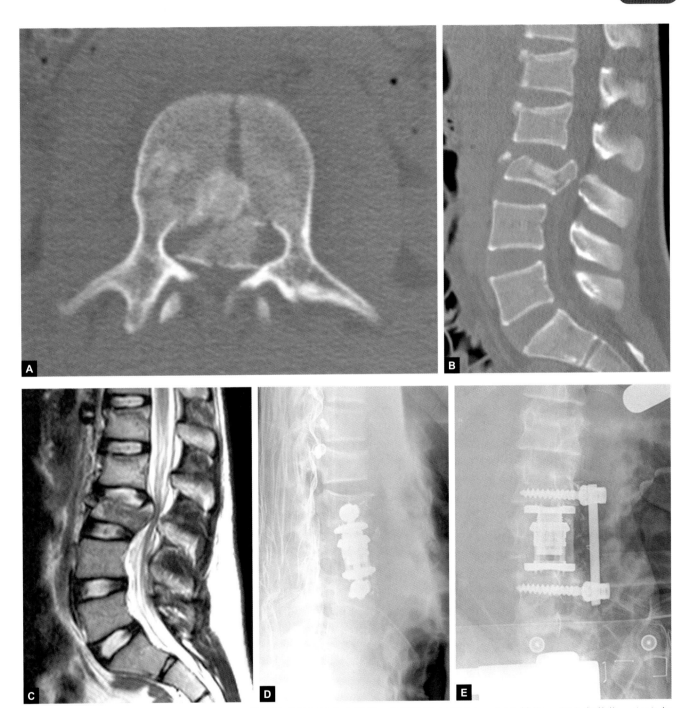

图47-9：经历高速车祸伤患者的CT。可见L3椎体爆裂骨折并突入椎管，椎管狭窄大于90%。（A）轴位。（B）矢状位。（C）矢状T2加权像清晰地展现出病变。MRI示后纵韧带完整。对该患者实施L3椎体切除术，植入可扩张钛网与前路单边钉棒固定系统。（D）术后正位摄影。（E）术后侧位摄影。

高[21]。笔者建议使用Kittner分离器钝性分离L5~S1椎体前软组织。对于女性患者，上腹下丛的损伤并不是大问题[14]。

前路手术较少报道的并发症有输尿管损伤、腹膜及腹腔脏器损伤、淋巴管囊肿形成、硬膜撕裂[20]。在侧切口经腹膜后入路时，输尿管常松弛地贴附于腹膜的后面。其常随腹腔内容物被一并牵拉至内侧。如果不能清晰地辨别输尿管，轻轻挤压输尿管可诱导其蠕动（Kelly征）。如果术前已发现有输尿管炎症或粘连狭窄，则应先由泌尿外科放置输尿管支架，然后行手术治疗。放置支架后的输尿管在术中比较容易辨别，从而降低了损伤输尿管的风险。如果术中未能及时发现输尿管损伤，则会导致术后出现尿性囊肿或是腹膜后积尿。如果术中损伤腹膜，应及时处理避免术后出现内疝。如果术中损伤肠管，则需立即请普外科医生会诊并决定是切除肠管还是修补肠管。

损伤淋巴系统也是一个不可忽视的危险因素。盆腔与腰椎前方的淋巴系统网络非常广泛，这些淋巴管最终同下肢淋巴系统与消化道淋巴系统于L1~2节段一同汇集成乳糜池。乳糜池以下的淋巴管内流淌的是淡黄色的淋巴液。乳糜池汇入了来自消化道的淋巴系统，淋巴液变得像牛奶一样。小淋巴管损伤术后并不会引起问题。虽较为罕见但是腹膜后也会形成淋巴囊肿（淋巴液的异常汇聚），前路手术后出现此并发症的发生率小于1%[22-24]。熟练掌握淋巴解剖、从前路暴露腰椎、术中及时修补淋巴液漏都可以降低该并发症的发生率。术后淋巴囊肿形成可引起腹痛、腹胀、恶心、呕吐。在CT与MRI上，淋巴囊肿形成与感染性囊肿、泌尿器官损伤引起的尿囊肿、硬膜损伤导致的脑脊液积聚都难以区分。可经皮穿刺吸取囊液进行化学检验以明确诊断[20]。目前，对于腹膜后淋巴囊肿形成可采用下列方法：①观察；②经皮穿刺引流；③注射多西环素（脱氧土霉素）、聚维酮碘、酒精，硬化治疗；④开放或腹腔镜下腹膜内引流（造口术）[20]。避免淋巴损伤的关键还是对淋巴组织解剖结构的掌握程度。

硬膜破裂在初次腰椎手术的发生率为8%，而在翻修手术中的发生率约为16%[25, 26]。尽管硬膜破裂在后路手术中报道较多，但是前路手术也会出现硬膜破裂。前路手术一旦发生硬膜破裂其修补难度与术后的管理都很有挑战性。前路椎体切除术中若发现硬膜破裂可能是爆裂骨折外伤本身所造成的，也可能是椎体感染、肿瘤所致的硬膜周围瘢痕组织形成与炎症反应引起的。发现硬膜破裂后如果破裂处较易操作须立即修补。笔者习惯用6-0聚四氟乙烯丝线（Gortex）对破损处直接修补。若在做Valsalva动作时脑脊液仍能从修补处漏出，需用脂肪垫或胶原硬脊膜补片加强修补。前路腰椎减压融合后，患者术后应平卧24~48 h。如果仍有顽固性体位性头痛，应腰椎穿刺引流并置管3~4 d以促进修补处的愈合。因硬膜破裂而再次手术不常见，一般来讲，硬膜破裂并不会影响手术的远期效果[26]。

关于预防腰椎前路椎体切除术后深静脉血栓的方法仍存在很大争议。一些文献认为术后双下肢使用气压泵或弹力袜（TED）可防止深静脉血栓形成[27]。在需牵拉大血管的前路腰椎手术后（腰椎前路椎体切除术），笔者常使用预防剂量的依诺肝素或皮下注射肝素，连续使用48~72 h，并且术中、术后持续使用气压泵。

▍总结

腰椎前路椎体切除术常用来治疗一些疑难的腰椎疾病，其手术难度与风险较大。对手术区域解剖结构和潜在并发症的掌握可有效降低并发症的发生率。尽管难度很大，前路腰椎椎体切除术为创伤、感染、肿瘤等疾病提供了一种高效、安全的减压方法。椎体切除后重建脊柱稳定性的方法较多。

关键点

- 腰椎前路椎体切除术是一种较为复杂的手术，需要术者掌握解剖结构与并发症处理方法。
- 这种术式常用于创伤、感染、肿瘤的治疗。
- 手术必须由经验丰富的术者暴露，这样才能保证手术的成功与低并发症的发生率。
- 结扎节段血管与髂腰静脉使得大血管可以从椎体前面牵开。
- 在男性患者中，暴露L5~S1椎间隙时要避免使用电刀，应钝性分离，以免损伤上腹下丛造成术后逆行性射精。
- 在切除椎体前必须明确椎管的位置，以免损伤神经。确定椎管位置常使用4号脑膜剥离子于责任节段椎弓根水平开始。
- 当要植入前路固定螺钉时，需在CT上测量上、下椎体的宽度以确定植入螺钉的长度。

参考文献

［1］Alpantaki K, Bano A, Pasku D, et al. Thoracolumbar burst fractures: a systematic review of management. Orthopedics, 2010, 33:422-429.

［2］Denis F. The three column spine and its significance in the classification of acute thoracolumbar spinal injuries. Spine (Phila Pa 1976), 1983, 8:817-831.

［3］D'Aliberti G, Talamonti G, Villa F, et al. Anterior approach to thoracic and lumbar spine lesions: results in 145 consecutive cases. J Neurosurg Spine, 2008, 9:466-482.

［4］Hitchon P W, Torner J, Eichholz K M, et al. Comparison of anterolateral and posterior approaches in the management of thoracolumbar burst fractures. J Neurosurg Spine, 2006, 5:117-125.

［5］Sasso R C, Best N M, Mummaneni P V, et al. Analysis of operative complications in a series of 471 anterior lumbar interbody fusion procedures. Spine (Phila Pa 1976), 2005, 30:670-674.

［6］Wood K B, Bohn D, Mehbod A. Anterior versus posterior treatment of stable thoracolumbar burst fractures without neurologic deficit: a prospective, randomized study. J Spinal Disord Tech, 2005, 18(Suppl):S15-S23.

［7］Mylona E, Samarkos M, Kakalou E, et al. Pyogenic vertebral osteomyelitis: a systematic review of clinical characteristics. Semin Arthritis Rheum, 2009, 39:10-17.

［8］Fayazi A H, Ludwig S C, Dabbah M, et al. Preliminary results of staged anterior debridement and reconstruction using titanium mesh cages in the treatment of thoracolumbar vertebral osteomyelitis. Spine J, 2004, 4: 388-395.

［9］Gouliouris T, Aliyu S H, Brown N M. Spondylodiscitis: update on diagnosis and management. J Antimicrob Chemother, 2010, 65(Suppl 3):11-24.

［10］Liljenqvist U, Lerner T, Bullmann V, et al. Titanium cages in the surgical treatment of severe vertebral osteomyelitis. Eur Spine J, 2003, 12:606-612.

［11］Gokaslan Z L, York J E, Walsh G L, et al. Transthoracic vertebrectomy for metastatic spinal tumors. J Neurosurg, 1998, 89:599-609.

［12］Shen F H, Marks I, Shaffrey C, et al. The use of an expandable cage for corpectomy reconstruction of vertebral body tumors through a posterior extracavitary approach: a multicenter consecutive case series of prospectively followed patients. Spine J, 2008, 8:329-339.

［13］Hirabayashi H, Ebara S, Kinoshita T, et al. Clinical outcome and survival after palliative surgery for spinal metastases: palliative surgery in spinal metastases. Cancer, 2003, 97:476-484.

［14］Hoppenfeld S, deBoer P. Surgical Exposures in Orthopaedics, 3rd edition. Philadelphia: Lippincott Williams & Wilkins, 2003.

［15］Jasani V, Jaffray D. The anatomy of the iliolumbar vein. A cadaver study. J Bone Joint Surg Br, 2002, 84:1046-1049.

［16］Kiray A, Akcali O, Guvencer M, et al. Iliolumbar veins have a high frequency of variations. Clin Orthop Relat Res, 2004:252-257.

［17］Unruh K P, Camp C L, Zietlow S P, et al. Anatomical variations of the iliolumbar vein with application to the anterior retroperitoneal approach to the lumbar spine: a cadaver study. Clin Anat, 2008, 21:666-673.

[18] Lu D C, Lau D, Lee J G, et al. The transpedicular approach compared with the anterior approach: an analysis of 80 thoracolumbar corpectomies. J Neurosurg Spine, 2010, 12:583-591.

[19] Rauzzino M J, Shaffrey C I, Nockels R P, et al. Anterior lumbar fusion with titanium threaded and mesh interbody cages. Neurosurg Focus, 1999, 7:E7.

[20] Schizas C, Foko' o N, Matter M, et al. Lymphocoele: a rare and little known complication of anterior lumbar surgery. Eur Spine J, 2009, 18(Suppl 2):228-231.

[21] Burkus J K, Gornet M F, Dickman C A, et al. Anterior lumbar interbody fusion using rhBMP-2 with tapered interbody cages. J Spinal Disord Tech, 2002, 15:337-349.

[22] Jagannathan J, Anton T, Baweja H, et al. Evaluation and management of abdominal lymphoceles after anterior lumbar spine surgery. Spine (Phila Pa 1976), 2008, 33:E852-E857.

[23] Patel A A, Spiker W R, Daubs M D, et al. Retroperitoneal lymphocele after anterior spinal surgery. Spine (Phila Pa 1976), 2008, 33:E648-E652.

[24] Thaler M, Achatz W, Liebensteiner M, et al. Retroperitoneal lymphatic cyst formation after anterior lumbar interbody fusion: a report of 3 cases. J Spinal Disord Tech, 2010, 23:146-150.

[25] Espiritu M T, Rhyne A, Darden B V. Dural tears in spine surgery. J Am Acad Orthop Surg, 2010, 18:537-545.

[26] Khan M H, Rihn J, Steele G, et al. Postoperative management protocol for incidental dural tears during degenerative lumbar spine surgery: a review of 3,183 consecutive degenerative lumbar cases. Spine (Phila Pa 1976), 2006, 31:2609-2613.

[27] Glotzbecker M P, Bono C M, Wood K B, Harris MB. Thromboembolic disease in spinal surgery: a systematic review. Spine (Phila Pa 1976), 2009, 34:291-303.

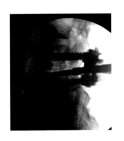

48 腰椎后路椎间融合术

皮国富　刘宏建　李向前　译
Carmen Petraglia, P Justin Tortolani

概述

在过去几十年里，腰椎后路椎间融合术（PLIF）越来越为普及。该术式由Ralph Cloward提出并于1945首次针对腰椎间盘突出症实施了该手术[1-7]。过去，PLIF难度大、风险高、并发症多（植骨块突入椎管、假关节形成）[8]。近年来，胸腰椎内固定的改善与提升使得PLIF的推广重现生机[7]。特别是椎弓根螺钉与椎间融合器的出现，使得此手术得以广泛推广使用。

PLIF术式的拥趸者认为此术式较其他手术方法优势明显。后路手术在减压暴露时较前路手术具有明显的优势，在切除椎板、切除内侧关节突关节、切开椎间孔、切除椎间盘后，后路手术较前路手术能为术者提供更好的神经组织暴露效果[9, 10]。理论上，PLIF对骨性融合具有以下优势：①骨性融合一般发生在椎体转动轴的中心部；②植骨块承受的是应力而不是张力；③骨接触面积很大；④磨去骨性终板后，椎体的骨松质可以为植骨区提供理想的血供[11-13]。

另外，PLIF可以通过向椎间隙植入骨块或融合器保持椎间隙的高度。这样既可以维持脊柱序列的正常，又可以改善邻近节段的解剖结构。良好的骨性融合会减小周围瘢痕组织对神经根的机械牵拉作用，并且限制椎间的活动度防止周围组织发生肥厚性退变[10, 14]。对于长节段融合的患者来说，PLIF增加了前柱的稳定性。这样一来降低了S1螺钉松动的概率，提高了骨性融合率，特别是腰骶交界处的融合率[15]。

病理生理学

椎间盘脱水退变是脊柱退变常见的现象，环境与基因因素对其都有影响。从细胞学角度看，椎间盘的退变有以下表现：细胞活性降低、蛋白聚糖减少、髓核体积缩小。这都将导致椎间盘生物力学硬度增加[16]。当椎间隙高度降低时，关节突关节的压力增高、骨赘形成。椎间盘突出与骨赘形成进而引起神经压迫症状[17]。这些退变都将导致脊柱失稳进而形成退变性滑脱或侧弯[18]。

椎间盘的退变可能与基因密切相关。Sahlman等发现，敲除杂合小鼠Co/2a1基因（与Ⅱ型胶原蛋白相关），有4%的脊柱更短小，而且其终板、椎体及纤维环内的黏多糖含量较低[19]。

血供的改变与椎间盘的退变也密切相关。纤维环前外侧正常的吻合动脉随着时间而渐渐消失，取而代之的是短小、扭曲的动脉。动脉的这些改变常发生于退变进程之前，可能与周围骨赘血管的内向生长有关[20]。这暗示了椎间盘营养与继发疾病之间的关系。一些学者认为新生的血管是对损伤的一种反应，机体试图为椎间盘损伤区域提供更多的养分[21]。针对胶原蛋白化学结构的研究表明，胶原蛋白与椎间盘的机械稳定性密切相关。椎间盘内吡啶啉（pyridinoline，PYD）的含量下降与戊糖素（pentosidine）的含量上升都与衰老有关[22]。65岁以上的老人其椎间盘内吡啶啉的浓度仅为年轻人浓度的50%。而椎间盘内胶原蛋白结构的改变是吡啶啉含量下降的连锁反应。椎间盘内细胞可能会产生一种不适应其机械压力的基质[23]。特别是对于有易感性的个体，连续的轴向压力可能会因此加速椎间盘的退变速度。椎间盘退变最为严重的后果是髓核突出（herniation of the nucleus pulposus，HNP）[24]。髓核突出常发生于中年，其最常见的受累节段为L4~5、L5~S1。

手术适应证

PLIF的适应证是随着生物力学、生理学基础理论的发展和腰椎内固定的发展而不断变化的。目前，PLIF可用于多种脊柱疾病的诊治：椎间盘退变性疾病、脊柱失稳、脊柱滑脱、脊柱畸形与创伤[25]。

椎间盘退行性疾病目前仍是PLIF最常见且争议最多的手术适应证。其争议主要存在于术者对责任间隙的确定。除此之外，融合手术对椎间盘源性腰痛的缓解率、功能的恢复率及术后满意率仅为60%~70%[26，27]，PLIF在治疗椎间盘源性腰脊痛时，应该严格筛选手术适应证并告知患者术后出现保守治疗无法控制的顽固性腰痛的可能。

其他手术适应证包括高度腰椎滑脱并椎管狭窄。如果不做PLIF或其他的一些椎间盘融合，作用于后外侧及横突间植骨桥上的拉伸应力可增加假关节形成的风险。因为长节段植骨在腰骶部导致假关节形成的概率较高，所以在首次关节融合术时就应考虑PLIF。PLIF对治疗已经明确的假关节形成有独到的优势，因为椎间盘植骨面的血供丰富且含有大量成骨细胞。当腰椎间盘突出较大或复发时，可应用PLIF维持椎间孔的高度并改善脊柱序列（图48-1）[28，29]。

总的来说，PLIF并不适用于上腰椎的疾病，因为这些节段需要处理脊髓圆锥。因可能引起硬膜破裂或脑膜炎，活动性炎症则是PLIF的禁忌证。PLIF的禁忌证还有硬膜外明显的瘢痕形成致神经根无法牵拉和骨质疏松症[17]。除此之外，还有严重的脊柱强直，椎间隙过窄致无法撑开，神经根连体畸形[25]。

术前评估

PLIF术后效果的主要决定因素是手术患者的严格挑选[30，31]。筛选过程从病史采集、体格检查即可开始进行。除非发现与病灶相关、明确的神经功能障碍，其他患者一律先给予保守治疗。在疼痛病因学调查过程中，要注意以下症状：夜间疼痛、全身发热症状、腹泻与寒战、无法解释的体重下降、夜间盗汗、肿瘤或免疫缺陷症病史。这些疾病的病原学调查应使用详细的多学科交叉的方法。

PLIF最常见的手术适应证是腰椎滑脱并椎管狭窄。体格检查时，可在滑脱椎体节段上方棘突触及"台阶感"。此类患者腰椎活动度常常受限，在腰椎过伸位时疼痛加剧且可伴双下肢症状[32]。

当保守治疗无法缓解患者症状时须建议患者行影像学检查。影像学检查应首选腰椎站立正侧位、过伸过屈位摄影。通过这些影像学检查结果可以评估脊柱序列、脊柱退变程度、椎体滑脱程度及腰椎前屈角度丢失的情况。

　　MRI仍然是诊断患者病灶位置与疾病严重性的金标准。在T2加权像可以清楚看到椎间孔的形态，腰椎滑脱可导致椎间孔部位的狭窄。PLIF可以撑开椎间隙从而提高椎间孔的高度。若患者无法行MRI检查，则应在脊髓造影后进行CT检查帮助术者评估PLIF的可行性。一些病例通过CT检查可以明确纤维环后部是否有骨化、椎间隙是否存在极度狭窄。若存在上述情况，在PLIF时进入椎间隙会非常具有挑战性（图48-2）。其他一些方法，如激惹性椎间盘造影和椎间隙类固醇注射虽具有很多争议，但是都能诊断患者责任间隙的节段。

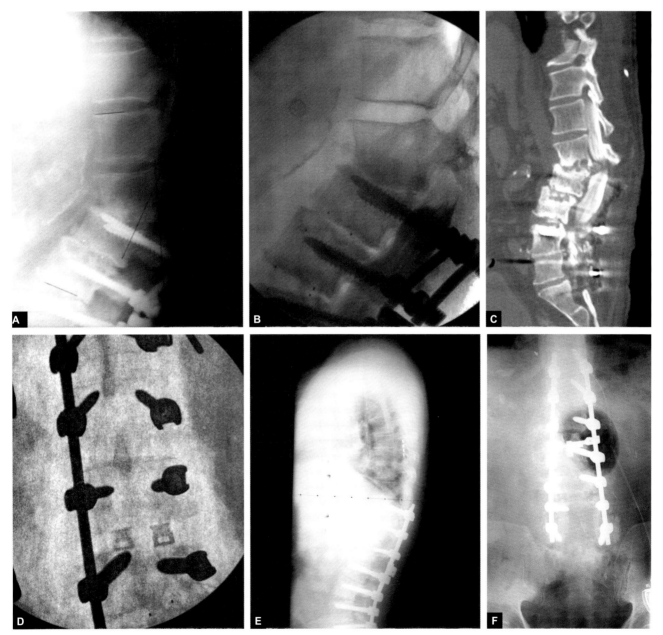

图48-1：65岁，男性患者。顽固性背痛、双侧臀部及双下肢疼痛经保守治疗无效。（A）侧位摄影提示，固定节段以上严重的椎间盘退变及后凸畸形；（B）脊髓造影后侧位摄影；（C）CT检查显示，在固定节段以上巨大的中央型椎间盘突出伴L1~2椎管狭窄；（D）术中正位摄影提示PLIF内植物植入L1~2节段；（E）、（F）术后1年随访正、侧位摄影。

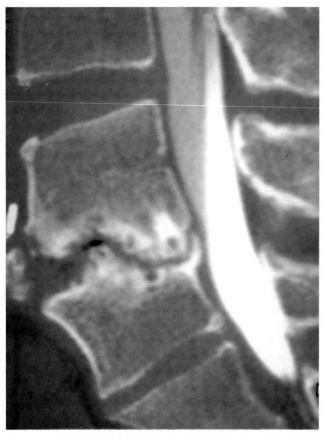

图48-2：椎间盘源性腰痛的患者。脊髓造影后CT检查示严重的椎间盘突出及终板侵蚀性改变。

手术步骤

经典的PLIF包括三个整体：椎板切除或切开术、椎间盘切除术、椎间融合术[1, 3, 4, 6]。首先，将患者呈俯卧位放置于脊柱支架上，使用合适的支架不仅可以降低腹腔脏器的压力，而且可以维持腰椎生理前屈角度。Jackson手术床（OSI, Union City, CA）可以帮助术者达到此目的。一些术者喜欢使用胸膝位，此体位可以降低对硬膜囊的牵拉程度。但是，在胸膝位下植入内固定时须先将腰椎恢复至正常的生理曲度。术前应留置导尿管，防止膀胱过度充盈造成腹压升高[28, 29, 33]。在切开皮肤前应常规使用围手术期抗生素。

根据责任间隙的位置于后正中线做手术切口。骨膜下剥离责任间隙上、下棘突、椎板，使用Cobb骨膜剥离子或电刀钝性、锐性暴露两侧关节突关节、椎弓峡部、横突。注意不要损伤融合间隙上、下关节突关节囊。在每一步操作中都要及时、认真处理出血点，以减少手术失血量。

暴露完成后，切除椎板即可见到硬膜囊、外侧椎间隙、上位与下位神经根。保留上位椎板的上部及下位椎板的下部可以提高脊柱的稳定性，为肌肉附着提供支点，同时保留邻近节段的棘间韧带与棘上韧带。适度切除关节突关节内侧可以扩大椎管、暴露责任间隙的神经根与椎间盘。随着椎管的扩大，术野与操作空间都可得以提升，对神经组织的牵拉程度可相对降低。在术中可于棘突间放入椎板间自动扩张器以改善术野、易化暴露过程。也可以先植入椎弓根螺钉，利用螺钉间的作用力达到撑开椎弓根间、椎间隙的目的。

使用神经根拉钩保护并向内侧牵拉硬膜与下位神经根以暴露椎间盘后侧。在牵拉神经根时必须小心，避免过度牵拉或反向牵拉。使用带唇缘的神经根拉钩可以避免神经根滑落至拉钩下方进入术野（图48-3）。使用双极电凝对硬膜外静脉丛彻底止血可改善术野、减少术中失血量。使用15或11号手术刀于纤维环表面做方形切口。使用刮匙、铰刀、椎板咬骨钳、髓核钳松解、去除残余椎间盘组织。椎间隙的二次撑开由椎弓根螺钉或椎间撑开器完成。因为在使用椎弓根螺钉撑开时因杠杆作用有螺钉松动的风险，所以笔者更习惯使用椎间撑开器完成此步操作。使用侧方带孔的椎间隙旋切刀在切除椎间盘及处理终板时有独到的优势（图48-4）。将旋切刀平行于终板放入椎间隙，旋转切除终板软骨面与椎间盘组织。此操作方法应从硬膜囊两侧先后进行。刮除终板表浅软骨至渗血骨松质即可。能否充分处理终板对日后植骨体内血管的形成至关重要。所有的软骨与软组织都应切除并打磨至出现

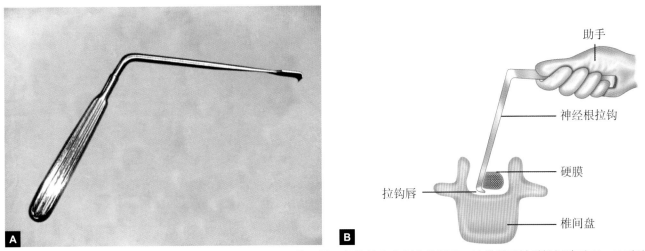

图48-3：（A）神经根拉钩，注意末端的小唇缘；（B）使用神经根拉钩向内侧牵拉硬膜，这样既可暴露椎间隙后面，又可避免神经组织从下方滑落入术野。

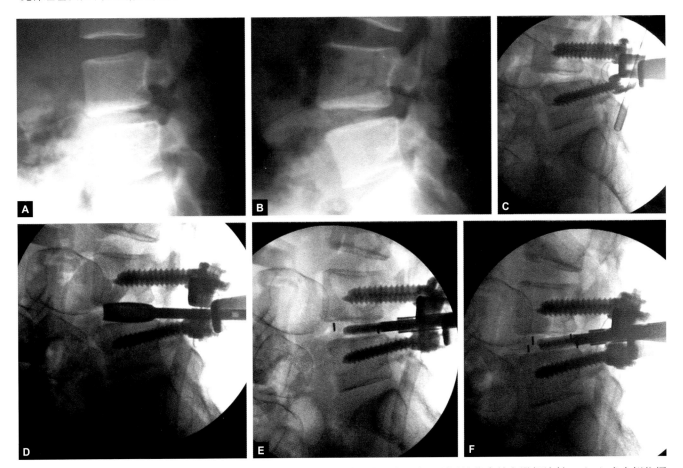

图48-4：（A）侧位屈曲位；（B）后仰位摄影提示L4~5 I度滑脱，该患者35岁，顽固性背痛并向臀部放射；（C）术中侧位摄影，在分离椎间隙之前植入椎弓根螺钉；（D）术中摄影，使用终板铰刀处理并分离椎间隙，图中可见分离椎间隙后滑脱复位；（E）术中摄影，植入第1枚椎间融合器；（F）术中摄影，从对侧植入第2枚椎间融合器。

渗血骨面。但是过多切除终板会导致内植物沉降与节段不稳。要尽可能多地处理终板但同时切忌破坏纤维环前缘与前纵韧带，因为灾难性的大血管损伤时有报道。术中摄影定位有助于确定切除椎间隙的深度，确保安全的操作空间（图48-4）。大多数腰椎椎体的前后矢状径为25~30 mm。有些内固定会附带使用长约3 mm的标记物，这样在整个手术操作中都能监控操作的具体深度[28, 31]。

目前，仅针对单独PLIF的研究表明，术后临床效果与影像学结果都非常理想[1-7]。在常规使用椎弓根内固定物，椎间隙植入物都是靠轴向应力维持其自身位置的。如今很多外科医生更偏爱使用椎弓根内固定，这样可以降低椎间植入物移位、椎间高度丢失、脊柱进行性后凸畸形的发生率[34-36]。

椎间移植物或植入物的选择主要是术者决定的，同时应参照患者的个人需求与个人意愿。目前，种类繁多的椎间植入物在全球广泛应用，很多术者都报道了较高的融合率[37]。这些椎间植入物包括自体髂峰植骨块、同种异体植骨、销孔形植骨块、拱顶石植骨体、三面皮质植骨体、骨条、金属或碳纤维椎间植入器[38]。

当椎间撑开、处理终板等操作完成后就可植入椎间移植骨或融合器了。使用单侧椎间扩张器维持椎间隙撑开状态，从对侧植入椎间植骨块或融合器。随后撤出椎间扩张器，从此侧植入第2枚椎间融合器或植骨块。为了防止植入物突出椎管，植入深度应为2~5 mm并将原位自体骨填充至植入物周围。植入器或植入骨打入后即可撤离撑开器并通过椎弓根内固定对椎间隙及节段加压处理（图48-5）。随后，通过术中正、侧位摄影，确定植入物的位置是否安全。关闭切口前彻底止血，并于筋膜下放置引流以减小术后出现硬膜外血肿的风险。随后严密加压缝合筋膜层。

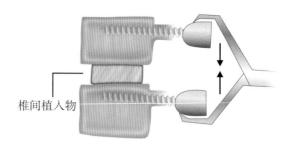

椎间植入物

图48-5：植入PLIF内固定后对椎弓根进行加压处理。

术后管理

在术后第1夜，患者可由卧位转换至坐位。大多数患者可于术后第1日在无人搀扶的情况下行走。术后第1日即可进行物理治疗，这对于行走辅助、健康教育及安全地达到正常生活活动量都至关重要。PLIF术后并不需要常规佩戴支具，但可以佩戴腰围减轻行走或物理治疗时所致的腰痛感。重返工作岗位和体育锻炼则是根据个人情况分阶段进行的[28, 29]。

并发症

PLIF手术的并发症较多，包括硬膜撕裂、神经损伤、根性损伤症状、内植物失败、植骨或植入物移位、固定松动、下肢疼痛、感染、蛛网膜炎、硬膜外血肿、假关节形成。最为棘手的并发症可能就是根性损伤症状，当术中牵拉神经根致其损伤时可能造成该神经根支配区域持续的神经性疼痛。其发生概率为0~10%，加巴喷丁、瑞普巴林（普瑞巴林）、脊髓刺激器对根性损伤症状的恢复有效[39]。除了手术技巧，掌握神经解剖结构、预估解剖变异（如神经根同体）会降低发生这些并发症的可能性。硬膜破裂都应及时加压缝合，同时使用软组织覆盖并加压缝合。长时间平卧（＞48 h）可以降低有症状的假性硬膜膨出的风险。神经损伤主要与椎管扩大不充分或神经牵拉过度相关，所以应尽量切除椎板或使用较小的椎间植入物，以降低此风险[40-45]。

目前文献报道的PLIF融合率为90%~95%，非融合率相对较小[46]。而针对融合失败的研究表明，二次手术、吸烟、肥胖、多节段融合、术区放疗都会增加融合失败的概率。对这种技术要求较高的手术，只有控制术后并发症才能达到良好的手术效果和患者满意度。

关键点

- 对于合适的患者，PLIF可以提高关节融合率。
- 因为术中所遇到的因素，PLIF并不适用于所有患者，所以术前应谨慎筛选患者。
- 由于可以帮助术者确定内固定的深度及位置，术中摄影可提高手术安全性。

参考文献

[1] Cloward R B. The treatment of ruptured lumbar intervertebral disc by vertebral body fusion. Ⅲ. Method of use of banked bone. Ann Surg, 1952, 136(6):987-992.

[2] Cloward R B. Lumbar intervertebral disc surgery; description of a new instrument, the vertebra spreader. Surgery, 1952, 32(5):852-857.

[3] Cloward R B. The treatrment of ruptured lumbar intervertebral discs by vertebral body fusion. I. Indications, operative technique, after care. J Neurosurg, 1953, 10(2): 154-168.

[4] Cloward R B. History of PLIF. Forty years of personal experience. In: Thomas CC, Lin PM (Eds). Posterior lumbar interbody fusion. Springfield, IL: Charles C. Thomas, 1982.

[5] Cloward R B. Spondylolisthesis: treatment by laminectomy and posterior interbody fusion. Clin Orthop Relat Res, 1981, (154):74-82.

[6] The classic. The treatment of ruptured lumbar intervertebral discs by vertebral body fusion I. Indications, operative technique, after care. By Ralph B. Cloward, 1953. Clin Orthop Relat Res, 1985, (193):5-15.

[7] Cloward RB. Posterior lumbar interbody fusion updated. Clin Orthop Relat Res, 1985, (193):16-19.

[8] Brantigan J W, Steffee A D. A carbon fiber implant to aid interbody lumbar fusion. Two-year clinical results in the first 26 patients. Spine (Phila Pa 1976), 1993, 18(14): 2106-2107.

[9] Rish B L. A critique of posterior lumbar interbody fusion: 12 years' experience with 250 patients. Surg Neurol, 1989, 31(4):281-289.

[10] Zuckerman J F, Selby D, DeLong W B. Failed posterior lumbar interbody fusion. In: White A, Rothman RH, Ray CD (Eds). Lumbar spine surgery. Techniques and complications. St. Louis: CV Mosby, 1987.

[11] Cautilli R. Theoretical superiority of posterior lumbar interbody fusion. In: Thomas CC, Lin PM (Eds). Posterior lumbar interbody fusion. Springfield, IL: Charles C. Thomas, 1982:82-93.

[12] Lin P. Introduction to PLIF, biochemical principles and indications. In: Thomas CC, Lin M (Eds). Posterior lumbar interbody fusion. Springfield, IL: Clarence C Thomas, 1982:3-57.

[13] Lin P. Posterior lumbar interbody fusion. In: Cauthern J (Ed.). Lumbar Spine Surgery. Indications, Techniques, Failures and Alternatives. Baltimore: Williams & Wilkins, 1988:228-247.

[14] Lin P. Editorial comment. Clin Orthop, 1985, 193:2-4.

[15] Ouellet J A, Johnston C E. Effect of grafting technique on the maintenance of coronal and sagittal correction in anterior treatment of scoliosis. Spine(Phila Pa 1976), 2002, 27(19):2129-2135; discussion 2135-2136.

[16] Norcross J P, Lester G E, Weinhold P, et al. An in vivo model of degenerative disc disease. J Orthop Res, 2003, 21(1):183-188.

[17] Frymoyer, John W, Sam W Wiesel. The adult and pediatric spine, 3rd edition. Philadelphia: Lippincott Williams & Wilkins, 2004: 1133-1151.

[18] Kostuik J P, Valdevit A, Chang H G, et al. Biomechanical testing of the lumbosacral spine. Spine (Phila Pa 1976), 1998, 23(16):1721-1728.

［19］Patel A A, Spiker W R, Daubs M, et al. Evidence for an inherited predisposition to lumbar disc disease. J Bone Joint Surg Am, 2011, 93(3):225–229.

［20］Kauppila L I. Ingrowth of blood vessels in disc degeneration. Angiographic and histological studies of cadaveric spines. J Bone Joint Surg Am, 1995, 77(1):26–31.

［21］Virri J, Grnblad M, Savikko J, et al. Prevalence, morphology, and topography of blood vessels in herniated disc tissue. A comparative immunocytochemical study. Spine (Phila Pa 1976), 1996, 21(16):1856–1863.

［22］Pokharna H K, Phillips F M. Collagen crosslinks in human lumbar intervertebral disc aging. Spine (Phila Pa 1976), 1998, 23(15):1645–1648.

［23］Gruber H E, Norton H J, Hanley E N. Anti–apoptotic effects of IGF–1 and PDGF on human intervertebral disc cells in vitro. Spine (Phila Pa 1976), 2000, 25(17):2153–2157.

［24］Hadjipavlou A G, Simmons J W, Pope M H, et al. Pathomechanics and clinical relevance of disc degeneration and annular tear: a point-of-view review. Am J Orthop (Belle Mead NJ), 1999, 28(10):561–571.

［25］DiPaola C P, Molinari R W. Posterior lumbar interbody fusion. J Am Acad Orthop Surg, 2008, 16(3):130–139.

［26］Blumenthal S, McAfee P C, Guyer R D, et al. A prospective, randomized, multicenter Food and Drug Administration investigational device exemptions study of lumbar total disc replacement with the CHARITE artificial disc versus lumbar fusion: part I: evaluation of clinical outcomes. Spine (Phila Pa 1976), 2005, 30(14):1565–1575; discussion E387–E391.

［27］McAfee P C, Cunningham B, Holsapple G, et al. A prospective, randomized, multicenter Food and Drug Administration investigational device exemption study of lumbar total disc replacement with the CHARITE artificial disc versus lumbar fusion: part II: evaluation of radiographic outcomes and correlation of surgical technique accuracy with clinical outcomes. Spine (Phila Pa 1976), 2005, 30(14):1576–1583; discussion E388–E390.

［28］Benzel, Edward C. Posterior Lumbar Interbody Fusion. Spine surgery: techniques, complication avoidance, and management. 2nd edition. Philadelphia, Pa: Churchill Livingstone, 2005:452–464.

［29］Frymoyer, John W, Sam W Wiesel. The adult and pediatric spine. 3rd edition. Philadelphia: Lippincott Williams & Wilkins, 2004: 1141–1145.

［30］Gill K: Clinical indications for lumbar interbody fusion. In: Gill K, Lin PM (Eds). Lumbar Interbody Fusion. Rockville, MD: Aspen Publishers, 1989: 35–53.

［31］Lin P M. Techniques and complications of posterior lumbar interbody fusion. In: Gill K, Lin PM (Eds). Lumbar interbody fusion. Rockville, MD: Aspen Publishers, 1989: 171–199.

［32］Jones T R, Rao R D. Adult isthmic spondylolisthesis. J Am Acad Orthop Surg, 2009, 17(10):609–617.

［33］Tan S B, Kozak J A, Dickson J H, et al. Effect of operative position on sagittal alignment of the lumbar spine. Spine (Phila Pa 1976).

［34］Cagli S, Crawford N R, Sonntag V K, et al. Biomechanics of grade I degenerative lumbar spondylolisthesis. Part 2: treatment with threaded interbody cages/dowels and pedicle screws. J Neurosurg, 2001, 94(1 Suppl):51–60.

［35］Pitzen T, Geisler F H, Matthis D, et al. Motion of threaded cages in posterior lumbar interbody fusion. Eur Spine J, 2000, 9(6):571–576.

［36］Pitzen T, Matthis D, Steudel W I. The effect of posterior instrumentation following PLIF with BAK cages is most pronounced in weak bone. Acta Neurochir (Wien), 2002, 144(2):121–128; discussion 128.

［37］Cole C D, McCall T D, Schmidt M H, et al. Comparison of low back fusion techniques: transforaminal lumbar interbody fusion (TLIF) or posterior lumbar interbody fusion (PLIF) approaches. Curr Rev Musculoskelet Med, 2009, 2(2):118–126.

［38］Middleton K, Fish D E. Lumbar spondylosis: clinical presentation and treatment approaches. Curr Rev Musculoskelet Med, 2009, 2(2):94–104.

［39］Bartleson J D, and Gordon Deen H. Spine disorders medical and surgical management. Cambridge: Cambridge University Press, 2009.

［40］Barnes B, Rodts G E, McLaughlin M R, et al. Threaded cortical bone dowels for lumbar interbody fusion: over 1-year mean follow-up in 28 patients. J Neurosurg, 2001, 95(1 Suppl):1–4.

［41］Molinari R W, Gerlinger T. Functional outcomes of instru-mented posterior lumbar interbody fusion in active-duty US servicemen: a comparison with nonoperative manage-ment. Spine J, 2001, 1(3):215–224.

［42］Barnes B, Rodts G E, Haid R W, et al. Allograft implants for posterior lumbar interbody fusion: results comparing cylindrical dowels and impacted wedges. Neurosurg, 2002, 51(5):1191–1198; discussion 1198.

［43］Elias W J, Simmons N E, Kaptain G J, et al. Complications of posterior lumbar interbody fusion when using a titanium threaded cage device. J Neurosurg, 2000, 93 (Suppl 1): 45–52.

［44］Okuda S, Miyauchi A, Oda T, et al. Surgical complications of posterior lumbar interbody fusion with total facetectomy in 251 patients. J Neurosurg Spine, 2006, 4(4): 304–309.

［45］Okuyama K, Abe E, Suzuki T, et al. Posterior lumbar inter-body fusion: a retrospective study of complications after facet joint excision and pedicle screw fixation in 148 cases. Acta Orthop Scand, 1999, 70(4):329–334.

［46］Sears, William, Lali Sekhon. Posterior Lumbar Inter-body Fusion (PLIF): Spinal Stabilization. Back Pain, Neck Pain, Sciatica-Symptoms Exercises Treatments Causes. [online] Available from www.spineuniverse.com. [Accessed on April 2012].

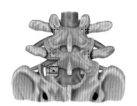

49 开放式经椎间孔椎间融合术

皮国富　王卫东　黄世磊　译
Ravi K Ponnappan, James Dowdell

概述

椎间盘源性腰背痛是一个广泛存在的症状，包括融合手术在内的手术治疗对此病症的疗效是肯定的。手术能否达到最佳效果主要取决于是否能在两相邻椎体间的以下三个解剖结构中的任意一处形成骨性连接（椎体间、后方、侧方）。腰椎融合术可以通过前路、侧路、后路，甚至联合入路进行。

侧方横突间融合是一种传统融合手段，此技术需要仔细彻底地暴露椎体侧方附件并且需要应用移植骨块。影像学上侧方横突间融合率为80%~95%[1, 2]。但是，在侧方骨性融合过程中存在一个固有的缺点，即横突间的植骨床生物学微环境并不理想，因为缺少骨促进细胞，植骨区血管新生率降低并且加大了成纤维细胞渗透的风险。

椎间融合是通过椎间隙内骨桥的形成而实现的。椎间融合通常需要去除椎间盘、软骨终板，将移植骨块植入椎间隙。理论上，椎间融合的优势包括：①移植骨接触面积大；②椎体骨松质可以提供丰富的骨促进细胞；③前柱的轴向压力为骨性融合提供了理想的力学支持。将移植骨块植于重力负荷轴的受压侧时，移植骨块受力最大。这将提升稳定性，减少微动并且

可以阻止成纤维细胞的内向生长。这些优势都使得此技术的融合率较高[3]。

椎间融合术有很多方式：腰椎前路椎间融合术（ALIF）、腰椎侧路椎间融合术（LLIF）、腰椎后路椎间融合术（PLIF）和经椎间孔腰椎椎间融合术（TLIF）。前路手术需要做腹部切口，并且有损伤腹主动脉、下腔静脉、输尿管与骶前交感/副交感神经丛（如若损伤将引起年轻男性逆行性射精）的风险。PLIF手术则需要做后正中线切口，其风险主要为对神经组织过度牵拉致其损伤。LLIF则是通过侧腹切口经腹膜后间隙切开髂腰肌而暴露椎体，此手术有损伤腰丛的风险。TLIF手术则是以标准的后正中或旁正中切口经后路达成。因为经椎间孔开窗于椎间盘外侧区域，不需要对神经根过度牵拉。因此TLIF减轻了对神经根的牵拉，减少了术后出现神经根症状的概率。

解剖

系统解剖

脊柱功能单位包括两邻近节段的骨性结构、附着韧带与其间椎间盘组织。脊柱功能单位的骨性结构包

括椎体（及终板）、双侧椎弓根、双侧关节突关节、椎板及棘突。椎间盘由纤维环与髓核构成。纤维环是椎间盘坚韧的外层组织，主要由I型纤维蛋白构成，并以同心圆环的形式将果冻样的髓核包裹。纤维环主要承受来自椎间盘轴向压力所产生的环状张力。髓核主要由II型纤维蛋白构成并且含有大量的聚集蛋白聚糖。高浓度的聚集蛋白聚糖主要与髓核的黏弹性与胶样黏性有关。这种属性使得髓核可以发生形变并与纤维环协同承受轴向压力。

椎间盘退变将致其正常承受生理力的生物力学特性丢失。进一步增加的负荷、椎间盘结构完整性的破坏可导致节段不稳（退变性滑脱与侧弯），这都会造成神经压迫引起疼痛症状。除此之外，退变性滑脱还经常与关节突疾病一起发生。关节突关节是滑膜关节，其可在屈伸运动时向头、尾两侧方向滑动并限制向旋转。在下腰椎关节突关节面主要与冠状面平行。但是，在腰椎退变发生时，关节面可由冠状面向矢状面变形，最终导致椎体向前滑移的发生。生物力学的改变与退变的发生常与关节结构改变与关节增生相关，而这些关节退变可能会压迫神经。

一些与椎间盘退变相关的分子学改变导致纤维环结构完整性破坏，最终引起椎间盘突出。髓核失去黏弹性将导致纤维环出现撕裂，这些裂隙会慢慢相融合，最终导致纤维环无法承受环状张力，髓核突出压迫神经导致疼痛症状。椎间盘突出根据其位置、与髓核的相连程度分为不同种类。椎管狭窄都是由于退行性改变引起的，可导致神经压迫与相应症状的出现。腰椎管狭窄根据狭窄的部位不同分为中央型、侧隐窝型、椎间孔型，每种类型都有相应的临床症状。

外科解剖

与传统TLIF相关的外科解剖结构包括脊柱后柱与经典的后正中线。能否准确且安全地暴露责任节段至关重要：头、尾两节段的椎板外侧缘，关节突关节外缘，上、下两节段的横突，椎弓峡部外缘，棘突与椎板交界处（图49-1）。

使用椎间孔作为进入椎间盘区域的窗口，其也被称为"工作区域"（图49-1）。椎间孔是由周围骨性组织与韧带构成的三维空间。椎间孔头、尾两端的范围是由上位椎弓根的下缘与下位椎弓根的上缘界定的。而椎弓根的内缘（或硬膜的外缘）则是椎间孔的内界，椎弓根的外缘（或椎弓峡部外缘）是椎间孔的外界。椎间孔的腹侧壁是由椎体的后缘与椎间盘后侧纤维环构成的。在椎间孔的背侧，由同侧的上、下关节突构成后壁（图49-2）。上位神经根往往是从头侧椎弓根的下部穿出椎间孔，行走于上半部分椎弓峡部以下。

植入椎弓根螺钉时，可供参考的骨性标志有椎弓峡部外缘、横突、腰椎乳突、上关节突的外下缘。以上骨性标志的交界点可作为椎弓根螺钉的植入点（图49-3）。

术前评估影像学检查结果非常重要，通过这些术前的影像检查可以鉴别潜在的解剖学变异，相对降低手术难度。首先，要评估关节突关节的形态与大小，帮助术者确定暴露手术窗口，进入椎间隙所需的截骨量。其次，确定上位神经根与头侧椎弓根的关系非常重要，要避免对向尾端移位或联合神经根（conjoined nerve root）的医源性伤害。最后，后柱较大的骨赘或椎间隙高度减小都会使进入椎间隙变得难以实现，需要扩大骨切除以方便植入内植物。

手术适应证

脊柱融合手术的常规适应证包括畸形、不稳与疼痛。一旦X线或者高级影像学解剖证实脊柱存在病变，并且抗炎、物理治疗、封闭治疗、腰部外固定等保守治疗无效时应考虑使用手术治疗有症状的脊柱疾病。尽管关于术式选择的适应证还未有明确界

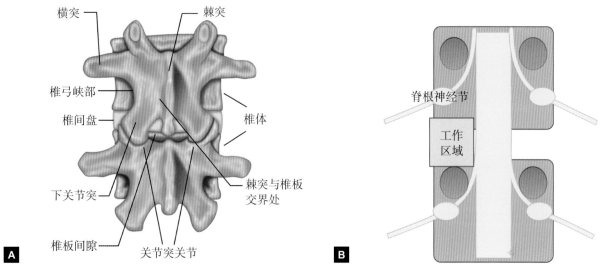

图49-1：（A）脊柱后柱解剖示意，骨性结构被标注出来；（B）经椎间孔椎间融合术工作区域图示。

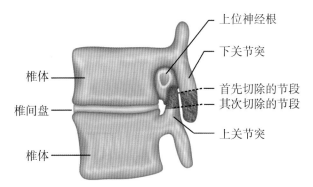

图49-2：椎间孔"屋顶"侧位示意，展示了上、下关节突与神经根的位置关系。

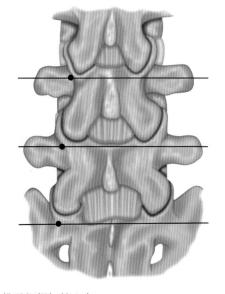

图49-3：椎弓根螺钉植入点。

定，但是大部分外科医生都是根据临床症状选择合适的术式。一些著作对TLIF的相对适应证做了相关陈述。Xiao等认为TLIF手术适用于有特殊疼痛方式的退变性椎间盘疾病（DDD），Ⅰ度或Ⅱ度腰椎滑脱，有根性疼痛症状的复发性椎间盘突出，伴有脊柱不稳的椎管狭窄[4]。除此之外，Lowe等反对对于有重度骨质疏松症的患者使用TLIF（骨矿质含量小于正常值的60%）[5]。Xiao等研究发现，TLIF的一个主要禁忌证是广泛的后路减压术后，因为硬膜外瘢痕组织的增生很可能会增加神经损伤的风险[4]。在对非融合手术或已经有过一次失败的后柱融合术经历的患者行TLIF时使用椎间融合器有助于提高融合率。对椎间盘丢失严重的患者使用TLIF可以提高椎间高度、间接对椎间孔减压，且椎间融合器可以扮演前柱单边的支撑结构，帮助矫正畸形。

手术步骤

体位

患者取俯卧位，并要做好预防压疮、降低腹压、减小上肢神经失用等措施。笔者建议，在摆放体位时要尽量维持腰椎前屈生理曲度。在TLIF时，使用Jackson手术床有助于保持腰椎的前屈状态，也可以使用硅胶卷维持腰椎前屈。因为前屈可以使后柱距离相对缩短。外科医生也常将患者呈过屈位或生理位放置，使后柱距离增宽，这样利于暴露，使进入椎间隙的过程变得更为方便。笔者建议在植入内固定时避免将患者呈过屈位放置，以减小术后矢状脊柱序列不佳的风险（腰椎前屈角度减小甚至平背）（图49-4）。合适的体位也利于术中摄影以确定脊柱序列与内固定位置。

手术入路

沿脊柱后正中线做一3~6英寸（8~15 cm）的切口，并向两侧剥离椎旁肌肉组织，暴露脊柱后柱：棘

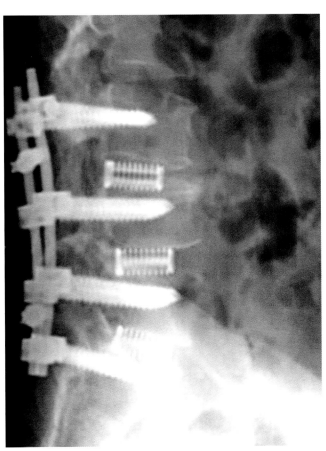

图49-4：在植入内固定时由于腰部屈曲导致的后凸畸形。

突、椎板、关节突关节、腰椎乳突、椎弓峡部、横突（图49-1）。可使用自动撑开器保持术野并减少出血量。通过术中侧位摄影定位责任间隙、确定脊柱序列。当所有重要的骨性结构与韧带被识别确认后，手术暴露即完成。

TLIF 窗口

手术暴露主要通过切除椎间孔的后壁达成（切除单侧的上、下关节突关节，切除部分半椎板，切除部分椎弓峡部）（图49-5A）[6]。此步骤需使用骨刀截骨，在椎板间隙使用撑开器可以分离后柱帮助完成此步。首先，应在峡部中点做横行截骨以切除下关节突。如果椎间隙高度丢失严重，深部的上关节突常会掩盖神经根。但是，如果撑开后方结构，这种覆盖关系会减弱并使神经根孤立出来。随后应向尾侧垂直截骨至椎板或关节突的下缘。切除下关节突后即可暴露关节突关节面与上关节突（图49-5B）。沿椎间孔外缘垂直截骨，再沿椎弓根上缘横行截骨，切除部分上关节突（图49-5C）。在此步必须谨慎小心，注意神经根的位置。

暴露工作完成后即可通过矩形的骨窗看到深部的椎间盘、硬膜外缘、上位神经根。去除腹侧关节囊及黄韧带后对这些结构的视野会更加清晰。在高位腰椎可使用45°神经根拉钩保护硬膜囊，低位腰椎没必要使用神经根拉钩[6]。

处理椎间隙

去除黄韧带与其下的脂肪组织即可暴露椎间盘，此操作经常引起硬膜外出血。Lowe等指出，使用可滴水的双极电凝能有效控制硬膜外出血[5]。Hackenberg等建议，在切开纤维环前应率先对椎弓根上方的硬膜外静脉做止血处理[7]。保护神经组织并用15号手术刀于后外侧切开纤维环（图49-6），这样就打开了进入椎间盘的窗口。此窗口的内侧为硬膜

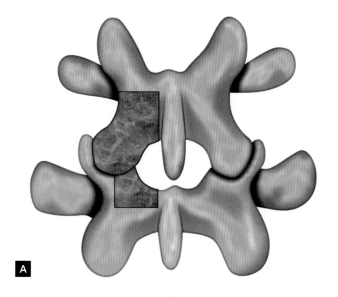

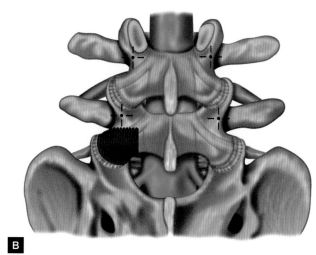

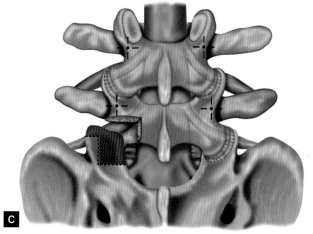

图49-5：进入椎间盘区域所需的截骨范围。（A）骨切除范围；（B）切除下关节突；（C）切除部分上关节突。

囊，外侧则是可见的纤维环，头、尾两侧是椎体终板。此窗口的面积一定要足以植入椎间融合器。

可使用一把窄髓核钳确认椎间区的进入点及序列，同时也可以去除部分椎间盘组织。可使用椎板间撑开器以牵拉后柱，这有助于撑开椎间隙、植入内植物。如果看到上位神经根应严密监控，在使用器械时应注意保护神经，以防医源性损伤后出现神经根炎。随后使用刮匙或髓核钳继续去除椎间盘组织（图49-7）。尽管在椎弓根钉尾安置撑开器并通过顶丝靠齿轮机械力可将椎间隙逐级缓慢撑开，但是笔者反对通过这种方式于椎弓根施加循环荷载，以防止螺钉松动把持力下降[8]。笔者发现使用逐级椎间撑开器可以达到安全

有效撑开椎间隙的效果。不论使用何种方法，撑开椎间隙时都应缓慢进行，以使周围软组织缓慢被牵开。保持椎间隙的撑开状态有助于保持良好的术野及降低植入椎间融合器时器械所承受的压力。尽管可以使用单边椎弓根螺钉及金属棒达到此目的，但是笔者依然习惯在椎间隙准备及植入椎间融合器时使用椎板间撑开器。可使用骨刀或椎板咬骨钳去除上、下椎体终板后侧缘以确保在植入椎间融合器时有足够的空间。

椎间盘切除及终板处理对促进椎间融合特别重要。此步骤应使用刮匙去除椎间盘，使用软骨刀去除终板软骨面。带角度的器械有助于清理纤维环切口对侧难以到达的部分。在去除终板软骨部分时一定要小

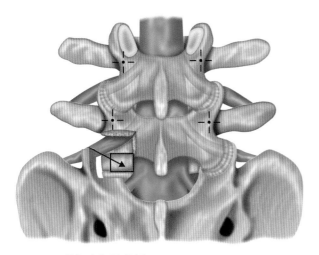

图49-6：椎间盘切除范围。

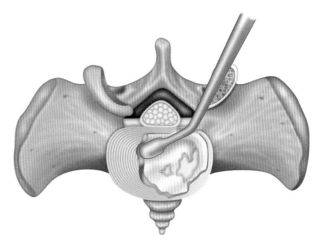

图49-7：椎间隙清理轴位示意。

心谨慎，避免破坏解剖结构的完整性，以免降低术后内植物沉降的发生率。因终板刮刀与软骨刀可损伤软骨下骨，所以应减少使用。当渗血的骨松质被暴露出来且没有破坏软骨下骨结构时，终板的处理工作即完成。椎间盘切除完成的标准是髓核被完全清除，只剩下完整的外层纤维环。一定要确认前方纤维环的连续性与完整性，避免椎间内植物的移位造成医源性血管损伤。

椎间融合器的选择

接下来将使用椎间融合器。目前，临床使用的椎间融合器种类繁多。Lund等研究表明，不同椎间融合器在腰椎稳定性方面并没有明显的差异[9]。这些研究也指出，内植物与骨交界面的移动会引起纤维组织的增生，可降低融合成功率。因此，椎间融合器的主要目的是减小椎体的移动，提高融合率。应根据此目的选用合适的椎间融合器。尽管使用移植骨块（自体髂嵴或同种异体骨）可以维持椎间隙高度，但是目前广泛应用的是形状多种多样的人工椎间融合器［钛合金、碳纤维、PEEK、可吸收材料（如PL-DLA）］（图49-8）。而且，术者应选择椎间融合器的使用数

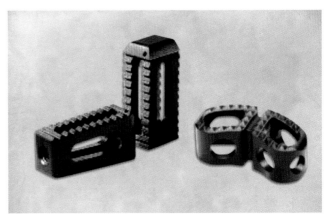

图49-8：椎间融合器。

量（1个或2个）。Xiao等研究椎间融合器的使用数量时发现，使用1个椎间融合较使用2个更有优势，手术时间更短、出血量更少、操作更简单、融合率并没有下降[4]。

在开放TLIF时选择椎间融合器的数量主要标准包括：椎间高度、患者骨质质量、融合器的形状及骨窗的大小与形状。当内植物与终板的接触面最大时，即可达到最佳愈合效果。使用与人骨弹性模量相近的椎间融合器并增大骨接触面积（使用2个椎间融合器）可减小术后内植物沉降风险。选择合适的椎间融合器后将植骨材料填充其内。

骨移植/植入椎间融合器

将移植骨块或替代物植入已处理好的椎间隙可促进椎间融合。使用植骨打入器将骨粒植入前方及对侧椎间隙内（图49-9A）。目前，骨移植替代材料，如重组骨形成蛋白2（rhBMP-2）在未经FDA批准的情况下已经被大量使用。而其适应证外的应用已实现成功的临床融合。但是，术后神经根炎症的风险也较高[10, 11]。水凝密封胶的使用则被认为可以抵消使用rhBMP-2所带来的神经根炎的风险[12]。

当椎间隙内填入适量骨粒后，根据合适的腰椎前屈、椎间隙高度及终板接触面积等因素选择合适的椎间融合器植入椎间隙[5]。若选择从单边植入单枚椎间融合器则应使用填满骨粒的弯曲或直头融合器，与椎体冠状横切线呈45°角的方向即朝向对侧椎间隙角落的方向，植入椎间融合器（图49-9B）。从前，向对侧植入椎间融合器需使用植入器与打入器，而现在则使用弯曲融合器。当旋转此融合器时，其可转向与冠状面平行。在植入此融合器后松开椎板间撑开器，纵向打入椎间融合器的近侧缘即可完成旋转动作，使椎间融合器植于椎间隙的前1/3（图49-9C）。椎间隙空虚的空间可使用骨粒填充（图49-9D）。术中摄影可以明确椎间融合器的位置，并可优化椎间融合器的排列。

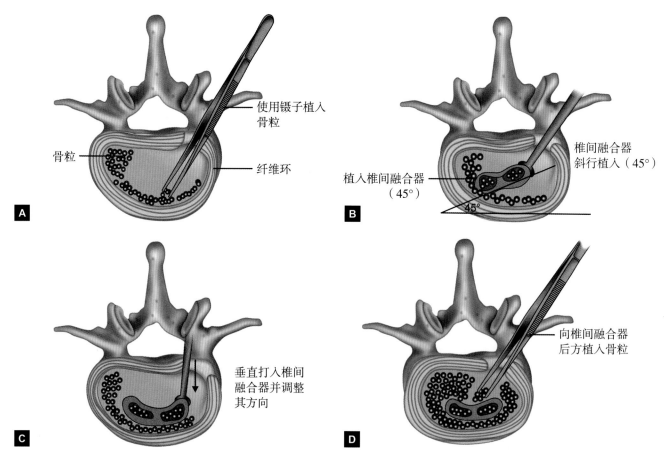

图49-9：椎间植骨及植入椎间融合器。（A）先将骨粒植入于椎间隙边缘；（B）椎间融合器起初的方向；（C）调整椎间融合器的方向使之与冠状面平行；（D）最后再次填充骨粒。

脊柱后路椎弓根螺钉固定

完成椎间内植物的植入后，即可于责任间隙上、下位椎体两侧植入椎弓根螺钉。椎弓根螺钉的进钉点为关节突外缘、横突及峡部外缘的交点处（图49-3）。腰椎乳突常覆盖此交点。所以可以将腰椎乳突视为可靠的骨性标志。植钉完成后使用金属棒连接螺钉尾部并拧紧固定。

尽管TLIF起初是为了前柱融合联合后柱固定的理念而提出的，但是对后柱或侧后方去骨皮质融合也可以提高前柱的融合率。如额外使用侧后方融合即为360° 融合，理论上这种方法可以提高融合率。360° 融合已被证实比单纯的侧后方或椎间融合更为有益。笔者建议在植入内固定前先暴露后柱、去骨皮质、植骨，因为这样做可以增大骨接触面积。如果使用后方植骨，则一定要小心，切勿将植骨体打入椎间孔内。使用神经探子探查神经组织是否受压、椎间孔内是否有移植材料。彻底止血后逐层关闭切口。

▌术后治疗

Lowe等建议患者于术后第1日即可活动，无须支具保护。在出院前，患者应经过系统的物理治疗评估[5]。TLIF患者的平均住院日是3.3 d[13]。术后6周应参与逐渐增高难度的行走训练。但是，患者在术后一段时间内不可提超过5磅（约2 kg）的重物，同时避免腰部扭曲、扭转的动作，尽量减少进一步损伤的风险。6周以后，在康复锻炼中即可允许脊柱在一定范围内活动。3月后，若患者能承受，可参与低强度活动。术后6月，患者可完全适应正常活动量。强烈建议长节段融合的患者避免如建筑、足球等大强度活动及负重活动。

TLIF的总体手术时间主要取决于处理节段的长短。TLIF平均手术时间为213 min，同时需要指出的是，TLIF的平均失血量为489 mL。在对TLIF的研究中，患者术后需要输入1.3 u红细胞[13]。

在术后1年中，通过等时间段内的一系列影像检查来评估融合率。影像学评估的内容有椎间融合器与椎弓根螺钉的位置、脊柱序列、融合的进展（椎间骨小梁形成、侧后方的融合骨块）。骨性融合的标准是前柱的骨性连接形成、坚固的侧后方骨梁且没有出现螺钉松动、椎间融合器沉降或应力性移位（图49-10）。

▌潜在并发症

如其他手术一样，TLIF也具有一定的风险，并且手术并发症也与其他一些融合手术较为相似。除去麻醉与手术部位感染的常规风险外，TLIF术中出血较多、硬膜撕裂的可能更高、手术时间长、术后神经根炎的风险更高[14]。近期的文献综述表明，椎间融合与后方融合相比前者融合率（术后1年的骨性融合）与节段前屈序列都更有优势[15]。在使用自体骨时，术后神经根炎的发生率为2%~7%。但是当使用rhBMP替代骨移植时，神经根炎的发生率升至7%~14%。这可能与使用rhBMP时的异位骨形成相关[12]。与传统的侧后方融合手术相比，TLIF的硬膜破损的风险更高。因为TLIF与PLIF都需要牵拉硬膜进入椎间隙，此风险增高不足为奇。因为TLIF手术常用于翻修手术，术后硬膜外纤维瘢痕的形成也致使此手术的硬膜破损率较高[14]。

▌关键点

- 经椎间孔椎间融合术主要应用于轻度滑脱、退变性椎间盘疾病所致的椎间盘源性疼痛与腰椎间盘突出复发。
- TLIF采取侧后方入路并需要切除一侧的关节突关节。

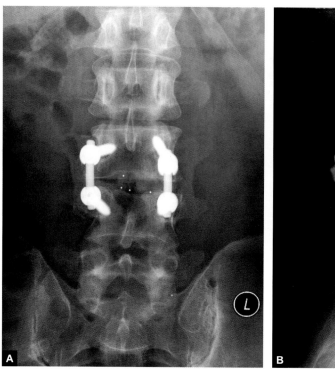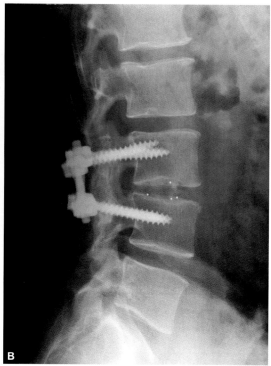

图49-10：经椎间孔椎间融合术后正、侧位摄影。注意椎间隙内阴影及侧后方融合高密度骨质。也要注意保持前屈角度。

- 椎间融合加侧后方融合比单纯的侧后方融合有更高的融合成功率。
- 因为TLIF在椎间隙的侧后方，对神经根牵拉的需求较低，所以较PLIF神经根损伤概率低。
- 对于年轻人来说，TLIF是ALIF的理想替代术式，因为TLIF可以降低逆行性射精的风险。
- 根据术者的习惯与术中的情况选择不同的椎间融合器。

参考文献

［1］ Hallett A, Huntley J S, Gibson J N. Foraminal stenosis and single-level degenerative disc disease: a randomized controlled trial comparing decompression with decompression and instrumented fusion. Spine (Phila Pa 1976), 2007, 32(13):1375-1380.

［2］ Christensen F B, Hansen E S, Eiskjaer S P, et al. Circumferential lumbar spinal fusion with Brantigan cage versus posterolateral fusion with titanium Cotrel-Dubousset instrumentation: a prospective, randomized clinical study of 146 patients. Spine (Phila Pa 1976), 2002, 27(23):2674-2683.

［3］ Zhou J, Wang B, Dong J, et al. Instrumented transforaminal lumbar interbody fusion with single cage for the treatment of degenerative lumbar disease. Arch Orthop Trauma Surg, 2011, 131(9):1239-1245.

［4］ Xiao Y X, Chen Q X, Li F C. Unilateral transforaminal lumbar interbody fusion: a review of the technique, indications and graft materials. J Int Med Res, 2009, 37(3):908-917.

［5］ Lowe T G, Tahernia A D, O'Brien M F, et al. Unilateral transforaminal posterior lumbar interbody fusion (TLIF): indications, technique, and 2-year results. J Spinal Disord Tech, 2002, 15(1):31-38.

［6］ Anderson D G, Y P, Hanna A, et al. Lumbosacral Spine: Transforaminal Lumbar Interbody Fusion. In: GS. Herkowitz HN, Eismont FJ, Bell GR, (Eds). Rothman-Simeone The Spine, 5th edition. Philadelphia:W B Saunders, 2006: 361-368.

［7］ Hackenberg L, Halm H, Bullmann V, et al. Transforaminal lumbar interbody fusion: a safe technique with satisfactory three to five-year results. Eur Spine J, 2005, 14(6):551–558.

［8］ Rosenberg W S, Mummaneni P V. Transforaminal lumbar interbody fusion: technique, complications, and early results. Neurosurg, 2001, 48(3):569–574; discussion 574–575.

［9］ Lund T, Oxland T R, Jost B, et al. Interbody cage stabilisation in the lumbar spine: biomechanical evaluation of cage design, posterior instrumentation and bone density. J Bone Joint Surg Br, 1998, 80(2):351–359.

［10］ McClellan J W, Mulconrey D S, Forbes R J, et al. Vertebral bone resorption after transforaminal lumbar interbody fusion with bone morphogenetic protein (rhBMP-2). J Spinal Disord Tech, 2006, 19(7):483–486.

［11］ Owens K, Glassman S D, Howard J M, et al. Perioperative complications with rhBMP-2 in transforaminal lumbar interbody fusion. Eur Spine J, 2011, 20(4):612–617.

［12］ Rihn J A, Patel R, Makda J, et al. Complications associated with single-level transforaminal lumbar interbody fusion. Spine J, 2009, 9(8):623–629.

［13］ Whitecloud T S, Roesch W W, Ricciardi J E. Transforaminal interbody fusion versus anterior-posterior interbody fusion of the lumbar spine: a financial analysis. J Spinal Disord, 2001, 14(2):100–103.

［14］ Tormenti M J, Maserati M B, Bonfield C M, et al. Perioperative surgical complications of transforaminal lumbar interbody fusion: a single-center experience. J Neurosurg Spine, 2012, 16(1):44–50.

［15］ Zhou Z J, Zhao F D, Fang X Q, et al. Meta-analysis of instrumented posterior interbody fusion versus instrumented posterolateral fusion in the lumbar spine. J Neurosurg Spine, 2011, 15(3):295–310.

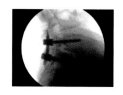

50 微创经椎间孔椎间融合术

皮国富　刘宏建　译
Raul J Cardenas, Kevin T Foley

概述

对于需要手术的脊柱患者，开放式脊柱融合术在很长时间内是他们唯一的选择。尽管开放式融合术的临床效果非常肯定，但是需要剥离、牵拉周围软组织。这与椎旁肌萎缩、术后顽固性胸腰部疼痛密切相关[1]。另外，一些研究证明，开放手术中对软组织长时间的牵拉与过多的剥离肌肉组织都可能继发不可逆的肌肉损伤[2-7]。开放式椎弓根螺钉植入与椎间融合术同时也会导致术中出血较多、住院时间过长、花费较多[8]。而微创经椎间孔椎间融合术（miTLIF）可以在不影响手术效率的前提下解决上述并发症。

微创椎弓根螺钉植入、筋膜下安置连接棒的概念于2001年首次提出[9]。miTLIF于2003年首次[10]提出并慢慢被广泛接受[11-13]。与开放式手术相比，其具有很多优势，如棘突旁肌肉组织在筋膜内被分离开，其骨性附着点被完全保留下来，减小了术中出血与组织创伤。这样术后恢复较快，平均住院时间短[14]。在植钉时，由外至内的理想钉道较易获得。特别是对于体积较大的患者，由于无须牵拉椎旁肌肉所以植钉更

加准确。这种术式可将椎弓根螺钉与连接棒以标准的解剖位置植入体内，优化了内固定物的生力学特性，并且避免了内植物刺激腰背部浅表软组织。如其他微创手术一样，miTLIF的主要目的是减小与入路相关并发症的同时获得与开放手术相同甚至更优的临床效果。微创手术使用的椎弓根螺钉与椎间融合器与传统开放手术相似，仅根据微创植入的特点稍加改良。例如，空心螺钉配套可拆卸扩张器，可以按照常规的螺钉尺寸制作。

为了能够在保护软组织完整性的前提下安全有效地植入内固定，需要遵循一些特定的原则。本章旨在讨论一些高年资学者对于这些原则、术前准备、术中步骤与避免常见miTLIF失误的技巧与见解。此外，相关的一些数据也会被讨论。

手术适应证与术前评估

miTLIF腰椎椎弓根螺钉固定的手术适应证与传统的开放TLIF手术大体相同。此手术可以达到对椎管减压、稳定脊柱、矫正脊柱畸形的目的。此术式适用于经严格保守治疗无效并且有神经压迫症状（常表现为

神经根性痛及神经源性跛行）、脊柱不稳、畸形及脊柱无法承受轴向压力（常表现为机械性下背痛）。而以下几种情况也可通过miTLIF治疗，如真性或退行性滑脱、同一节段多次椎间盘突出复发、退变性椎间盘疾病伴侧隐窝或椎间孔狭窄、机械性下背痛、医源性脊柱不稳（后路椎板切除术或关节突切除术）及有神经根症状或机械性腰背痛的退变性侧弯。miTLIF现在已经可以与经皮椎弓根螺钉固定技术相互配合使用。

术前确定椎弓根口径与经皮椎弓根螺钉大小是否一致非常重要。椎弓根的直径可以通过术前MRI测量。对于少部分腰椎滑脱患者，由于其椎弓根形态异常，须在CT上测量椎弓根数据。术者可以通过术前影像学检查评估椎弓根螺钉与椎间融合器在矢状面的角度。这种术前评估非常重要，有些L5~S1滑脱的患者会表现出腰椎过度前凸，此时矢状面的角度将会使融合操作变得十分具有挑战性。除此之外，术前须对患者的身体特质进行仔细评估。有经验的术者通常在患者呈俯卧位下进行这些评估工作。如果查体者可以触及患者腰椎的棘突顶点（甚至通过用力按压可触及），可以视其为经皮椎弓根螺钉固定的潜在适应证。如果不能满足以上任何一个条件，则应行开放手术治疗。椎间孔内存在同体神经根是miTLIF手术少有的禁忌证之一。这种神经根的变异结构影响了经椎间孔椎间融合术的安全性。如果在切开关节突后才发现存在同体神经根畸形时，术者应考虑更改手术方案，如从对侧行椎间融合、行微创侧后方融合术、前路或极外侧入路。最后，如其他任何外科手术一样，术者在挑选融合手术患者时应极度谨慎，术前的筛选工作一定要十分严格。

手术步骤

手术体位与手术室配置

此手术须在全麻下进行。麻醉插管后将患者呈俯卧位放置于可投射的脊柱专用手术床上，并将腹部垫高悬空、保持腰椎的生理前屈。透光的俯卧位垫和Jackson支架都可达到此目的。体位的摆放至关重要，术者必须仔细检查每一个肢体受压点并将其适度垫高。特别要注意肘部的尺神经与腓骨头周围的腓后神经。笔者习惯将肩关节置于放松位即手臂最多与肢体呈90°安放在托手架上。

笔者习惯使用C臂摄影作为术中定位指导。也可以选用图像导航手术系统，如虚拟透视或术中CT引导。不论选用何种影像辅助系统都应在消毒铺巾前确保可显示出足够的腰椎影像。术中摄影应包括腰椎正、侧位摄影。在真实正位摄影中，棘突应位于两侧椎弓根影像的正中间。而在真实侧位投影中，两侧椎弓根应重叠且终板应呈线形而不是椭圆形。如必要，也可行斜位摄影（猫眼）。笔者常将术台调整于与投影呈合适的角度，这样如果患者有侧弯畸形只需最低程度地移动C臂即可获得满意的投影图像。为了避免产生视差，目标点应尽量位于投射中心。

手术切口与暴露椎弓根

手术体位与术中摄影消毒铺巾完成后，应先透视正、侧位以确定是否能够充分地显示椎弓根的位置。通过摄影结果可以在不污染消毒区域的前提下调整患者、手术床、C臂的位置。在切口前获得真实正、侧位摄影十分重要，因为图像上一个细微的偏差可能导致植钉的失误。当以上几点落实后，术者即可开始切开皮肤。首先，触及棘突的位置并用无菌记号笔标记出来。如果难以触及棘突，可以通过正位摄影放置克氏针标记后正中线的位置。然后使用标尺根据患者的体格在正中线旁3.5~4 cm的距离做相应的平行线（图50-1）。有经验的术者常热衷于以目标间隙为中心切口，为了找到此切口常用22号穿刺针沿旁正中线插向椎间隙。此针尖的延长线平分椎间隙时为最佳位置（图50-2）。在正、侧位影像上，穿刺针应由外向内插入且针尖要位于椎间隙的外缘。以此进针点为中心切开约1英寸（约

3 cm）。对于较瘦的患者，可在正中线旁3.5~4 cm处切开，而对于较胖的患者则应在正中线旁4.5~5 cm处切开。由外侧向内侧的手术入路的指导原则是针对植钉而制定的，这样既可以保证足够的螺钉把持力又能避免螺钉破坏更多的关节突复合体。因此，对于体型巨大且腰部软组织丰富的患者应从离后正中线更远的位置切开皮肤以保证能与体型瘦小的患者有同样的手术通路。

椎弓根工作通道

安全的植入经皮椎弓根螺钉需要对椎弓根的解剖与个体椎弓根在矢状、冠状面的角度了如指掌[15]。相对传统的椎弓根螺钉技术，经皮椎弓根螺钉的优势是很容易即刻得到植钉所需的内倾角度。在一些传统的开放植钉过程中需对椎旁软组织牵拉才能获取内倾角（特别是在L5~S1间隙时），而且经皮植钉对软组织的牵拉非常有限。椎弓根螺钉理想的进入点位于横突基底部与上关节突交界处。此点即可以满足进入椎弓根所需的内倾角度，也可以减少对关节突结构的影响。大多数外科医生习惯使用Jamshidi针（钻头）在术中摄影辅助下开口。在正位影像上，理想的钉点应位于椎弓根外侧骨皮质上并向内倾斜（图50-3A）。此时转换至侧位影像，导针的延长线应平分椎弓根的长轴（图50-3B）。此后，导针应沿内倾、头倾的角度植入椎体。如上位所述，至少应获得两个不同平面的连续影像[10]。Jamshidi针的三个位置的影像资料非常重要：钉点入口、椎弓根中点、椎弓根与椎体交界处。当钉道入口选择妥当后，可以在导针插入时随时调整钉道的方向。当针尖过于靠近内壁时，插入时穿透椎管的风险就会增加。此时应向外侧调整钉道的方向。同样，当针尖过于靠近外侧椎弓根骨皮质时，钉道应向内侧调整。尽管术者此时可以将导针拔出重新插入，但在椎弓根内调整导针的方向还是较为高效的做法。通过旋转套管调整导针尖面与钝面而改变导

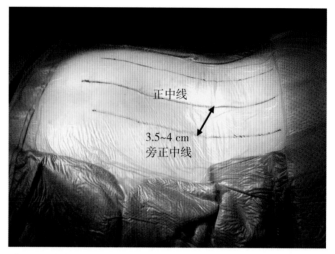

图50-1：在距正中线3.5~4 cm处两侧画平行线。

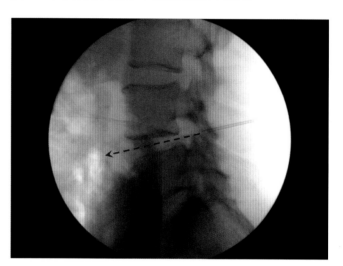

图50-2：22号穿刺针在侧位的延长线应平分椎间隙。

针的位置，将导针的中心引入正确的方向。如果术者将钝面置于外侧，进针过程中作用于针尖的力会将针尖向内侧推。同样，如果将钝面朝内，在进针过程中，针尖在力的作用下会向外移动。插入导针是在不断的内、外方向调整下完成的（如果将针柄朝外则针尖向外移动，如果将针柄朝内则针尖向内移动）。如果侧位影像证实导针已位于椎弓根与椎体交界处（图50-4A），正位影像针尖应位于椎弓根内侧骨皮质外侧3~4 mm（图50-4B）。这样将确保植钉时有足够的空间（螺钉半径2.75~3.75 mm），降低植钉时破坏椎弓

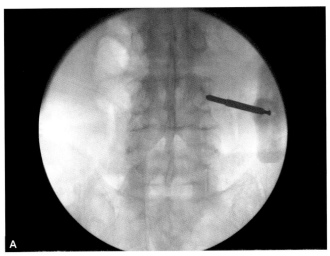 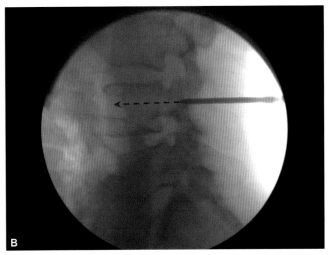

图50-3：（A）植入椎弓根螺钉点应位于正位摄影椎弓根的外侧皮质缘；（B）在侧位摄影中针尖的延长线应平分椎弓根。

根内壁与损伤神经的风险。笔者之所以建议导针的方向应稍向头侧倾斜是为了避免破坏椎弓根的下壁损伤上位神经根。在正、侧位影像上确认导针尖在椎弓根与椎体交界处的位置合适后，将导针向前插入椎体。将克氏针沿导针插入椎体，随后撤出导针与套筒。注意，此时不要移动或退出克氏针。克氏针在随后的攻丝和植钉过程中将扮演导针的角色，负责将螺钉引导植入之前的钉道中。在此过程中一定要注意不要改变克氏针的位置，以免向前刺入腹膜后间隙或无意间将克氏针从钉道中撤出。同时也要注意，不要折弯克氏针，也不要将克氏针上的血擦干，因为折弯或者将血迹擦干都可能导致克氏针与套管工具相黏结，在植入过程中会带动克氏针移动。当克氏针插入钉道后，应将其轻轻折曲夹在布巾上（图50-5）。

切除关节突、椎板、椎间盘

当成功地将克氏针插入椎弓根后，放入撑开器。笔者习惯使用椎间撑开器系统（METRx，Medtronic Sofamor Danek）。当然，在对软组织损伤最小化的前提下也可以选用其他撑开系统。笔者习惯将通道扩张系统于神经根症状最重侧沿导针放入（单侧放入通道可以完成双侧的椎管狭窄减压，如果需要对对侧进行

彻底减压也可以在对侧再次沿导针放入撑开系统）。如要进入椎间盘，则导针（正如上文所介绍的穿刺针）的延长线须在侧位摄影中平分椎间隙。导针穿越筋膜层后要谨慎小心，以免插入过深刺破硬膜。初级扩张通道沿导针放入筋膜层后即可撤出导针，使用初级扩张器的尖端触及骨性结构，并将肌肉组织从所需切除的椎板或关节突表面钝性分离。初级扩张器的尖端如术者的指尖，可以准确地触及并定位骨性结构。对于缺乏微创手术经验的术者，此时通过术中摄影确定扩张器尖端的位置是十分明智的做法。初级通道成功放入后依次放入椎间撑开器直至直径22 mm的终极椎间撑开器。若要减小向筋膜层放入通道的阻力，需在定位剥离后将前两个通道撤出并将闭合性直头梅奥组织剪沿之前通道已扩开的组织间隙放于筋膜下并钝性撑开，此操作可以纵行钝性分离筋膜层。随着放入椎间撑开器的阻力减小，更大的椎间撑开器可以轻松放入。最终1枚直径约22 mm且长短合适的椎间撑开器沿扩张器放入，固定于机械臂并锁定位置。最后将扩张器撤出。对于TLIF，椎间撑开器应以关节突关节为中心放入（图50-6）。对于需越过中线解除中央椎管狭窄的患者，将通道向内侧靠于棘突基底部进行减压，然后再向外侧摆动通道行椎间融合术。

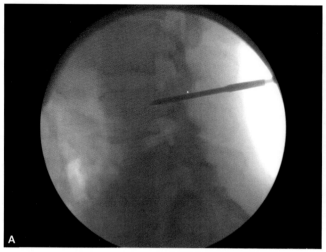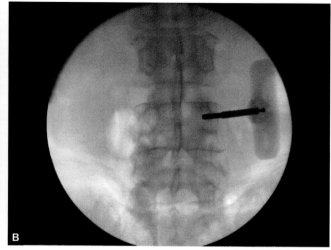

图50-4：当侧位摄影提示针尖到达椎弓根与椎体交界处，即标志工作通道植入工作完成。（A）针尖紧贴椎弓根内缘骨皮质外侧；（B）正位摄影。

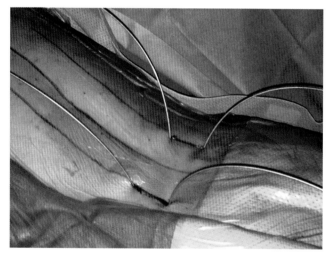

图50-5：沿钉道插入克氏针。随后将克氏针折弯并固定于布巾。

使用电刀或髓核钳去除残余的软组织暴露骨性结构（图50-7）。暴露完成后即可开始切除关节突或椎板的工作。经验丰富的术者认为要尽量保留减压过程中所切除的自体骨。通过两侧切除椎板与关节突并使关节突脱落，此切割过程可以使用高速磨钻或骨刀完成。第一个切口应沿关节突内侧在椎板上纵行，其头侧应位于峡部水平，尾侧至椎板下缘。第二个切口应沿纵行切口的上部向外侧横越峡部。如果需要，可以在关节突关节做第三个切割以分离上、下突关节。

完成上述切割工作后，下关节突与邻近椎板骨质即可被游离（除非残余有关节囊韧带）并且整块去除。减压的主要原则是尽量切除骨组织至能见到上位神经根与下位神经根已达到充分减压，并在减小对神经根牵拉的同时为安全植入椎间融合器创造足够的空间。如需对中央或是对侧压迫（如继发椎管狭窄或对侧侧隐窝狭窄致神经根压迫）进行减压，椎间撑开器可以向内侧倾斜。可以使用磨钻或骨钳潜行去除棘突基底部并切除对侧椎板。黄韧带必须被切除，首先应找到黄韧带于上位椎板下的附着点，并通过此处的小切口使用钝头或球头神经根拉钩在黄韧带与硬膜囊间分离。当黄韧带被游离翻折后可使用椎板咬骨钳去除。使用90°椎板咬骨钳向内方咬除，使用40°椎板咬骨钳向外侧与上方咬除可以减小硬膜破裂的概率。

充分减压完毕后即可进行椎间盘切除。如果椎间隙过窄可使用小骨刀进一步扩大椎间隙以利于椎间撑开器的放入。撑开椎间隙后即可达到对滑脱椎体的复位[16]。

撑开椎间隙后应将重点放在对侧的椎弓根螺钉的植入。在克氏针的引导下用套筒攻丝并选用合适长短与直径的螺钉植入。针对经皮植入固定棒，目前有很

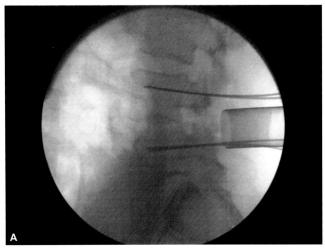
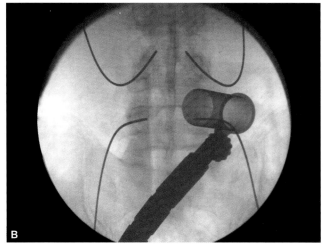

图50-6：放入1枚22 mm口径的椎间撑开器。（A）侧位摄影通道应对应椎间隙；（B）正位应对应关节突关节。

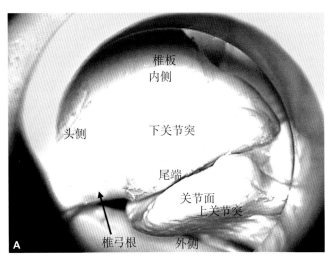
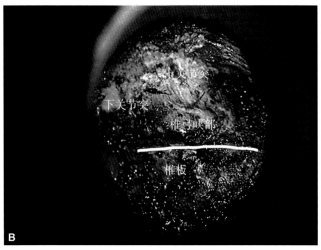

图50-7：椎间撑开器底部腰椎骨性结构。（A）脊柱模型观；（B）实例。

多种植入系统。所有的植入系统都基于可拆卸螺钉扩充器的原理而产生。其可以在螺钉植入后调整及排列螺钉，当螺钉排列后将固定棒穿入并连接螺钉。钉棒固定后即可将节段固定于撑开状态并可撤出椎间撑开器。固定棒植入后可以根据情况在锁死前对节段行加压或撑开处理。这样就可以对包括滑脱在内的畸形达到微创矫形的效果。

如需对滑脱进一步复位则应使用复位螺钉扩充器（图50-8）。根据所要求复位的程度调整头侧扩充器内套筒。尾端的螺钉扩充器应保持于"RD"或减小

模式。笔者认为须将螺钉扩充器沿矢状面尽量排列成直线，这样才能保证作用于螺钉扩充器的力在没有旋转滑脱椎体的情况下能达到向后平移的复位效果。此复位过程需在椎间撑开器的辅助下完成（从椎间盘切除侧放入），这样有助于复位过程中椎体间的相互移位。一旦达到复位，即可将固定棒锁死。

当对侧钉棒植入完成后，再次回到椎间撑开器。由于对侧钉棒固定系统可以维持复位及撑开状态，所以此时可撤出椎间撑开器。此时需再次清除椎间盘组织以确保最大化地切除椎间盘，为骨性融合的发生创

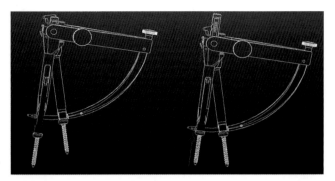

图50-8：滑脱的复位可以依靠复位螺钉延长管达成。在螺纹抵达延长管与滑脱椎体交界处时，依靠螺纹下行力提拉椎体，最后使其与后方稳定椎体固定。

造良好条件。切记不要单把注意力放在越过中线处理对侧椎间隙，还要处理术者一侧，要彻底清除椎间盘组织。

　　保留终板皮质骨的同时彻底清除终板软骨面。反向刮匙、椎间盘铰刀、环状刮匙等都可完成此操作。此操作的目的是在不破坏终板骨皮质的前提下尽可能准备出更充足的植骨床，因为破坏终板骨皮质可能会导致内植物术后沉降。随后缺如的椎间隙被椎间植入物和生物活性材料填充以完成椎间融合。miTLIF可应用多种椎间植入物。同时诸如自体骨等多种生物活性材料可供术者选择以促进融合。笔者习惯使用有相应试模系统的PEEK材料所制的子弹头形椎间融合器（Capstone, Medtronic Sofamor Danek）。依次植入试模直至最佳匹配型号，选择相应的椎间融合器安置于植入装置上。对于生物活性材料，笔者更倾向于将自体骨与重组人骨形态形成蛋白（rhBMP-2）混合，也可将自体骨与同种异体骨松质混合。美国FDA认为这种情况不是rhBMP-2的适应证。笔者则将浸泡于rhBMP-2的单一明胶海绵载体与自体骨混合，并将此混合物植入椎间隙并向对侧填充。随后选择1枚大小合适的PEEK椎间融合器并将浸泡于rhBMP-2的明胶海绵载体填充于内。由于在正中线旁3.5~4.5 cm开口所形成的斜行入路，椎间融合器很容易就越过椎间隙的

中线。椎间融合器应向前方植入以靠近前部纤维环与椎体前方的环状突起部。随后将自体骨或是混有同种异体骨松质的自体骨沿同侧植入椎间融合器侧方与后方。再次探查神经根未被残余组织压迫后即可撤出椎间撑开器。最后，按上述方法沿克氏针植入钉棒固定系统。笔者习惯在锁死钉棒前对螺钉加压以固定椎间融合器的位置并帮助维持脊柱节段的生理前屈。

并发症

　　因为对硬膜的修补常常无效且有很高的风险，硬膜破裂可使用表面补片（明胶海绵或硬膜补片）和纤维蛋白胶处理，并应于术后平卧24 h[17]。高质量的正、侧位摄影可以帮助减小内植物植入失败的风险。处理区域应位于摄影中心以减小视差，否则可能会导致植钉的不规则。

病例分析

　　患者，59岁，双侧L5神经根性痛并伴有机械性腰背痛。X线摄影证实L5椎体Ⅱ度滑脱（图50-9）。此患者接受miTLIF加PEEK融合器植入，通过前述的经皮椎弓根螺钉复位滑脱椎体。术中摄影显示通过椎间撑开器的植入使椎间高度得以恢复（图50-10），滑脱复位前植入经皮椎弓根螺钉（图50-11）及L5~S1经皮复位完成（图50-12）。术后摄影证实滑脱椎体完全复位，内固定位置良好且椎间孔高度恢复（图50-13）。图50-14展示了患者的手术切口。术后2年回访结果表明，腰腿疼痛的症状完全缓解，患者重新回归日常生活。术后2年的CT结果表明，椎间已达到稳固的骨性融合且滑脱复位满意（图50-15）。

讨论

Fan等研究发现，miTLIF较传统开放手术降低了对椎旁肌肉组织的不利影响，特别是多裂肌[1]。微创手术治疗的患者术后发生腰背痛的症状明显减少，并且ODI分数（Oswestry disability index scores）也降低很多。笔者认为微创手术更大程度地保护了多裂肌，术后腰背痛的发生概率更低，术后功能障碍更少。

另一项研究并没有对开放手术与miTLIF一一比较，只针对miTLIF效果进行了研究[18]。此项研究发表于2008年，其表明miTLIF术后下肢疼痛视觉评分（VAS）由术前的平均65分下降至术后2年的平均8分（表50-1）；腰背痛视觉评分由术前平均52分下降至术后2年的平均15分；同样术前平均ODI分数由55分下降至术后2年平均16分。术后薄层CT扫描并没有融合失败的记录。

尽管有很多初级研究结果，但是目前为止仍没有I型数据支持miTLIF相较于传统开放手术的优越性。近期一项元分析指出miTLIF相较于传统开放手术并无劣势[19]。事实上，使用miTLIF以减小术中出血量、减少输血机会、缩短住院日已成为一种趋势[20]。

表50-1：下肢疼痛视觉评分	
变量	值
患者数量	40
平均年龄（范围）	56岁（38~71岁）
性别	
男（%）	21（52.5）
女（%）	19（47.5）
Meyerding分级	
Ⅰ度（%）	32（80）
Ⅱ度（%）	8（20）
平均缓解率（%）	76
平均随访时间（%）	35月（24~60月）
下肢疼痛	
术前平均VAS分值（范围）	65（9~99）
术后平均VAS分值（范围）	8（0~22）
背部疼痛	
术前平均VAS分值（范围）	52（0~97）
术后平均VAS分值（范围）	15（0~36）
ODI	
术前平均分值（范围）	55（44~80）
术后平均分值（范围）	16（2~38）

但是在感染、内植物并发症、融合率与临床效果等方面，miTLIF与传统开放手术并无差别。

总体来讲，miTLIF安全有效。尽管并无确切数据证实其较开放手术的优越性，但是微创手术至少能获得与开放手术相当的效果。同时其可以缩短手术切口、减少出血量与住院日。

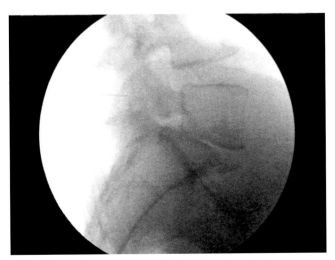

图50-9：腰椎滑脱导致椎间隙与椎间孔狭窄引起L5神经根性症状。

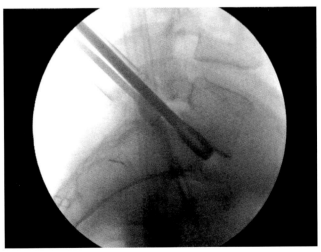

图50-10：铰刀通过椎间撑开器放入L5~S1椎间隙，扩张椎间隙高度。

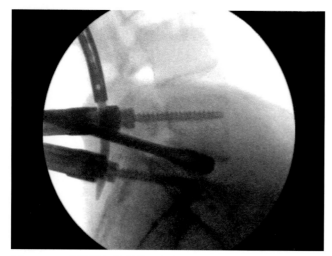

图50-11：在滑脱复位前将经皮椎弓根螺钉植入。

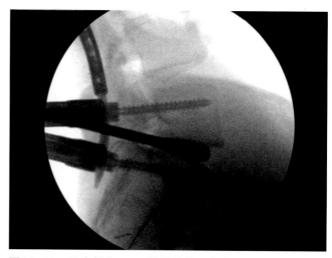

图50-12：经皮复位L5~S1滑脱椎体，注意腰椎前凸曲度及椎间隙高度。

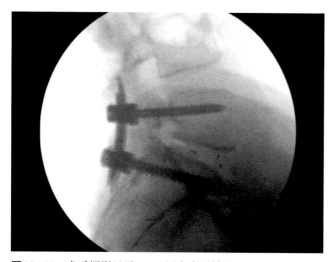

图50-13：术后摄影显示L5~S1固定术后效果。

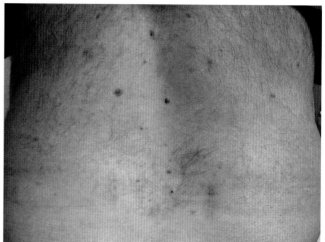

图50-14：患者皮肤切口愈合后基本看不清楚。

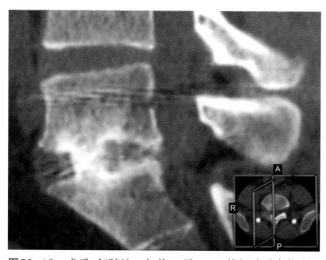

图50-15：术后2年随访，矢状CT示L5~S1椎间隙融合较为理想，滑脱复位，椎间高度维持理想。

关键点

* miTLIF是基于减少入路相关并发症所设计的。
* miTLIF的手术适应证基本与开放手术一致。
* 术中影像（术中摄影或导航技术）辅助非常重要。
* 若使用用术中摄影，应证实椎弓根开路工具（如Jamshidi针）尖端的位置，当其在侧位影像上抵达椎弓根与椎体交界处时，正位摄影其尖端应位于椎弓根内壁的外侧。
* 微创减压应暴露上位神经根与下位神经根并对神经组织彻底减压。
* 在内侧和尾侧行减压操作时应使用90°椎板咬骨钳以降低硬膜撕裂的概率。
* miTLIF在减小术中出血量、缩短手术切口及住院日的前提下能获取与开放手术一致的术后2年临床效果，但是还没有能够证实其比开放手术优越的I型数据。

参考文献

［1］Fan S, Hu Z, Zhao F, et al. Multifidus muscle changes and clinical effects of one-level posterior lumbar interbody fusion: minimally invasive procedure versus conventional open approach. Eur Spine J, 2010, 19:316–324.

［2］Gejo R, Matsui H, Kawaguchi Y, et al. Serial changes in trunk muscle performance after posterior lumbar surgery. Spine, 1999, 24:1023–1028.

［3］Kawaguchi Y, Matsui H, Tsuji H. Back muscle injury after posterior lumbar spine surgery. A histologic and enzymatic analysis. Spine, 1996, 21:941–944.

［4］Kawaguchi Y, Matsui H, Tsuji H. Back muscle injury after posterior lumbar spine surgery. Part 2: Histologic and histo-chemical analyses in humans. Spine, 1994, 19: 2598–2602.

［5］Mayer T G, Vanharanta H, Gatchel R J, et al. Comparison of CT scan muscle measurements and isokinetic trunk strength in postoperative patients. Spine, 1989, 14:33–36.

［6］Min S-H, Kim M-H, Seo J-B, et al. The quantitative anal-ysis of back muscle degeneration after posterior lumbar fusion: comparison of minimally invasive and conventional open surgery. Asian Spine J, 2009, 3:89–95.

［7］Styf J R, Willén J. The effects of external compression by three different retractors on pressure in the erector spine muscles during and after posterior lumbar spine surgery in humans. Spine, 1998, 23:354–358.

［8］Thomsen K, Christensen F B, Eiskjaer S P, et al. 1997 Volvo Award winner in clinical studies. The effect of pedicle screw instrumentation on functional outcome and fusion rates in posterolateral lumbar spinal fusion: a prospective, randomized clinical study. Spine, 1997, 22:2813–2822.

［9］Foley K T, Gupta S K, Justis J R, et al. Percutaneous pedicle screw fixation of the lumbar spine. Neurosurg Focus, 2001, 10:E10.

［10］Foley K T, Holly L T, Schwender J D. Minimally invasive lumbar fusion. Spine, 2003, 28(15 Suppl):S26–S35.

［11］Deutsch H, Musacchio M J. Minimally invasive transfo-raminal lumbar interbody fusion with unilateral pedicle screw fixation. Neurosurg Focus, 2006, 20(3):E10.

［12］Jang J S, Lee S H: Minimally invasive transforaminal lumbar interbody fusion with ipsilateral pedicle screw and contralateral facet screw fixation. J Neurosurg Spine, 2005, 3(3):218–223.

［13］Ozgur B M, Yoo K, Rodriguez G, et al. Minimally inva-sive technique for transforaminal lumbar interbody fusion (TLIF). Eur Spine J, 2005, 14(9):887–894.

［14］Schwender J D, Holly L T, Rouben D P, et al. Minimally invasive transforaminal lumbar interbody fusion (TLIF): technical feasibility and initial results. J Spinal Disord Tech, 2005, 18(Suppl):S1–S6.

［15］Wiesner L, Kothe R, Rüther W. Anatomic evaluation of two different techniques for the percutaneous insertion of pedicle screws in the lumbar spine. Spine, 1999, 24: 1599–1603.

［16］Mummaneni P V, Rodts G E. The mini-open transforaminal lumbar interbody fusion. Neurosurg, 2005, 57: 256–261; discussion 256–261.

［17］Holly L T, Schwender J D, Rouben D P, et al. Minimally invasive transforaminal lumbar interbody fusion: indica-tions, technique, and complications. Neurosurg Focus, 2006, 20:E6.

［18］Park P, Foley K T. Minimally invasive transforam-inal lumbar interbody fusion with reduction of spondylolisthesis: technique and outcomes after a minimum of 2 years' follow-up. Neurosurg Focus, 2008, 25:E16.

[19] Karikari I O, Isaacs R E. Minimally invasive transforaminal lumbar interbody fusion: a review of techniques and outcomes. Spine, 2010, 35:S294–S301.

[20] Schizas C, Tzinieris N, Tsiridis E, et al. Minimally invasive versus open transforaminal lumbar interbody fusion: evaluating initial experience. Int Orthop, 2009, 33: 1683–1688.

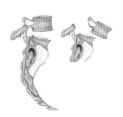

51 脊柱滑脱复位与固定技术

皮国富　马俊杰　译

Payam Farjoodi, R Todd Allen, Steven R Garfin

概述

背景：自然病程

脊柱滑脱是指椎体之间相互平移的现象。大部分滑脱是向前移位（前滑脱）；向后方或侧方移位（后方滑脱、侧方滑脱）也时有报道。针对脊柱滑脱的研究可以追溯到18世纪，比利时的妇产科医师Herbiniaux于1782年首次针对脊柱滑脱做了描述[1]。Wiltse、Newman和Macnab将脊柱滑脱分为5种类型：发育异常或先天性（Ⅰ型）、峡部性（Ⅱ型）、退变性（Ⅲ型）、创伤性（Ⅳ型，峡部以外的骨折）、病理性（Ⅴ型）滑脱。改良Wiltse脊柱滑脱添加了医源性（Ⅵ型）滑脱（图51-1）。此种分型系统应用最为广泛。

本章主要阐明重度滑脱的复位方法（图51-2）。这种滑脱多由于椎弓峡部的异常解剖所造成（Ⅱ型，峡部性）。峡部性又可细分为无滑脱的峡部断裂（峡部裂）、峡部纤细却完好无损、创伤性峡部断裂。

6岁儿童峡部裂的发生率约为4%，成人发生峡部裂的概率约为6%。L5~S1节段的峡部裂占所有峡部裂的90%。在所有峡部裂中，男性占66%[2]。峡部裂也可能具有遗传倾向，因为患者的亲属出现峡部裂的概率会增高，而不同种族间的概率也不一致。

对于无症状的青年及成年患者，脊柱滑脱进展的概率约为5%。而在有症状或L5双侧峡部裂的人群中，其进展的概率约为20%。尽管女性出现腰椎滑脱的概率较低，但是一旦出现其进展率较高。滑脱在青少年时进展加快，至20岁后停止。椎间盘退变常见于双侧峡部裂并与滑脱的进展关系密切[3, 4]。在体操运动员、橄榄球前锋队员、高台跳水运动员及其他一些要求反复后伸对抗应力的运动员中，脊柱滑脱的发生率较高。

临床发现与体格检查

大多数脊柱滑脱患者并没有任何症状。最常见的临床症状是后伸运动时加重的腰背痛，因为后伸运动会加重已损伤或纤弱的椎弓峡部的应力。而椎弓峡部异常的女性在孕期其腰背痛的发生率并不增高[3]。椎弓根峡部裂区域内的骨性结构或纤维软骨组织的增生肥厚可能会继发压迫上位神经根从而引起神经根症状，这一病理生理变化称Gill损伤。若形成骨赘或对神经根造成牵拉，神经根（如L5~S1节段对应L5神经根）激惹症状就会进一步加重。在对患者29年的随访中发现，神经损害症状的出现率约为18%[5]。

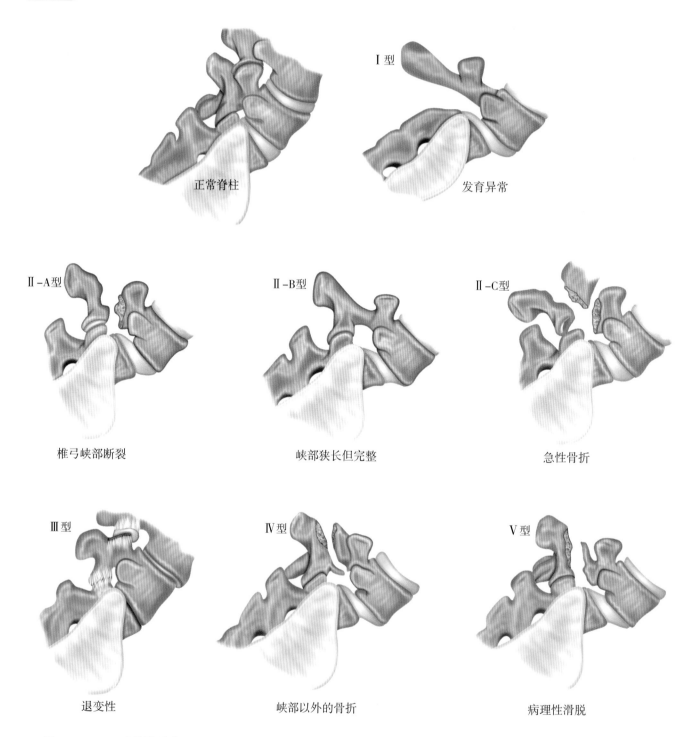

正常脊柱

Ⅰ型　发育异常

Ⅱ-A型　椎弓峡部断裂

Ⅱ-B型　峡部狭长但完整

Ⅱ-C型　急性骨折

Ⅲ型　退变性

Ⅳ型　峡部以外的骨折

Ⅴ型　病理性滑脱

图51-1：Wiltse脊柱滑脱分型。

　　在重度脊柱滑脱的体格检查中可以在滑脱节段触及"阶梯感"，也可发现躯干缩短、臀部肌肉挛缩等。由于椎旁肌及臀部肌肉的挛缩，患者前屈运动常常受限。

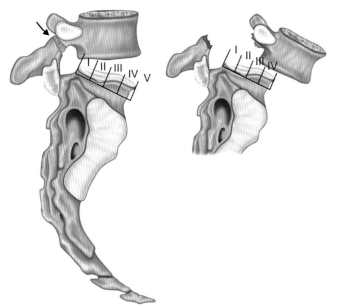

图51-2：Meyerding滑脱分型。滑脱下位椎体上终板分为四份，根据滑脱椎体后缘位置确定滑脱度数。

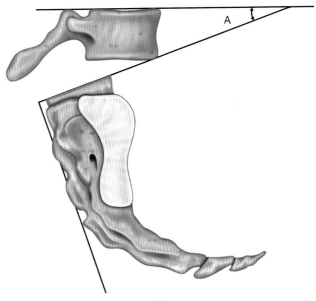

图51-3：滑脱角度"A"为滑脱椎体上终板延长线与下位椎体后缘垂线的夹角。

解剖学及生物力学

　　滑脱时腰骶关节的正常解剖结构及生物力学特性发生改变。特别是向前成角的脊柱滑脱将导致腰椎代偿性前屈及代偿性步态改变。导致腰骶关节后凸畸形的脊柱滑脱，其角度可以被测量（图51-3）。因为重度滑脱时脊柱与骨盆的关系异常导致滑脱椎体头侧节段的腰椎前屈增大，这种前屈角度的增大是椎体滑脱进展中为了减小矢状面失平衡的代偿机制。代偿性前屈不断增大，骶骨前倾角也随之不断增大[6, 7]。在这个过程中，坐骨向尾侧倾斜致使骨盆旋转，骨盆前部以股骨头为中心向尾侧旋转。通过测量骨盆入射角PI（S1上终板的垂线与股骨头中心至S1上终板中点的夹角）可以反映骨盆的旋转（图51-4）。骨盆的旋转与肌肉的紧张可呈现步幅减小的蹲伏步态与蹒跚步态。骨盆入射角大于68.5°即为重度椎体滑脱[8]。骨盆入射角（PI）等于骶骨倾斜角（SS）加上骨盆倾斜角（PT）（图51-5）。

　　椎体后缘的高度比椎体前缘的高度乘100即为腰椎指数。腰椎指数小于75与重度椎体滑脱相关，但与滑脱的进展关系不大（图51-6）[5]。

　　在术前发现脊柱滑脱的先天发育不全的因素是非常重要的。在这些患者中相当一部分患者合并隐性脊柱裂，如果不注意，术中可能会造成硬膜囊破裂。骶骨隆起可能是发育异常的结果，但大多数情况是由于腰骶部椎间盘受力异常造成的，在术前准备时需要考量这些因素。

手术适应证

　　对于顽固性腰背部或下肢疼痛，经过严格的保守治疗（休息、行为改进、物理治疗、佩戴前屈型支具、股四头肌伸展、应用抗炎药物、减肥）无效的患者需行手术治疗。超过75%的Ⅰ度或Ⅱ度脊柱滑脱患者经过3~6个月物理治疗、支具固定、行为改进都可取得满意的治疗效果[9-11]。

　　其他手术适应证包括椎体滑脱加重、影像学证实的椎体不稳（过伸过屈位）Ⅲ度或Ⅳ度滑脱、姿态畸形致矢状位失平衡、步态异常、神经损害症状。

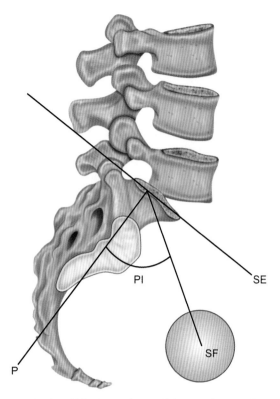

图51-4：骨盆入射角（PI）为S1上终板的垂线（P）与S1上终板中点与股骨头中线连线（SF）的夹角。

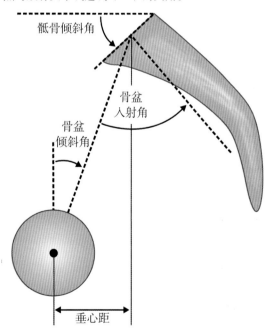

图51-5：骨盆倾斜角（PT）为股骨头中心与S1中点连线与垂线的夹角。骶骨倾斜角（SS）为S1上终板面延长线与水平线的夹角。骨盆入射角（PI）为骶骨倾斜角（SS）与骨盆倾斜角（PT）之和。

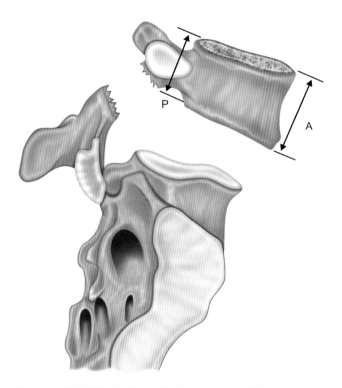

图51-6：腰椎指数为椎体前缘高度"A"与后缘高度"P"之比。

手术步骤

在术前，术者必须考虑复位后L5神经根将被拉长的程度。神经延长的安全距离被限定为2~5 cm。减小神经根拉长的程度或减慢复位过程的原因有以下几点：大于20岁；脊柱滑脱大于2年；L5~S1滑脱角大于50°；固定的全腰椎前屈；曾融合腰骶关节；术前神经根症状。可以通过骶骨截骨以缩短脊柱，控制神经根的拉长程度，或限制复位与矫形的程度达到此目的。

术中应使用体感诱发电位、运动诱发电位、肌电图监控。特别是在复位时要格外注意这些监测的变化。后文将详述此过程。

将患者呈俯卧位安置于Jackson手术床，肩、肘固定呈90°固定。将骨性突起垫高，特别是肘部内上髁、髂前上棘、腓骨小头。体位应尽量维持腰椎生理前屈及臀部的适度前屈。对于重度滑脱患者，应通过屈膝屈髋尽量使骶骨与水平面平行。但有些患者会有大腿肌肉挛缩，髋部难以屈曲。

可通过触及棘突间的阶梯感，帮助术者定位所需处理的间隙。可将脊柱穿刺针插于假定节段的椎旁肌内并通过侧位术中摄影确定切口的位置。暴露范围应从L3的下椎板向尾端至S2节段。使用手术刀在后正中线切开皮肤，使用单极电凝止血并沿切口深部继续暴露至腰背筋膜层。使用Cobb骨膜剥离子与电刀配合将椎旁肌从两侧棘突上锐性剥离，但要保护棘上韧带的完整性。剥离软组织并向两侧暴露至L4~5横突与骶骨翼。为了找到L5横突，应沿L4椎弓峡部寻找至L4~5关节突关节。L5横突的位置通常较深，有时甚至位于骶骨翼前方。术前影像学结果非常重要，可以明确是否有隐性脊柱裂或椎板间隙过大等，因为这些畸形在术中可导致硬膜破裂。

使用小刮匙将黄韧带从后柱剥离下来以保护硬膜。随后使用椎板咬骨钳或Leksell咬骨钳行Gill椎板切除术，将椎板、L5下关节突及异常的椎弓峡部切除。将L5~S1关节突关节全部切除，切除关节囊有助于完成此步。充分暴露并探查L5神经根，确保其不受压迫。将横行的S1神经根误认为是L5神经根的概率很小，因为S1神经根在分叉处走行很深且被剩余的峡部所掩盖。使用椎板咬骨钳将剩余的峡部切除干净。次全切除L4~5关节突关节，彻底暴露椎间孔。

随后向L4、S1两侧椎弓根内植入螺钉。对于重度腰椎滑脱的患者，向L3内植入螺钉不仅可以杠杆复位，还可以为L4~S1间的操作预留更多的空间。同时，这种做法也保护了L4椎弓根与螺钉的界面。在S1水平一定要注意保护上终板不受破坏以便于后续切除椎间盘、植入椎间融合器。由于骶骨的螺钉把持力比其他节段稳固，所以应挑选术前轴位摄影所测量的最粗的椎弓根螺钉并透过两层骨皮质植入骶骨。由于L5解剖异常且椎弓根前屈角度大，每一步操作均应在术中摄影辅助下完成。将复位螺钉植于L5，随后将临时固定棒放于螺钉内并撑开L4~S1，以利于L5椎体复位并改善L5~S1椎间隙高度。

在最小的张力下，S1神经根与硬膜囊被牵拉向内侧。使用15号手术刀切开纤维环后进行椎间盘切除术。在侧位摄影的辅助下使用髓核钳、椎板咬骨钳、刮匙切除椎间盘。操作时避免工具越过骶岬而损伤相应神经及血管。在对侧进行同样的操作。切除椎间盘后，把0.5号直骨刀放于椎间隙内切除骶骨软骨终板使S1椎体的上面平坦。这一步操作仍旧需要在侧位摄影辅助下完成，避免骨刀越过前方骶岬损伤神经、血管。

将环钳放于L5复位钉上以免在复位过程中钉头发生倾斜。随后将预弯后的钉棒安置于钉尾并缓慢且对称地将锁紧顶丝植入其内。复位的过程应在术中摄影的监控下缓慢进行，给周围软组织足够的放松时间。此时要积极与电生理监测员保持沟通，任何肌电图的变化都须第一时间发现。如果发生任何肌电图的变化，复位都必须被松解。拧紧顶丝后即可将L5复位螺钉上的环钳撤出并将钉尾掰断。不完全的复位应被看作是降低神经损伤的风险。很多情况下，一个以安全为前提的、达到50%复位，且完全矫正腰骶部后凸的手术，其临床效果往往较好。在拧紧锁定顶丝引导复位前将椎间植入器试模或类似小Cobb骨膜剥离子的工具植入椎间隙可降低复位的难度。

选择形状合适的刮匙或铰刀处理终板，为植骨融合做准备。随后使用试模确定椎间植入物合适的尺寸。一定要认识到假若椎间融合器过大将导致对椎间隙的过分撑开从而增加神经牵拉与损伤的风险。将减压所切除的骨质填入椎间融合器，也可以混入部分同种异体去矿物质骨或骨促进物质。将填充后的椎间融合器植入椎间隙，此过程要尽量将融合器向前方放置以增加前屈角度并减小滑脱角度。如果需要，可在术中摄影引导下植入髂骨块以稳固尾端固定。依次将临时固定棒置换为永久固定棒，此过程保持L5~S1的加压状态。将自体骨粒向侧后方植入横突间，甚至直接接触双侧髂骨翼。

术后患者应保持屈髋屈膝位，以防止牵拉股神经。术后患者下床活动时应佩戴能使一条大腿后伸的胸腰支具12周。术后，患者应在ICU监护24 h，并要频繁进行神经系统检查及监测血压情况。术后使用自控式镇痛泵对短期镇痛效果非常明显。如果内固定理想，患者于术后第1日即可下床活动。

潜在并发症

重度腰椎滑脱复位时最大的风险为损伤L4、L5、S1神经根。L5神经根的损伤常继发于对神经根的牵拉。此类症状常在术后第1、2日患者康复锻炼时发现。除非有明确的压迫存在，如血肿、融合器脱落，一般并发症只需支持治疗及连续的物理治疗。并发症可存在数月，可随时间的延长而缓解。

重度脊柱滑脱与高度的假关节形成关系密切。与侧后方融合相比，椎间融合合并周围融合能明显提高融合率[12]。

关键点

- 重度脊柱滑脱相对少见，应密切观察其变化，特别是年轻人。
- 术前除了需测量滑脱参数（滑脱程度、滑脱角、腰椎指数、骨盆入射角），还应考虑到隐性脊柱裂与骶骨隆突。
- 神经监控对手术至关重要。
- 对L5神经根彻底暴露及减压可减小神经根损伤的风险。
- 复位过程要缓慢以使周围已挛缩的软组织扩张。

参考文献

[1] Herbiniaux G. Traité sur divers accouchements laborieux, et sur les polypes de la matrice. Brussels, Belgium: JL Boubers, 1782.

[2] Fredrickson B E, Baker D, McHolick W J, et al. The natural history of spondylolysis and spondylolisthesis. J Bone Joint Surg Am, 1984, 66:699–707.

[3] Beutler W J, Fredrickson B E, Murtland A, et al. The natural history of spondylolysis and spondylolisthesis: 45-year follow-up evaluation. Spine (Phila Pa 1976), 2003, 28:1027–1035.

[4] Floman Y. Progression of lumbosacral isthmic spondylolisthesis in adults. Spine (Phila Pa 1976), 2000, 25: 342–347.

[5] Saraste H. Long-term clinical and radiological follow-up of spondylolysis and spondylolisthesis. J Pediatr Orthop, 1987, 7:631–638.

[6] Dick W, Elke R. Significance of the sagittal profile and reposition of grade Ⅲ－Ⅴ spondylolisthesis. Orthopade, 1997, 26:774–780.

[7] Laursen M, Thomsen K, Eiskjaer S P, et al. Functional outcome after partial reduction and 360 degree fusion in grade Ⅲ－Ⅴ spondylolisthesis in adolescent and adult patients. J Spinal Disord, 1999, 12:300–306.

[8] Hanson D S, Bridwell K H, Rhee J M, et al. Correlation of pelvic incidence with low- and high-grade isthmic spondylolisthesis. Spine (Phila Pa 1976), 2002, 27:2026–2029.

[9] Steiner M E, Micheli L J. Treatment of symptomatic spondylolysis and spondylolisthesis with the modified Boston brace. Spine (Phila Pa 1976), 1985, 10:937–943.

[10] d'Hemecourt P A, Zurakowski D, Kriemler S, et al. Spondylolysis: Returning the athlete to sports participation with brace treatment. Orthopedics, 2002, 25:653–657.

[11] Sys J, Michielsen J, Bracke P, et al. Nonoperative treatment of active spondylolysis in elite athletes with normal X-ray findings: literature review and results of conservative treatment. Eur Spine J, 2001, 10:498–504.

[12] Haukipuro K, Kernen N, Koivisto E, et al. Familial occurrence of lumbar spondylosis and spondylolisthesis. Clin Genet, 1978, 13:471–476.

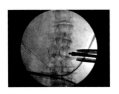

52 腰椎侧路椎间融合术

皮国富　孙若宾　译
Isaac L Moss, Frank M Phillips

概述

椎间融合器或结构性骨移植物植入椎体间的融合技术，由前柱理论支持。临床上，腰椎融合术常混合应用。椎间融合的目的是增加融合面积、维持椎间隙高度、重塑椎间孔直径，甚至矫正脊柱矢状面及冠状面畸形。与单纯后柱融合技术相比，前柱融合技术具有生物力学及生物学优点。研究表明，前柱融合技术可以提供良好的结构稳定性，并且可以提高脊柱融合率[1, 2]。

椎间融合术有多种外科手术入路。后入路和经椎间孔入路的椎间融合可以直接进行神经减压，前入路及后入路仅需单一切口即可达到融合的目的。然而，这些入路方式有损伤马尾神经及神经根的风险，需要潜行分离椎旁肌并在一个相对小的视野下处理椎间隙。腰椎前路椎间融合术（ALIF）需要经过腹膜后或穿过腹膜到椎间盘，这就带来了一系列问题。对于复杂的ALIF，手术一般会侵犯腹腔脏器，从而带来一系列并发症，如大血管损伤、肠管及膀胱损伤、下腹部交感神经系统紊乱及深静脉血栓形成[3, 4]。

腰椎侧路椎间融合术（LLIF）相对ALIF有所改进。LLIF是一项小切口技术，是直接经过腰大肌侧方到达脊柱，为椎体前柱及后柱融合提供诸多方便。此技术无须助手协助，无须侵犯血管，无须大范围剥离椎旁肌，减少了传统手术入路的并发症。

解剖

LLIF通过腹斜肌到达腹膜后，钝性分离覆盖于腰椎侧方的腰大肌后暴露椎间隙。对神经根和腰大肌相关的周围神经解剖的熟悉是安全暴露的关键。（图52-1、图52-2）。生殖股神经丛L1和L2神经根发出，在L3、L4水平穿入腰大肌并走行于肌肉腹膜面[5]。腰丛走行于腰大肌后2/3，由L1、L2、L3神经根前支及部分L4神经根前支组成。此入路对以上两种结构都有损伤的风险。基于初期的描述，经腰大肌入路是通过腰大肌的前1/3处进入，相对安全。然而近期的解剖学研究对先前腰大肌内的"安全区"提出质疑，尤其是椎间隙后方部分[6-8]。因此，在剥离腰大肌时应用电生理学监测可以降低神经根损伤的风险。

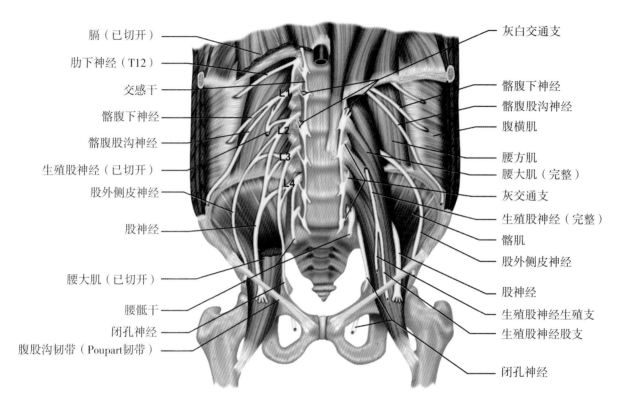

膈（已切开）
肋下神经（T12）
交感干
髂腹下神经
髂腹股沟神经
生殖股神经（已切开）
股外侧皮神经
股神经
腰大肌（已切开）
腰骶干
闭孔神经
腹股沟韧带（Poupart韧带）

灰白交通支
髂腹下神经
髂腹股沟神经
腹横肌
腰方肌
腰大肌（完整）
灰交通支
生殖股神经（完整）
髂肌
股外侧皮神经
股神经
生殖股神经生殖支
生殖股神经股支
闭孔神经

图52-1：腹膜后神经解剖结构，腰椎神经根汇合成为腰丛（右侧）。这些神经走行穿过左侧腰大肌，侧方入路有损伤它们的风险。

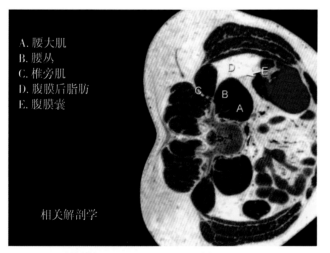

A. 腰大肌
B. 腰丛
C. 椎旁肌
D. 腹膜后脂肪
E. 腹膜囊

相关解剖学

图52-2：腰椎横切面展示了腰椎解剖结构之间的关系。A为腰大肌，B为腰丛，C为椎旁肌，D为腹膜后脂肪，E为腹膜囊。

生物力学

就生物力学角度来看，侧方入路放置椎间融合器的位置取决于椎体的外周隆起。因此，压力得到分散，理论上减少了终板骨折及融合器下沉的风险。椎间隙的撑开减少了骨与融合器之间的应力。椎间隙高度的维持能间接地、有效地对椎管狭窄节段的椎间孔及侧隐窝进行减压[9]。另外，LLIF不像ALIF一样需要破坏前纵韧带。事实上，侧方植入椎间融合器可以伸展前纵韧带，提供即刻稳定性，ALIF则不可以。侧方单纯地植入椎间融合器需要仔细选择病例，一般建议应用附加内固定以提供更好的稳定性，尤其是对于椎体旋转的病例[10]。

手术适应证

　　侧方腰椎融合适用于L5~S1椎间隙以上的、需要融合的节段，因髂嵴阻碍L5~S1间隙入路，所以此间隙一般不适合此入路。脊柱疾病治疗手段多样，在经手术干预之前患者应接受适当的保守治疗。手术技术的发展扩大了手术的适应证，侧方融合术已经可用于治疗退变性腰椎疾病，如椎管狭窄、腰椎滑脱、退变性椎间盘病变，以及冠状面和矢状面的脊柱疾病。有报道称，椎间盘突出、侧隐窝及椎间孔狭窄导致的间歇性跛行、放射痛，均可以通过LLIF的非直接减压而缓解[11]。多节段的LLIF已经成功应用于成人退变性脊柱侧弯，与传统手术方式相比，并发症更少[12]。另外，LLIF对于治疗后路融合术后引起的邻近节段退变是一个不错的选择，原因是它可以提供脊柱的稳定性，间接减压，还可以避免后路开放手术形成的瘢痕。严重的中央型椎管狭窄是此手术方式的相对禁忌证，手术当中通过撑开椎间隙间接减压不能有效达到预期疗效。其他禁忌证包括严重滑脱和严重的骨质疏松。

手术步骤

术前准备，体位及皮肤标记

　　全麻成功后，放置电生理电极于患者下肢末端，术中监测肌电图。患者取侧卧位，躺于可透视手术床，操作的一侧在上。屈髋屈膝以放松腰大肌。对于一个节段手术，可以根据手术间的设计或术者喜好选择椎体两侧任意入路。对于退变性侧弯，需要多节段LLIF的患者，通常选择凹侧入路以便于操作L4~5间隙，并且可以用更小的切口操作更多的节段[13]。另外，手术床的弯曲有助于矫正侧弯。大转子应位于床的裂隙处便于侧伸。用束带安全固定患者的胸部、髂嵴及双腿（图52-3）。

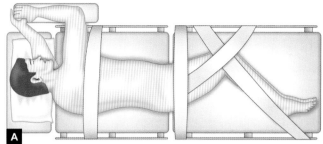
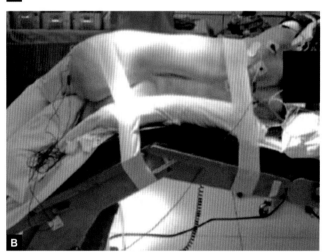
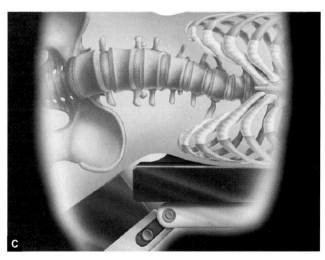

图52-3：（A）患者取侧卧位，使用束带固定胸部、骨盆、腿部；（B）将术床翻折时骨盆与肋骨间距离增加；（C）调节床到可以看到椎体正位。

应用透视床，调节床到可以看到椎体正位（图52-3）。患者侧卧位，床体屈曲以增大肋骨与骨盆间距。这对于手术达到L1~2、L4~5间隙尤其重要。术前准备、铺巾范围：前方到腹直肌前缘，后方到后正中线。

手术可以从一侧或两侧入路。两侧入路对于术中腹膜后植入融合器更安全。

在患者侧位腋中线处画线，透视侧位。对于两侧入路，第二个标志线位于相同肌肉纵轴线上。

腹膜后入路

如果选择双切口入路，需准备近2 cm的侧后方切口。切开皮肤、皮下组织后，组织剪以45°角钝性分离腹肌直到进入腹膜后腔（图52-4A）。移出组织剪，术者示指进入腹膜后腔。分离与腹膜粘连的组织，可触及腰大肌附着于椎体侧方（图52-4B）。

术者示指沿切口进入，分离软组织。通过腹肌后，示指保护腰大肌，引导撑开器安全进入腹膜后间隙，以减少对腹膜的损伤（图52-4C）。

如果选择单切口入路，适当延长切口以便于术中直视下进入腹膜后间隙。撑开器进入切口分离腰大肌与腹膜时应特别注意，避免损伤腹腔内容物。

暴露椎间隙

进入腰大肌前，先将撑开器连接肌电图仪器。将撑开器放于椎间隙外侧中心处，C臂透视确认。术中避免从腰大肌肌肉间通过，减少腰大肌血肿形成。从腰大肌腹侧前中1/3处钝性分离，减少腰丛后根神经损伤的可能。可以通过刺激撑开器后方电极判断腰神经根。若撑开器撑开肌肉或移动撑开器时损伤腰丛，肌电图可在典型肌节上检测到较低的电活动（典型的电活动可小于10 mA）。安全进入椎间隙后，在撑开器内

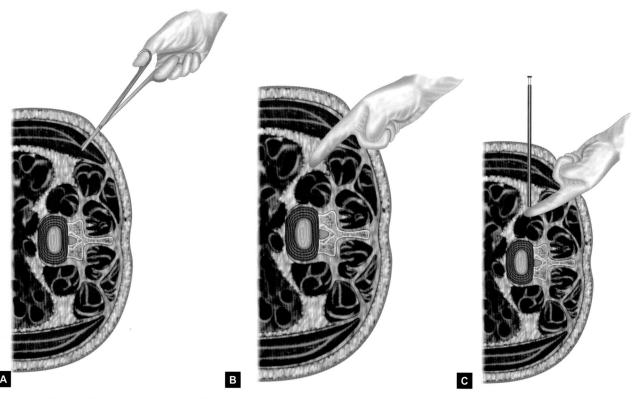

图52-4：进入腹膜后间隙。（A）通过椎旁肌前侧的后外侧切口进入腹膜后间隙；（B）术者使用示指将腹膜后脂肪分离；（C）使用手指引导初级扩张通道植入腰大肌表面。

植入克氏针，防止其移动。C臂透视确认撑开器位置（图52-5）。

依次加大放入的撑开器，放置合适长度的叶片撑开器（通过测量皮肤到椎间隙的距离得到）。每次放入撑开器时，术者都应用示指保护腹膜。分开腰大肌肌束时，连续肌电图检测，防止术野中出现腰丛神经根分支（图52-6）。将撑开器叶片充分撑开，C臂透视确定撑开器位于椎间隙侧方。移出克氏针。放置光源于撑开器内，直视术野。

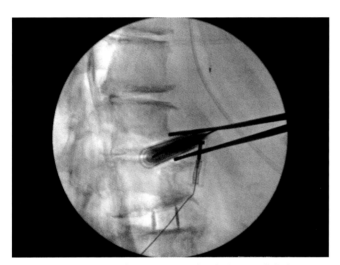

图52-5：使用克氏针将初级扩张通道固定在椎间隙中点。

应用撑开器电极刺激肌肉确保术野无神经根通过（图52-7A）。血管钳及双极电凝分离肌肉（图52-7B）。

切除椎间盘与植入融合器

直视下通过脊柱侧方软组织到达椎间隙，确保无偏移，对前纵韧带无损伤。骨膜剥离子在C臂透视指引下进入上、下终板间隙，减压椎间隙直到对测软组织松弛（图52-7C）。此步骤允许进一步撑开椎间隙。联合应用刮匙、髓核钳等工具彻底切除椎间盘（图52-7D）。此时应注意不能暴力破坏终板，以免引起早期的内植物下沉。

椎间盘切除彻底、终板准备充分后选择大小合适的椎间融合器。冠状位透视下融合器应达到整个椎间隙，并且最大限度地与修整好的上、下终板面接触。融合器的高度是为了维持椎间隙高度并且尽量矫正矢状面的脊柱畸形。冠状位锥形融合器可以应用于矫正侧弯椎体的两侧不平衡。

选择合适大小的融合器后，在融合器内植入自体骨或其他骨替代物，在正、侧位透视的辅助下将融合器按正确的轨迹放入椎间隙。术中可以应用金属叶片，既可以在放入融合器时保护终板，又可以确保融

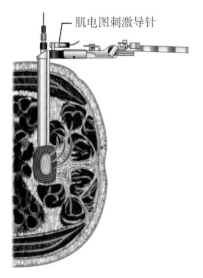

A

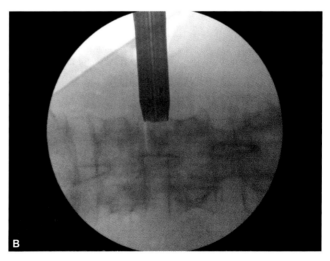

B

图52-6：（A）示意图；（B）正侧位显示经腰大肌通道置于椎间隙上。

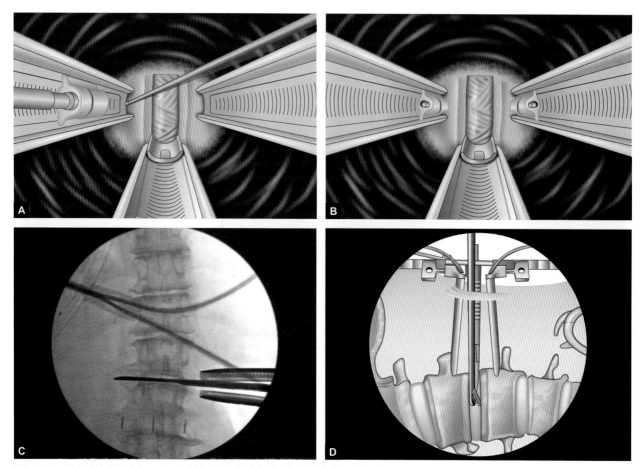

图52-7：椎间盘切除示意。（A）使用圆头肌电图探头确保术野无神经根；（B）看到侧方纤维环并进行纤维环切除术；（C）从上、下终板松解纤维环；（D）使用长髓核钳进行髓核切除。

合器内骨粒不会跑出融合器（图52-8A）。当融合器放入椎间隙1/2时就可以取出叶片。融合器最终的位置应该是安全的，占据整个椎间隙冠状位并稳定地撑开上、下椎体（图52-8B）。

缝合与术后治疗

充分冲洗创面、彻底止血。松开撑开器，腰大肌在取出撑开器时恢复原位，逐层缝合两个切口。

应用椎体侧方骨板或后路钉棒系统可以为脊柱提供一定的稳定性。椎体侧方钢板在融合器植入后放置。后路钉棒系统可以通过经皮技术植入，具体方法见相关章节。

鼓励患者在可耐受的状态下下床活动。根据术者的偏好及脊柱结构稳定性应用腰围。

并发症

虽然LLIF是微创融合技术，但是也有发生治疗及手术并发症的风险。据报道，治疗并发症发生率为1.9%[12]~3.7%[14]，LLIF并发症与其他类似手术并发症相似，但发生率低。常见并发症包括尿路感染、心肌梗死、肺炎、术后肠梗阻及贫血。

手术并发症常与入路及内植物相关。短暂性髋屈肌无力与术中撑开腰大肌有关，单节段LLIF发生率为

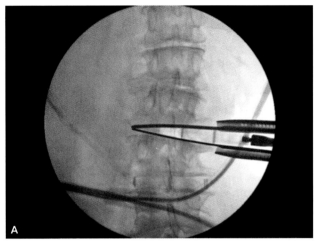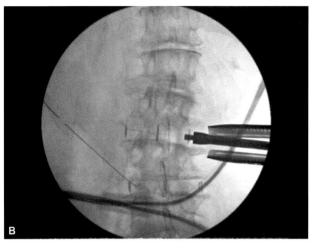

图52-8：侧方椎间融合器植入。（A）使用滑道将椎间融合器植入并保护终板；（B）椎间融合器应横跨终板并安置在环形骨板上。

23％，多节段LLIF[15]发生率为33％。髋屈肌无力是肌肉创伤所致，并非神经损伤，随访所有病例几乎完全恢复[12]。神经损伤导致的下肢乏力多发生于L4~5入路，发生率为0.714％~3.4％[16]。感觉神经损伤导致的麻木症状发生率为10％[16]。无论是运动损伤还是感觉损伤的患者均可在术后3~6个月恢复[17]。腹部内脏损伤如肠管损伤[18]、肾脏损伤[12]等，虽然很少报道，但是后果很严重。大量的融合器应用所致的移位、终板骨折、融合器下沉有很多报道，有些需要翻修手术[14, 19]。

关键点

- LLIF相对ALIF损伤小，需要通过侧方经腰大肌到达椎间隙。
- 电生理监测很有必要，它可以监测手术过程的安全，避免进入腰大肌时损伤腰丛。
- 大号的LLIF椎间融合器有生物力学优势，并且可以通过撑开椎间隙间接对神经根减压。
- LLIF适用于椎间盘退变性疾病、椎管狭窄、成人退变性侧弯。

- 腰大肌创伤或神经根损伤引起的短暂性下肢乏力是与手术入路相关的并发症。

参考文献

[1] Fraser R D. Interbody, posterior, and combined lumbar fusions. Spine, 1995, 20 (24 Suppl):167S–177S.

[2] Madan S, Boeree N R. Outcome of posterior lumbar interbody fusion versus posterolateral fusion for spondylolytic spondylolisthesis. Spine, 2002, 27 (14):1536–1542.

[3] Rajaraman V, Vingan R, Roth P, et al. Visceral and vascular complications resulting from anterior lumbar interbody fusion. J Neurosurg, 1999, 91(1 Suppl):60–64.

[4] Sasso R C, Best N M, Mummaneni P V, et al. Analysis of operative complications in a series of 471 anterior lumbar interbody fusion procedures. Spine, 2005, 30 (6):670–674.

[5] Moro T, Kikuchi S, Konno S, et al. An anatomic study of the lumbar plexus with respect to retroperitoneal endoscopic surgery. Spine, 2003, 28 (5):423–428; discussion 427–428.

[6] Banagan K, Gelb D, Poelstra K, et al. Anatomic mapping of lumbar nerve roots during a direct lateral transpsoas approach to the spine: a cadaveric study. Spine, 2011, 36 (11):E687–E691.

[7] Park D K, Lee M J, Lin E L, et al. The relationship of intrapsoas nerves during a transpsoas approach to the lumbar

spine: anatomic study. Journal of spinal disorders & techniques, 2010, 23 (4):223-228.

[8] Benglis D M, Vanni S, Levi A D. An anatomical study of the lumbosacral plexus as related to the minimally invasive transpsoas approach to the lumbar spine. J neurosurg Spine, 2009, 10 (2):139-144.

[9] Oliveira L, Marchi L, Coutinho E, et al. A radiographic assessment of the ability of the extreme lateral interbody fusion procedure to indirectly decompress the neural elements. Spine, 2010, 35 (26 Suppl):S331-S337.

[10] Cappuccino A, Cornwall G B, Turner A W, et al. Biomechanical analysis and review of lateral lumbar fusion constructs. Spine, 2010, 35(26 Suppl):S361-S367.

[11] Rodgers W B, Gerber E J, Rodgers J A. Lumbar fusion in octogenarians: the promise of minimally invasive surgery. Spine, 2010, 35 (26 Suppl):S355-S360.

[12] Isaacs R E, Hyde J, Goodrich J A, et al. A prospective, nonrandomized, multicenter evaluation of extreme lateral interbody fusion for the treatment of adult degenerative scoliosis: perioperative outcomes and complications. Spine, 2010, 35 (26 Suppl):S322-S330.

[13] Mundis G M, Akbarnia B A, Phillips F M. Adult deformity correction through minimally invasive lateral approach techniques. Spine, 2010, 35 (26 Suppl):S312-S321.

[14] Rodgers W B, Gerber E J, Patterson J. Intraoperative and early postoperative complications in extreme lateral interbody fusion: an analysis of 600 cases. Spine, 2011, 36 (1):26-32.

[15] Kepler C K, Sharma A K, Huang R C. Lateral transpsoas interbody fusion (LTIF) with plate fixation and unilateral pedicle screws: a preliminary report. Journal of spinal disorders & techniques, 2010.

[16] Knight R Q, Schwaegler P, Hanscom D, et al. Direct lateral lumbar interbody fusion for degenerative conditions: early complication profile. Journal of spinal disorders & techniques, 2009, 22 (1):34-37.

[17] Houten J K, Alexandre L C, Nasser R, et al. Nerve injury during the transpsoas approach for lumbar fusion. Journal of neurosurgery Spine, 2011.

[18] Tormenti M J, Maserati M B, Bonfield C M, et al. Complications and radiographic correction in adult scoliosis following combined transpsoas extreme lateral interbody fusion and posterior pedicle screw instrumentation. Neurosurg Focus, 2010, 28 (3):E7.

[19] Youssef J A, McAfee P C, Patty C A, et al. Minimally invasive surgery: lateral approach interbody fusion: results and review. Spine, 2010, 35 (26 Suppl):S302-S311.

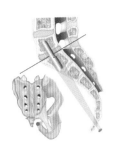

53 经骶前腰椎前路融合术

王卫东　马胜利　译

Kurtis Birch, Doniel Drazin, John C Liu, Frank Acosta

概述

腰背痛及腰椎退变是脊柱手术的常见病。约有69%~90%成人一生中至少有一次出现腰背痛[1-3]。约有620万人会因为腰背痛而去医院检查与治疗[1-3]。其是慢性疼痛综合征的主要病因，并且很难治愈。除了腰背痛，神经根放射性痛是大多数患者最主要的痛苦。为了能够有效治疗患者多方面的症状，术者在决定进行手术干预前应全面衡量患者的病史。

引起腰背痛的原因很多，所以治疗腰背痛及神经根性放射痛的方法也是多种多样。作为一种新技术，经骶前腰椎前路椎间融合术（ALIF）在近年多次被提起[1-3]。这是一种能够安全进行椎体间融合的微创手术，不侵犯或破坏棘间韧带与骨支持结构。与该术式相关的内固定器械已在2005年通过美国食品药品管理局的审批，可应用于L5~S1椎体间融合。2008年，美国食品药品管理局进一步扩大了其应用范围，其被允许用于L4~5椎体间融合。骶前脂肪垫在解剖位置上的走行被认为是暴露L4~5、L5~S1椎间隙的"安全区"。利用该术式植入椎间融合器损伤小，术后瘢痕形成少，并且可潜在地减少腰椎手术失败综合征的发生率[1-4]。

经骶前ALIF有一系列的理论性优势。在植入椎间融合器时，可以沿着脊柱的轴向受力方向严格地安放融合器[5-6]。此入路可以在不剥离椎旁肌的情况下进行椎间盘摘除、制备椎间植骨床、植入融合器等操作。此外，通过该术式可减少手术时间、减少出血量及缩短住院时间[7]。

对体表解剖标志的识别非常重要，这利于寻找最佳的皮肤切口。完美的皮肤切口不仅可以降低损伤内脏器官与结构的风险，同时还便于将椎间融合器严格按照中线植入。如果条件允许，可以皮下触诊患者尾骨尖及骶管韧带。手术入路的入口在这两个结构之间。确定入口后钝性分离骶骨前脂肪组织。术者应熟悉骶前间隙解剖及相关结构。骶骨前筋膜结构包括5层：骨膜、骶骨前顶筋膜、直肠骶骨筋膜、自主神经筋膜和直肠筋膜。骶骨前间隙直接与上方的腹膜后腔相交通。

入路受前方髂内血管、下腹下丛、骨盆内脏神经及直肠侧方韧带限制。Shen等报道，以上这些神经在"矢状面安全区"内的长度大约是2.2 cm[5]。骨盆内脏神经发自S2~4椎间孔前方，沿骨盆向外侧走行并分布于骨盆壁。这些神经的损伤可导致副交感神经紊乱，引起泌尿及性功能问题。

入路中线上有桥接骶骨静脉丛、骶中动脉，其中骶中动脉可能是术中出血的来源。在外侧，走行着骶外侧动脉及交感神经干。

与性别相关的、明显的解剖学差别是女性骶骨狭小，因而其骶前间隙较小。术者应在术前准备阶段充分考虑解剖结构异常的可能。

手术适应证

经骶前ALIF适用于难治性腰背痛伴或不伴根性放射痛。L5神经根的放射痛最常见，同时可伴有S1神经根受压症状。最新的经骶前ALIF适应证是伴有Ⅰ~Ⅱ度椎体滑脱的腰背痛，椎间盘突出复发，椎管狭窄，L4~5、L5~S1后路椎板切除术后不稳或L4~S1水平假关节形成[8]。

对于拟行经骶前ALIF手术的患者，术前应针对患者腰背痛的症状详细询问病史并进行全面的查体。病史询问应包括详细的骨盆情况，如骨盆手术史，是否存在憩室炎、骨盆感染性疾病，直肠或直肠周围脓肿，肠腔感染性疾病或其他任何骨盆相关疾病。

确定应用经骶前ALIF的患者，术前应进行详细的影像学检查，明确手术节段。所有患者应行腰椎前屈后伸位X线摄影、站立位脊柱全长X线摄影、腰椎及骨盆MRI。

腰椎前屈后伸位X线摄影是用来评价患者腰椎滑脱程度的，而且通过术前X线透视还可以帮助术者决定术中应用螺钉的种类及型号。可根据椎间隙高度恢复和对滑脱畸形复位的要求，选择使用多种轴向椎体螺钉。Ⅲ度及Ⅳ度滑脱患者应选用其他手术方式，因为经骶前ALIF往往不能完全纠正重度滑脱。

腰椎MRI用来评价患者脊柱疾病的程度与特点。确认责任节段的数量对于选择最佳手术方案来说极为重要。经骶前ALIF适用于L5~S1及L4~5节段。脊柱MRI也可以评价邻近节段的状态并确定手术节段是否需要向头端进一步扩展。

骨盆MRI用于评估患者骨盆解剖结构是否会影响手术入路。骶骨前间隙的大小及骶骨相对于腰椎的角度决定了实施经骶前ALIF的安全性及难易度（图53-1）。根据术前矢状位影像结果确定手术入口，并评估手术路径。若患者骶骨角过大，术中轴向椎体螺钉放置的位置将不会理想。术前还要根据影像学检查结果排除骶骨前间隙内的瘢痕组织及血管走行异常。术前如果确定患者经骶前入路安全且骶骨前间隙无异常结构存在，就非常适合植入轴向椎体螺钉。术前骨盆影像学检查有助于术者确定直肠周围脂肪垫厚度、异常血管位置及预制手术路径。

站立位脊柱全长X线摄影可以评估患者全脊柱平衡状态，尤其是矢状位平衡与腰椎的关系。对患者矢状位失衡程度进行精确的测量有助于术者术前评估需要恢复矢状位平衡所需的矫正程度，同时指导术中内植物型号的选择。

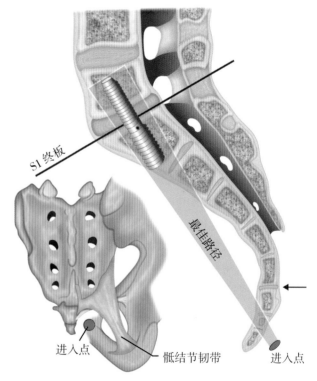

图53-1：骶骨后面观。可见进入点位于尾骨外侧，骶棘肌附着点和骶结节韧带的下方。

手术步骤

术前患者应用聚乙二醇准备肠道。若患者术前不能进行肠道准备，应延期手术，因为肠道内残留的粪便可增加术后感染机会和术中肠道损伤的风险。

患者行常规的麻醉诱导与插管，麻醉达成后将患者呈俯卧位置于透视手术床。局部行X线透视以确认骶骨序列角度允许手术直接从该区域进入骶骨岬。将导尿管插入直肠并确保直肠远离手术区域。整个暴露过程都要保留导尿管，以避免术中发生直肠损伤。可向导尿管内注入空气或显影剂，以便在术中透视时能够观察直肠的相对位置。随后按照常规方式进行消毒铺巾，铺巾范围的下端为尾骨尖，上端至少要到L4水平后方。术中静脉应用广谱抗生素，防止在肠道损伤后发生感染。触摸尾骨侧方的尾骨小凹及骶结节韧带。于尾骨尖旁做长约2 cm的切口，并向侧方延伸。随后使用手指或钝头组织剪钝性分离皮下软组织。此时，若触及骶骨前间隙，应给予术中X线透视以确认。通过留置的导尿管向直肠充入空气或显影剂，以便于判断触及的间隙是否为骶前间隙，以及有无直肠损伤（若有损伤则在骶前间隙内能看到显影剂或空气）。

在透视引导下于骶骨正中放置导向器，缓慢向头侧移动导针至S1椎体基底部。确认导针位于中线至关重要。调整导针的角度，保证轴向螺钉植入时可以正确贯穿L5~S1间隙。若要对2个节段进行融合，还要保证导针的角度能够使螺钉同时贯穿L5~S1、L4~5间隙。在进针过程中，若导针偏离中线有可能造成周围血管与神经(位于骶骨侧方的内脏神经及髂内血管)的损伤。

将导针安全地停留在S1、S2椎体连接处，用特制的导向器锤将导针沿L5~S1方向穿入椎间隙，导针应穿透L5椎体下终板进入骨质。在进针时，应多次运用术中透视进行监测，观察针道位置是否位于中线范围。理想的导针位置应位于骶骨中线、椎体中点前方。随后使用空心环钻沿导针建立骨性通道，为椎间盘摘除及椎间融合做准备。

将多级扩张器依次放入骶前间隙内，在放置扩张器的过程中如果感觉阻力应及时确认有无直肠损伤。放入扩张器依然需要在透视监测下完成，并可向直肠内注入显影剂或空气来观察在操作时是否有直肠损伤的情况发生。将终级扩张器妥善地固定于骶前间隙入口，随后即可将其内的低级扩张器全部撤出。

使用螺纹绞刀钻入S1椎体、L5~S1椎间隙，最终钻入L5下终板。该型绞刀的设计可以保留切割下的骨碎屑，这些自体骨组织可以在随后植入轴向螺钉时作为融合材料使用。使用特质的钢丝套与咬骨钳切除椎间盘并为后期的融合制备植骨床。向处理后的椎间隙注入显影剂，可以帮助确认操作中是否损伤椎管的完整性。使用环钻沿制备好的骨道钻入L5椎体直至L5椎体上终板，但注意不破坏L5椎体上终板。若要行2个间隙的经骶前ALIF，应重复以上步骤处理L4~5椎间隙。

沿制备好的通道插入终级导针并进行透视确认通道角度与位置。选择大小合适的钛合金轴向椎体融合器，并将自体骨组织及骨形态形成蛋白混合植入其内。但是在该术式中骨形态形成蛋白的应用还没有相关临床研究，而且美国食品药品管理局也没有批准骨形态形成蛋白在该术式中的应用。术前应与患者充分沟通关于在移植物中加入骨形态形成蛋白的相关风险及优势。钛合金固定棒的设计可以达到撑开并维持正常椎间隙高度的目的，植入角度理想也可以帮助术者进行滑脱复位的工作。内植物的上缘应与L5上终板的边缘齐平。内植物是空心的，术者可以决定是否在内部放入骨形态形成蛋白或其他骨移植材料。内植物植入后，应行术中透视确定其位置。若无须调整内植物位置，可取出终级扩张器。取出扩张器后，再次向直肠内充入空气或显影剂，在透视像中确认有无直肠损伤的情况。逐层缝合皮下组织及皮肤。若患者还需要行椎弓根螺钉固定，术者无须变换体位即可进行相关操作，这可以减少手术时间（图53-2）。

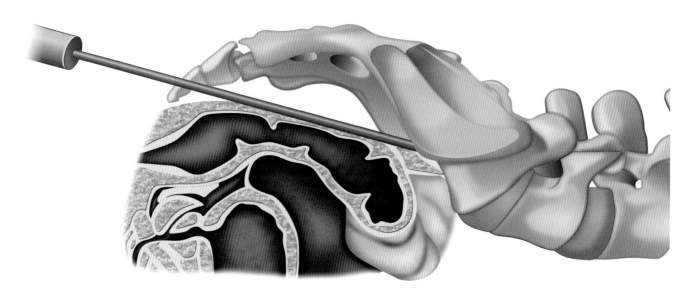

图53-2：经骶前入路和腰椎前路椎间融合系统。于尾骨侧方做皮肤切口。将切除工具与骶前通道相平行后向前抵靠在骶骨上。并将导针通过骶前间隙置于骶骨前方。

潜在并发症

经骶前ALIF可以引起很多并发症，其中最常见的是直肠损伤[9]。为了减少直肠损伤的发生，术前应全面评估可能引发骨盆粘连的相关危险因素,如骨盆感染性疾病、憩室炎、肠道感染性疾病及骨盆手术史。所有患者术前均应行骨盆的直肠增强CT检查或骨盆MRI，用来评估骶前间隙入路的情况。应告知女性患者因解剖不同，其手术入路狭窄，术中损伤直肠可能性较大。但凡是在术前检查中发现存在骨盆异常的情况（骨盆粘连）的患者，均应更改手术方式。经骶前ALIF直肠损伤的发生率为2%~3%[8, 9]。术中可以通过向直肠注入显影剂透视确定有无直肠损伤。若术中发现直肠损伤应立即请普外科医生协助应用结肠镜或直接对直肠进行修复。出现直肠损伤的患者术后会持续发热，有严重的腹痛，甚至发生腹膜炎。患者出现上述症状后应考虑是直肠损伤导致的盆腔脓肿，应进一步进行直肠增强CT检查或腹部钡灌肠透视来确诊。术中引起的直肠损伤可分为高位及低位损伤。对于高位直肠损伤，肠腔休息及静脉应用抗生素等保守治疗方法均无效果，需要行直肠造瘘，择期修复。而低位直肠损伤仅需肠腔休息及静脉应用抗生素即可达到满意的效果。

与其他椎体融合技术相比，经骶前ALIF独有的并发症是盆腔血肿，其发生率为2%~3%。此并发症常由于骶骨前上方的血管损伤或植入内植物时方向偏离中线损伤髂内血管引起。临床上出现盆腔血肿的患者常表现为低血压、心动过速及盆腔疼痛。对于在经骶前ALIF术后出现上述症状与体征的患者应立即进行全血细胞计数检验，并输血补充血容量以纠正低血压。盆腔CT是最有效的检查方法。在骶前间隙内的血肿随着体积增大会自我压迫止血。若保守治疗无效且需要大量输血时，需要外科手术压迫骶骨血管或行介入栓塞治疗。

与其他融合技术一样的并发症有假关节形成，发生率约为8%；切口感染，发生率约为6%；神经根刺激症状，发生率约为1.5%；骶骨骨折，发生率约为2.9%[8]。目前还没有比较经骶前ALIF与腹膜后ALIF

在逆行性射精发生率方面的研究。Rapp等[4]对9152例患者进行回顾性分析后没有发现术后关于逆行射精的报道。

假关节形成可通过二次手术取出轴向椎体融合器。但是翻修手术时，因为之前手术留下的瘢痕组织可增加直肠损伤的风险。也可以采取传统的腹膜后ALIF取出融合器。通过前正中腹膜后入路在先前植入融合器的椎体上钻出稍大的通道，完整取出未融合的内植物[10]。低毒力微生物引起的隐性感染与内植物放置失败有关。所以，当内植物取出后应进行相关检测。如果出现上述情况，应给予静脉应用抗生素并且更换内植物，最大限度地增加远期融合的成功率。

▌关键点

- 所有患者术前均应行骨盆影像学检查。
- 所有患者术前应详细询问引起骨盆组织粘连的相关病史。
- 手术入路应尽量在中央靠后的方向，避免重要组织的损伤。
- 术中透视，确认融合器与内固定的序列和方向。
- 若术中怀疑直肠损伤，可以通过应用直肠内造影给予确认。

▌参考文献

[1] Aryan H E, Newman C B, Gold J J, et al. Percutaneous axial lumbar interbody fusion (ALIF) of the L5 – S1 segment: Initial clinical and radiographic experience. Minim Invasive Neurosurg, 2008, 51:225–230.

[2] Eck J C, Hodges S, Humphreys S C. Minimally invasive lumbar spinal fusion. J Am Acad Orthop Surg, 2007, 15(6):321–329.

[3] Li X M, Zhang Y S, Hou Z D, et al. The relevant anatomy of the approach for axial lumbar interbody fusion. Spine (Phila Pa 1976), 2012, 37(4):266–271.

[4] Rapp S, Miller L, Block J. AxiaLiF system: minimally invasive device for presacral lumbar interbody spinal fusion Medical Devices: Evidence and Research, 2011, 4: 125–131.

[5] Shen F H, Samartzis D, Khanna A J, et al. Minimally invasive techniques for lumbar interbody fusions. Orthop Clin North Am, 2007, 38(3):373–386. abstract vi.

[6] Erkan S, Wu C, Mehbod A A, et al. Biomechanical evaluation of a new AxiaLIF technique for two-level lumbar fusion. Eur Spine J, 2009, 18(6):807–814.

[7] Bohinski R J, Jain V V, Tobler W. Presacral retroperitoneal approach to axial lumbar interbody fusion: a new, minimally invasive technique at L5 – S1: Clinical outcomes, complications, and fusion rates in 50 patients at 1-year follow-up. SAS Journal, 2010, 4:54–62.

[8] Lindley E M, McCullough M A, Burger E L, et al. Complications of axial lumbar interbody fusion. J Neurosurg Spine, 2011, 15(3):273–279.

[9] Botolin S, Agudelo J, Dwyer A, et al. High rectal injury during trans-1 axial lumbar interbody fusion L5 – S1 fixation: a case report. Spine (Phila Pa 1976), 2010, 35(4): E144–E148.

[10] DeVine J G, Gloystein D, Singh N. A novel alternative for removal of the AxiaLif (TranS1) in the setting of pseudarthrosis of L5 – S1. Spine J, 2009, 9(11): 910–915.

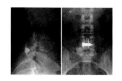

54

棘突间固定

皮国富　马胜利　罗成汉　译
Joshua Abrams, James Zucherman

概述

解剖

腰椎管狭窄是指骨性椎管容积缩小导致神经组织及其相应血供受压的疾病。导致椎管直接狭窄的病理因素很多，如椎板增厚、黄韧带肥厚、腰椎滑脱、椎间盘膨出及关节突关节肥大。当椎间盘出现脱水化时将会引起一系列退变反应，导致椎间盘塌陷、椎间隙缩窄。椎间隙高度变小可导致椎间盘膨出及黄韧带屈曲褶皱。因为椎间盘塌陷，脊柱后方棘突间隙也会变窄[1]。另外，椎间盘发生退变后脊柱后柱的关节突关节就会承受更多的负荷，可导致关节突关节增生肥大（如骨赘形成、关节突关节水肿）。以上这些退变会减小骨性椎管横截面积，特别是在关节下区域，这些退变还会导致椎管内神经根受到不同程度的压迫。在神经管区，退变也会造成穿出椎管的神经根受压。前方膨出的纤维环及后方肥大的关节突关节会导致椎间孔的前后径减小。而椎间盘脱水、椎间隙高度丢失会引起椎间孔高度的减少，这通常被形象地称作纵向狭窄。如果出现椎体滑移，椎间孔的同心结构将发生改变，椎间孔区域将变得越发狭窄。

手术适应证

神经源性间歇性跛行（NIC）是椎管狭窄的最常见症状。该症状常与姿势相关，且多发生于50岁以上的患者。患者多因行走或站立引起臀部、大腿和或下肢疼痛麻木。上述姿势使脊柱处于伸展位，加之前文提及的退变将导致椎管进一步狭窄。此时，患者为减轻症状常保持前屈位，即所谓的"购物车征"。Penning和Wilmink[2]报道了这一现象，并发现前屈姿势可以增加椎管直径，有效减轻神经组织的压迫（图54-1）。

这一理论激发了治疗腰椎管狭窄的新理念，即将患者椎管最狭窄的节段维持于屈曲位以限制局部背伸活动。为了达到上述目的，棘突间撑开装置（IPDs）应运而生。对整个脊柱运动节段而言，棘突起到了杠杆臂的作用。而将IPDs放置于棘突间后，其可维持脊柱局部前屈，保持黄韧带紧张状态，可有效增加椎管直径[3]。Zucherman等报道，放置IPDs后患者在术后1、2、4年的NIC症状较非手术治疗明显改善[4-6]。在IPDs中，只有X-STOP（Medtronic, Inc, Minneapolis, MN, USA）通过了美国食品药品管理局批准，可在美国应用。其他的固定系统只在美国之外的地区有所应用，其中还

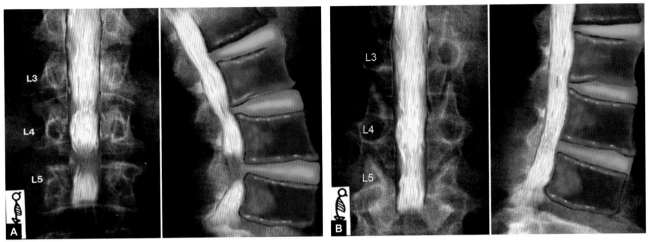

图54-1：影像学显示腰椎局部狭窄。（A）直立中立位；（B）屈曲位。

有一部分已获得批准进行临床试验。Richards等[7]通过对尸体的MRI研究发现，X-STOP能在后伸位状态下增加约26%的椎间孔面积和约18%的椎管面积，椎间孔宽度可以增加41%、关节下区域的直径可增加50%（图54-2）。其他装置包括椎体间辅助运动装置（DIAM，Medtronic Sofamor Danek，Memphis，TN），Wallis稳定系统（Zimmer，Bordeaux，France）和COFLEX系统（Paradigm Spine，New York，NY）（图54-3）。虽然每种装置都有自己的适应证，但是，这些装置的目的是基本一致的[8, 9]。

X-STOP适用于表现为NIC的患者，即患者的症状在后伸时加重，前屈时减轻。其中大部分患者经过至少6个月以上的保守治疗没有得到明显的效果。在Meyerding分级中，小于Ⅰ度的腰椎滑脱患者依然可以使用X-STOP。但是，脊柱多节段不稳或滑脱大于Ⅰ度的患者则为X-STOP的禁忌证。IPDs系统有助于减轻关节突关节负荷、提供动态支撑、重新恢复正常的动力学。在不改变脊柱生物力学的前提下，IPDs可以作为负荷分散装置，减轻椎间隙压力[10, 11]。目前为止，只有X-STOP有完善的前瞻性临床研究结果能够明确其手术适应证[3, 4]。对此系统优点的了解及

临床应用的经验常会影响术者对其的选择和应用。因合并疾病较多而不能耐受全麻的患者可以选择在局麻下进行X-STOP或DIAM固定。另外，若术者倾向于进行直接减压，也可以在行椎板切开减压的基础上应用IPDs。在植入Coflex系统时，术者往往需要行单侧或双侧的椎板切开减压术。此外，Coflex系统也可以作为椎间融合术的辅助固定（COFLEX-F）应用。

常见内植物的手术方法

X-STOP和X-STOP-PK

植入X-STOP时，患者的手术体位是右侧卧位（图54-4A）。手术可在局麻加静脉镇静或全麻下进行。全麻时患者体位为俯卧位并保持髋关节屈曲。少量应用镇静药物后，在术中透视中确认手术节段位置。随后将局麻药物注入皮肤、皮下、筋膜及神经后根处。将长局麻针头置于病变节段的头端和尾端，通过术中透视确定切口的位置及长度是否合适。

对于拟行单节段固定的手术患者，仅在后正中线做长为4~8 cm的矢状切口即可。使用Cobb骨膜剥离子

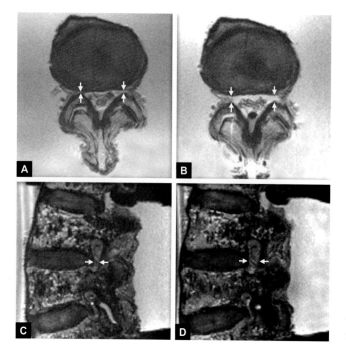

图54-2：（A与B）轴位像；（C与D）使用固定或无固定植入情况下过伸位MRI椎弓根平面。周围断层是L3~4椎间盘中部。（A）正常标本在过伸位下，关节突下间隙及前关节与椎间盘之间的距离缩短（箭头）。（B）同样一份标本，于L3~4棘突之间植入X-STOP，注意植入物节段关节突下间隙的变化（箭头）。（C）完整的标本过伸位。（D）L3~4之间植入内植物后过伸位表现。植入物节段的椎间孔区域与横径都更大（箭头）。

内植物	Wallis	X-STOP/X-STOP^{PX}	Coflex (Interspinous U)	DIAM
公司	Abbott spine	Kyphon Inc.	Paradigm spine	Medtronic
出现时间	2002（新）	2002	1994 (The U)	2001
研发者	Senegas J	St Francis Inc.	Samani J	Taylor J
FDA审核状态	允许临床试验	允许临床使用	允许临床试验	允许临床试验
材质	PEEK材料	钛合金体部加PEEK撑开器（X-STOP^{PX}）	钛合金	硅核外包多聚纤维
技术要点	需要去除棘上韧带	保留棘上韧带	需要去除棘上韧带	保留棘上韧带

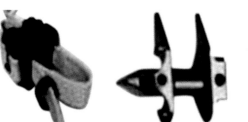
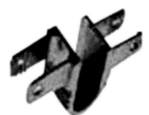
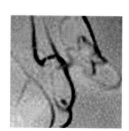

FDA 是指美国食品药品管理局；PEEK是指聚醚醚酮。

图54-3：棘突间固定物的相关属性。

分离皮下组织和腰背部筋膜表面。棘突紧贴于两侧切开后方的腰背筋膜，术中应注意保护棘上韧带。以骨膜下剥离的方式暴露两侧椎旁肌至棘突基底部与椎板移行部。

此时，嘱患者尽量蜷缩，使脊柱最大限度地屈曲。触摸棘突间隙，若棘突间韧带过多可用12号手术刀去除部分韧带。将1枚小号的弯头扩张器从右至左穿过棘突间隙腹侧边缘（图54-4B），并在侧位透视中确认扩张器的位置及棘突间隙是否正确。随后使用大号的弯头扩张器替换之前的小号扩张器，注意在操

作中用手指在棘突另一侧予以保护。随后撤出大号扩张器，向棘突间放入撑开器并牵开棘突间隙（图54-4C）。嘱患者尽量前屈，以利于将棘突间隙撑开到最佳状态，在操作中可以利用透视观察撑开情况（图54-4D）。通过读取撑开器上的数据，选择大小合适的内植物。接下来，从右到左植入型号合适的X-STOP，同时用手指在另一侧予以保护，并帮助确认、引导内植物到达合适的位置（图54-4E）。当内植物的右侧翼与棘突平齐时，即可停止。此时，左侧可以看见内植物上的通用螺钉孔道，用长柄持物

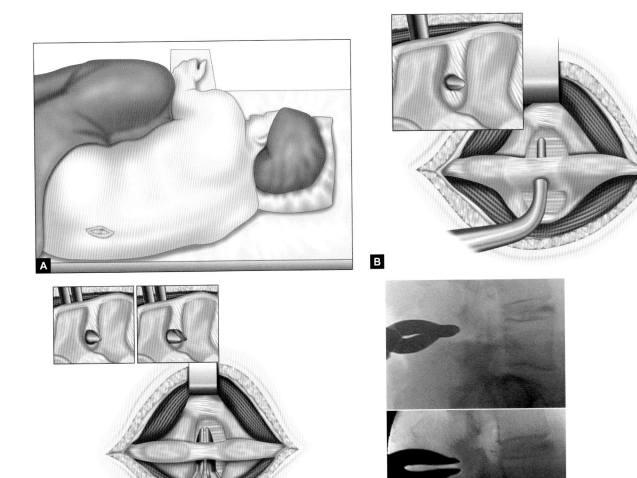

图54-4（1）：X-STOP技术。

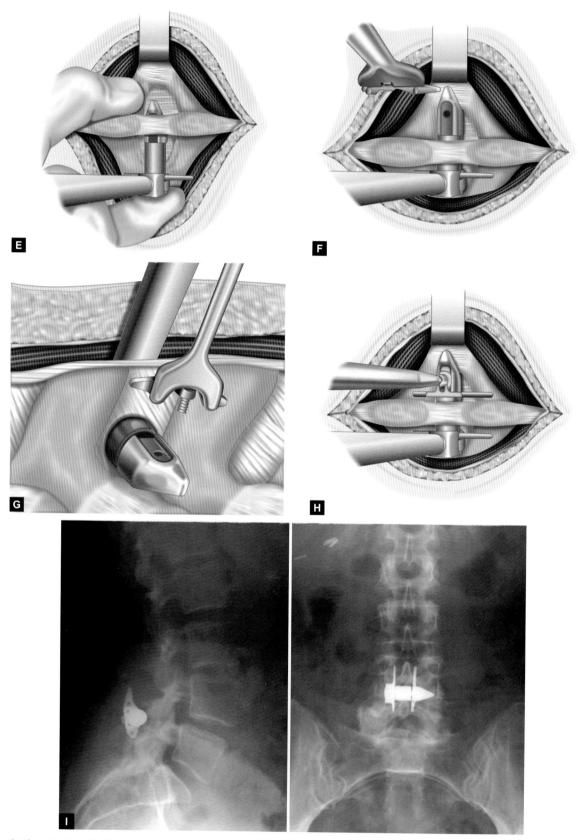

图54-4（2）：X-STOP技术。（A）在患者屈曲右侧卧位时给予正中切口；（B）从右向左将小号扩张器放入棘突间；（C）撤出大号扩张器后放入撑开器；（D）术中摄影确认扩张器尺寸；（E）使用手指指引从右向左的固定物植入；（F）两侧应齐平；（G）直视钉孔并放入卡子；（H）将卡子向内固定牢固后使用专用器械固定螺钉；（I）最终摄影结果。

器将单侧通用翼片临时固定于左侧螺钉孔道内（图54-4F、G）。随后将两侧翼片向内合拢，与此同时使用限矩螺刀将通用翼片固定牢固（图54-4H）。透视确定内植物位置良好后（图54-4I），于切口内留置引流管并逐层关闭切口。两个筋膜的切口分别与中央残留的筋膜及棘上韧带缝合，最后常规缝合皮肤。

椎体间辅助运动装置（DIAM）

手术可在局麻或全麻下进行。对于单节段固定，笔者建议在局麻下进行手术。而在多节段手术或联合椎板切开术时，建议在全麻下进行操作。麻醉达成后，将患者呈俯卧位放置以减少腰椎的生理前屈。使用术中透视设备确认手术节段的位置。

于正中线行长约4 cm的切口，用Cobb骨膜剥离子将皮下组织钝性分离中线区域。在保护棘上韧带的前提下，平行于皮肤切口在棘突两侧切开腰背筋膜。以骨膜下分离的方式将椎旁肌肉组织从棘突与椎板表面剥离。使用椎板钳切除病变节段的棘间韧带（图54-5A），直到暴露出黄韧带。用棘突间撑开器靠腹侧放置于棘突间，并撑开上、下两端的棘突使棘上韧带达到理想的紧张度（图54-5B）。如果在撑开棘突间隙时遇到机械阻力时，可以适当去除椎板间骨桥。如果术者选择对病变节段进行直接减压的话，此时可以行椎板切开和（或）关节突关节内侧切除。

使用试模测量，并选择大小合适的DIAM（图54-5C）。目前可供选择的试模型号有8 mm、10 mm、12 mm和14 mm。将两翼折叠（图54-5D）、压缩内植物，以便于植入。在棘突间隙撑开的情况下植入内植物（图54-5E）。在内植物入位的过程中展开两翼，使内植物恢复为原来的"H"形。DIAM系统有两根绳索作为保险，将两根绳索分别穿过上、下棘突，捆绑于内植物两侧的小孔内（图54-5F）。在绳索上滑动绳索夹纵向收紧绳索，使用特殊加压器加压绳索夹以固定内植物（图54-5G、H、I）。固定后将绳索多余部分去除。根据术者习惯放置引流管。关闭腰背筋膜层，并将其与中央残留筋膜及棘上韧带缝合。最后根据术者习惯缝合皮肤。

WALLIS稳定系统

全麻成功后，将患者呈俯卧位放置，并根据患者自身情况妥善垫高以使其中立位下的腰椎前屈减小，便于术中植入Wallis稳定系统并最大限度地发挥其作用。术中透视确定目标节段位置，并在后正中线取长3~4 cm的切口。同上述的棘突间内植物操作步骤一致，于棘突两侧切开腰背筋膜层，骨膜下剥离后暴露棘突间隙。将棘上韧带从上、下两棘突顶点分离并拨向一侧，切勿离断棘上韧带。用手指触及棘突间隙，切除棘间韧带的腹侧部分。对椎板和棘突移行部分的骨性结构进行修整，以便把Wallis稳定系统尽可能地植入棘突间隙的腹侧。

透视确认节段正确后，用特制持取器夹持试模并放置于棘突间隙（图54-6A、B）。此时，可使用椎板撑开器撑开邻近椎板，以便于改善术野，以及放入试模。在测试棘突间试模的稳定性时，需要撤出椎板撑开器。椎板撑开器或特制持取器均可以维持棘突间隙的撑开状态直至完成Wallis稳定系统的植入工作（图54-6C）。目前能够使用的Wallis稳定系统的尺寸范围是8~16 mm。

当PEEK材料的内植物被植入棘突间隙后，将两条扁平聚酯编织带穿过上、下棘突。在扁平聚酯编织带穿过棘突间隙时，使用"穿带器"进行操作可以使邻近棘间韧带的损伤程度降至最小（图54-6D、E）。扁平聚酯编织带穿过棘突间隙后术者应确保其平坦无扭曲。将固定夹子置于合适的位置并将其箭头方向指向内植物中心，随后将扁平聚酯编织带穿过夹子（图54-6F、G）。将夹子逆时针旋转360度（图54-6H）。将持夹钳放入内植物内部并抵在夹片上。持夹钳要尽

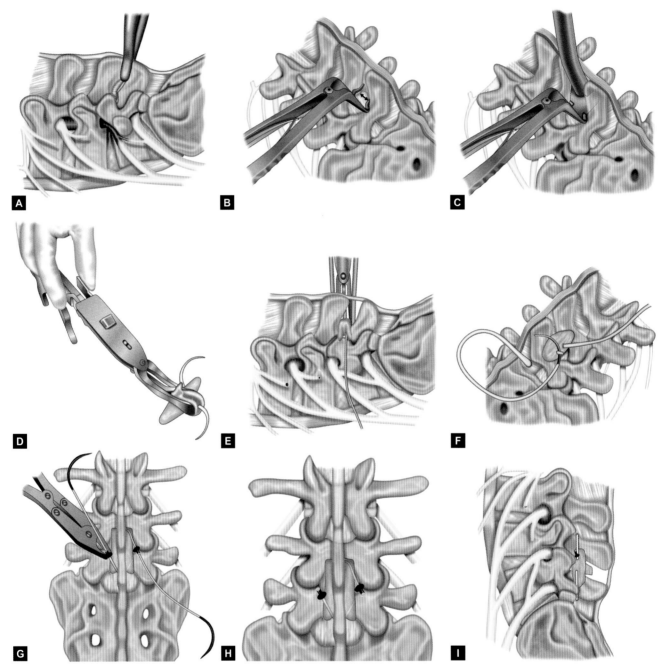

图54-5：DIAM技术。（A）去除棘间韧带；（B）持续扩张直至张力合适；（C）通过一系列试模选择合适尺寸；（D）选择内植物后安置于打入器上，并将内植物两翼折叠；（E）过度撑开有助于安置内植物，将DIAM植入棘突间并使装置锯齿卡在相应棘突骨面，同时从对面植入固定装置；（F）固定邻近上、下节段；（G）使用特殊加压器加压；（H、I）最终位置。

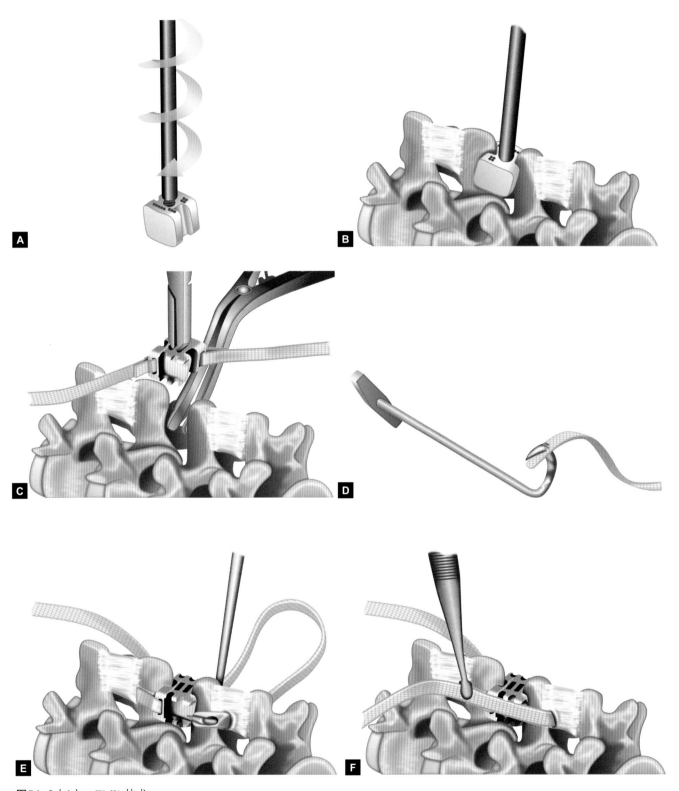

图54-6（1）：Wallis技术。

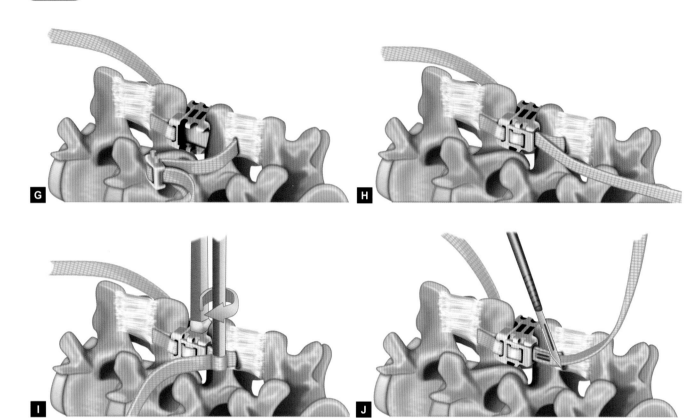

图54-6（2）：Wallis技术。（A）固定带传送器将固定带置入卡槽；（B）根据植入试模确定内植物尺寸；（C）使用椎板撑开器有助于内植物植入；（D）使用"穿带器"将扁平聚酯编织带放入卡槽；（E）扁平聚酯编织带穿越邻近棘突；（F）扁平聚酯编织带应与棘突齐平；（G）使用扣夹将扁平聚酯编织带固定牢固；（H）夹子逆时针旋转360°后落入卡槽内；（I）锁紧扁平聚酯编织带；（J）剪除多余的扁平聚酯编织带。

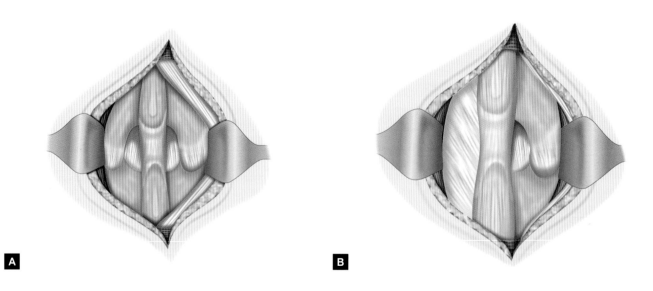

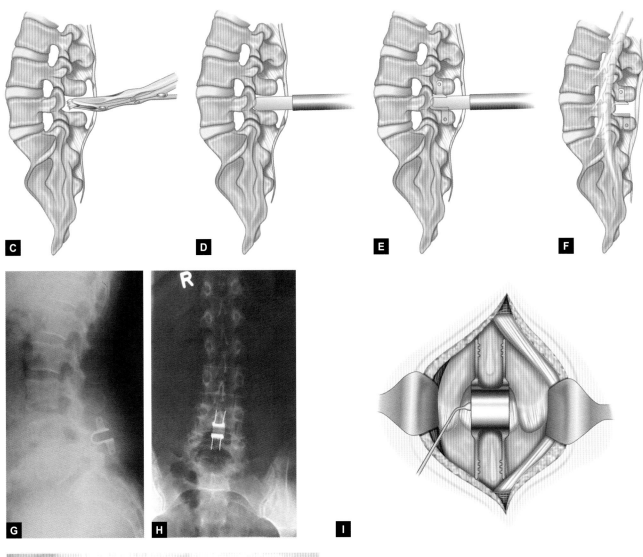

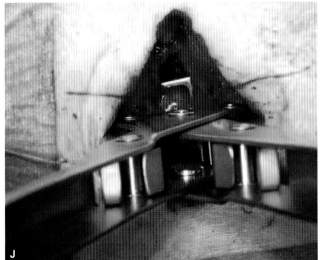

图54-7：Coflex技术。（A）中线切开后剥离椎旁肌，保留剥离、牵拉、棘上韧带（如图向右）；（B）如果选择单侧减压，可以将棘上韧带连同筋膜与肌肉一起向对侧牵拉；（C）切除棘间韧带；（D）使用试模确定尺寸；（E）使用骨锤打入内植物；（F~I）摄影确定植入深度理想后，在内植物与硬膜间探查；（J）如果夹子与棘突之间接触不充分，可以使用钳子等进行加固处理。

可能深地放入以保证能够同时将4个夹头引导入固定槽内（图54-6H）。将带有测量扭矩功能的固定器及固定引导器放于内植物上，顺时针加压固定夹片使围绕棘突的扁平聚酯编织带达到合适的张力。最后，将固定环穿过扁平聚酯编织带两端并锁定于合适的位置（图54-6I），可将多余的扁平聚酯编织带去除（图54-6J）。在棘突背侧打孔并将棘上韧带原位固定于棘突上。根据术者习惯与经验留置引流。缝合腰背筋膜，常规缝合皮肤。

COFLEX，COFLEX-F

全麻达成后取俯卧位。使用体位垫将患者腰椎保持于中立位或半屈曲位，避免腰椎的过度前屈。利用透视确认手术节段位置，以手术节段为中心取长约4 cm的后正中切口。剥离椎旁肌肉及筋膜组织在棘突及椎板的附着点，通过骨膜下剥离能够轻松地进入棘突间隙，但操作时注意保留关节囊（图54-7A）。

根据术者对患者病情的评估适时行单侧微创减压（图54-7B）。骨膜下分离棘上韧带与棘突顶点并将棘上韧带连同筋膜、肌肉组织一并牵拉至对侧。操作过程中注意保护棘上韧带。若不能保持棘上韧带的完整性，在植入内植物后可进一步重建棘上韧带。确认棘突间隙后，切除棘间韧带（图54-7C）。

从背侧向腹侧放入试模测量内植物型号（图54-7D）。不论是放入试模还是内植物都需要撑开棘突间隙。若棘突增生肥厚或棘突骨板太厚以至于不能放置内植物，可以使用特制的翼片折弯钳将内植物两翼撑开后，用骨锤将内植物打入合适的位置（图54-7E、F）。通过肉眼观察及术中透视来确认内植物的位置是否合适（图54-7G、H）。内植物应距离硬膜3~4 mm，可使用球头探针测量这一距离（图54-7I）。内植物需要与上、下棘突骨板面保持合适的压合状态，并用加压器将两翼与棘突进一步固定压合使之更加稳

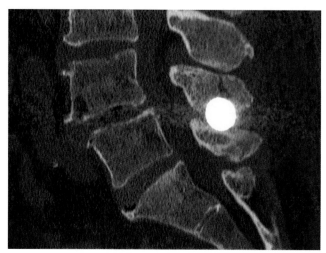

图54-8：CT显示棘突隐性骨折。

定（图54-7J）。另外，如果需要的话可在此时重建棘上韧带。若行多节段手术，应先操作尾端节段，这样两侧翼片的叠放可以符合腰椎的曲度，同时也能保证下位内植物能够顺利植入最佳位置。通过在棘突背侧打孔，复位并固定棘上韧带。根据术者经验及术中出血量适时留置引流，逐层缝合筋膜层及皮肤。

术后治疗

鼓励患者尽早下床行走，术后2~6周要避免负重及过度后伸的运动，逐步恢复日常活动。放置Coflex系统后一定要避免过度后伸的运动。不论是何种术式都应鼓励患者养成合理的生活习惯以保持脊柱的健康状态。

并发症

棘突间内植物系统相关并发症较少。有些并发症与手术操作步骤相关，而有些则因各种内植物的差异而不同。由于棘突间内植物的设计初衷为撑开棘突，施加后伸负荷这种撑开应力显得更加明显，所以理论上有可能发生棘突骨折，但是这一并发症不常见（图

54-8）[12]。在放入撑开器或内植物时，如果负荷过大也会造成棘突骨折。棘突间内植物的设计理念依赖于上、下棘突的完整性，如果在术中因棘突骨折导致负荷承载能力降低，应立即更改手术方式为椎板切除减压、融合或非融合术。笔者对所有患者常规实行髋关节骨密度检查，在600例行X-STOP患者中，T值小于-2.8的患者术中更容易发生骨折而致手术失败。

在美国，X-STOP的临床研究报道中，只有1例患者发生创伤性内植物移位的情况[5]。这对于棘突间内植物来说发生率不高。其他并发症，如感染、血肿及切口裂开等，均不常见。术者最不想看到的结果是患者术后腰椎管狭窄症状没有得到改善。Zucherman等[4]报道，行X-STOP植入术的患者，2年后有6%行翻修手术。Siddiqui等[13]报道的这一发生率小于10%。这些植入物的放置方法大多数对正常解剖改变不大，因此不用担心二期开放手术所要面对的解剖变异情况。

▌关键点

- 最初的植入点一般在测量后的上位椎体水平中间稍靠左侧的椎板上。
- 在更换器械时，用手指确认器械位于棘突间隙内并予以保护。
- 内植物最好放置于棘突间隙腹侧（除非棘突间隙成"V"形）；术中有可能需要部分切除肥大的关节突关节及增生的骨赘。
- 术前的DEXA扫描有助于指导术中间隙撑开程度及放置内植物的型号大小。
- 轻度椎体滑脱患者，棘突间固定不会增大滑脱的程度。
- 在有恰当适应证的人群中，放入棘突间内植物可以明显减轻症状（VAS评分），并且可以保留功能（ODI及ZCQ评分）。

- 在放置X-STOP的患者2年和4年的随访中，成功率分别是85%和78%。
- 放射学检查证明，X-STOP在增加椎间孔高度、椎间孔宽度及神经根通过区域范围方面，均优于DIAM和Wallis稳定系统；但是没有数据证明三者在减轻患者症状方面有统计学不同。目前，X-STOP只被建议用于NIC的患者。上文提到的其他内植物的有效性及适应证有待研究。

▌参考文献

[1] Infusa A, An H S, Lim T H, et al. Anatomic changes of the spinal canal and intervertebral foramen associated with flexion-extension movement. Spine, 1996, 21:2412-2420.

[2] Penning L, Wilmink J T. Posture-dependent bilateral compression of L4 or L5 nerve roots in facet hypertrophy. A dynamic CT-myelographic study. Spine, 1987, 12:488-500.

[3] Zucherman J, Simons P, Timothy J. X STOP interspinous implant for lumbar spinal decompression. Brussels International Spine Symposium, 2005: 18-19.

[4] Zucherman J F, Hsu K Y, Hartjen C A, et al. A prospective randomized multi-center study for the treatment of lumbar spinal stenosis with the X-STOP interspinous implant: 1-year results. Eur Spine J, 2004, 13(1):22-31.

[5] Zucherman J F, Hsu K Y, Hartjen C A, et al. A multicenter, prospective, randomized trial evaluating the X-STOP interspinous process decompression system for the treatment of neurogenic intermittent claudication: two-year follow-up results. Spine, 2005, 30:1351-1358.

[6] Kondrashov D G, Hannibal M, Hsu K Y, et al. Interspinous process decompression with the X-STOP device for lumbar spinal stenosis: a 4-year follow-up study. J Spinal Disord Tech, 2006, 19: 323-327.

[7] Richards J C, Majumdar S, Lindsey D P, et al. The treatment mechanism of an interspinous process implant for lumbar neurogenic intermittent claudication. Spine, 2005, 30(7):744-749.

［8］ Kabir S M, Gupta S R, Casey A T. Lumbar interspinous spacers: a systematic review of clinical and biomechanical evidence. Spine, 2010, 35(25):E1499-E1506.

［9］ Christie S D, Song J K, Fessler R G. Dynamic Interspinous Process Technology. Spine, 2005, 30:S73-S78.

［10］ Lindsey D P, Swanson K E, Fuchs P, et al. The effects of an interspinous implant on the kinematics of the instrumented and adjacent levels in the lumbar spine. Spine, 2003, 28:2192-2197.

［11］ Nandakumar A, Clark N A, Peehal J P, et al. The increase in dural sac area is maintained at 2 years after X-STOP implantation for the treatment of spinal stenosis with no significant alteration in lumbar spine range of movement. The Spine Journal, 2010, 10:762-768.

［12］ Kim D H, Tantorski M, Shaw J, et al. Occult spinous process fractures associated with interspinous process spacers. Spine Epub, 2011.

［13］ Siddiqui M, Karadimas E, Nicol M, et al. Effects of X-STOP device on sagittal lumbar spine kinematics in spinal stenosis. J Spinal Disord Tech, 2006, 19:328-330.

Surgical Technique Guides: DIAM Spinal Stabilization System: Surgical Technique. May 2008 (Version H) P04-08. Medtronic Sofamor Danek.

Coflex TM: Surgical Technique. Paradigm Spine. http://www.ossano.se/Produkter/Ryggimplantat/Coflex/Coflex_surgical_technique.pdf

Wallis Posterior Dynamic Stabilization System: Surgical Technique. Zimmer (Abbott Spine). ［online］ Available from http://www.zimmer.com/web/enUS/pdf/surgical_techniques/Wallis_Surgical_Technique1.pdf ［Accessed December, 2011］.

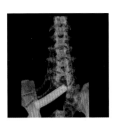

55

骶骨切除术

刘宏建　寇红伟　尚国伟　译
Peter S Rose

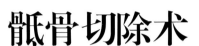

概述

　　骶骨切除术适用于原发性骶骨恶性肿瘤。众多报道表明，肿瘤整体切除对最大限度地治愈骶骨肿瘤很有必要。脊索瘤、软骨肉瘤和骨肉瘤是最常见的侵犯骶骨的肿瘤，这些肿瘤可以进行手术切除。骶骨切除术也适用于无远端转移的、由结直肠癌局部侵犯的骶骨肿瘤。另外，骶骨切除术也可用于治疗复发的具有侵犯性的良性肿瘤（如多部位复发及难治性骶骨巨细胞肿瘤）。然而，该手术涉及范围广且术后常伴有功能的丧失，以至于其只是在根治局部恶性肿瘤时才被术者应用。

解剖

基础解剖

　　行骶骨切除术必须熟悉骶骨周围血管、内脏解剖结构。在骨盆内，腹主动脉和下腔静脉延伸的髂总动、静脉及其分支髂内、外血管直接覆盖于腰骶接合处（图55-1）。通常，结扎髂内静脉是安全的，而且在高位或全骶骨切除时是必需的（S2椎间孔水平以上

的骶骨切除有损伤血管的可能）。术前应仔细评估髂总血管及髂外血管是否已被肿瘤侵犯，是否能够为下肢提供充沛的血供。如果血管已经被侵犯则应考虑行血管搭桥术或需要同时行外侧骨盆切除术。

　　直肠位于骶骨正前方，两者之间有Waldeyer筋膜相隔（图55-2A）。这一筋膜结构对肿瘤的扩散是一个坚固的解剖屏障。笔者强调骶骨切除术腹侧的切除范围一定要抵达Waldeyer筋膜，有时候甚至需要至直肠系膜以达到对肿瘤腹侧边界的最大范围切除。而在远端，肛门尾骨韧带以尾骨尖为基点为肛门括约肌提供广泛的支撑。对于大多数骶骨切除术来说，向近端切除正常骨组织约1 cm，向腹侧切除至坚硬的筋膜层，向两端切除正常组织约2 cm，这样的切除范围就已经足够了（图55-2B）。

　　骶骨大范围切除术后，皮瓣移植术有利于闭合创面。对于后方骶骨切除术患者，臀部"V-Y"推进筋膜皮瓣比较常用，但是翻转皮瓣时要保持臀肌血供的持续灌注。对于分期经前路或后路高位或全骶骨切除患者，向后方翻转带蒂腹直肌皮瓣可助于关闭创面。胶原蛋白或其他材料（如人造真皮）有助于重建腹后壁[1]。

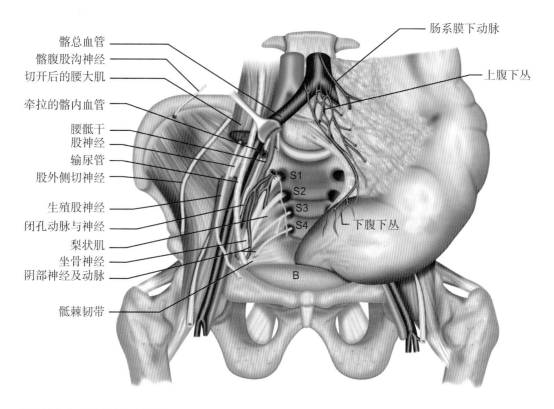

髂总血管
髂腹股沟神经
切开后的腰大肌
牵拉的髂内血管
腰骶干
股神经
输尿管
股外侧切神经
生殖股神经
闭孔动脉与神经
梨状肌
坐骨神经
阴部神经及动脉
骶棘韧带

肠系膜下动脉
上腹下丛
S1
S2
S3
S4
下腹下丛
B

图55-1：脊柱骨盆交界处前方解剖结构。

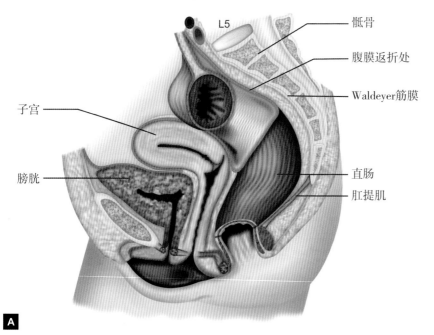

L5
子宫
膀胱

骶骨
腹膜返折处
Waldeyer筋膜
直肠
肛提肌

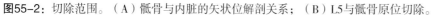

A

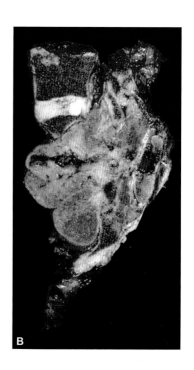

B

图55-2：切除范围。（A）骶骨与内脏的矢状位解剖关系；（B）L5与骶骨原位切除。

骨性结构

骶骨连接脊柱和骨盆，骶骨和骨盆间的连接被大大地限制，其活动度较骶髂关节的活动度要小2°[2]。腰–骨盆连接处受脊柱轴向负荷和以脊柱中柱为轴心的旋转负荷的影响[3]。骶骨通过骨性与韧带结构连接脊柱骨盆并为之提供稳定性。骶髂关节的骨性结构组成封闭的骨盆环并形成梯形的解剖形态。其中强大的韧带支撑包括髂腰韧带、骶棘韧带、骶结节韧带及骨间韧带。

骶骨切除术后的脊柱与骨盆之间的稳定性受到破坏。特别是在全骶骨切除术后，正常的脊柱与骨盆之间的解剖关系被完全破坏；而骶骨部分切除术后，部分稳定性结构被切除。术者必须在术前评估骶骨切除术后稳定性重建的必要性。除了骨组织切除范围的大小，影响是否给予稳定性重建的因素还包括骨量及骨连接、软组织情况（如放疗后）及预期的负荷（患者自身体质）。

尽管有些研究者表示在全骶骨切除或单侧骶骨切除术后无须进行结构的重建[4, 5]，但是在一项大样本的骨盆恶性肿瘤保肢手术的研究中，股骨–骶骨连续性保留或得到重建的患者其术后效果往往较好[6]。基于该研究结果，笔者常在切除骶骨后给予脊柱骨盆连续性重建。

而对于骶骨部分切除术后是否需要重建稳定性，目前还没有明确的依据。多项生物力学研究[7-9]表明，在骶骨1/2以上水平进行横行骶骨切除术，术后残留的骨质不足以承受生理上的负荷。因此，切除高位骶骨部分后，应提倡在此节段实施重建，以减少潜在骨折的发生。

全骶骨切除术后的结构重建工作需要多项技术联合应用。目前已报道的方法有脊柱骨盆内植物、同种异体股骨移植及经髂骨内固定[10]；也可以配合使用个体化的义肢[11]。笔者的团队倾向于应用"教堂式"技术（"cathedral" technique），即自残留的脊柱向髂骨的超髋臼区植入腓骨移植物，并配合使用脊柱骨盆内固定，用以重建脊柱骨盆连接的前柱[12]。但是，切除骶骨后的结构重建一定要根据患者的自身情况进行调整，还没有相关研究报道证明上述重建技术优于其他方法。而相关生物力学研究则支持多种髂骨螺钉[13]和多棒系统[14]的应用，因为通过这些固定可以大大增加重建后的稳定性。

神经结构

行骶骨切除术前应完全掌握腰骶丛、马尾神经的解剖结构。硬膜囊终止于S1、S2水平，而马尾神经则继续向远端走行。行全骶骨切除的患者术后一般都会伴发双侧坐骨神经麻痹。L5神经根从骶骨翼上方穿行，侵袭性恶性肿瘤往往需要切除全部骶骨，此时一般要切除L5神经根，因为肿瘤常会侵犯椎间孔外侧区域（图55–3）。对于行低位骶骨切除的患者，坐骨神经的功能常会被保留，但是肠道、膀胱及性功能会因为大范围的切除而受到影响。虽然患者在解剖结构上存在个体差异，保留单侧的S3神经根与其延续的阴部神经后，大部分患者的排便与排尿功能可得以保留。根据笔者的经验，少数保留双侧S2神经根，但切除远端神经根的患者仍然可能有正常的肠道及膀胱功能；可那些S2神经根及以下神经根全部切除的患者则不可能有正常的肠道及膀胱功能[15]。

根据笔者的经验，对骶骨切除术后的肠道功能存留可能性很小的患者，可以在术中同时进行结肠造瘘术。同样，对于恶性肿瘤广泛侵袭需要全骶骨切除的患者，有时甚至有切除直肠以达到肿瘤根治性切除范围的要求。

手术适应证

骶骨切除术是治疗原发性无远处转移的骶骨肿瘤的根治性方法。另外，如上所述，骶骨切除术也适用

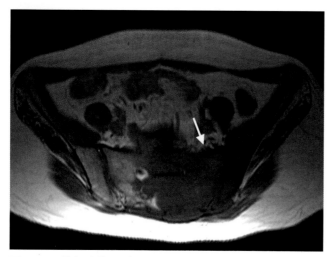

图55-3：椎间孔外L5神经根受到压迫；神经根与骶骨肿瘤之间已经没有空间（箭头）。

于无远处转移、局部侵犯骶骨的直肠癌患者，也可用于复发的良性侵袭性骶骨肿瘤。

由于骶骨切除术的手术特点及术后相关并发症，骶骨肿瘤远处转移是骶骨切除术的一项相对禁忌证。同样，因无法确认肿瘤范围的骶骨肿瘤也是骶骨切除术的禁忌证。然而，如果患者希望对肿瘤进行根治性手术治疗并能够接受因广泛的器官切除和潜在截肢的可能带来的术后机体功能丧失，那么可以对病变部位进行根治性切除。这种在手术并发症、术后生活质量与手术治愈病变的可能性之间的利益权衡完全取决于患者自己。

患者是否适用骶骨切除术需要根据患者自身并发症及术后可能出现的并发症来进行综合评估。骶骨部分切除术是骶骨切除术中创伤最小的一种术式。如果患者的心肺功能尚可，即可在围手术期内很好地耐受骶骨部分切除术。而全骶骨切除并相应器官切除术是一种创伤极大的手术，即使对于体质强壮的患者也会造成很大的伤害。笔者习惯对所有拟行大部骶骨切除术（手术会破坏患者脊柱骨盆的连续性）的骶骨肿瘤患者进行多巴酚丁胺超声心动图负荷试验，用来判断

患者是否适合实施如此大范围的手术。另外，辅助应用化疗药物后实施骶骨大部切除术的时机尚不明确。对于绝对消耗性营养缺乏（白蛋白缺乏、前白蛋白缺乏及消瘦）的患者或白细胞减少的患者，笔者一般不建议实施手术治疗，建议将治疗方案修改为传统化疗。

患者评估

对于拟行骶骨切除术的患者术前应明确诊断及肿瘤分级。可以在CT引导下行细针穿刺活检进行组织学检查明确病理诊断。笔者一般要求活检穿刺针道要尽量在中线周围，此通道在后期很容易切除，而且还可以避免污染软组织瓣及硬膜外间隙（图55-4）。笔者一般会避免对患者行开放性病理活检或经骶骨病例活检。

病例结果回示后，需要行局部肿瘤的影像学检查和肿瘤分级。笔者的团队会对患者行胸、腹、骨盆的CT扫描及全身骨扫描，以助于准确地进行肿瘤分级；正电子发射断层扫描（PET）正处于发展阶段，对于拟行骶骨切除术的患者其应用价值目前还不确切。局部病变的影像学检查包括CT扫描和MRI扫描。笔者对骶骨的冠状位图像资料尤为重视，根据这些影像学结果可以准确评估肿瘤的范围（图55-5）。

手术步骤

笔者习惯从后入路行骶骨切除术，若术中无须切除盆腔脏器，切除范围最高可达S2椎间孔高度。为了达到切除1 cm正常骨组织的根治性目标，从后入路可以切除侵及S2~3椎间隙水平的骶骨肿瘤。而对于侵犯平面更高的骶骨肿瘤或需要联合内脏切除的患者，笔者的团队更倾向于分期手术，一期先行前入路手术，

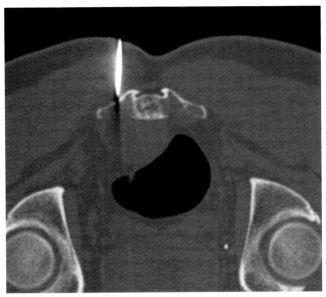

图55-4：CT引导下对骶骨脊索瘤穿刺活检，导针位于中线避免污染椎管。

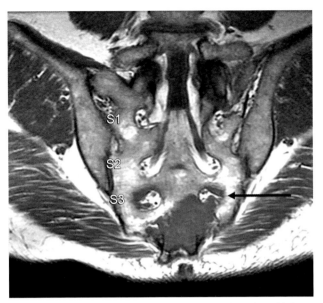

图55-5：骶骨冠状斜位MRI显示肿瘤已经侵袭左侧S3骶孔（箭头）。

二期行后入路手术，这样可以最大限度地移动内脏及结扎血管。值得注意的是，有报道称，单纯的后入路手术就能达到全骶骨切除的目的[16]。

前入路手术方法

拟行前入路高位骶骨切除或全骶骨切除术的患者，术前应进行肠道准备及放入双侧输尿管外支架。沿中线切开腹部后通过腹膜腔抵达腰骶连接的平面。术中需要牵拉血管并结扎前方的髂血管。对于直肠，术中需要根据肿瘤情况决定是否需要切断或牵开。以上步骤完成后就可以行截骨术。横行的截骨需行单层皮质切除，以避免损伤硬膜囊。利用1枚小螺钉标记骶骨前方的切除范围，以便于在后路手术时通过侧位透视定位评估截骨范围是否达标（图55-6）。对于全骶骨切除术的患者，术中需要垂直切断髂骨翼。对于所有侵袭性病变，笔者习惯向侧方截骨至骶髂关节处以达到侵袭性肿瘤的根治性切除范围。术中应仔细分离并保护股神经根。根据骨盆的宽度及局部解剖情况，可以适当松解部分腰大肌，以便于骨组织的暴

露。笔者行截骨术时，习惯应用直径5 mm的磨钻从坐骨切迹的顶部开始向近端截骨。由于截骨的后方没有重要结构，磨钻不易被软组织包裹，所以笔者此时一般行双侧皮质切除。

当处理完血管和内脏并达成截骨后，可以在肿瘤与正常组织之间放置无菌硅胶薄膜（图55-7）。放置薄膜可以一定程度地保护后入路手术的安全，术者可以确认是否已经到达切除范围腹侧平面。将带蒂腹直肌瓣放置于下腹部，随后常规逐层关闭腹部切口。笔者一般在将近48 h后进行二期后路手术。但是，如果前路术中需要进行直肠横断并且部分血管阻断的直肠仍残留于腹腔，二期手术的时间就需要调整。如果在直肠血管完全阻断的情况下实施二期手术，其肠道穿孔的风险就会增加。

后入路手术方法

患者取俯卧位于Jackson手术床上，使用Wilson支架将患者的髋关节垫至屈曲状态，此时骶骨的术区更为突出，便于暴露与切除工作的进展。笔者习惯应用

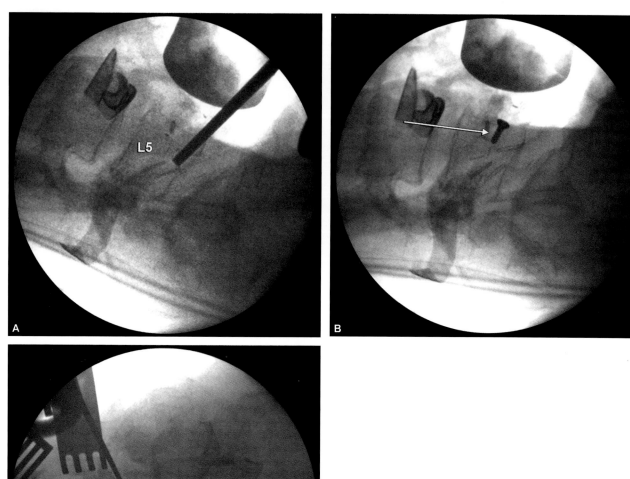

图55-6：若截骨范围包括L5椎体应植入螺钉标记截骨范围。（A）截骨包括L5椎体前份，后方骨皮质完整保护；（B）将小螺钉安置在截骨区域近端；（C）后方入路时，侧位摄影有助于确定截骨范围。

Gardner-Wells颅骨牵引架并施加15磅（约6.8 kg）的牵引力使头部悬空，颈部处于中立位，可避免眼部受压，且便于麻醉师术中观察患者面部情况。患者处于最大限度的头高脚低位以使眼睛平面高于心脏，使眼内压处于最低水平（图55-8）。

笔者习惯采取后正中切口，因为这一切口位于脊柱中线上，可以避开先前的活检通道。有一些术者喜欢采取三方向放射（梅赛德斯）切口，可以避免切口直接向肛门附近延伸；这些手术切口没有绝对的优劣，通常是根据术者的习惯和患者局部条件选择切口。

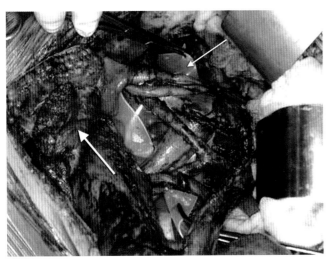

图55-7：将硅胶垫（箭头）放于前方血管下方。腹直肌瓣（大箭头）随后放于硅胶垫腹侧。

　　如果不确定切口的位置，可以透视侧位片协助术者寻找切口的最佳方位。术中仔细分离至筋膜层（避免任何软组织与肿瘤接触）。笔者倾向于先暴露肿瘤外上方的骨性结构。先对未被肿瘤侵犯的解剖结构进行定位与暴露是避免肿瘤污染正常组织的重要方法。在一期前入路术中所植入的小螺钉可以作为肿瘤切除范围的标记物，术者通过侧位透视即可确定肿瘤切除腹侧范围的边界（图55-6C）。若行单纯后入路手术，术中需要结合术野内解剖标志物及术中透视来确定肿瘤范围。需要注意，骶髂关节后下面一般位于S2和S3椎间孔水平之间。

　　确认肿瘤范围后，就可以行侧方分离。分离范围包括梨状肌、尾骨肌。分离骶结节韧带和骶棘韧带（图55-9）。如果上述组织得以保留，在这些韧带中可以找到阴部神经。术中尽可能避免损伤臀部血管，特别是需要应用臀肌皮瓣封闭创面时，术者一定要保护好该区域的血管。

　　确认肿瘤近端范围并对侧方组织进行分离后，即可行截骨术。如果前期进行过腹部入路的一期手术，术中可以根据预先放置的螺钉辅助透视以确认截骨范围。术中行椎板切除，同时需要截断入路中遇到的神经根。若术中需要在相应平面行硬膜囊横断，笔者建议用0号丝线双层结扎硬膜囊。然后用直径5 mm的磨钻进行截骨。术中仔细操作，延伸截骨范围到腹侧骨皮质。一旦达到相应水平，就可以应用3 mm椎板咬骨钳沿磨钻的截骨边缘进一步扩大截骨范围至前方骨皮质。笔者在截骨时往往非常谨慎，截骨范围基本都要到腹侧Waldeyer筋膜，以达到对肿瘤根治性的切除。

　　截骨完成后，肿瘤即可从近端到远端游离下来。此时，重点要放在尽量保留残留的神经根上（图55-10）。游离直肠，若肿瘤向腹侧侵犯并与腹侧软组织粘连，需要进一步分离。术中的操作应局限于直肠系膜内以内，以最大限度地保留肿瘤屏障。切断肛门骶骨韧带，取出肿瘤标本送检。若术中将直肠与肿瘤一并切除，则需要将直肠和肿瘤一起送检。

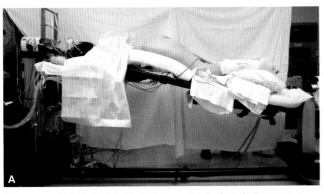
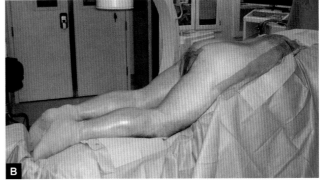

图55-8：后入路骶骨切除术体位。（A）将患者安置于Jackson手术床并垫在Wilson支架上；（B）最终的体位应便于骶骨、臀部及腿部的暴露与切除，以及组织瓣的移动。

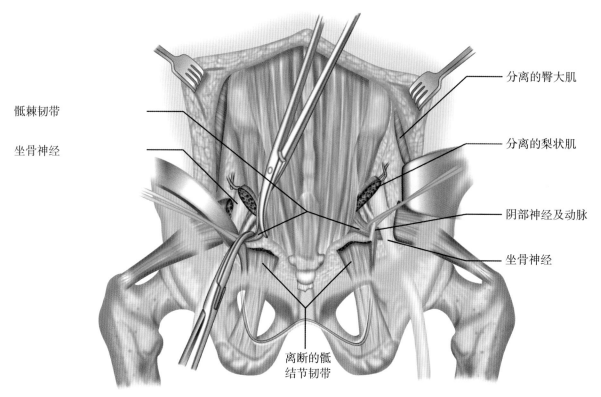

骶棘韧带

坐骨神经

分离的臀大肌

分离的梨状肌

阴部神经及动脉

坐骨神经

离断的骶
结节韧带

图55-9：侧方分离。

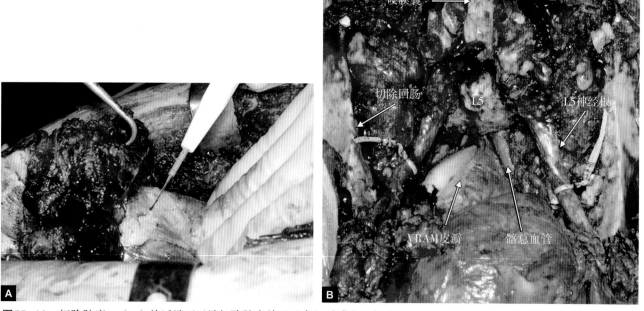

硬膜囊

切除回肠

L5

L5神经根

VRAM皮瓣

髂总血管

A

B

图55-10：切除肿瘤。（A）从近端至远端切除肿瘤并通过直肠系膜向腹侧分离至Waldeyer筋膜；（B）骶骨全切后的术中视野。

对切口进行彻底止血，并用透视及病理分析辅助确认肿瘤切除范围是否合理。在行骶骨次全切除不需要骨性重建的患者中，接下来即可应用腹直肌瓣或臀大肌瓣植入闭合切口。术中使用脱细胞真皮基质网帮助重建腹后壁（图55-11）。

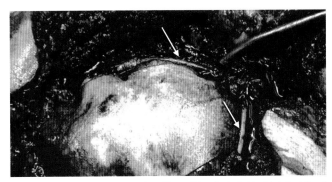

图55-11：S3水平骶骨切除后使用脱细胞真皮基质网重建腹后壁。被保留的双侧S3神经根（箭头）。

重建

对于需要破坏脊柱骨盆连接或虽未破坏该连接但已涉及S1水平的高位骶骨次全切除的患者，行内固定的脊柱骨盆重建将使其受益良多。笔者倾向于应用"教堂式"技术[12]。此技术需要使用椎弓根螺钉对尾端的3~4个腰椎进行固定。同样，对于脊柱骨盆连接已遭到完全破坏的患者，需要使用2枚长髂骨螺钉固定于残留的骨盆环两侧。若术中仍存留部分脊柱骨盆连接，可以应用单侧的髂骨螺钉。

上述步骤完成后，就可以定位髂骨的髋臼上方为"支撑点"。用磨钻磨平处理相应支撑点的骨皮质，使用腓骨移植物把残留的脊柱下方骨质和髂骨的髋臼上方之间的间隙连接起来。将金属棒按照骨盆内固定的走行进行预弯处理并临时固定于螺钉上，随后对移植骨进行加压，重建脊柱骨盆之间的连接。对残留骨质行去皮质化并配合使用同种异体移植骨以最大限度地促进骨融合。若患者术前已行骨盆放疗，则应考虑应用带血管蒂的腓骨瓣移植（图55-12）。

术中需要注意患者的体位，应保持患者的脊柱骨盆接合部呈屈曲位以便于术中对肿瘤的切除。笔者一般习惯使用Wilson支架来保持患者髋关节的屈曲状态。但是在对脊柱-骨盆进行重建和内固定植入时一定要避免患者呈上述体位，因为这样会导致患者术后腰骶部的后凸畸形。正是因为这一点，在植入内固定前应该降低Wilson支架的高度并抬高患者膝关节。这样可以使腰椎-骨盆的序列恢复至正常的状态。随后将皮瓣植入创口并常规闭合创缘。对于行骶骨半切除的患者，根据上述方法行单侧重建即可（图55-13）。笔者也经常应用肱骨骨瓣移植行单侧重建。

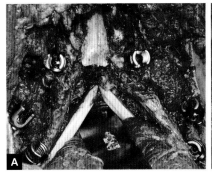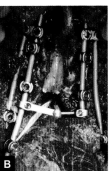

图55-12：骶骨全切术后重建脊柱骨盆结构。（A）植入腓骨移植骨块及脊柱骨盆内固定；（B）重建后图像。

术后治疗

在手术前、后24 h内应用围手术期抗生素。笔者在术后72 h拔除放置于内固定周围的引流管。为了在愈合过程中创面保持无张力状态，术后应用气垫床5~7 d。与此同时，笔者常规在创面内放置负压吸引装置保护并封闭创面。

完成上述步骤后，在患者可耐受的范围内辅助其进行站立和行走，运动的时间可以不受限制。笔者常会限制患者坐位，同时应用Roho减压坐垫来最大限度地减小术后创面的张力。

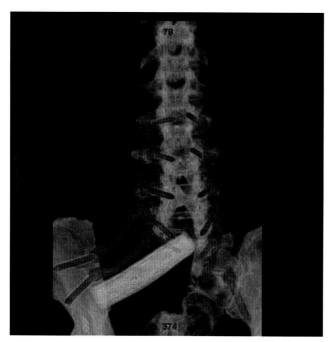

图55-13：骶骨半切除伴肱骨自体移植影像。

并发症

骶骨切除术所涵盖的术式种类很多。其中，中远侧骶骨切除术因其创伤较小可被大部分患者所耐受。而包括下腰椎、骶骨和相关内脏的广泛骶骨全切术，因其创伤巨大，术后对患者生理功能的影响很大。

目前，与标准骶骨切除术相关的并发症很难统计。如果不能根据创伤程度和复杂程度对操作术式进行分类、分层的话，这些并发症很难进行归类、总结[17]。术后常见并发症有切口感染与创口裂开。术中应用臀大肌瓣和/或腹直肌瓣覆盖创面可以减少以上并发症。

真正的脊柱骨盆切除术是肿瘤切除术中的一项大手术，其切除范围涉及腰椎，同时为了保留脊柱骨盆的连续性需要应用内固定进行重建。目前，有资料证实，分期手术可使患者获益。分期手术不仅可以降低并发症的发生率，还可以节省更多的医疗资源[18]。笔者所在医院目前为止进行该术式的案例超过50例，初步统计的院内死亡率为10%[19]。在这些死亡病例

中，有3/5死于隐性的心血管疾病（静息性心脏病），该并发症在术前无法通过常规手段检出。因为以上原因，笔者对所有拟行脊柱骨盆切除术的患者应用儿茶酚胺超声心动图负荷试验，以对患者进行更加准确的手术风险分级。

从摆放体位开始，患者即开始面临手术并发症的风险。大部分患者在俯卧位下行骶骨切除术，体位相关的并发症仅出现于病理性肥胖或手术时间长于10 h的患者中[20]。

疗效

因为手术操作方式和病理学特点的不同，骶骨切除术后的疗效很难量化。肿瘤学疗效最好的术式是骶骨全切术。例如，Fuchs等报道，因骶尾部脊索瘤行广泛肿瘤切除的患者生存率非常高[21]。

神经功能的存留与神经切除范围有关。就笔者看来，保留L5神经就能保留基本的行走功能。保留双侧S2及单侧S3神经根的患者，术后就很有可能保留肠道及膀胱的功能。

关键点

- 骶骨切除术可以作为根治性治疗方案用于原发性骶骨恶性肿瘤、骨盆肿瘤出现局灶转移、骶骨良性肿瘤复发。
- 骶骨切除术的切除范围广，手术并发症较多。
- 行骶骨切除术，范围达到S2椎间孔水平时需要行后入路手术；更高水平的骶骨次全切和骶骨全切术一般需要行分期的前、后路联合手术。
- 对于行骶骨全切，S1、S2水平或更高水平的骶骨次全切手术的患者，可以考虑应用内固定进行脊柱骨盆重建。

- 可以应用腹直肌瓣和或双侧臀肌瓣行软组织修复重建。
- 丰富的经验及谨慎的处理对能否完成复杂的骶骨切除术极为重要，同时还可以给患者最好的治愈机会和理想的疗效。

参考文献

［1］ Dasenbrock H, Clarke M, Bydon A, et al. Reconstruction of extensive defects from posterior en bloc Resection of sacral tumors using human a cellular dermal matrix in gluteus maximus myocutaneous flaps. Neurosurgery, 2011. (Epub ahead of print)

［2］ Egund N, Olsson T, Schmid H, et al. Movements in the sacroiliac joints demonstrated with Roentgen stereophotogrammetr. Radiol diagn, 1978, 19:833-846.

［3］ McCord D, Cunningham B, Shono Y, et al. Biomechanical analysis of lumbosacral fixation. Spine, 1992, 17:S235-S243.

［4］ Beadel G, McLaughlin C, Aljassir F, et al. Iliosacral resection for primary bone tumors: is pelvic reconstruction necessary? Clin Orthop Relat Res, 2005, 438:22-29.

［5］ Bergh P, Gunterberg B, Meis-Kindblon J, et al. Prognostic factors and outcome of pelvic sacral and spinal chondrosarcomas: a center-based study of 69 cases. Cancer, 2001, 91:1201-1212.

［6］ O'Connor M, Sim F. Salvage of the limb in the treatment of malignant pelvic tumors. J Bone Joint Surg Am, 1989, 71:481-494.

［7］ Gunterberg B. Effects of major resection of the sacrum: clinical studies on urogenital and anorectal function and a biomechanical study on pelvic strength. Acta Orthop Scand, 1976, 162:1-38.

［8］ Hugate R, Dickey I, Phimolsarnti R, et al. Mechanical effects of partial sacrectomy: when is reconstruction necessary. Clin Ortho Rel Res, 2006, 450:82-89.

［9］ Yu B, Zheng Z, Zhuang X, et al, Biomechanical effects of transverse partial sacrectomy on the sacroiliac joints: an in vitro human cadaveric investigation of the borderline of sacroiliac joint instability. Spine, 2009, 34:1370-1375.

［10］ Gallia G, Haque R, Garonzik I, et al. Spinal-pelvic reconstruction after total sacrectomy for en bloc resection of a giant sacral chordoma: technical note. J Neurosurg Spine, 2005, 3:501-506.

［11］ Wuisman P, Lieshout O, van Disk M, van Diest P. Reconstruction after total en bloc sacrectomy for osteosarcoma using a custom-made prosthesis: a technical note. Spine, 2001, 26:431-439.

［12］ Dickey I, Hugate R, Fuchs B, et al. Reconstruction after total sacrectomy: early experience with a new surgical technique. Clin Ortho Rel Res, 2005, 439:42-50.

［13］ Yu B, Zhuang X, Li Z, et al. Biomechanical effects of the extent of sacrectomy on the stability of lumbo-iliac reconstruction using iliac screw techniques: what level of sacrectomy requires the bilateral dual iliac screw technique? Clin Biomech, 2010, 25:867-872.

［14］ Kelly B, Shen F, Schwab J, et al, Biomechanical testing of a novel four-rod technique for lumbopelvic reconstruction. Spine, 2008, 33:E400-E406.

［15］ Todd L, Yaszemski M, Currier B, et al. Bowel and bladder function after major sacral resection. Clin Orthop Rel Res, 2002, 397:36-39.

［16］ McLoughlin G, Sciubba D, Suk I, et al, En bloc total sacrectomy performed in a single stage through a posterior approach. Neurosurg, 2008, 63(1suppl 1):ONS115-ONS120.

［17］ Zileli M, Hoscuskun C, Brastianos P, et al. Surgical treatment of primary sacral tumors: complications associated with sacrectomy. Neurosurg Focus, 2003, 15:1-8.

［18］ Brown M, Kor D, Warner M, et al. Sacral tumor resection: The effect of surgical staging on patient outcomes, resource management, and hospital costs. Spine, 2011. (Epub ahead of print)

［19］ Rose P, Yaszemski M, Dekutoski M, et al. Classification of spinopelvic resections: oncologic and reconstruction implications. International Society of Limb Salvage meeting. Boston, MA, 2009.

［20］ Sherman C, Rose P, Pierce L, et al. Prospective assessment of patient morbidity from prone sacrectomy positioning. American Academy of Orthopaedic Surgeons meeting. New Orleans, LA, 2010.

［21］ Fuchs B, Dickey I, Yaszemski M, et al. Operative management of sacral chordoma. J Bone Joint Surg Am, 2005, 87:2211-6.

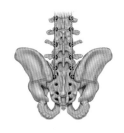

56

脊柱骨盆内固定术

王卫东 张 弛 译
Mostafa H El Dafrawy, Khaled M Kebaish

关键词： 脊柱骨盆固定、骶骨骨盆固定、S2翼状髂骨（S2AI）螺钉、骶骨内植物、脊柱手术中的骨盆固定。

概述

脊柱骨盆固定以往被用于描述从脊柱向骨盆延续的内固定技术。此技术的目的是给腰椎骶骨连接提供多点固定，以承受连接处强大的应力，是脊柱融合手术中难度较大的技术[1]。骶骨骨盆内固定术中有很多挑战。多变的解剖、骶骨骨质的缺失，经常发生的骨质疏松，以及此部分前屈位时的强大应力负荷和内固定拔出力，都是以往认识到的结构重建失败的原因[2]。在髂骨上增加锚定点能确保行腰椎骶骨连接处重建术的稳定性[3]。

解剖及生物力学

腰骶关节是一个频繁活动的部分和一个固定部分之间的连接，是骶骨和骨盆功能的结合。骶骨是髋关节的最基本组成部分，因为髋关节的中心地位，它为骨盆环的稳定提供了最重要的稳定性。内固定与融合改变了腰骶关节的生物力学性能，是腰骶关节应力的集中部位。其所承受的应力包括3倍于体重的轴向应力、潜在的切应力，尤其是垂直于S1终板力线上的前屈后伸位时的扭曲应力[4]。

以下所描述的生物力学概念很重要，尤其是在考虑行腰椎骶骨内固定选择远处锚定点时非常关键。

腰骶中心点

McCord等[5]根据体外生物力学模型研究定义了弯曲力臂的中心点位于L5~S1椎间盘处近正中线的骨韧带中轴处（图56-1）。当内植物延伸至此中心点前方时，关节的僵硬度将增加[5]。

骶骨骨盆内固定区域

O'Bren等[6]确定了3个明确的区域（图56-2）：
1区：S1椎体及骶骨翼上半部分。
2区：骶骨翼下半部分，S2及从1区延伸至尾骨起始处的区域。
3区：双侧髂骨。
当内固定通过上述3个区域时，其强度显著增强。

脊柱骨盆平衡

骨盆与股骨头的连接关系对维持脊柱骨盆的平衡至关重要。在行脊柱骨盆融合时，骨盆倾斜及骶骨移位的发生率必须考虑在内（图56-3）[7]。脊柱骨盆矢状位平衡非常重要，它与患者术后的满意程度及手术疗效相关性极高，手术当中应该仔细考虑[8]。

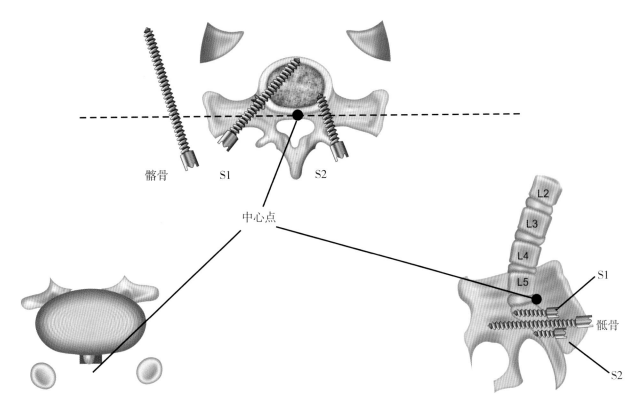

图56-1：McCord中心点示意。骨韧带矢状面和水平面中点与S1、S2及髂骨螺钉的关系。

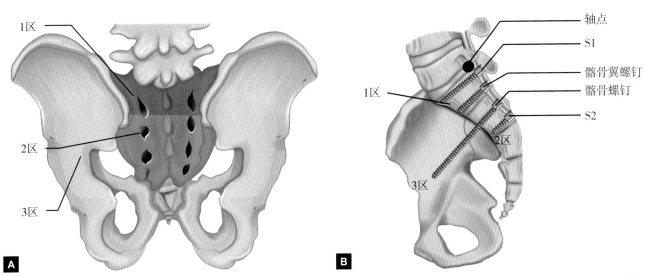

图56-2：（A）O'Bren骶骨骨盆内固定区域冠状面示意[6]。（B）矢状面示意显示O'Bren分区[6]与McCord中心不同固定技术的关系。

骶骨后方重要的骨性标志（图56-4）：

- 骶骨的上关节突。
- 骶正中嵴。
- S1椎间孔。
- S2椎间孔。
- 骶骨椎弓根内缘。
- 骶骨上切迹。
- 骶外侧嵴。
- 骶骨结节。

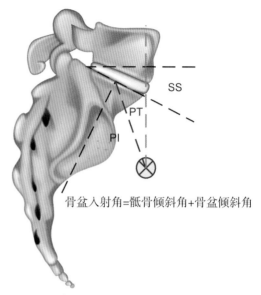

骨盆入射角=骶骨倾斜角+骨盆倾斜角

图56-3：骨盆入射角（PI）、骨盆倾斜角（PT）、骶骨倾斜角（SS）之间的关系。

手术适应证

有些学者认为，手术可以考虑延伸至L2的脊柱长节段融合[9, 10]，还有些学者认为，脊柱的长节段融合应该到达胸腰段[11, 12]。由于杠杆力臂较长，在融合术后近端的内固定系统可产生应力集中[13]。到目前为止，包括固定骶骨和骨盆的长节段脊柱融

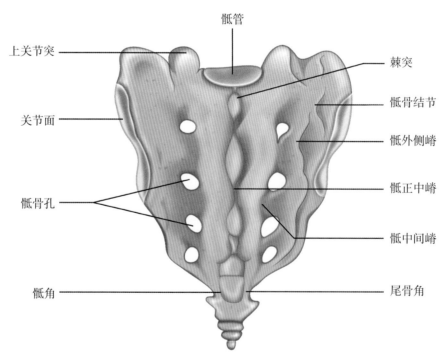

图56-4：骶骨后方骨性标志。

合术的适应证仍有很大争议。有些学者认为，成人患者行脊柱融合术，融合节段最高达L5水平的患者，远端腰椎术后很可能出现进展性改变，甚至会丢失腰椎矢状面的力线[14-16]。很多学者认为，包括融合骨盆、L5~S1前柱的长节段脊柱融合技术，能防止发生平背综合征[15, 17, 18]。有些学者将融合节段控制在L5水平，来保留L5~S1的运动，从而避免假关节的形成，也避免了假关节形成时需要实施的前路手术[15, 16, 19]。

与腰骶连接相关的脊柱缺陷是骶骨骨盆固定术最常见的适应证。L5椎体滑脱，成人退变性脊柱侧弯，减压翻修术和椎间盘切除术后腰椎生理曲度变直，这些是最常见的适应证。L5~S1的退变与上述异常一样，这些情况导致腰骶部不稳，在此结构上产生巨大的生物力学压力。在以上的缺陷中，延伸至骨盆的脊柱融合技术是达到并且维持矫正效果的先决条件[20]。

脊柱骨盆固定的另外一个适应证是高级别（3°或4°[21]）的椎体滑脱。当滑脱椎体复位后，应仔细考虑保护与椎间融合器配合使用的骶骨螺钉和髂骨螺钉[22, 23]。

笔者认为，骨盆内固定术是目前治疗伴有骨盆倾斜的神经肌肉型脊柱侧弯（如杜氏肌营养不良、椎旁肌萎缩、脐带型肌营养不良、脊髓脊膜膨出及脊髓损伤）的一项标准治疗方法[24]。因为骨盆在术中经常被融合，所以大多数学者建议行骨盆内固定[24]。

骶骨原发肿瘤（脊索瘤、软骨肉瘤和巨细胞肿瘤）切除术后重建是此手术的另一项适应证。总而言之，此手术是部分或全部骶骨切除术的一个很好的选择。手术重建需要保留骨盆环的连续性，脊柱机械结构的完整性，这些结构是传递脊柱到骨盆负荷的保证[25]。

骶骨不全骨折行长节段融合术的问题很少，但是很严重。笔者认为，坚强的脊柱骨盆固定是最好的预防性措施，同时也是治疗脆性骨折的不错选择。下腰椎创伤性骨折或伴脊柱骨盆分离的骶骨骨折需要有一

定的稳定结构，以允许承受生理负荷。因此，笔者推荐行脊柱骨盆固定术。

脊柱骨盆内固定的选择

S1椎弓根螺钉

S1椎弓根螺钉可分为单皮质螺钉、双皮质螺钉及三皮质螺钉。双皮质螺钉固定是标准的固定技术，要求螺钉与S1终板平行，并且要求螺钉内聚，以避开髂血管。三皮质螺钉技术要求螺钉指向中央的骶骨岬，达到尾端皮质、前方皮质及上方的终板皮质（图56-5）。考虑到插入点扭力问题，三皮质螺钉进钉方向应与S1终板平行[26]。此技术要求有三个潜在的固定点，允许术者在骶骨中置入比双皮质、单皮质技术更长的螺钉。

骶骨翼螺钉

骶骨翼螺钉固定技术是典型的单皮质螺钉技术，要求螺钉通过侧方皮质进入骶骨翼的骨松质内（图56-6）。如果术中螺钉穿透前方皮质则有可能损伤髂内静脉、腰骶干及骶髂关节[27]。

骶髂螺钉

骶髂螺钉是通过髂骨外侧面，穿过骶髂关节，进入骶骨侧方。因为骶髂螺钉穿过髂骨内、外骨皮质，所以稳定性更强[28]。因为出现了更加简便安全的脊柱骨盆固定，如髂骨螺钉、S2翼状髂骨（S2AI）螺钉，所以骶髂螺钉现已很少应用。

Galveston棒

在20世纪80年代，Allen和Ferguson[29]介绍了Galveston技术，即把髂骨当作结构重建的基础。这一技术需要用到Galveston棒，它可以从髂骨后上棘延伸到一

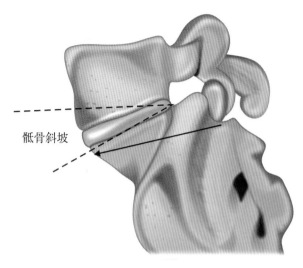

图56-5：腰骶交界处。S1三皮质螺钉朝向骶骨胛并与骶骨斜坡有一定相关性。

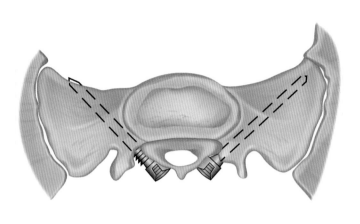

图56-6：骶骨翼螺钉进钉方向。

侧髂骨。Galveston棒可以通过椎板下缆绳或通过目前最新的椎弓根螺钉和挂钩连接近端固定物[29]。Galveston棒一般应用于神经肌肉性侧弯，此内固定物相对便宜，并且已经证明其假关节发生率低[30]。Galveston棒发生松动、引起疼痛而需要取出的发生率高[30, 31]。

髂骨螺钉

　　髂骨螺钉固定术是Galveston棒固定术的衍生物，目前是一项广泛应用长节段骨盆融合的技术。髂骨螺钉有更强大的抗拔出的骨松质螺纹[3]，可以部分或完全拧入，并且可以作为一个特殊的连接器连接棒的长轴。此技术已成模块化，这使得可以在髂骨内放置1枚或多枚螺钉。如果自体骨丰富，还可以应用自体骨代替螺钉（图56-7）。髂骨螺钉的缺点包括术中需要另外的切口放置内固定物、连接器笨重复杂、有减少自体骨量的可能、继发性疼痛，其中有1/5的患者需要取出内固定[32]。

经髂骨棒

　　20世纪60年代，Harrington[33]发明了骶骨棒，用挂钩固定于骶骨椎板；此装置不能控制前屈、后伸及旋转应力。Kostuik和Musha[17]后来改进了Harrington骶骨棒：应用经骶骨棒附着于S1椎弓根螺钉，以使近端内固定可以附着（图56-8）。在骶骨骨盆固定时，为使长节段脊柱后路融合术中有更多的骨盆锚定点，术中应用经髂骨棒技术简单有效[20]；然而，如果没有腰骶联合的前柱支撑，笔者不推荐应用此技术。

S2AI螺钉

　　S2AI螺钉技术是由笔者所在的机构最新发明的技术[34, 35]。此技术需要通过骶骨翼的通道把骨盆固定系统植入髂骨。应用S2AI螺钉可用于成人及儿童患者（图56-9）[20, 34, 36]。S2AI螺钉技术涉及的骨盆固定技术较少，原因是S2AI螺钉不需要分离筋膜或行皮肤切开，也不需要应用附加的连接器；与髂骨螺钉相比，此技术不涉及髂骨翼，术者可以应用长螺钉；

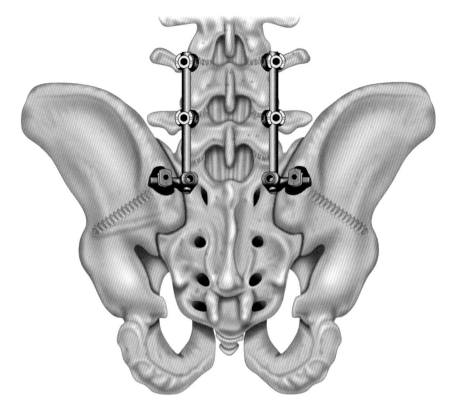

图56-7：腰骶内固定（S1椎弓根螺钉与两侧髂骨螺钉）。

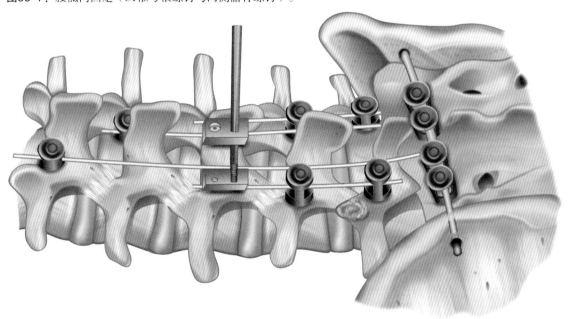

经髂骨棒

图56-8：经髂骨棒通过特殊的连接器固定于头侧内固定尾部。

此技术提供了牢固的骨盆锚定点，以便于行复杂的结构重建。涉及L5~S1节段的腰骶椎截骨术也适合此技术。腰骶椎截骨术可以矫正矢状面纵轴（SVA）上的力线，比近端节段截骨要好[11]。

手术步骤

患者取俯卧位，腹部垫高。可以应用Jackson手术床使腹部悬空以减少血管充血及硬膜外出血。一般来讲，骨性标志可以大概确定手术节段，如髂嵴对应L4~5水平。应用侧位片或透视调整确定手术需要的切口范围。当两侧髂嵴被水平安置后，应注意骨盆倾斜角、骶骨入射角与其关系。对于脑性瘫痪的患者来讲，这一点非常重要。常规消毒铺巾，做一纵行切口，切口以手术节段为中心。长效麻醉剂与肾上腺素混合注入术区皮下，以减少患者术后疼痛。以手术节段为中心向下分离至腰背部筋膜，放置撑开器。骨膜下剥离椎旁肌，暴露棘突及椎板。分离范围要到达骶骨上1/3并确认S1、S2椎间孔。

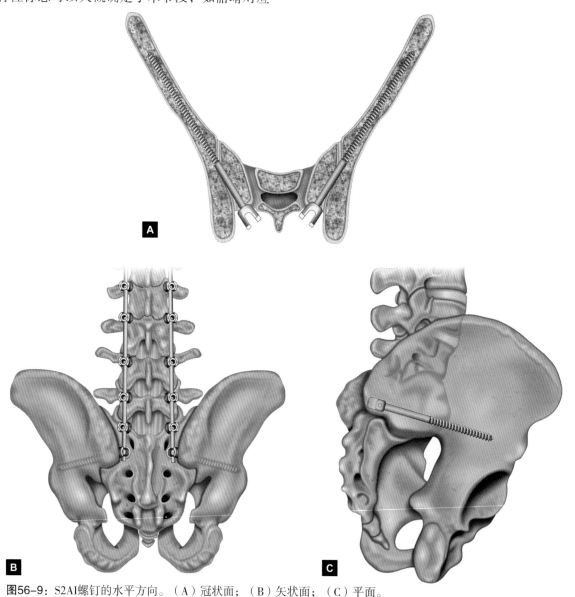

图56-9：S2AI螺钉的水平方向。（A）冠状面；（B）矢状面；（C）平面。

三皮质S1椎弓根螺钉植钉技术

骶骨进钉点位于两侧上关节突关节顶点处（图56-10）。此方法确定的进钉点，相对于以S1椎间孔确定的进钉点来说更为恒定。应用稍弯曲的椎弓根探子（有不同型号）探测骨松质。螺钉通道应该尾倾30°~40°，尖端指向骶骨岬。以骶骨斜坡为准，通常螺钉与骶骨上终板面有15°夹角或与水平面成5°~10°夹角。在螺钉拧入椎体之前，评估术前X线片，确定进钉方向，并依据术中透视进行调整（图56-11）。螺钉长度一般为40~50 mm。在包括骶骨在内的长节段融合术中，S1椎弓根螺钉一般都需要附加骨盆固定物[37]。

髂骨螺钉植钉技术

进钉点在髂后上棘稍前方（图56-12）。螺钉长度以允许螺钉头部位于髂后上棘较深处为宜，这样可以避免螺钉松动。

确定两个钉道。一个钉道指向髋臼上方，另一个钉道指向髂骨前上方（图56-13）。第二个钉道相对安全，破坏髋臼的风险较小，可以应用更长的螺钉[39]。螺钉需要内倾25°，尾倾30°，术中透视可帮助确定髂骨螺钉的位置。

螺钉最少要长80 mm，可以达到腰骶部骨质前部，这样可以改变螺钉受力情况，防止后伸时的拔出力。螺钉直径常为8~10 mm。

S2AI螺钉植钉技术

在S2AI螺钉植入之前植入S1椎弓根螺钉可以帮助确认S2AI螺钉进钉点，并且有助于钛棒植入。进钉点位于S1与S2骶孔中间（图56-14）。螺钉通道需要根据骨盆倾斜角度来确定方向，内倾约40°，尾倾20°~30°。把大转子尖作为安全植钉的外部标志，可以不用透视辅助（图56-15）。透视一般都很有用，尤其在异常骨盆解剖时。钻头进钉应在骶骨嵴上约20 mm处，指向髂前上棘（AIIS）。用直径2.5 mm的

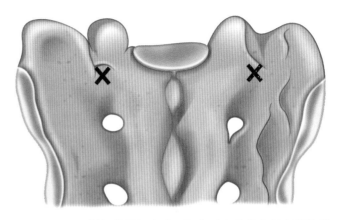

图56-10：S1螺钉的进钉点"×"位于上关节突基底部外侧1 mm处。

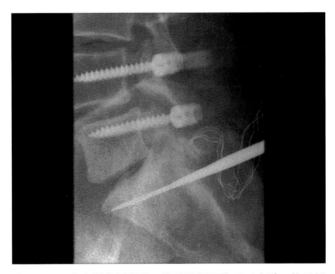

图56-11：术中侧位摄影观，椎弓根探子位于三皮质S1椎弓根螺钉钉道内。

钻头受限进入骶骨翼，穿过骶髂关节，用直径3.2 mm的钻头扩大钉道。钻头通常进入70~90 mm，钉道终点用圆钝的球探确认。用骨锤将头端圆钝的导丝固定在预先在髂骨上准备的孔道内。确保导丝位于髂骨骨松质内，把对骨皮质的损害降到最低。应用C臂透视，确定钉道位于髂骨最厚处骨质内，没有穿过骨皮质。此时的透视很重要，尤其对于解剖异常的患者（图56-16、图56-17）。

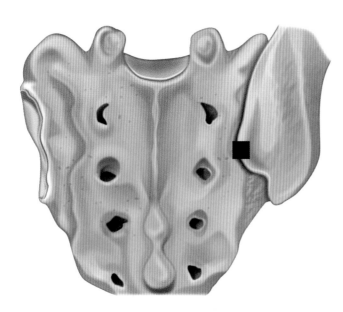

图56-12：髂骨螺钉进钉点（黑色方块）在髂后上棘稍前方。

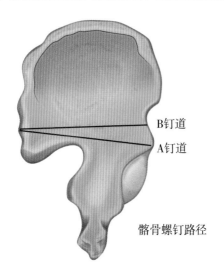

B钉道

A钉道

髂骨螺钉路径

图56-13：髂骨螺钉的骨盆植入路径。A钉道由髂后上棘进入髋臼上部。B钉道由髂后上棘进入髂骨前部。

笔者偏好应用有40°活动角的万向螺钉，螺钉近端无螺纹部分通过骶髂关节（平均长度为80~100 mm）；螺钉直径最少为8~10 mm。保持螺钉通道位于坐骨大切迹上方，这样可以允许最大直径的螺钉置入。与髂骨螺钉相比，骶骨螺钉一般要拧入得更深一些，平均约15 mm，以避免螺钉突出[34]。

若术中需要融合，可以应用骨刀仔细剥离后方软组织，暴露骨皮质。逐层缝合创面。

术后鼓励患者在可耐受的情况下下床行走。无须辅以支具，穿紧身衣可以使患者感觉更舒服。患者活动是否受限应依据术者方案及手术操作而定，但是一般在12周以内禁止负重、后伸及旋转。

潜在并发症

植钉错误及周围结构损伤

尽管笔者在行S2AI螺钉固定术时未见坐骨切迹损伤，但是，包括上臀肌动脉及骶神经在内的损伤仍是术中潜在的风险。术中注意骨盆相关结构，应用骨性标志或用手指、钝性器械探测，对保护重要结构有帮助。在行髂骨螺钉固定术时，减少损伤发生常用的方法是延长切口增加暴露范围。术中透视对手术很有帮助，尤其是对于解剖异常的患者及对手术操作不熟悉

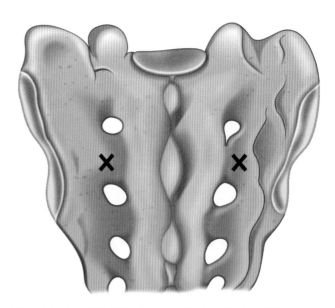

图56-14：S2AI螺钉进钉点"×"位于S1骶孔与S2骶孔中间。

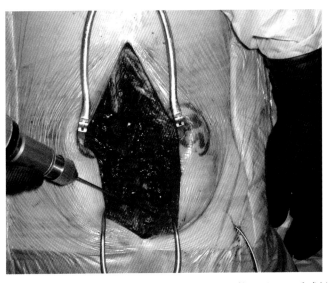

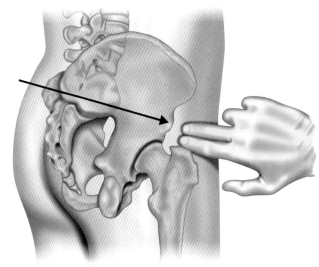

图56-15：朝向大转子方向植入S2AI螺钉时，使用另一只手感触大转子的位置。

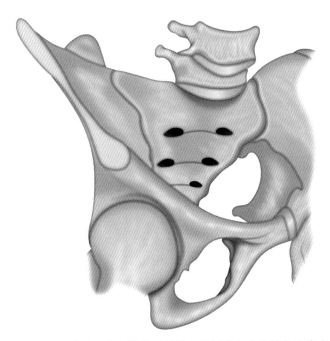

图56-16：髂后上棘、髂前下棘及坐骨切迹上方的髂骨边缘在C臂摄影中重叠的泪滴形阴影。

的医生来说，帮助更多。髂骨皮质中央部分的破坏有可能损伤骨盆血管及肠管。

内植物松动与突出

避免内植物突出对于年轻患者、软组织薄弱的患者及患有神经肌肉缺陷的儿童来说同样如此。内植物

松动是Galveston技术的并发症，但是相对于S2AI螺钉固定术及髂骨螺钉技术来说，发生率较低[40]。此并发症一般不会引起症状，尤其是已达到完全融合的患者。

切口并发症及感染

手术需要延长切口，与切口相关的并发症发生率就会增高，如感染[36]。有报道称，在81例行髂骨螺钉内固定术的患者中有4%的感染发生率[25]。然而，在最近的一篇报道中，27例行骨盆融合联合S2AI螺钉固定术的患者没有一例发生术后创面感染[36]。报道发现，这也许和此手术术中分离组织小、软组织相对完整有关。

不融合及内固定失败

如果术后骨质未及时融合，与骨质接触的内植物就会发生断裂或松动[41]。

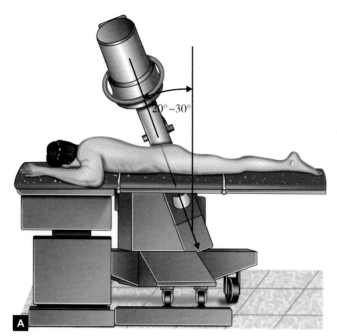
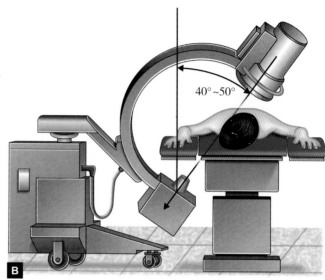

图56-17：C臂摆放角度。

关键点

- 骶骨骨盆内固定术的适应证包括多节段脊柱融合、腰骶部畸形、高级别的滑脱及需要骶骨切除的肿瘤。
- 脊柱骨盆内固定必须足够牢固才可以承受腰骶连接处的大部分负荷。
- 骶骨骨盆内固定术包括骶骨翼螺钉、髂骨骶骨螺钉、Galveston棒及髂骨螺钉内固定术。
- S2AI螺钉内固定术是一项新兴的可供选择的手术方式，它简单易行，与之相关的并发症发生率低。

参考文献

［1］ Kim Y J, Bridwell K H, Lenke L G, et al. Pseudarthrosis in long adult spinal deformity instrumentation and fusion to the sacrum: prevalence and risk factor analysis of 144 cases. Spine (Phila Pa 1976), 2006, 31:2329–2336.

［2］ Santos E R G, Rosner M K, Perra J H, et al. Spinopelvic fixation in deformity: a review. Neurosurg Clin N Am, 2007, 18:373–384.

［3］ Lebwohl N H, Cunningham B W, Dmitriev A, et al. Biomechanical comparison of lumbosacral fixation techniques in a calf spine model. Spine (Phila Pa 1976), 2002, 27:2312–2320.

［4］ Glazer P A, Colliou O, Lotz J C, et al. Biomechanical analysis of lumbosacral fixation. Spine (Phila Pa 1976), 1996, 21:1211–1222.

［5］ McCord D H, Cunningham B W, Shono Y, et al. Biomechanical analysis of lumbosacral fixation. Spine (Phila Pa 1976), 1992, 17:S235–S243.

［6］ O'Brien M F, Kuklo T R, Lenke L G. Sacropelvic instrumentation: anatomic and biomechanical zones of fixation. Semin Spine Surg, 2004, 16:76–90.

［7］ Lafage V, Schwab F, Patel A, et al. Pelvic tilt and truncal inclination: two key radiographic parameters in the setting of adults with spinal deformity. Spine (Phila Pa 1976), 2009, 34:E599–E606.

［8］ Glassman S D, Bridwell K, Dimar J R, et al. The impact of positive sagittal balance in adult spinal deformity. Spine (Phila Pa 1976), 2005, 30:2024–2029.

［9］ Kostuik J P. Treatment of scoliosis in the adult thora-columbar spine with special reference to fusion to the sacrum. Orthop Clin North Am, 1988, 19:371–381.

［10］ Kostuik J P, Errico T J, Gleason T F. Techniques of internal fixation for degenerative conditions of the lumbar spine. Clin Orthop Relat Res, 1986, 203:219–231.

［11］ Devlin V J, Asher M A. Biomechanics and surgical principles of long fusions to the sacrum. Spine: State Art Rev, 1996, 10:515–544.

［12］ Perra J H. Techniques of instrumentation in long fusions to the sacrum. Orthop Clin North Am, 1994, 25:287–299.

［13］ Ogilvie J W, Schendel M. Comparison of lumbosacral fixation devices. Clin Orthop Relat Res, 1986, 203:120–125.

［14］ Bridwell K H, Edwards C C, Lenke L G. The pros and cons to saving the L5 – S1 motion segment in a long scoliosis fusion construct. Spine (Phila Pa 1976), 2003, 28:S234–S242.

［15］ Edwards C C, Bridwell K H, Patel A, et al. Long adult deformity fusions to L5 and the sacrum. A matched cohort analysis. Spine (Phila Pa 1976), 2004, 29:1996–2005.

［16］ Swamy G, Berven S H, Bradford D S. The selection of L5 versus S1 in long fusions for adult idiopathic scoliosis. Neurosurg Clin N Am, 2007, 18:281–288.

［17］ Kostuik J P, Musha Y. Extension to the sacrum of previous adolescent scoliosis fusions in adult life. Clin Orthop Relat Res, 1999, 364:53–60.

［18］ Cho K J, Suk S I, Park S R, et al. Arthrodesis to L5 versus S1 in long instrumentation and fusion for degenerative lumbar scoliosis. Eur Spine J, 2009, 18:531–537.

［19］ Polly D W, Hamill C L, Bridwell K H. Debate: to fuse or not to fuse to the sacrum, the fate of the L5 – S1 disc. Spine (Phila Pa 1976), 2006, 31:S179–S184.

［20］ Kebaish K M. Sacropelvic fixation: techniques and complications. Spine (Phila Pa 1976), 2010, 35:2245–2251.

［21］ Bourassa-Moreau E, Mac-Thiong JM, Labelle H. Redefining the technique for the radiologic measurement of slip in spondylolisthesis. Spine (Phila Pa 1976), 2010, 35:1401–1405.

［22］ Shirado O, Zdeblick T A, McAfee P C, et al. Biomechanical evaluation of methods of posterior stabilization of the spine and posterior lumbar interbody arthrodesis for lumbosacral isthmic spondylolisthesis. A calf-spine model. J Bone Joint Surg Am, 1991, 73:518–526.

［23］ Bridwell K H. Utilization of iliac screws and structural interbody grafting for revision spondylolisthesis surgery. Spine (Phila Pa 1976), 2005, 30:S88–S96.

［24］ Peelle M W, Lenke L G, Bridwell K H, et al. Comparison of pelvic fixation techniques in neuromuscular spinal deformity correction: Galveston rod versus iliac and lumbosacral screws. Spine (Phila Pa 1976), 2006, 31:2392–2398.

［25］ Gokaslan Z L, Romsdahl M M, Kroll S S, et al. Total sacrectomy and Galveston L-rod reconstruction for malignant neoplasms. Technical note. J Neurosurg, 1997, 87:781–787.

［26］ Lehman R A, Kuklo T R, Belmont P J, et al. Advantage of pedicle screw fixation directed into the apex of the sacral promontory over bicortical fixation: a biomechanical analysis. Spine (Phila Pa 1976), 2002, 27:806–811.

［27］ Alegre G M, Gupta M C, Bay B K, et al. S1 screw bending moment with posterior spinal instrumentation across the lumbosacral junction after unilateral iliac crest harvest. Spine (Phila Pa 1976), 2001, 26:1950–1955.

［28］ Farcy J P, Rawlins B A, Glassman S D. Technique and results of fixation to the sacrum with iliosacral screws. Spine (Phila Pa 1976), 1992, 17:S190–S195.

［29］ Allen B L, Ferguson R L. The Galveston technique for L rod instrumentation of the scoliotic spine. Spine (Phila Pa 1976), 1982, 7:276–284.

［30］ Allen B L, Ferguson R L. The Galveston technique of pelvic fixation with L-rod instrumentation of the spine. Spine (Phila Pa 1976), 1984, 9:388–394.

［31］ Allen B L, Ferguson R L. The Galveston experience with L-rod instrumentation for adolescent idiopathic scoliosis. Clin Orthop Relat Res, 1988, 229:59–69.

［32］ Tsuchiya K, Bridwell K H, Kuklo T R, et al. Minimum 5-year analysis of L5 – S1 fusion using sacropelvic fixation (bilateral S1 and iliac screws) for spinal deformity. Spine (Phila Pa 1976), 2006, 31:303–308.

［33］ Harrington P R. The history and development of Harrington instrumentation. Clin Orthop Relat Res, 1973, 95:110–112.

［34］ Chang T L, Sponseller P D, Kebaish K M, et al. Low profile pelvic fixation. Anatomic parameters for sacral alar-iliac fixation versus traditional iliac fixation. Spine (Phila Pa 1976), 2009, 34:436–440.

[35] O'Brien J R, Yu W D, Bhatnagar R, et al. An anatomic study of the S2 iliac technique for lumbopelvic screw placement. Spine (Phila Pa 1976), 2009, 34: E439-E442.

[36] Sponseller P D, Zimmerman R M, Ko PS, et al. Low profile pelvic fixation with the sacral alar iliac technique in the pediatric population improves results at two-year minimum follow-up. Spine (Phila Pa 1976), 2010, 35: 1887-1892.

[37] Harimaya K, Mishiro T, Lenke L G, et al. Etiology and revision surgical strategies in failed lumbosacral fixation of adult spinal deformity constructs. Spine (Phila Pa 1976), 2011, 36(20):1701-1710.

[38] Moshirfar A, Rand F F, Sponseller P D, et al. Pelvic fixation in spine surgery: historical overview, indications, biomechanical relevance, and current techniques. J Bone Joint Surg Am, 2005, 87:89-106.

[39] Berry J L, Stahurski T, Asher M A. Morphometry of the supra sciatic notch intrailiac implant anchor passage. Spine (Phila Pa 1976), 2001, 26:E143-E148.

[40] Yazici M, Asher M A, Hardacker J W. The safety and efficacy of Isola-Galveston instrumentation and arthrodesis in the treatment of neuromuscular spinal deformities. J Bone Joint Surg Am, 2000, 82:524-543.

[41] Mohamed A, Kebaish K. Failure of lumbar spine instrumentation. In: Arthritis and Arthroplasty: The Spine. Philadelphia: Saunders, 2010, 281-287.

第五部分

其他技术

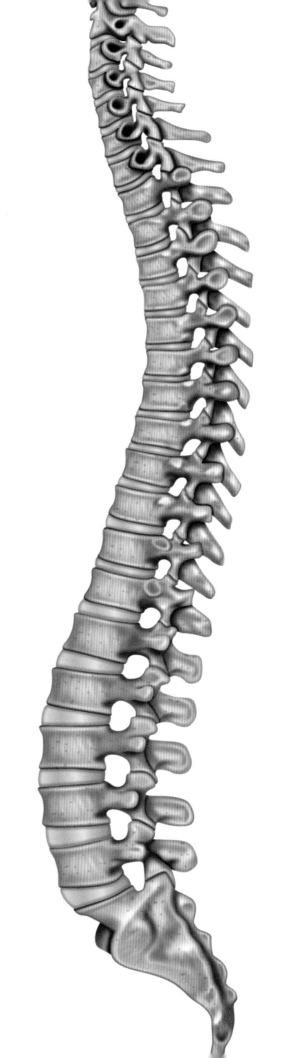

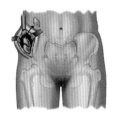

57

髂嵴前后移植骨的制备

刘宏建　罗成汉　译

Anthony Lapinsky, Jacob Furey

概述

　　来自髂骨的移植骨可以作为基质骨刺激人体其他部位的骨组织再生。I.Lawson Dick于1946年发表了首篇关于髂骨移植的综述，引用了8篇讲述"髂骨块"在全身应用的个案报道[1]。Dick也引用了1934年前由Ghormley和Stuck所著的一篇文章，他们在狗身上进行试验，并得出了髂骨骨松质在所有研究位点上均可以快速、可靠地刺激骨生成的结论[2]。髂嵴移植骨是骨松质的良好来源，可为颈前路手术、下颌骨重建、限制性腰椎前路手术等提供小体积的皮质松质骨。

髂骨移植的优点

　　自体髂骨移植骨由骨皮质和骨松质共同组成。其中骨皮质可以提供结构支撑，骨松质可以发挥骨诱导、骨传导及促进成骨的作用。除了髂嵴，人体再没有任何一块骨头可作为具有上述所有优势的移植骨[3]。就像其他的自体移植骨一样，髂嵴移植骨也常隐藏一些活性细胞，在需要结构支撑的部位这些细胞可以预防活动性感染以防止脊柱生物力学被破坏。一旦发生脊柱关节炎，髂嵴移植骨就可以成为提供结构支持的最佳选择。

　　与外源性同种异体移植物相比，髂骨移植骨与其他自身移植骨一样，没有组织相容性和细胞毒性相关的并发症。同种异体移植物和异种移植物的获取、储存、运输过程中均有导致组织排斥、细胞毒效应和感染传播的风险。尽管自体移植骨同样有转移性感染的风险，但是现代无菌手术室技术可最大限度地降低该风险。骨移植有向受区转移异常增生组织（肿瘤等）的风险，但是这种风险在自体移植骨和同种异体移植物之间并无明显差别。

　　由于获取所需移植骨时无须在骨盆结构完整性、肌肉附着区及局部结构之间妥协，髂骨也成为相对安全的移植物骨提供位点。无论是前路脊柱手术（仰卧位）还是后路手术（俯卧位）均不会影响取骨操作，所以髂骨作为供骨区具有很大的优势。

手术步骤

前方入路取髂骨移植骨

　　前方入路髂骨移植骨的获取常与颈前路手术或限

制性前路腰椎融合术同步进行。患者于手术上取仰卧位，髂后区用垫子支撑，这样可以使髂嵴前部更加突出，便于操作。体表前面最重要的标志是髂前上棘，即使肥胖患者，通常也可触及。在髂前上棘的外侧，髂骨最宽阔的部分，即是可获取大量骨松质的位置。

首先做一个平行于髂嵴的斜行切口，该切口可以高于也可以低于髂嵴，但必须在髂前上棘外侧2.5~3 cm处（图57-1）。尽管股外侧皮神经常沿髂前上棘内侧走行，但也可能走行于髂前上棘外侧1.5 cm以内，为了保证不损伤该神经，切口至少应向髂前上棘外侧旁开2.5 cm（图57-2）[4]。若该神经损伤可导致感觉异常性股痛综合征（Meralgia Paresthetica）或伯-罗二氏综合征（Bernhardt-Roth syndrome），可出现神经痛、神经膜瘤和顽固性疼痛[5, 6]。应当注意，该切口区域的选取，要确保不会受到患者衣裤腰带的影响。同时，切口应远离皮肤褶皱，尤其是肥胖患者，否则术后切口处极有可能出现感染。切开皮肤，分离皮下组织，直至外展肌与腹横肌在髂骨前外

侧的附着处。此时，可以用电刀切开覆盖在骨面的筋膜并且在内、外面做骨膜下剥离。为了防止骨膜与筋膜的撕裂，在与皮肤切口垂直的方向做横穿沿髂嵴走行切口（就像倾斜的大写字母"I"）。这可以使截骨处的筋膜修复更加容易。使用骨膜剥离子做更深层次的骨膜下剥离。但是外展肌和髂骨外侧的筋膜损伤仍可能导致步态异常，术肢可能出现蹒跚步态。骨皮质的滋养血管在筋膜处可以用电刀给予止血，而在骨皮质面处则可用骨蜡封堵。

获取髂嵴前方移植骨的方法有骨皮质条、三皮质楔形骨条（用于颈椎前路椎间融合术）及骨皮质开窗。骨皮质开窗是指用骨刀切开骨皮质，用刮匙、骨凿等工具获取骨皮质内的骨松质。尽管骨刀和摆锯都可用来获取结构性髂骨移植骨，但至少有1项研究显示摆锯获取的髂骨移植骨相比骨刀获取的具有更好的机械强度，这可能是因为使用摆锯可减少细微骨折的发生[7]。为了防止髂骨骨折，手术操作的范围应始终远离髂前上棘至少3 cm，尤其要预防老年人可能出

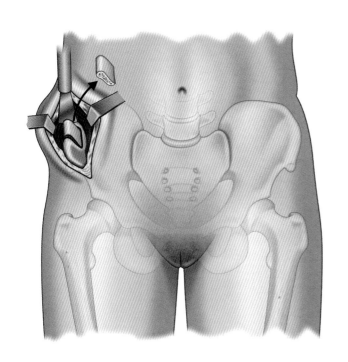

图57-1：髂骨前方取骨处。

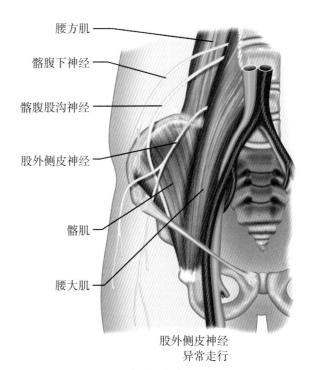

腰方肌
髂腹下神经
髂腹股沟神经
股外侧皮神经
髂肌
腰大肌

股外侧皮神经
异常走行

图57-2：髂嵴前部与神经的关系。

现的撕脱性骨折。

　　获取移植骨后，髂嵴的缺损处可以用骨蜡、纤维素原止血材料、胶原产品或同种异体骨移植物覆盖填充。但是向缺损处再行骨移植并没有任何优势。填充材质可以预防占位性血肿，同时筋膜需紧密缝合避免疝的形成，逐层缝合切口防止术后切口开裂。

后方入路取髂骨移植骨

　　在进行脊柱后路手术时，不论术区在骶骨还是枕骨，都可以在不改变体位的情况下从后方获取髂嵴移植骨。当然，在髂后上棘处进行单独的术前准备是必要的。

　　暴露髂嵴可以行单独的手术切口（髂嵴斜外侧距中线约8 cm），亦可于腰骶交界处沿后正中线做垂直切口，切开皮肤分离浅筋膜行筋膜下入路（图57-3）。对于该手术而言，可能导致损伤的神经是位于髂后上棘外侧6~8 cm的臀上神经（图57-4）[8]。因此，保证操作局限在髂后上棘外侧6~8 cm以内即可避免损伤这些周围神经所带来的长期疼痛和功能障碍等并发症。此外，筋膜组织的破坏和瘢痕形成也会导致术后疼痛。因为上述原因，腰骶交界处垂直切口并筋膜下入路可以降低该术式并发症的发生率。同时亦应注意，要避免损伤骶髂后韧带，以免在获取移植骨后引起骶髂关节不稳[9]。

　　移植骨获取过程易受损伤的深部结构主要是位于坐骨切迹的臀上动脉[11, 10]和盆腔内位于髂肌前的输尿管[12]。为了修复已受损的臀上动脉，应在出血得到初步控制后用翻转臀大肌皮瓣，游离出回缩的臀上动脉[13]。

　　获取髂骨移植骨的特殊方法包括骨窗开放技术，如前路移植骨描述，利用环锯获取结构支撑骨或骨松质。多余的非结构性骨可以用碎骨器处理或用咬骨钳修整为颗粒骨。对于骨质疏松的患者，应避免髂嵴骨折，可尽量减少髂后上棘处骨质获取。

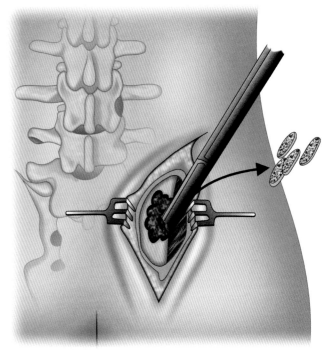

图57-3：髂后上棘取骨处。

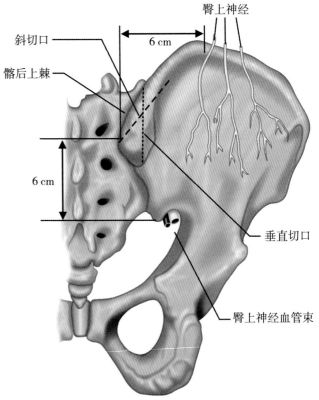

图57-4：臀上神经、臀上神经血管束与髂后上棘之间的解剖关系。

如同前路部分，相比人工产物，同种异体移植物在供骨区的重建上并无优势。关于使用钙磷酸盐填充物或三磷酸钙化合物减少缺损范围的报道显示，其并没有临床意义或并不优于空白治疗组。为了达到对骨缺损处的重建，可使用肋骨移植或在骨盆边缘获得髂嵴移植骨，这都可以减少因获取髂嵴移植骨带来的美观问题。

获取髂骨移植骨的风险、并发症和劣势

任何自体移植骨的获取都可因局部继发因素引起多种并发症，如手术造成的疼痛、失血、手术费用、残留瘢痕和手术并发症等，这在任何手术治疗后都可能出现。神经源性或肌筋膜源性疼痛，以及骨质切除引起的疼痛都常发生。这些并发症在骨髓抽取时较少发生，在采用人工移植物时甚至不会发生。由于手术入路和术后瘢痕形成导致的长期或短期并发症是多种多样的，但慢性疼痛是髂嵴移植骨主要的并发症。研究表明，25%的患者可出现供骨区的慢性疼痛[14]。据报道，有近10%的患者日常生活受到严重影响[15]。经济消耗，如手术时间、手术费用、麻醉费用、设备费用，人工骨移植物作为髂嵴移植骨的可替代方法，也会产生经济损失。因为人工骨移植物需要抽吸骨髓与其混合，所以尽管发生率低，但同样会引起上述风险和并发症。但是，人工骨移植物伴或不伴骨髓抽吸具有非常低的并发症发生率。

除疼痛和瘢痕形成外，其他一些更为少见但严重的并发症也有可能发生，如输尿管损伤、血管损伤或假性动脉瘤[16]、骨折（常见于骨质疏松患者）、骨盆不稳、疝形成（多见于切口长于4 cm的情况）[17, 18]、血肿和水肿、肌肉损伤和神经损伤（包括股外侧皮神经、髂腹股沟神经、臀上神经等）。以上提到的并发症

多是前路或后路手术特有的。而对于所有的移植骨，感染或肿瘤组织都可以从供骨区转移到植骨区。

一些髂骨移植骨的替代品，可以单独或与移植骨联合应用。这些可供选择的方法包括人造骨替代物、去矿物质骨基质、生长因子（如BMP-2）和间充质干细胞等。一些报道证实，这些替代品可以得到和移植骨相似的结果[19]。然而，如果可以安全地获取髂嵴移植骨，它对于很多手术来说依旧是移植物的金标准。

关键点

前方入路

- 于髂前上棘外侧做2.5~3 cm长的切口，避免损伤股外侧皮神经。
- 避免过多剥离筋膜、肌肉和骨膜。
- 为了避免骨折应尽量使用摆锯而不用骨刀。
- 髂骨面出血用骨蜡封堵，软组织出血用电刀止血。

后方入路

- 于距中线6~8 cm以内的范围做切口，理想情况是经中线筋膜下入路避免臀上神经损伤。
- 避免髂后上棘内侧骶髂关节的韧带损伤。
- 手术操作高于坐骨切迹以免损伤臀上神经。
- 髂嵴出血用骨蜡止血，软组织出血用电刀止血。

概括

- 理解手术风险和收益，并根据患者个体化基础进行讨论。取髂骨移植骨通常是大多数手术中的一小步，因此易被忽略，但是其可能对患者有重要且长期的影响。

参考文献

［1］ Dick I L. Iliac-bone transplantation. JBJS, 1946, 28:1–14.

［2］ Ghormely R K, Stuck W G. Experimental bone transplantation with special reference to the effect of "decalcification". Arch. Surg, 1934, 28:742–770.

［3］ Myeroff C, Archdeacon M. Autogenous bone graft: donor sites and techniques. J Bone Joint Surg Am. 2011, 93 (23):2227–2236.

［4］ Ebraheim N A, Elgafy H, Xu R. Bone-graft harvesting from iliac and fibular donor sites: techniques and complications. J Am Acad Orthop Surg, 2001, 9(3):210–218.

［5］ Weikel A M, Habal M B. Meralgia paresthetica: a complication of iliac bone procurement. Plast Reconstr Surg, 1977, 60:572–574.

［6］ Massey E W. Meralgia paresthetica secondary to trauma of bone graft. J Trauma, 1980, 20:342–343.

［7］ Jones A A, Dougherty P J, Sharkey N A, et al. Iliac crest bone graft: osteotome versus saw. Spine, 1993, 18:2048–2052.

［8］ Lu J, Ebraheim N A, Huntoon M, et al. Anatomic considerations of superior cluneal nerve at posterior iliac crest region. Clin Orthop, 1998, 347:224–228.

［9］ Xu R, Ebraheim N A, Yeasting R A, et al. Anatomic considerations for posterior iliac bone harvesting. Spine, 1996, 21:1017–1020.

［10］ Kahn B. Superior gluteal artery laceration: a complication of iliac bone graft surgery. Clin Orthop, 1979, 140:204–207.

［11］ Lim E V A, Lavadia W T, Roberts J M. Superior gluteal artery injury during iliac bone grafting for spinal fusion: a case report and literature review. Spine, 1996, 21:2376–2378.

［12］ Escalas F, DeWald R L. Combined traumatic arteriovenous fistula and ureteral injury: a complication of iliac bone-grafting. J Bone Joint Surg Am, 1977, 59:270–271.

［13］ Shin A Y, Moran M E, Wenger D R. Superior gluteal artery injury secondary to posterior iliac crest bone graft harvesting: a surgical technique to control hemorrhage. Spine, 1996, 21:1371–1374.

［14］ Summers B N, Eisenstein S M. Donor site pain from the ilium: a complication of lumbar spine fusion. J Bone Joint Surg Br, 1989, 71:677–680.

［15］ Banwart J C, Asher M A, Hassanein R S. Iliac crest bone graft harvest donor site morbidity: a statistical evaluation. Spine (Phila Pa 1976), 1995, 20(9):1055–1060.

［16］ Catinella F P, De Laria G A, De Wald R L. False aneurysm of the superior gluteal artery: a complication of iliac crest bone grafting. Spine, 1990, 15:1360–1362.

［17］ Lotem M, Maor P, Haimoff H, et al. Lumbar hernia at an iliac bone graft donor site: a case report. Clin Orthop, 1971, 80:130–132.

［18］ Cowley S P, Anderson L D. Hernias through donor sites for iliac-bone grafts. J Bone Joint Surg Am, 1983,65: 1023–1025.

［19］ Kang J, An H, Hilibrand A, et al. Grafton & local bone has comparable outcomes to iliac crest bone in instrumented single level lumbar fusions. Spine (Phila Pa 1976), 2011.

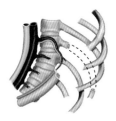

58 带血管蒂肋骨骨移植

皮国富　韩奇财　译

Rishi M Kanna, Ajoy P Shetty, Mark Dekutoski, S Rajasekaran

概述

　　针对畸形矫正、脊柱不稳、椎体骨折、退变性疾病、肿瘤切除等进行的手术，其最终目的是成功地固定或融合脊柱关节。脊柱手术中达到牢固的融合受多种因素的影响，如患者年龄、营养状况、代谢疾病、植骨床的准备、骨移植物的质量、术区的血管分布、固定的力量等。尽管从髂嵴获取无血供自体移植骨可以满足大多数情况，但是在一些情况下带血管蒂移植骨更具有优越性。与无血供自体移植骨相比，带血管蒂骨移植骨最主要的优势是切口和组织的快速愈合与融合，这在肿瘤手术中尤其重要。由于肿瘤切除范围大、椎体缺陷，多需要骨移植物填补，而骨移植物延迟愈合或不能愈合则可能导致内固定失败。用于脊柱融合手术的带血管蒂移植骨多取自腓骨和肋骨。由于带血管蒂腓骨移植骨的获取需要复杂的微血管修复技术，因此带血管蒂肋骨移植骨更为常用。另外，从腓骨获取带血管蒂移植骨引起的局部并发症是很严重的问题。相比之下，带血管蒂肋骨移植骨具有更多的优势，如靠近脊柱区域、易获取且不需吻合微血管等。

历史

　　对严重的脊柱后凸畸形进行前路固定是带血管蒂肋骨移植骨早期使用的指征之一。Rose于1975年[1]、Bradofrd于1980年[2]分别报道了利用带血管蒂肋骨移植骨的后凸固定技术。1986年，Bradford和Daher[3]报道了25名采用带血管蒂肋骨移植骨的后凸患者的术后2年随访结果。他们推测，使用带血管蒂肋骨移植骨的骨性愈合可发生在术后4~16周。从生物化学角度，Shaffer和Field（1984）[4]亦指出，从移植骨流向椎体的血流有助于移植骨的存活，所以带血管蒂骨移植物可改善机械力学特性和促进骨皮质增生。

肋血管的解剖

　　肋骨是狭长、弯曲的骨。其向后连接于椎体，向前通过肋软骨连接于胸骨。在肋骨下缘走行的结构有肋间动、静脉和肋间神经。肋骨从3处获得血供（图58-1）。主要的血液供应来自肋间后动脉，该血管为肋间主动脉（主动脉的直接分支）的两大分支之一。

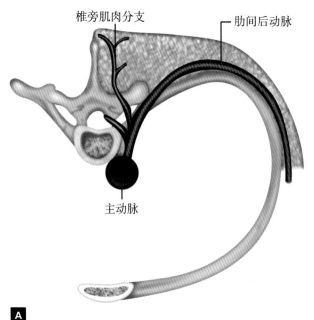
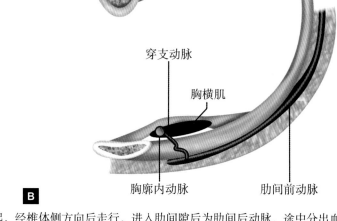

图58-1：肋骨的血供解剖。（A）肋间动脉主要从主动脉发起，经椎体侧方向后走行，进入肋间隙后为肋间后动脉，途中分出血管支营养椎旁肌。（B）肋间前支起自胸廓内动脉。

肋间动脉与肋间静脉、肋间神经相伴行。肋间动脉于椎体旁分为前、后两支。后支提供椎旁肌肉的血液供应，前支进入肋间隙成为终末肋间动脉，是肋骨的主要营养血管。肋骨第二大滋养动脉是胸廓内动脉，其与肋间前动脉相交通。胸廓内动脉供应了肋骨大部分骨膜下血供。第三大血供来自骨膜上肌肉附着处，供给肋骨其余部分血液。

适应证

带血管蒂肋骨移植骨常见适应证：

- （先天性、创伤后、感染后）后凸畸形的前路固定。
- 肿瘤切除术后椎体缺陷的前路重建。
- 椎板扩大切除术后的后方融合。

手术步骤

入路

不论是前方入路还是后方入路均可获取带血管蒂肋骨移植骨。一般来说，大多数外科医生会选择前路胸廓切开术，因为此方式较易获取骨块且易于翻转至手术节段处。即使是脊柱后路重建，也优先选择单独胸廓切开获取移植骨。目前，肿瘤切除术后的重建是该手术最常见的适应证之一。首先要做的是通过后方入路去除病变的椎体组织并选择好肋骨移植骨的血供。应用椎弓根螺钉和固定棒对肿瘤切除区域上、下节段进行后路临时固定。随后使患者呈侧卧位，通过该体位可以对所需截取的肋骨和脊柱后路手术同时进行操作。在胸廓切开术中，截取带血管蒂肋骨移植骨并翻转至椎体前方缺陷处。带血管蒂肋骨移植骨植入后，随即可对脊柱缺损处进行加压处理，并在后方固定牢固。对于已行椎板扩大切除术的节段，同样可以采取带血管蒂肋骨移植骨，将其移植到后方缺损处，跨越骨缺损处并固定于后方剩余的骨性结构上。对于胸廓切开术，主要依据病变的位置和大血管的解剖情况决定左侧或右侧入路。

选取最佳肋骨移植节段

术者应该认识到，在T4节段以上，椎体不存在节段血管样血管结构，因此选取最佳的取肋区是非常重要的。如果后凸矫形融合节段的近端椎体高于T5水平，应选取后凸远端椎体下方1个或2个节段的肋骨[3]。将肋骨移植骨远端旋转至融合节段的近端椎体处。如果后凸畸形的近端椎体低于T5水平，则应选取后凸畸形的远端椎体上方的1个或2个节段的肋骨，将肋骨翻转后使其远端与后凸畸形远端椎体结合[3]。若同时需要行前路脊髓减压，可以去除后凸畸形中顶端椎体对应的肋骨。对于胸腰椎或腰椎的前路重建，通常建议去除第10肋（图58-2）。而对后路重建来说，胸廓切开术切口选取的位置应位于病变椎体头端1~2个节段的肋骨处（图58-3）[5]。胸廓切开处最头端的肋骨的上一个节段常被作为获取肋骨移植骨的目标肋骨。

获取移植骨

患者取侧卧位，并用体位垫妥善固定。按常规方法对皮肤进行消毒，沿目标肋骨走向切开皮肤。整段暴露肋骨，范围从前方肋软骨到后方椎体肋凹关节处。肋骨移植骨所需长度的选取取决于不同手术的需求。截取时，应从前到后完全移除肋骨，并修整至所需长度。前路缺损所需移植骨长度以要融合的两个椎体之前的距离而定。脊柱后凸的情况下，两端椎体之间的距离即为肋骨移植骨所需长度。对于后方植骨，所需长度为切除椎板后头端和尾端棘突间距离。移植骨长度应视肋骨的节段和患者体型而定，一般为20~25 cm。

完全暴露肋骨后，使用单极电刀切开肋骨上缘肋间内肌。尽管没有必要在肋骨上缘留下任何肌组织，仍要小心避免损伤肋骨肌肉与骨膜的附着处。而在肋骨下缘应保留4~5 mm的肌肉残留以免损伤肋间血管。然后于胸肋关节处切除肋骨远端，并结扎远端血管。放入Finochietto肋间撑开器，在操作中尽量识别胸壁内侧的肋间内血管有利于术者向后方靠近椎体的区域进

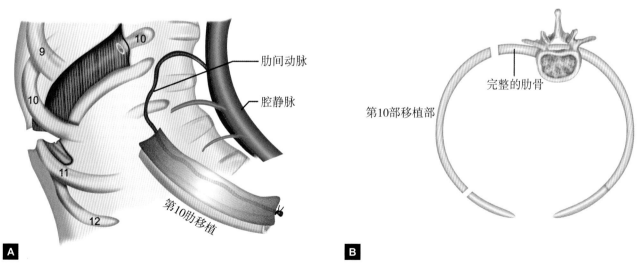

图58-2：（A）处理腰椎或胸腰椎前路重建，截取第10肋作为移植骨来源，并将其末端向远心方向旋转。（B）图示显示水平位椎体与第10肋相关节。亦显示了肋骨截取的部分。

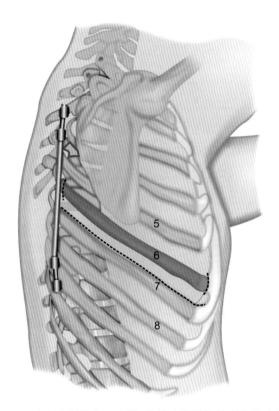

图58-3：患者取侧卧位，取第6肋作为移植骨行后路重建与融合。

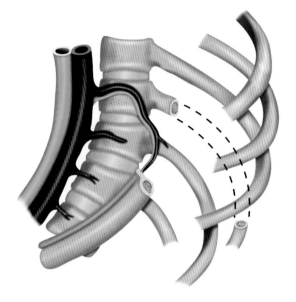

图58-4：将带血管蒂肋骨移植骨沿椎体侧面移动的技术。注意附着于肋骨下缘的肋间肌肉。

一步扩大术野。继续向后方分离至暴露肋椎关节。可以使用无菌手持超声多普勒探测仪辨认肋椎关节的血管蒂。更推荐使用放大镜或手术显微镜来帮助寻找血管，避免无意中损伤血管弓。对肋骨近端进行谨慎的骨膜下剥离，寻找并保护血管蒂，在肋弓后角距肋骨头约3 cm处切断肋骨。由于此时肋头位置高于椎间孔的上部，过于靠内侧的操作可能导致硬膜撕裂。辨认肋间神经，结扎并锐性离断，将断端埋于椎间孔周围2~3 cm的软组织内。应掌握神经管的深度和内容物等解剖结构知识，同时使用双极电凝，以避免脊髓和血管蒂的损伤。

缓缓将肋间血管牵拉至对应椎体前纵韧带上，以确保该血管可以作为翻转骨瓣的血管蒂（图58-4）。肋骨血管的完整性可以通过在肋骨骨膜上做一切口并观察活动性出血的情况来判断。除了血管蒂，游离后

的肋骨不与骨或软组织相连。然后将肋骨移植骨轻轻放入胸腔内，使用肋间撑开器扩大术野以实现更深层的椎体切除。在行椎管前方减压时必须谨慎小心，以免损伤肋间血管。

前路植入肋骨移植骨（Bradford 等）[3]

确定所需肋骨移植骨长度后，在避免损伤血管的前提下修整肋骨。对于前路椎体重建，推荐联合使用同种异体股骨头移植骨和带血管蒂肋骨移植骨。用同种异体移植物填补椎体缺损后，使其与椎体面共同组成一个长方形的凹槽。将肋骨移植骨修剪至所需长度后将其植入凹槽内，使肋间动脉位于肋骨侧方，以保持肋骨的血供。在椎体后凸前路固定中，近端和远端椎体间的截骨缺损为三角形。将肋骨移植骨修剪至合适长度后楔入椎体间。放置移植骨时，需要旋转血管蒂，此时要极度小心，确保血管无扭曲或痉挛（图58-5）。

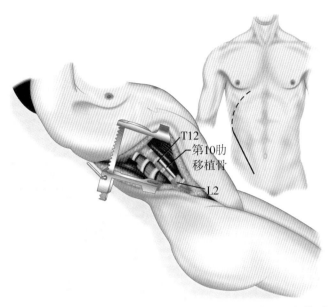

图58-5：右侧胸腹联合切口，以第10肋为移植骨来源。椎体手术操作完毕，将肋骨移植骨植于椎体间并实行融合。

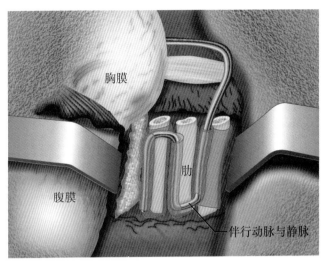

图58-6：当需要横断肋骨移植骨时，可在不破坏血管的前提下切开肋骨并折叠。

后路植入肋骨移植骨（Wilden等）[6]

对于后路重建来说，带血管蒂的肋骨移植骨必须通过胸腔和脊柱后外侧之间的后外侧骨缺损处，其位于竖脊肌的深面。如果无法实现移植骨的旋转，应截短肋椎关节处残余的肋骨为肋骨的旋转提供空间。有时，长节段的肋骨需向后换位，可以在骨膜完整的前提下于多个位置切断肋骨[7]。然后折叠被折断的肋骨后即可向后转位（图58-6）。

当较长节段的脊柱需要进行后路重建时，若植入弯曲的肋骨移植骨则很困难。在这种情况下可以采用单侧骨皮质截骨使肋骨变直。进行截骨时，应小心保存骨膜血管套。同时要保护血管蒂，将肋骨骨膜与壁层胸膜的附着处在多点横向分离，然后在这些位点进行单侧骨皮质截骨。最后，在这些位置进行折骨，逐渐改变肋骨弯曲的形状（图58-7）。

肋骨移植骨移植完成后，在余下的后外侧骨质上用刮匙或磨钻进一步制作植骨床。之后将肋骨与椎体后方结构接触面上的骨膜彻底去除以保证有足够的骨接触面积。将肋骨移植骨两端与上、下棘突相接触的部分进行去皮质化处理（图58-8）。于肋骨两端和棘突末端各打一孔，用不可吸收缝线将其串联、固定在一起。在转换位置、植骨床的准备及与棘突固定时都必须保护血管蒂。移植骨放入合适位置后，植入最后的金属棒，并锁紧螺帽。两横向连接物放置在内固定的头端和尾端。移植骨的残端亦可用缝线与金属棒连接，以避免任何移位和压迫硬膜囊的可能。

逐层缝合切口并留置肋间胸腔引流管。若条件允许，患者可以于术后3~4 d进行活动。术后第2个月起进行连续的放射学检查，评估融合情况。通常融合于8~10周完成。

▌ 并发症

• 不可以向肿瘤切除不完全尚有残余肿瘤的区域和有化脓性或肉芽肿型感染的感染灶内植入带血管

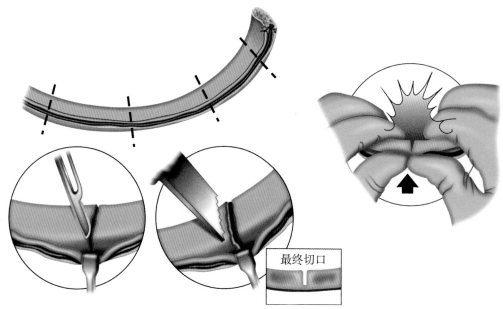

图58-7：单侧骨皮质肋骨截骨术。应用摆锯切开骨皮质之后轻轻将其掰直。

蒂移植骨。否则，可导致移植骨浸润、破坏和移植失败。

- 血管蒂的完整性是手术成功的关键，因此必须在从肋骨暴露到最终植入的所有步骤中确保其完整性。
- 其他的并发症多是和胸廓切开和椎体减压有关，如气胸、血胸、乳糜胸、切口感染、肺不张、胸部感染、大血管损伤、肋间神经痛、脊髓损伤、硬膜撕裂等。
- 移植骨增生或融合失败可导致畸形进展和移植失败。

总结

　　带血管蒂肋骨移植骨在20世纪80年代得到了广泛的应用，严重椎体后凸畸形的前路固定是其常见适应证。然而，随着椎体间重建钛笼、同种异体长骨移植物的出现及脊柱固定技术的发展，带血管蒂移植骨的

应用越来越少。目前，局部带血管蒂肋骨移植骨多用于肿瘤患者。在大范围的椎体重建中，它具有即刻稳定性好、血供丰富、快速增生融合等优势。该技术亦可用于较长节段的椎体后柱重建。

关键点

- 应于脊柱附近取带血管蒂肋骨移植骨，获取较容易且操作不涉及微血管。
- 通过胸廓切开来获取移植骨，血管蒂位于肋间后动脉的近端。
- 移植骨在血管处旋转并和相应椎体相接。
- 可将移植骨从竖脊肌深面转至后方进行后部重建。
- 较长移植骨可以根据情况用骨刀切开相互折叠，也可通过单侧骨皮质切开使其变直。
- 一旦移植骨血管和椎体的完整性建立，通常可在6~14周内完成快速的融合和增生。

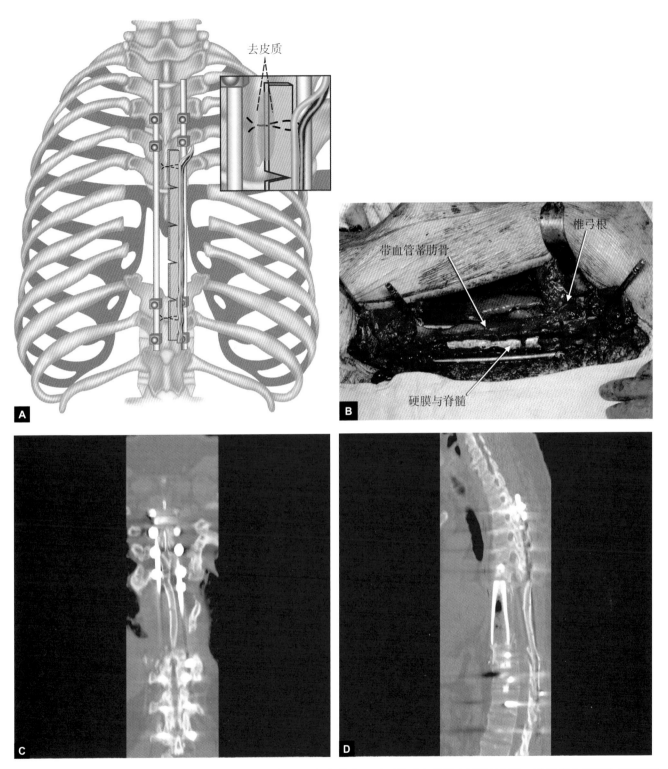

图58-8：（A）示意；（B）术中影像；（C）正位像；（D）侧位像，显示肿瘤患者行广泛椎体切除，采用带血管蒂肋骨移植骨行后路重建，并辅以椎弓根螺钉提供稳定性支持。

参考文献

[1] Rose G K, Owen R and Sanderson J M. Transposition of rib with blood supply for the stabilisation of the spinal kyphos. J Bone Joint Surg Br, 1975, 57B:112.

[2] Bradford D S. Anterior vascular pedicle bone grafting for the treatment of kyphosis. Spine, 1980, 5:318–323.

[3] Bradford D S, Daher Y H. Vascularised rib grafts for stabilisation of kyphosis. J Bone Joint Surg Br, 1986, 68:357–361.

[4] Shaffer J W. Rib transposition vascularised bone grafts-hemodynamic assessment of donor rib graft and recipient vertebral body. Orthop Trans, 1984, 8:153.

[5] Wilden J A, Moran S L, Dekutoski M B, et al. Results of vascularized rib grafts in complex spinal reconstruction. JBJSAm, 2006, 88:832–839.

[6] Wilden J A, Moran S L, Dekutoski M B, et al. Results of vascularized rib grafts in complex spinal reconstruction: surgical technique. JBJS Essential Surgical Techniques, 2007, 89:128–141.

[7] Nakamura H, Yamano Y, Seki M, et al. Use of folded vascularized rib graft in anterior fusion after treatment of thoracic and upper lumbar lesions. JNS Spine, 2001, 94(2):323–327.

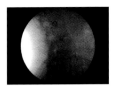

59

腰椎间盘造影

刘宏建　尚国伟　译
Mark S Kaplan

■ 概述

　　腰椎间盘造影是用来确定腰椎间盘源性疼痛的一项检查。该检查会在患者2个或更多的腰椎间盘中插入导针或导管，并通过向腰椎间盘内注射对比剂使腰椎间盘压力增高。检查者将记录患者对此的反应，即患者在注射前、注射中和注射后疼痛的变化。腰椎间盘造影的目的是诱发患者产生一致性疼痛，重现患者平时的症状，从而帮助医生判断造成患者主要疼痛的腰椎间盘节段。若诱发的疼痛感与患者平日的症状不符，常将其称之为非一致性疼痛。

　　但腰椎间盘严重退变甚至趋于融合时，仅根据影像学结果判断疼痛来源是不可取的。这一点在老年人身上尤为明显。当上述情况发生时，压力会集中在邻近节段的椎间盘上，有可能引起症状。由此，在影像学上表现严重退变的腰椎间盘可能不是患者症状的原发病因。腰椎间盘造影非常实用。

　　腰椎间盘造影是一项有痛性检查，需要有对照的腰椎间盘，即检查至少要包括1个正常腰椎间盘。因此，受检的腰椎间盘数目可以是2个腰椎间盘，也可以是全部的腰椎间盘。例如，一位患者出现L5~S1椎间盘退变合并L4~5椎间盘早期退变，并且手术可能需要对椎间隙进行融和处理；针对L5~S1、L4~5节段的椎间盘造影可以帮助决定是在1个节段或是2个节段施行手术治疗。如果椎间盘退变是发生在L5~S1以外的其他节段，其上、下邻近的椎间盘都应进行腰椎间盘造影检查。如果2个受检的腰椎间盘均可引起症状，至少应再选取另外1个节段的腰椎间盘进行检查。

　　针对单个腰椎间盘进行造影，只有在结果是阴性时检查才具有诊断意义。仅通过对单个节段腰椎间盘进行造影就依据阳性结果认定此处为责任节段的诊断是不可取的。尽管向腰椎间盘内注射少量麻醉剂可以获得更多的临床诊断信息，但是单个节段的阳性结果仍被认为是没有诊断意义的。

　　腰椎间盘造影尚未形成统一的标准。检查应包括对腰椎间盘压力的测量。如果可以测量腰椎间盘压力，当注射压力达15~25 psi（1 psi≈7 kPa）能够诱发患者一致性疼痛反应时，就可以认定该节段腰椎间盘是患者的疼痛源。但是，如果注射压力更高的话，即使是正常的腰椎间盘也会导致疼痛。

　　腰椎间盘造影的实用性曾遭受质疑。尽管从1948年以来其已经在临床得到了长期的应用，但严格说来，一些研究表明其对于术后疗效预测的准确率并没有想象得那么高，最高也仅有50%~60%的阳性预测率[1]。然而，诊断腰椎间盘源性疼痛的金标准缺失，各项研究之间存在冲突。

国际脊柱干预学会关于阳性腰椎间盘造影结果的标准如下[2]。

- 一致性疼痛评分大于7（10分制）。
- 造影产生一致性疼痛的压力值小于50 psi（1 psi≈7 kPa）。
- 存在Ⅲ级或以上的腰椎间盘纤维环撕裂。
- 确定无痛对照腰椎间盘。

腰椎间盘造影的结果大部分取决于检查者的操作技巧。通过腰椎间盘造影可获得一些有用的信息，其中包括患者对相关的有痛性操作的反应。腰椎间盘造影是唯一一项旨在激发疼痛的脊柱诊断性操作。对不能耐受腰椎间盘造影的患者应采取其他检查手段，也可以先保守治疗一段时间再进行脊柱方面的检查。建议临床医生与检查者就检查的结果进行及时、直接的交流。

应尽量在造影完成后的3 h内进行CT扫描。通过CT扫描可以进一步观察腰椎间盘的病理形态，以及确认导针的位置是否合适。如果操作时导针的位置不理想，腰椎间盘造影很有可能得出假阴性的结果。CT扫描下的腰椎间盘形态可以用改良达拉斯椎间盘分级（Modified Dallas Discogram Scale）[3]来描述（图59-1）。

- 0级：正常椎间盘。
- 1级：中间1/3纤维环出现放射状裂纹。
- 2级：放射状断裂超过中间1/3。
- 3级：放射状断裂超出纤维环外1/3，波及范围限于椎间盘的30%。
- 4级：放射状断裂超出纤维环外1/3，波及范围大于椎间盘的30%。
- 5级：纤维环全层断裂伴纤维环外对比剂渗漏。

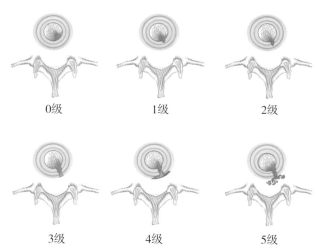

Modified Dallas Discogram

0级　　1级　　2级

3级　　4级　　5级

图59-1：改良达拉斯椎间盘分级。

解剖

腰椎间盘外围由窦椎神经和交感神经发出的灰交通支纤维支配。病变腰椎间盘的痛觉纤维向腰椎间盘深部延伸引起痛觉[4-5]。腰椎间盘造影的目的就是刺激这些痛觉纤维。

进行腰椎间盘造影需要考虑的解剖结构包括向尾侧走行的腰神经根，因为其可能正好从导针目标通道前方经过（图59-2）。同样的问题也可能出现在神经根畸形时。

L5~S1水平往往角度更大，且可能低于髂嵴水平。这可能使导针插入变得复杂。

适应证

腰椎间盘造影是判断椎间盘源性疼痛与确定外科治疗方案的手段，因此在患者诊疗早期不宜进行这项检查。通常，当患者经严格保守治疗无效后欲采用外科治疗或其他治疗时才进行腰椎间盘造影。

腰椎间盘造影的适应证如下。

- 影像学无法解释的顽固性疼痛。

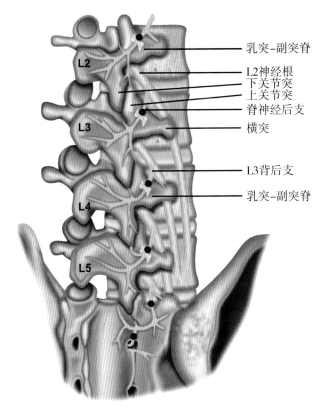

图59-2：神经根移行出口处的解剖。

乳突-副突脊
L2神经根
下关节突
上关节突
脊神经后支
横突
L3背后支
乳突-副突脊

- 影像学无明确临床意义，如腰椎间盘膨出。
- 术前准备时确定需要融合的节段数目。
- 已接受过腰椎融合术的患者出现新的、进展性或急性症状时，用以鉴别有症状的相邻节段的椎间盘。

椎间盘造影步骤

除向患者解释做该项检查的目的及描述大概操作过程外，检查者在检查前应明确患者的症状，包括疼痛部位、性质及类型等。

为了减少包括关节盘炎在内的感染的风险，通常在进行操作前1 h静脉给予适当剂量的抗生素（如头孢唑林1 g；如果对青霉素或头孢类抗生素过敏，可给予600 mg克林霉素）。向椎间盘内注射的造影剂中也应含有一定剂量的抗生素，约10 mL造影剂中加入1 mg

抗生素。单一导针技术、采用引导器与椎管内导针辅助的共轴双导针技术以及套管辅助技术均可用于这项检查。

患者取俯卧位，应用软垫支撑腹部下方使腰椎生理曲度减小。操作中可以采用清醒镇静，但操作过程中患者必须具备完全的交流能力。深度镇静会使患者在插入导针时无法表明神经痛，可增加神经损伤的风险。

如果患者症状只出现在一侧，操作应从对侧在CT扫描或透视引导下进行。

在透视下，调整头侧或尾侧倾斜角使测试腰椎间盘下方椎体的上终板呈一条线影。患者体位安放完成后，可以拍摄侧位像评估穿刺所需的倾斜角度。保持测试腰椎间盘上、下终板面呈线性且平行，之后拍摄斜位像。应使测试水平下方椎体的上关节突位于椎体的中份。配合使用不透射线的标记物在透视下确定皮肤穿刺点，当透视上标记物恰好位于目标椎间盘中心，且在上关节突前方，此处即可作为皮肤穿刺点（图59-3）。

局部麻醉，导针应在术中实时透视引导下缓慢进入目标椎间盘。在进针时应通过正位像和侧位像评估穿刺的位置，确保导针不能刺穿椎间盘，避免腹膜后结构和血管的潜在损伤。

进入腰椎间盘时会感到明显的阻力变化。应避免脊柱导针和椎体终板接触，因为这可能会引起严重的背部疼痛，并且可降低检查的特异性。

术中于正位像和侧位像进行透视观察，穿刺导针的尖端应位于目标椎间盘的中部1/3的部分。

L5~S1椎间盘穿刺是所有节段穿刺中最难的，但同时也是最常检查的节段。由于髂嵴的遮挡，进针时可能需要更小的倾斜角度（图59-4）。由于进针角度小所以可能会增加神经损伤的风险，因此在插入导针时与患者及时交流很重要。

在疼痛诱发试验开始之前，应确保导针插入正确的位置并通过术中正侧位透视给予确认（图59-5）。测试开始后过多调整导针会造成额外的疼痛并会干扰结果可信度。

注射过程中，不可告知患者所检查节段的位置。一般来讲，第一个注射的腰椎间盘应为正常腰椎间盘或被认为无症状的腰椎间盘，其可作为对照来评估患者对注射的反应。如果首先进行注射的是产生疼痛的可疑节段，其产生的持续疼痛会干扰患者对剩余节段腰椎间盘的反应。如果术中出现了上述情况，可尝试在诱发疼痛的腰椎间盘内注射小剂量的麻醉剂（至多0.5 mL）以达到缓解疼痛的目的。之所以采用小剂量是因为如果存在纤维环撕裂的情况，麻醉剂很可能会扩散至硬膜下腔造成多节段的痛觉缺失。这样会严重干扰试验结果。

理想状态下，不论是正位像还是侧位像，对比剂弥散的范围都应超越腰椎间盘的中线（图59-6）。每个腰椎间盘对比剂的注射量至多为3 mL。尽管疼痛诱发试验要求髓核组织达到最大限度的膨胀，但是如果

在注射过程中感到推注阻力达到顶点或已经获得了诊断性疼痛反应，应立即停止注射。

完整的试验记录应该包括：①每个腰椎间盘加压注射前、中、后的疼痛程度；②试验中产生疼痛的位置；③疼痛是一致性的还是非一致性的；④每个注射节段的技术数据，如对比剂总量、注射终点阻力大小、注射过程中的压力。

在进行腰椎间盘造影的同时也可以向表现为一致性疼痛的阳性腰椎间盘内注射少量麻醉剂以达到缓解症状的目的。检查后进行24 h疼痛记录有助于临床诊断。

检查结束后，患者应至少监护30 min。在确定血压、心率、呼吸频率、血氧饱和度、穿刺口渗出情况正常后即可出院。应建议患者在检查后24 h内不要驾驶汽车或操作有危险的机器，并且必须在有陪护的情况下才能办理出院。检查后第2日进行电话随访评估并发症并提出指导意见，如用冰块或镇痛剂缓解检查后的疼痛感，并且提醒患者记录24 h内的疼痛变化。

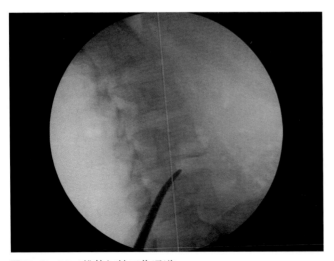

图59-3：L1~4椎体初始工作通道。

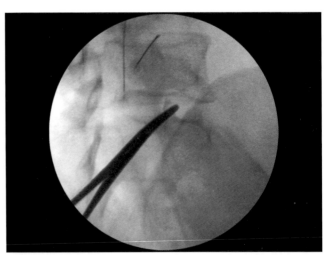

图59-4：L5椎体的工作通道。

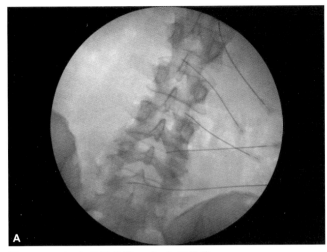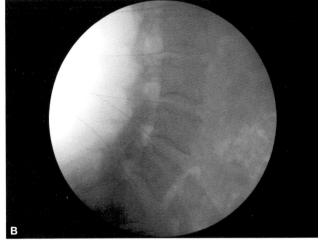

图59-5：（A）导针位置；（B）正位像。

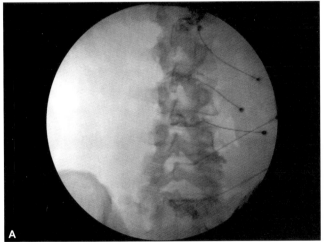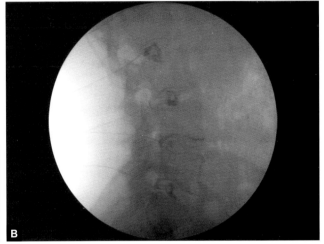

图59-6：对比剂分布。（A）正位像；（B）侧位像。

潜在并发症

　　腰椎间盘造影的短期风险包括：

- 出血。
- 腰椎间盘炎、椎体骨髓炎或硬膜下脓肿等感染病变。
- 气胸。
- 肾损伤。
- 腹膜后血肿。
- 刺破硬脊膜造成检查后头痛。

- 插入导针时损伤神经。
- 急性腰椎间盘突出。
- 对操作中的注射剂过敏。

　　腰椎间盘造影的长期潜在并发症有腰椎间盘退变加速、椎体高度丢失、椎体信号变差，进行性的椎板应激改变、继发性的椎间盘突出等。

　　腰椎间盘造影射线暴露总剂量一般为1.5～4.0 Rad。

▌关键点

- 腰椎间盘造影要求患者能与操作检查者在术中进行及时的交流。若采用深度镇静或全身麻醉，则应尽量避免神经损伤。
- 测试的腰椎间盘数目和腰椎间盘检查的顺序都会影响检查的结果。例如，如果事先确定的对照腰椎间盘产生一致性疼痛并且增加患者疼痛的程度，以后的检测将会变得十分困难。
- 在能够准确进行腰椎间盘造影的前提下，阴性结果有助于排除椎间盘源性疾病。
- 单纯的阳性结果很难用于诊断。在缺少对照组的情况下，该检查不具有诊断性。非诊断性的结果应在术前被充分认知。
- 如果所有的腰椎间盘都可引起一致性疼痛或腰椎间盘的数目超出了椎体融合的数目，则检查结果有助于非手术治疗的选择，如物理治疗或药物控制。
- 对结果的误读或忽视患者的整体临床表现会导致手术决策复杂化，最终影响治疗效果。

▌参考文献

［1］ Carragee E J, Lincoln T, Parmar V S, et al. A gold standard evaluation of the "discogenic pain" diagnosis as determined by provocative discography. Spine, 2006, 31(18):2115-2123.

［2］ Practice Guidelines for Spinal Diagnostic and Treatment Procedures, 1st edition. International Spine Intervention Society, 2004, 20-46.

［3］ Sachs B L, Vanharanta H, Spivey M A, et al. Dallas discogram description. A new classification of CT/discography in low back disorders. Spine, 1987, 12:287-294.

［4］ Freemont A J, Peacock T E, Goupille P, et al. Nerve ingrowth into diseased intervertebral disc in chronic back pain. Lancet, 1997, 350:178-181.

［5］ Peng B, Wu W, Hou S, et al. The pathogenesis of discogenic low back pain. J Bone Joint Surg Br, 2005, 87:62-67.

［6］ Douglas S. Fenton. Image-Guided Spine Intervention, 1st edition. US: Saunders, 2002.

［7］ Carragee E J, Don A S, Hurwitz E L, et al. 2009 ISSLS Prize Winner: Does discography cause accelerated progression of degeneration changes in the lumbar disc: a ten-year matched cohort study. Spine (Phila Pa 1976), 2009, 34(21):2338-2345. Erratum in: Spine (Phila Pa 1976), 2010, 35(14):1414. Carrino, John［corrected to Carrino, John A］.

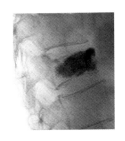

60

椎体强化疗法

刘宏建　罗成汉　译
Christian Gonzalez

概述

椎体压缩骨折（VCF）自古以来便困扰着人类。骨折数量随着年龄的增长而增加。第一例VCF是何时诊断的并不清楚，但可以肯定，现代技术在其中发挥了重要的作用。1895年，W.C. Roetgen发现了X线。这项发现使闭合性骨折得以被研究和诊断。1960年，Sir John Charnley利用聚甲基丙烯酸甲酯为患者进行全髋关节置换手术。这些技术的联合应用使得经皮脊柱手术成为可能并且具有安全性。

1984年，Galibert和Deramond在法国亚棉市通过向被侵袭性血管瘤破坏的C2椎体内注射PMMA完成了首例经皮椎体成形术。该手术为长期存在的疼痛提供了解决方法[1-3]。经过欧洲的早期探索，弗吉尼亚大学的神经介入医生将椎体成形术引入美国。尽管椎体成形术对VCF引发的疼痛有极好的效果，但仍然存在注射物渗漏和解剖学形态不能得到重建的问题。在1998年，美国完成了世界第一例椎体后凸成形术。

流行病学

美国骨质疏松基金会（NOS）指出，在世界范围内，每年约有1亿人面临VCF的风险。仅在美国就有4 400万人面临该风险，这些骨折患者基本上占了全美人口的1/7。VCF的发生率比腕骨骨折甚至比髋部和骨盆骨折加起来还要高。NOS预测，到2020年，美国医院和护理中心每年在VCF上的直接花费将高达600亿美元。不幸的是，VCF往往和癌症有关，美国每年病理性VCF患者有将近80 000人。

社会影响

如上所述，VCF极为常见且会对患者的社会心理造成负面影响。随着工作年限呈现增加趋势，这些骨折将会出现得越来越频繁。而VCF主要的影响在于骨折造成的住院治疗、生活方式和工作能力的改变、护理费用和精神心理上的压力[4]。除了忍受疼痛，患者还不得不去调整那些可能导致骨折的行为。相关研究结果显示，一旦有一处骨折，那么发生另外一处骨折的概率是之前的5倍。事实上，Ross等在1991年指出，如果存在2处或更多处骨折的话，健康骨发生骨折的风险会是之前的12倍，而如果同时存在骨密度降低，该风险将骤增至75倍[5]。

1999年，Kado Dm等提示椎体压缩骨折的发病率和死亡风险均在增加[6]。针对65岁以上的女性的长时间研究表明，相比于正常女性，患有VCF的女性年龄调整死亡率高23%[6]。除这些患者之外，还有2/3的患者会因肺部相关疾病死亡，这部分人的肺功能会因骨折所致的生理功能改变而下降（尤其是胸椎骨折）[7]。笔者认为，对于之前存在肺部疾病的VCF患者，当务之急是采取治疗措施预防如死亡风险增高等远期并发症。

诊断

VCF的诊断在专业人士看来也许很简单，但是目前仍有约2/3的患者被漏诊。当然造成漏诊的主要原因是这些骨折往往没有相应症状。VCF常在因其他原因进行的影像学检查中意外发现。另外，对于骨折导致的轻微不适或严重疼痛，患者往往认为是肌肉拉伤的表现。患者也许会一直忍耐到肌肉拉伤感减轻或疼痛消失。尽管如此，作为专业人员，笔者希望医生对VFC引起重视并认识到骨折对患者的影响。

患者可能会以背部疼痛为主诉就诊，这时一个简单的脊柱X线片就足够了。如果只有一个方位的影像，骨折可能会被忽略，尤其对于慢性阻塞性肺疾病（COPD）患者来说，应结合正位像与侧位像进行诊断。

一旦在X线片上发现VCF，根据患者的症状和MRI中脂肪抑制序列（STIR）影像结果即可对骨折发生的时间进行大概的判断（图60-1）。如果患者不能进行MRI检查，可进行CT扫描，通过观察骨折急性期（小于4周）组织水肿的程度来进行判断。如果骨折的时间大于4周，那么骨扫描可以协助CT扫描来判断VCF出现的时间。

治疗

目前，虽然VCF相关的研究有很多。但是到目前为止，大多数研究都不是随机对照试验（RCT）。自从2009年有3篇重要的文献发表以来，VCF相关文献中的数据对大多数临床工作者造成了迷惑。更糟糕的是，其中2篇文献显示，椎体成形术组与非手术组之间的疗效无统计学差异。实际上，甚至有学者强调对于VCF不推荐使用椎体成形术，并暗示椎体后凸成形术同样不适用于VCF的治疗[8-9]。而另一项关于椎体后凸成形术的随机对照试验表明，该术式不仅恢复快，而且术后2年的随访结果显示手术起到了积极的作用[10-11]。

对于读者来说，单纯讨论和这些研究有关的负面观点是不公平的；相反，作为外科医生会更关注这些研究提供的积极结果而不是那些负面结果。有4项相互独立的研究表明，陈旧性VCF并不应该采取治疗措施。进一步讲，如果VCF的时间不能确定，并且骨折周围没有水肿（无论是MRI、CT还是骨扫描），骨折

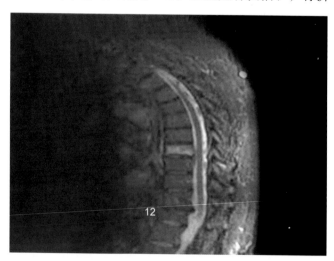

图60-1：MRI显示急性VCF水肿信号。

同样不需要治疗。另一个结果显示，对于有争议的患者群体，椎体成形术相比椎体后凸成形术并不具有足够的优越性。笔者对该结论保持观望态度，因为需要进行更有质量的随机对照试验。

手术步骤

椎体后凸成形术与椎体成形术都应从手术室的准备环节开始。这里并没有最好的麻醉方式：患者在术中的舒适与否是决定麻醉方式的重要因素。如果患者有胸椎骨折，最明智的麻醉方式是全身麻醉，因为患者的移动可能无意中导致气胸的发生。影像学就是术者的眼睛，并且应校准术中透视。这是手术最重要的一个方面。

患者取俯卧位，腋下和髋部用圆柱状支撑物支撑。笔者推荐使用手术单或毛毯卷成圆柱状，因为凝胶支撑物会影响透视的质量。如果骨折发生的位置高于T6水平，应该在胸部中间放置垂直方向的支撑物，这样患者双上肢可以放于身体两侧，并可将双上肢向下伸展使肩胛骨旋转以改善术中透视的术野。如果上肢保持弯曲向上，会使肩关节和肩胛骨外旋，影响透视视野。

最好的措施是采用双平面透视技术。然而，该技术非常昂贵，往往只有神经介入放射部门才会配置。一种实现类似双平面透视效果的方式是采用2台C臂。患者采取俯卧位，C臂摄侧位像。获得满意的侧位像后即可对患者进行常规的消毒铺巾。之后将第2台C臂推入无菌区。在只有1台C臂的情况下，大多数术者都需要一个可靠的技术人员来完成术中透视的工作。消毒铺巾后，技术人员将很难察觉到患者体位与C臂相对位置发生的变化。如果只有1台C臂，可以在患者摆好体位后立即进行消毒铺巾的工作。

椎体上、下终板对齐的侧位像为绝对侧位像（图60-2）。两侧椎弓根影像必须相互重叠，使图像上看起来只有1个椎弓根。如果椎弓根相互重叠，就很容易辨别椎间孔的位置。此时，可以准备开始手术并将注意力放在正位像上。

椎体的上、下终板对齐的正位像为绝对正位像（图60-3）。向头侧或尾侧调整C臂来获得正位像。校准完成后，术者必须将注意力放在椎弓根影像上。椎弓根内、外壁之间的关系十分重要。为了明确这种关系，术者必须确保影像学上棘突到两侧椎弓根的距离相等。如果棘突已被移除，校正过程将会非常困难，但可以将两侧椎弓根的投影是否具有相同的轮廓作为标准来指导术中透视的校正工作。

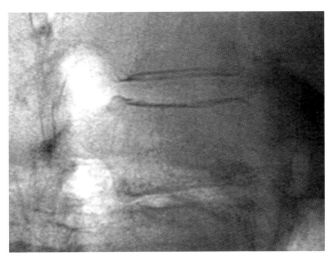

图60-2：绝对侧位像。如果摄影遇到困难可摆动C臂位置。侧位像必须显示椎弓根及椎管，螺钉应远离脊髓和神经根以免造成不可挽回的损伤。

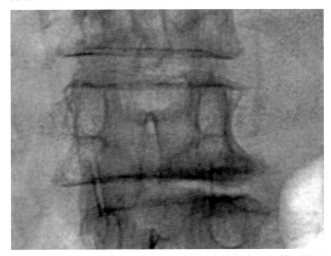

图60-3：绝对正位像。两侧椎弓根到棘突的距离应相等。同时上、下椎板应对齐成线影。

如果透视技术人员缺乏经验无法获得绝对正、侧位像，可以保存各个角度的图像，以此作为一种补救手段，通过多角度的影像分析可以减少出现误判的概率。因此，一些学者提出了"直接入路"（有人称之为"通道视角入路"），但是这种技术目前很有争议。其在椎弓根的斜位视角上开辟一个经椎弓根的直接通路。对于有经验的术者该技巧也是治疗VCF的可行方式。

准备工作已经就绪，于椎弓根外壁投影外侧约2 cm处切开皮肤。更精确的入路应借助MRI或CT测量棘突到皮肤的距离，从椎体前壁中点穿过椎弓根到达皮肤的直线。通过二者的连线可以获得棘突到侧方手术切口的准确距离。

切口的大小足够使导针穿过皮肤即可。导针直接通过椎弓根进入椎体。完成该操作可采取椎弓根外侧入路或经椎弓根入路。入路的选择应基于每个患者的情况和术者的喜好。笔者将会详细介绍两种入路并评价各自的优势。

在笔者看来，经椎弓根入路是最容易也是最安全的方式。影像之间存在的相互关联可以指引术者安全地将导针插入椎体。在正位像上，进针点应恰在椎弓根外侧。此时，导针在侧位像上应位于椎弓根的后部（图60-4）。当导针在正位像上抵达椎弓根内侧时，侧位像应显示导针位于椎弓根的中心部位。必须在侧位像上反复确认核实导针位于椎弓根内而不是椎管内。在正位透视辅助下，导针慢慢向椎弓根内侧前进。侧位像有助于确定导针是否进入了椎体。当导针进入椎体后，术者可以仅利用侧位像进行下一步操作。

椎弓根外侧入路是椎体成形术或行单侧椎弓根手术时常采用的入路。单侧椎弓根入路允许导针内倾角度更大，能够抵达椎体中心甚至对侧，所以无须再对侧椎弓根进行操作。采用椎弓根外侧入路的另一个原

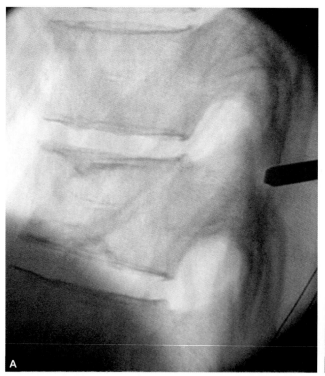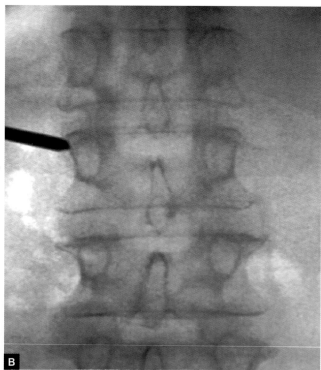

图60-4：经椎弓根入路。侧位像和正位像上导针在椎弓根内的位置。

因是骨折发生在上胸椎时，经椎弓根入路导针可能没有合适的内倾角度。在椎弓根外侧入路，导针可以在横突与上关节突的交界处或肋骨与横突之间椎弓根的上外侧壁插入。正位像上导针插入正确位置后，侧位像应显示其位于椎弓根中点。当正位像上导针位于椎弓根中点时，侧位像上导针应在椎体后缘。

进入椎体后，导针应继续进入至椎体的后1/3。在椎体成形术中，接下来可以在对侧继续建立通道，也可以直接注入骨水泥。而对于椎体后凸成形术，接下来应向椎体内放入1个可充气且压力可控的气囊。根据气囊配套设备显示的压力，向气囊注入适量的对比剂。对于4个月以内的骨折，通过上述操作即可轻易实现重建椎体高度的目标。也可以在双侧都给予气囊扩张以达到这一目的。气囊会压迫脆弱的骨小梁组织并形成一个空腔。

最常用的骨水泥材料是聚甲基丙烯酸甲酯。椎体成形术要求填充物为液态，以便于注入骨小梁结构中。椎体后凸成形术需要糊状的填充物来填充空腔。可以使用多种技术注入骨水泥。笔者推荐使用术中连续或间断透视的方法，术中实时透视可以帮助术者观察骨水泥在椎体内弥散的过程（图60-5）。在注入骨水泥的过程中进行不规律的透视可增加骨水泥外渗的风险。一般建议每个椎体中至少要注入3 mL骨水泥。骨水泥一般在注入椎体后10 min之内即开始硬化，此时可以安全地撤出导针。绝大多数手术不需要缝线和无菌纱布，仅用敷贴即可闭合切口。

并发症

Humle等在2006年发表了第一篇关于椎体强化疗法的系统回顾性分析，发现椎体成形术和椎体后凸成形术术后并发症发生概率分别为45%和12%[12]。然而，出现临床症状的并发症少之又少，其中椎体成形术约为3%，椎体后凸成形术约为1.6%。大多数的并发

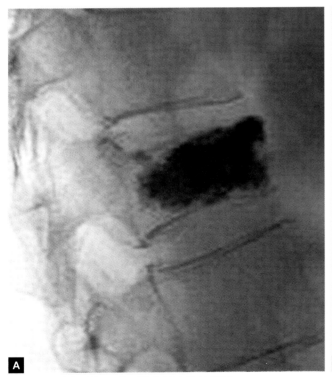
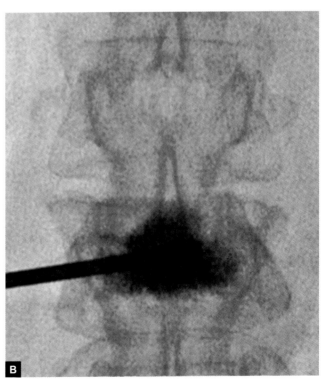

图60-5：单椎弓根入路，没有填充物的渗漏。

症和骨水泥渗漏有关。由于骨水泥以液态形式注入，椎体成形术填充物渗漏概率为41%，而椎体后凸成形术仅为9%。其他有记录的并发症包括肺栓塞、脊髓压迫、神经根性疼痛或放射痛、感染、出血及气胸。

很明显，应密切关注骨水泥在椎体内的弥散情况。需要再次强调的是，实时透视辅助下注入骨水泥可以使医生在发现骨水泥渗漏到椎体外时能够及时停止操作。同样，利用糊状的骨水泥可以降低渗漏的可能，也能减少骨水泥进入血管造成血栓的概率。患者应该停止使用所有稀释血液的药物。采集详细病史，排除近期感染，特别是菌血症，以防止感染灶转移。

关键点

- 椎体成形术和椎体后凸成形术是治疗急性或亚急性VCF的有效手段。
- 陈旧性骨折（>6个月）应给予保守治疗或类固醇注射治疗。
- 骨水泥渗漏在椎体成形术中更常见，因为椎体成形术所注入的骨水泥多为液态，所以其发生率较高。
- 准确的术中透视是手术成功的关键。
- 在连续或间断透视下注入骨水泥可以实时观察骨水泥在椎体内的弥散过程。

参考文献

[1] HideI G, Gangi A. Percutaneous vertebroplasty: history, technique and current perspectives. Clin Radiol, 2004, 59:461–467.

[2] Mathis J M, Maroney M, Fenton D C, et al. Evaluation of bone cements for use in percutaneous vertebroplasty (abstract). In: Proceedings of the 13th Annual Meeting of the North American Spine Society (San Francisco, CA, October 28–31, 1998). Rosemont (IL): North American Spine Society, 1998: 210–211.

[3] DiMaio F R. The science of bone cement: a historical review. Orthopedics, 2002, 25(12):1399–1407.

[4] Gold D T. The clinical impact of vertebral fractures: quality of life in women with osteoporosis. Bone, 1996, 18(3 suppl):S185–S189.

[5] Ross P D, Davis J W, Epstein R S, et al. Pre-existing fractures and bone mass predict vertebral fracture incidence in women. Ann Intern Med, 1991, 114(11):919–923.

[6] Kado D M, Browner W S, Palermo L, et al. Vertebral fractures and mortality in older women: A prospective study. Arch Intern Med, 1999, 159(11):1215–1220.

[7] Schlaich C, Minne H W, Bruckner T, et al. Reduced pulmonary function in patients with spinal osteoporotic fractures. Osteoporos Int, 1998, 8(3):261–267.

[8] Kallmes D F, Comstock B A, Heagerty P J, et al. A randomized trial of vertebroplasty for osteoporotic spinal fractures. N Engl J Med, 2009, 361(6):569–579.

[9] Buchbinder R, Osborne R H, Ebeling P R, et al. A randomized trial of vertebroplasty for painful osteoporotic vertebral fractures. N Engl J Med, 2009,361(6):557–568.

[10] Wardlaw D, Cummings S R, Van Meirhaeghe J, et al. Efficacy and safety of balloon kyphoplasty compared with non-surgical care for vertebral compression fracture (FREE): a randomized controlled trial. Lancet, 2009, 21;373(9668):1016–1024.

[11] Boonen S, Van Meirhaeghe J, Bastian L, et al. Ballon Kyphoplasty for the treatment of acute vertebral compression fractures: 2-year results from a randomized trial. J Bone Miner Res, 2011, 26(7):1627–1637.

[12] Hulme, Krebs J, Ferguson S J, Berlemann U, et al. Vertebroplasty and Kyphoplasty: a systematic review of 69 clinical studies. Spine, 2006, 31(17):1983–2001.

索 引

按汉语拼音排序。页码后方的"图"表示有相关配图。

Y

Z

英文字母开头的词语